8체질의학

Eight-Constitution Medicine

이 광재 선생께

회답이 늦어진 것을 용서 하시기 바랍니다

2012년 12월 23일 이 지ﾠ   (envelope) 말이라는 방송국 History Channel
에서 자주 하는데   (envelope)   력이 2012년 12월 23일 로 끝
나 2후에   (envelope)   고 그밖에 비슷한 전설
               (envelope)   ﾠ난화 등이 합쳐서 그런

그런i   (envelope)   인는 하나가 있는데
지구의   (envelope)   인다는 것입니다
그결과는   (envelope)   이 지누건 이눈에
때께 떨현테   (envelope)   을 보여주는
검이 안보게 생   (envelope)   ﾠ 24시간
보다 더늦께 꼴   (envelope)   ﾠ 쳔
문락이 깊지하겠   (envelope)

흑앙으로 지구온난화

생산을 완위히 좋만 하
그때서야 과학계는 이산화
것을 깨닿게 될노지도 모르지
다시 말 해서 1 년이 젏어지ﾠ   (envelope)   지누건 또한 지구
온난회가 심하되어 가는 끗들이다   태양을 공전 하눈 지구의
궤도가 태양에요 가까워 지그 있눈데 원인이 있다눈것입니다
  후면은 보세요

(envelope text, rotated:)
이 광 재 선생님 앞 (드리 압71-12)

서울시 ﾠ 구 ﾠ
236-318 ﾠ 센역원

8체질의학
Eight-Constitution Medicine

이강재 씀

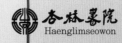

...이 지구의 종말이 되거나 걱정

...생길 수도 없는것이다

...살수없는 지구의 끝을 분명히

...기 위하여 모실 우리 주님의

...은 분명합니다

3월 9일

정 도 원

杏林書院
Haenglimseowon

인류의 곁에 늘 존재하는 의학

『학습 8체질의학』은 2009년 11월에 세상에 나왔다. 초판 1쇄로 2천부를 찍었는데 빠르게 시중에서 사라졌고 현재 절판된 상태다. 지난 10여년간 수정본이나 개정판에 대해서 묻는 독자에게 다른 형식으로 새 책을 내겠다고 여러 차례 약속을 해왔는데 허언이 되었다.

그러다 마음을 잡고, 「8체질의학을 어떻게 공부할 것인가」를 주제로 『민족의학신문』에서 새 칼럼을 시작한 것이 2019년 10월 10일이다. 그런데 도중에 코로나19 사태를 길게 겪으면서 《수세보원》으로 생각이 뻗어 『8체질론으로 읽은 동의수세보원』이 먼저 나왔다. 그리고 『수세보원 들춰보기』와 『동무공의 생각』을 연이어 작업하면서 이 책을 위한 글쓰기는 또 미뤄진 셈이다. 세상사가 혼자만의 생각으로 억지로 되는 것은 없다. 그 일의 때가 저마다 있다. 《수세보원》에 대해 내가 가진 생각은 이 세 권으로 어느 정도 정리가 되었다고 본다. 사상인의 「병증론」은 내게 버거운 주제이고 전공한 분들이 맡을 몫이다.

새해가 되면 거창한 계획과 꿈이 생긴다. 하지만 그 해의 끝날이 오면 대개는 헛생각이었음을 깨닫게 된다. 2022년에 예순을 맞아 '좋은 글을 썼는가' 스스로 묻기로 했다. 이 책은 『학습 8체질의학』과 형식은 다르지만 「입문자를 위한 안내서」라는 방향은 같다. 2009년에 처음 책을 엮을 때는 '권도원 선생이 남긴 저술과 자료 안에서 쓴다'는 원칙을 세웠고, 그 틀을 벗어나지 않고 개인적인 의견을 덧붙이지 않으려고 애썼다. 반면에 이 책의 목표는 지식의 전달도 있지만 깨달음을 나누려는데 있다. 동무 공은 깨달음은 덕(德)이고 다른 사람과 나누는 것이라고 했다.

세상은 빠르게 변하고 있다. 어릴 적 SF 작품 속에서 만났던 시대에 어느새 당도해 있다. 굳이 AI를 거론하지 않더라도 이미 과거의 과학적인 공상이 실현된 그 미래임을 증명하고 있다. 1900년에 동무 이제마 공은 '모든 가정마다 의학을 알고 사람마다 병을 알아서 누구나 건강하게 자신의 수명을 누리는' 세상을 꿈꾸었다. 하지만 《수세보원》이 후인들에게 그렇게 활용되기에는 너무 어렵고 부족한 면이 있었다. 동무 공처럼 동호 권도원 선생도 체질맥진의 기계화를 통해서 8체질론이 널리 퍼질 수 있기를 바랐다. 허나 체질맥진기는 실현되지 않았고 2022년 6월에 선생은 세상을 떠났다.

체질의학 세계화의 난제는 '체질의 증명'이다. 과학적인 도구에 의해서 8체질은 증명될 수 있을 것인가. 새로운 툴(tool)이거나 혹은 AI가 체질감별과 치료를 대체하는 날은 결코 오지 않을 거라고 나는 믿는다. 그리고 체질을 증명하기 위해서는 점진적이고 단계적인 체계나 절차가 아닌 획기적인 인식의 전환과 도약이 필요하다고 생각한다. 체질의학 연구자는 그런 아이템을 발굴해야만 한다.

20세기가 시작되기 전에 인류는, 영유아 사망률이 높았고, 영양은 불충분했으며, 자연재해와 유행성 전염병이 자주 덮쳤다. 거기에 남자는 전쟁에 동원되고 여자는 출산 후유증으로 죽어서 세상에서 오래도록 살아남는 경우가 흔치 않았다. 지난 100여년 사이에 인류의 평균수명은 큰 폭으로 늘어났다. 과학과 기술이 삶을 더 편하게 변화시킨다고 해도 8체질의사는 도태되지 않고 인류의 곁에 늘 존재하는 직업이 될 것이다. 그러니 우리는 이 8체질의학을 인류를 위해 어떻게 더 효율적으로 적용시킬 수 있을지를 계속 고민해야만 한다.

2023년 10월 23일
임상8체질연구회 이강재 씀

CONTENTS

• 인류의 곁에 늘 존재하는 의학 …… 5

1. 동무 이제마 東武 李濟馬 …… 13
   동무 이제마 공은 《수세보원》을 저술했다. 이로써 한반도에서 인류 최초의 체질의학이 발상(發祥)했다.

2. 동호 권도원 東湖 權度杬 …… 19
   동호 권도원 선생은 체질침을 창안했다. 선생이 본격적으로 의업에 나선 것은 40대부터이다. 체질침은 천하제일침이고 권도원 선생은 위대한 임상가였다.

3. 동무와 동호 …… 25
   태양인이 정보를 처리하는 방식은 '사태의 핵심만 말하면 된다.'는 태도이다. 그리고 정보가 어떻게 표현되는가보다는, 어떤 정보를 얼마만큼 담느냐를 중시한다고 생각한다. 그리고 무엇보다도 자신이 이룬 업적이나 성과가 돋보여야 한다.

4. 논문과 출판물 …… 34
   권도원 선생의 체질침(Constitution-Acupuncture) 논문은 모두 네 편이 있다. 그리고 이필자의 논문에 체질침과 관련하여 중요한 내용이 담겨 있다.

5. 기고문 …… 50
   권도원 선생이 매체에 기고한 글은 모두 분명한 목적이 있었다.

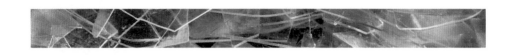

6. 체질 體質 Constitution …… 67
　　사람에게서 체질이란 무엇인가? 다름이다. 어떤 다름인가? 내장구조(內臟構造)가 다르다는
　　뜻이다.

7. 체질감별 體質鑑別 …… 79
　　체질론의 기초는 체질이고, 체질의학의 기본은 체질감별이다. 체질의학 임상에서 첫 번째
　　과제는 체질감별이다. 단적으로 말해서 환자의 체질을 감별하지 못한다면 치료를 시작할
　　수 없다. 체질감별이란 그 환자의 세계로 들어가는 문을 여는 것과 같기 때문이다.

8. 8체질의 명칭 …… 89
　　사람에게서 8체질이란 여덟 가지로 다른 내장구조를 말한다. 8체질론의 뿌리가 사상인론
　　이라는 것은 8체질론이 동무 공이 제시한 폐비간신의 길항구조를 그대로 물려받았다는 뜻
　　이다. 이 길항구조는 태소음양인의 장기대소이며 또한 8체질 내장구조의 기본이 된다.

9. 8체질의 특징 …… 100
　　권도원 선생은 "체질이란 다름"이라고 천명했다. 나는 이 주제가 좀 더 도드라지도록 각 체
　　질의 특징을 자세하고 구체적이며 생생하게 표현하고 싶었다. 그래서 각 체질에서 발휘되
　　는 '다름'에 집중했다.

10. 생리와 병리 …… 114
　　장기간에는 마치 천칭(天秤)의 양단과 같은 상호 관계가 있어 한 강장기 때문에 한 약장기
　　가 더욱 약해지며 반대로 한 약장기 때문에 한 강장기가 더욱 강화되는 원리가 있다.

11. 내장구조 內臟構造 …… 124
　　《수세보원》의 「확충론」에 태소음양인의 사장대소에 관한 아이디어가 있고, 권도원 선생은
　　여기에 심장이 들어갈 위치를 정했다. 이렇게 5장 5부의 장기대소가 처음 탄생했다.

12. 체질과 침의 만남 …… 133
　　권도원 선생에 의해 사암침법의 장부허실보사법이 사상의학의 장부관계론과 결합했다. 이
　　것이 바로 체질침이다.

13. 수리 數理 …… 145

체질침에서 수리란, 체질침을 운용할 때 특정한 수(數)의 조합으로 처방을 반복하여 자침할 회수를 지정하거나 자침할 순서를 지시하는 것이다.

14. 체질침에서 병근 개념이 도출된 과정 …… 149

체질침은 질병을 치료하는 도구이다. 그러므로 체질침의 체계는 병리적인 원리에 따라 구축되어 있다. 체질침에서 병리를 논할 때 가장 기본이 되고 중요한 개념이 바로 병근(病根)이다. 질병의 시초이고 질병의 원인이 되는 상태를 말한다. 8체질에는 각각 독자적인 병근이 있다. 이것은 바로 체질침이 성립하는 근거이다.

15. 체질침의 원리 …… 159

체질침은 관계를 조절한다. 어떠한 관계인가. 각 체질의 내장구조에서 장기 사이의 관계를 조절하는 것이다.

16. 체질침 처방 …… 170

병근을 기준으로 한 체질침의 계통성은 1단방 2단방 3단방에 그대로 유지되다가, 기존의 병근 이론이 가졌던 개념이 희석되고 새로운 개념의 처방체계가 구상되었다. 이런 변화의 시기는 대략 1992년 전후라고 추정한다. 이런 새 개념으로 만들어진 처방을 막연하게 고단방(高段方)이라고 부른다.

17. 「62 논문」의 치료처방 체계 …… 183

이 처방들을 사용하는 방법은 속효방과 근치방을 먼저 사용하다가 일정한 치료 회수가 지나면 이후에는 근치방만으로 치료한다. 속효방을 계속 사용하면 부작용이 있을 수 있기 때문이다. 그리고 부증에 대한 치료방은 사용의 필요가 있을 때 사용한다.

18. 신경방 神經方 …… 188

8체질론에서 생명활동의 주인공은 자화와 상화이다. 자화란 생명체 자체에 있는 불이고 상화는 생명체 밖에 있는 불이다. 생명이 유지된다는 것은 자화와 상화가 연결되어 균형을 이루고 있다는 뜻이다.

19. 처방의 배합 ······ 201

사람들은 종종 체질침과 사암침을 비교해 주기를 원한다. 체질침은 사암선사의 장부허실 보사법이 사상의학의 장부관계론과 결합한 것이다. 가장 중요한 문제는 '체질' 즉 사람의 다름에 관한 인식이다. 체질이란 내장구조이고 이것을 조절하는 도구로서 사암침법의 방법론을 차용한 것이다. 그런 후에 처방을 배합하여 운용하는 방식이 독특하고, 또 체질침의 독창적인 신경방이 있다.

20. 체질침관 體質鍼管 ······ 211

체질침을 시술하는 모양은 특이하다. 우선 침을 몸에 찔러두지 않는다. 8체질의사는 체질침을 시술하는 도구를 들고 환자의 팔과 다리에서 위와 아래로 방향을 바꾸면서 마치 봄날 논에 모내기를 하는 모양으로 부지런히 양손을 움직이는데, 침을 놓는다고 하면서 침은 보이지도 않고 대신 경쾌한 금속성이 손가락의 움직임을 따라 울린다.

21. 「체질침 2단방 구성표」의 재평가 ······ 216

권도원 선생이 직접 작성한 「체질침 2단방 구성표」는 본래도 중요한 자료이지만 체질침의 역사에서, '장부방 특히 기본방이 4혈 체계'로 공개된 최초의 기록이었다.

22. 체질침 처방의 계통성과 3단방 ······ 222

체질침에서 계통성(系統性)이란, 각 체질의 내장구조에서 병근을 기준으로 하여 동일한 위치에서 도출되었고 동일한 조합의 처방들이 각각의 체질에서 동일한 계통의 질병 영역에 동일한 치료효력을 갖는다는 것이다.

23. 척추성의 통증질환에서 5단방 운용법의 제안 ······ 235

먼저 3단set을 정한 다음에 환자의 주된 통증(증상)이 발현하는 곳과 관련한 경락을 선택한다. 이것이 4단이다. 그리고 5단은 금양체질과 목양체질, 금음체질과 목음체질에서는 상지 증상이면 담방(Ⅱ)을, 하지 증상이면 대장방(Ⅷ)을 붙인다. 토양체질과 수양체질, 토음체질과 수음체질에서는 상지 증상이면 위방(Ⅵ)을, 하지 증상이면 방광방(Ⅹ)을 붙인다.

24. 오십견 五十肩 ······ 241

나는 '오십완 오십견'보다는 '사십완 오십견'이 이 질병의 병기(病期)를 이해하는데 더 합당하다고 생각한다. 팔뚝(腕)이 먼저고 어깨(肩)는 나중이다.

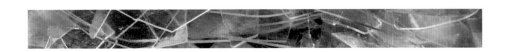

25. 사례를 통한 5단방의 도출 ⋯⋯ 251

　　흔한 오해가 있다. 체질침 처방의 단계가 높으면 난치병이나 중증 질환에 운용하는 처방이
라고 받아들이는 것이다. 일반적으로는 그러하지만 반드시 그러한 것은 아니다. 처방의 단
계가 높은 처방은 상대적으로 더 정밀한 처방이라고 이해하는 것이 옳다.

26. 독점병 ⋯⋯ 263

　　어떤 한 체질에게만 고정되는 질병이란 없다. 권도원 선생이 밝힌 독점병이란 개념은 해당
하는 체질에서 발생 빈도가 높다는 정도로만 이해하는 것이 옳다. 그러니 체질맥진에 의한
감별 없이 어떤 특정한 질병이 있다는 이유만으로 그 체질이라고 믿는 것 또한 옳지 못한
행동이다.

27. 체질섭생 體質攝生 ⋯⋯ 268

　　8체질의학에서 체질식이란 성철 스님의 3000배 권고와 비슷하다. 먼저, 질병의 고통에서
탈출하고 싶은 절실한 마음을 품은 사람에게 필요하다. 다음, 욕심을 버리고 정성을 기울
여서 절제하는 삶으로 자신의 태도를 변화시켜야 한다. 그렇게 충실하게 열심히 체질식에
전념하면 어느 순간 자신의 몸이 건강한 상태로 변하고 있음을 깨닫게 된다.

28. 8체질의학에서 면역 ⋯⋯ 294

　　서양의학에서 면역이 감염에 치중되어 있는 개념이라면, 8체질의학에서 면역은 인체에 부
담과 소모를 주게 되는 모든 것에 대한 반응이다. 위험한 환경은 피해서 보호해야 하고, 해
로운 물질은 거부하고 경고해야 하며, 감염원에 노출되면 싸워서 이겨내야 하며, 몸과 마
음에 쌓이는 피로도 해소시켜야 한다.

29. 질병 그리고 암 ⋯⋯ 300

　　질병에 대한 나의 생각이다. 사람이 병을 앓는 일은 산에 오르는 것과 같다. 즉 병이 산이
다. 오르고 내려오는 길이 어렵지 않은 동네 뒷산은 가벼운 병이다. 깊고 어렵고 위태로운
병은 오르기 힘든 높고 험한 산이다. 질병이 산이라면 의사는 가이드이다. 어려운 산에 가
려면 전문적인 가이드가 필요하다.

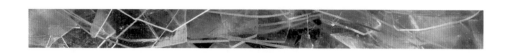

30. 왜 8체질의학인가 …… 305

왜 8체질의학인가, 생명을 받은 한 사람으로서 답변한다면 8체질의학은 '내가 나를 고칠 수 있는 의학'이기 때문이다. 8체질의학은 서른다섯 이후의 내 삶과 몸을 구원했다.

31. 삶과 체질 …… 310

이 글은 나의 두 번째 시대를 향한 출사표(出師表)이다.

• 부록 …… 354
　체질침 장부 경락 장부혈 약어(略語) 일람표 _ 354
　체질침 장부방(臟腑方) 일람표 _ 356
　체질침에서 신경방의 구성 _ 359
　3단set 변화표 _ 362
　8체질의 「기준5단방」 일람표 _ 363
　8체질 특징표 _ 365
　토음체질 섭생표의 변화 _ 366
　체질침 2단방의 개념 변화 _ 374
　목음체질에 적용되는 체질침 2단방의 시대적 변화 _ 375
　체질침 처방 자료 _ 378

• 참고문헌 및 자료 …… 381
• 찾아보기 …… 386

1

동무 이제마
東武 李濟馬

동무 공의 생애

동무 이제마 공은, 1837년(丁酉) 3월 19일(陰)에 함흥 반룡산 아래 문회서원 인근 둔지에서 태어났다. 족보에 오른 이름은 섭운(燮雲)이다. 아버지 이반오(李攀五)의 세 번째 부인인 정선(旌善) 전씨(全氏)의 보살핌 아래 열세 살까지 원곡(元谷)에서 성장했다. 동무 공을 아끼고 지지해 주었던 조부 충원공(忠源公)은 사촌(沙村)에 있는 본가에 있다가 1년에 두세 차례 아들 가족이 지내는 원곡에 와서 머물렀는데, 이 시기를 이용해서 조부에게서 글을 배웠다. 1849년(己酉)에 부친과 조부가 잇달아 세상을 떠나자 가출한다. 1866년(丙寅)에 정평을 지나던 중 여사(旅舍)에서 운암(芸菴) 한석지(韓錫地)의 명선록(明善錄)을 만난다.

동무 공은 1876년(丙子)에 별선무과시험을 통해 한성에서 무관으로 등용되었다. 그를 천거해준 인물은 함경도 병마절도사를 지냈으며 병조판서 판의금부사에 올랐던 장신(將臣) 김기석(金箕錫, 1828~1890)이다. 1880년에 수문장, 1881년에 총리기무아문 군무사 참모관을 거쳐, 1887년(丁亥) 2월부터 1889년(乙丑) 7월까지 진해현감을 지냈다. 동무 공을 키웠던 정선 전씨의 상(喪)을 당하여 1896년(丙申)에 함흥에 머물고 있을 때, 최문환의 난을 만나 북로선유위원이 되었다. 난을 평정한 공로로 고원군수에 임명되어 1897년(丁酉) 4월부터 1898년(戊戌) 4월까지 재임했다.

1880년(庚辰)에 유략을 쓰기 시작했다. 1882년에는 독행편을 썼다. 1890년에는 유략을, 1893년에는 반성잠을 마무리해서 〈격치고〉가 완성되었다. 한성 묘동에 있던 이원긍의 집에 머물면서 1893년 7월 13일부터 1894년(甲午) 4월 13일까지 《수세보원》 구본을 완성한다. 1895년(乙未)에 어머니가 위독하다는 통지를 받고 함흥으로 귀향한다. 1897년에 〈제중신편〉을 완성한다. 〈갑오구본〉을 완성한 이후에 「의원론」부터 「태음인병증론」 일부까지 고쳤는데, 「태음인병증론」의 남은 부분과 「태양인병증론」은 고치지 못했다.

관직에서 물러난 후에는, 함흥에 50칸 크기로 ㄷ자 형태의 보원약국(保元藥局)을 세우고 의국을 경영하였다. 1900년(庚子) 9월 21일(陰) 오시(午時)에 문인 김영관(金永寬)의 집에서 별세하였다.

《수세보원》

《수세보원》은 동무 공의 마지막 저술이다. 한성 묘동에 있던 이원긍의 집에서 1893년 7월 13일부터 1894년 4월 13일까지 썼다. 1894년이 갑오년이라 이때 처음 완성된 글을 〈갑오본〉 또는 〈갑오구본〉, 〈구본〉이라고 부른다. 〈갑오구본〉에서는 권지일 네 논편과 「사상인변증론」 그리고 「광제설」이 모두 완성되어 있었다.

동무 공은 1895년에 함흥으로 귀향하였고 1900년 9월에 별세할 때까지 「병증론」을 다듬었다. 「병증론」은 미완성이다. 「태음인병증론」 일부와 「태양인병증론」은 고쳐지지 않고 〈구본〉의 상태 그대로 남았다. 1900년이 경자년이라 고쳐진 부분을 포함한 원고를 〈경자본〉 또는 〈경자신본〉, 〈신본〉이라고 한다. 〈신본〉에서 새로 추가된 논편이 《수세보원》의 서문 격으로 쓴 「의원론」이다.

동무 공은 「의원론」에서, "나는 의약의 경험이 생긴 지 5,6천 년이 지난 후에 태어났다. 앞선 사람들의 저술에서 사상인의 장부 성리를 깨닫게 되어, 일서를 지어서 《수세보원》이라고 이름하였다.[1]"고 밝혔다. 동무 공은 자신의 책을 《수세보원》이라고 불렀다.

---

1) 余生於醫藥經驗五六千載後 因前人之述偶得四象人臟腑性理 著得一書名曰壽世保元

신축본

1900년 9월 21일에 동무 공이 별세한 후에,《수세보원》의 남겨진 원고는 〈경자신본〉과 〈갑오구본〉 두 종류가 있었다. 이것은 각각 두루마리 형태였다. 문인들은 우선 동무 공의 마지막 저술인《수세보원》을 출간하기로 결정한다. 그리고 일곱 명이 모였다. 가장 주도적인 역할을 했던 사람은 김영관일 것이다.『동의수세보원』의 후기에 그의 이름이 제일 처음에 올랐고, 동무 공이 그의 집에 머물다 별세했으니 아마도 제일 가까운 제자였으리라 짐작한다.

편집은 〈신본〉을 기본으로 하고 빠진 부분은 〈구본〉에서 보충했다. 편집이 완료되고 1901년 6월에 목활자본으로 『동의수세보원』이 간행되었다. 1901년은 신축년이다. 그래서 이 판본을 〈신축본〉 또는 〈신축판〉, 〈초판본〉, 〈인본〉이라고 부른다.

〈신축본〉의 후기에는 "성명론부터 태음인제론까지는 각각 더하고 뺀 것이 있으나, 태양인 이하 3론은 더하고 뺀 것이 없다. 고로 지금 갑오구본으로 처음 간행한다."고 되어 있어서, 마치 성명론부터 고쳐진 것이 있는 것처럼 오해를 받았다. 그런데 한두정이 1941년에 간행한《수세보원》의 7판인『상교현토 동의수세보원』후기에는 "의원론부터 태음인제론까지는 각각 더하고 뺀 것이 있으나, 그 나머지 제론은 더하고 뺀 것이 없다. 고로 신본과 구본을 함께 참고하여 간행한다."고 하였다. 권지일 논편 네 편은 전혀 고쳐지지 않았다는 것을 명확히 표현했고, 「의원론」이 〈신본〉에서 새로 추가되었다는 것도 나타낸 것이다.

한두정은 7판 후미에 넣은《수세보원》의 출판 이력에, 〈신축본〉을 만든 문인 그룹이 편집을 맡았다고 명시했고 율동계에서 〈신축본〉을 발행했다고 밝혔다. 율동계는 동무 공을 기리기 위한 사업을 위해 조직된 것일 텐데, 우선 제일 급했던 것은『동의수세보원』출판 비용의 조달이었을 것이다.

사상인의 아이디어

동무 공은 젊은 시절에 6, 7년간 계속 구토를 하는 특별한 증상으로 오래 고생을 했다. 당연하지만 여러 가지 치료법을 시도해 보았을 것이다. 하지만 고쳐지지

15

가 않았다. 그래서 이것을 어떻게 고쳐야 할지 점점 더 궁금해져서 자연스럽게 의학에 관심을 두게 되었던 것 같다. 이것저것 자료를 찾아보다가 자신의 증상이 평범하지 않다는 것을 알게 된다. 의서에 열격(噎膈)이라고 기록된 병이었다. 그리고 의서에 있는 여러 의가들의 치료 방법이 자신을 구해내지 못한다는 것을 깨닫는다. 동무 공은 자신이 요절할 수도 있었다고 썼다. "나는 태양인의 장리를 받아서 일찍 이 병을 얻었다. 6, 7년간 계속 연말(涎沫)을 뱉어냈다. 이후에 수십 년 동안 몸과 마음을 보살펴서 다행히 요절은 면했다."고 《수세보원》의 「태양인내촉소장병론」에서 고백했다.[2]

동무 공은 어느날 《황제내경영추》를 보다가 눈이 번쩍 뜨이는 일이 생긴다. 바로 「통천」편이다. 그 글 속에 자신과 비슷한 사람이 묘사되어 있었다. "태양의 사람은 늘 자신만만하다. 큰일에 대해서 말하는 것을 좋아한다. 그런데 능력이 없으면서 과장하여 헛되이 말하고 생각은 늘 원대하다. 일을 처리할 때 상식적인 옳고 그름에 신경을 쓰지 않으며, 일에 임할 때는 항상 자기의 뜻에 맞게 처리하려고 한다. 일에서 실패가 있어도 항상 후회하는 법이 없다." 이런 사람이 태양의 사람(太陽之人)이라는 것이다. 마치 2천 년 전으로 시간여행을 간 것처럼 사람의 다름에 대한 묘사는 생생했다.

태음의 사람은 "탐욕스럽고 어질지 못하다. 겉으로는 겸손하고 단정한 듯 보이는데 자신의 생각을 깊이 감추고 있다. 안에 넣어두기를 좋아하고 내놓는 것을 싫어한다. 쉽게 마음이 동요하지 않고 또한 본디 게으르며 순발력 또한 없으니, 적당한 때에 맞춰서 즉시 힘쓰려고 하지 않고 뒤이어서 움직인다."

소양의 사람은 "자세하게 살피고 조사해서 자신을 스스로 귀하게 드러내는 것을 즐긴다. 아주 작은 관직에 있더라도 높은 직위인 양 스스로 뻐기고, 밖으로 교제하며 다니기를 좋아하고 안에 붙어 있지를 않는다."

소음의 사람은 "탐욕은 적은데 다른 사람을 해치고 싶은 마음이 있다. 다른 사람이 망하는 것을 보면 항상 무엇을 얻은 것처럼 좋아하고, 다른 사람의 마음에 상처

---

2) 《壽世保元》 「太陽人內觸小腸病論」
　　太陽人解㑊噎膈不至死境之前 起居飮食如常人必易之 視以例病故於入於危境而莫可挽回也
　　余稟臟太陽人嘗得此病 六七年嘔吐涎沫 數十年攝身倖而免夭錄
　　此以爲太陽人有病者 戒若論治法一言弊 曰遠嗔怒而已矣

를 입히고 해코지하는 것을 좋아한다. 다른 사람이 잘 되는 것을 보면 이에 오히려 성질을 내고, 질투하는 마음이 있으면서 인정이 없다."[3]

동무 공은 자신이 오래도록 품었던 의문의 해답을 찾을 수 있는 단서를 발견했다. 평소에 자신은 분명 다른 사람들과는 달랐다. 그런데 「통천」편에 자신과 닮은 사람, 그리고 자신과는 전혀 이질적인 사람들에 대한 묘사가 있었다. 사람의 다름에 대해 깨달으면서 크게 감명을 받았을 것이다. 태양지인 부분을 읽으면서는 혼자 속이 뜨끔했을지도 모른다. 그래서 「통천」편의 내용을 더 신뢰하게 되었을 것이다.

탐인

《수세보원》의 「사단론」에서 사상인 중 태음인(太陰人)은 비박탐나인 중에 탐인(貪人)이다. "탐인은 어짐을 버리고 욕심이 끝이 없는 사람(棄仁而極慾者 名曰貪人)"이다. 《영추》의 「통천」에서 태음지인(太陰之人)은 "탐욕스럽고 어질지 못하다.(貪而不仁)"고 했다. 더 설명할 것도 없이 탐인과 태음인 그리고 태음지인의 개념은 동일하다.

사상인

동무 공의 위대함은 오태인(五態人)에서 음양화평지인(陰陽和平之人)을 덜어낸 것이다. 그런 사람은 이 세상에 존재하지 않는다. 2천 년 전의 선인들과 달랐던 동무 공의 통찰이다. 그래서 태음지인 소음지인 태양지인 소양지인이 남았고, 이것은 그대로 태음인 소음인 태양인 소양인이 되었다. 「통천」에는 사상인의 구분에 관한 거의 모든 아이디어가 존재한다.

---

3) 《靈樞》「通天」
　太陰之人 貪而不仁 下齊湛湛 好內而惡出 心和而不發 不務於時 動而後之 此太陰之人也
　少陰之人 小貪而賊心 見人有亡 常若有得 好傷好害 見人有榮 乃反慍怒 心疾而無恩 此少陰之人也
　太陽之人 居處於於 好言大事 無能而虛說 志發乎四野 舉措不顧是非 爲事如常自用 事雖敗而常無悔
　此太陽之人也
　少陽之人 諟諦好自貴 有小小官 則高自宜 好爲外交 而不內附 此少陽之人也

1) 사람을 각기 다른 특징을 가진 네 그룹으로 나눌 수 있다.

2) 각각의 그룹 이름을 태음인 소음인 태양인 소양인이라고 붙인다.

3) 네 그룹에 각각 인의예지(仁義禮智)를 배당하고, 그에 대한 태도로 나누어 비인 박인 탐인 나인으로 다르게 부를 수도 있다.

4) 태음지인의 내용 중에 태음인의 간대폐소(肝大肺小)로 발전시킬 수 있는 장리(臟理)의 아이디어가 있다. 대(大)와 소(小)의 아이디어는 소음지인에 위소장대(胃小腸大)[4] 가 있다.

---

4) 이때 장(腸)은 대장이 아니라 소장이다.

2

동호 권도원
東湖 權度杬

8체질의학을 창시한 동호 권도원 선생이 2022년 6월 30일 오후 5시 30분경에 자택에서 별세했다. 향년 101세이다.

체질의학

체질의학은 한반도의 의학이다. 반도는 대륙과 해양, 해양과 대륙을 이어주는 통로이다. 나는 한반도가 키라고 생각한다. 해양에서 대륙을 향한 키(key)이면서 대륙에서 해양으로 뻗는 키(舵) 역할을 할 수도 있다. 중국의학의 전통을 바탕으로 조선에서 허준의 『동의보감』[1]이 탄생했다. 이것은 한반도의 자랑이요 동양의학 전체의 보람이 되었다. 그리고 사암도인은 오행의 원리를 바탕으로 장부허실보사법을 창안했다. 이른바 사암침법[2] 이다.

한반도의 역사는 외세에 의한 수난의 역사라고 해도 과언이 아니다. 그러나 수많은 핍박과 좌절을 겪으면서도 한민족은 그 정체성을 단 한 번도 잃지 않았다. 결핍 속에서 선각자의 예지는 오히려 빛난다.

동무 이제마[3] 공의 사상인론은 근대에, 주변 열강의 압력에 한민족이 초라한 처

---

1) 1613년 간행.
2) 김달호의 논문에서, 1644년에서 1742년 사이에 성립하였다고 추정하였다.
3) 東武 李濟馬(1837~1900)

지에 빠지던 때에 세상에 나왔다. 『동의수세보원』⁴⁾이 알려지던 시기는 일제의 야욕이 노골적으로 드러나던 시대였다. 권도원 선생의 8체질론은 한국전쟁으로 사회의 모든 기반이 무너져 내렸던 시절에 잉태되었다. 치욕과 혼란과 고통과 절망의 바닥에서 체질론과 체질의학이 싹을 틔웠던 것이다.

동무 공과 동호 선생은 사람의 몸을 바라보는 의학의 패러다임을 전환시켰다. 두 분에 의해서 한반도에서 인류 역사 최초로 본격적인 체질의학이 시작된 것이다. 나는 체질의학이 인류 '최종의 의학(New Medicine)'이라고 생각한다. 애석하게도 이 세계가 아직 체질의학을 받아들일 준비가 되어 있지는 않지만, 체질의학은 의학의 새로운 세계를 밝힐 자격과 가치를 충분히 지니고 있다고 판단한다.

체질의학의 원전은 동무 공의 『동의수세보원』이다. 동무 공은 자신이 만든 의학체계를 어떤 의학이라고 특정하여 명명하지는 않았다. 다만 자신의 사상이 사람들에게 널리 받아들여지면, 세상 사람이 장수하고 근원을 보존할 수 있을 것⁵⁾ 이라고 했다. 사상의학을 체질의학이라고 처음 지칭한 사람이 권도원 선생이다.⁶⁾ 권도원 선생이 1958년에 고안한 체질침은, 사상인의 폐비간신 길항원리와 체질론적 병리론과 사암도인의 장부허실보사원리를 결합한 것이다. 체질침으로 인해서 비로소 체질의학은 실전의학, 실용의학의 태세를 갖추었다고 생각한다.

8체질론

8체질론의 뿌리는 사상인론이다. 권도원 선생은, 한증과 열증으로 나뉜 사상인의 병증론으로부터 8병근을 도출하였고 이것을 바탕으로 8체질이 성립했다. 8체질의학은 선생의 체질침 논문⁷⁾을 통해서 8체질의 생리와 병리, 체질침법, 체질맥

---

4) 1901년 栗洞契 간행.
5) 『東醫壽世保元』「四象人辨證論」
　　必廣明醫學 家家知醫 人人知病 然後可以壽世保元
6) 사상의학의 창시자, 『동아일보』1959. 4. 26.
　　"사상의학을 체질의학으로 바꿔 말할 때 가장 간명한 설명이 된다."
7) Dowon Gwon, 「The Constitutional Acupuncture」1962. 9. 7.
　　Dowon Kuan, 「A Study of Constitution-Acupuncture」『國際鍼灸學會誌』1966. 6. 20.
　　Dowon Kuan, 「Studies on Constitution-Acupuncture Therapy」『中央醫學』1973. 9.

진법, 체질영양법이 차례로 발표되면서 의학적인 체계를 완성했다. 또한 8체질론을 떠받치고 있는 생명론과 우주론인, 논문 「화리」[8]는 기독교에 기반을 둔 선생의 사상과 철학을 집약한 것이다.

한의사의 길

동호 선생은 1921년 10월 23일에 충남 서천에서 태어났다. 서천에서 활동한 미국 남장로회 선교사를 따라서 소년기에 기독교인이 되었다. 소학교를 졸업하고 청년기에, 간도로 떠나는 아동개척단의 인솔자가 되어 백두산 아래에 가서 머물렀다. 해방 후에 귀국하여 서울에 있다가, 일본인들이 군산에 건설한 불이농촌을 불하한다는 소식을 접하고 가족을 이끌고 옥구로 내려간다. 대한민국정부 수립 시기에 대한독립촉성국민회 옥구군 위원장으로 활동하면서 이요한이 제헌국회의원이 되도록 돕는다. 한국전쟁 중인 1952년 9월에 전라북도 도지사에 임명된 이요한의 비서실장으로 발탁된다.

1954년에 돌연 상경하여 서울 거리를 걷다가, 이현재 선생이 1945년에 창설한 사상의약보급회의 간판이 걸린 사상회관으로 들어간다. 이현재 선생에게서 사상의약을 지도 받으면서 부회장으로 활동한다. 보급회는 1957년 4월 30일에 사상의학회로 출범하는데 역시 부회장을 맡는다. 이 해에 덕성여고 가정과 교사이던 곽현자와 결혼한다. 주례는 배은희 목사였다.

당초에 선생의 꿈은 목회자였다. 1958년 3월에 한국신학대학 대학원 신과를 졸업하고, 미국으로 카운슬링을 배우러 떠나기 위해 서울대 문리대에 개설된 E.L.I.에 다니던 중에 눈병이 난다. 눈병은 선생을 실명의 위기로 내몰았다. 일본에서 발행된 책에서, 여구혈이 포함된 간허증을 목표로 한 침처방을 발견하고 자신에게 시술하여 스스로 눈병을 고친다.

사상의학을 공부하면서 습득한 사상인 장부론의 길항원리와 침술의 장부허실보사 원리가 결합될 수 있다는 아이디어를 얻고, 침술 연구에 매진하여 체질침을 고

권도원, 「체질침 치료에 관한 연구」『明大論文集』 1974. 1.
8) 1983년 10월 24일 탈고. 『과학사상』 1999년 가을호에 발표.

안한다. 1958년말쯤이다. 사상회관에서, 고질적인 항문 출혈로 고통을 받던 이현재 선생의 비서를 처음 치료한다. 근방에 소문이 퍼졌다. 명동에 국제빌딩을 소유한 사람의 오래된 불면증을 고쳐준 보답으로 그가 4층에 있던 자신의 사무실을 내어준다. 용한 침술가를 찾아온 사람들이 장사진을 친다. 그러다가 사상의약보급회 시절부터 동갑내기 친구였던 배은성이, 1960년 2월에 동양의대를 졸업하고 을지로2가에 개설한 은성한의원으로 옮겨가서 치료활동을 지속한다.

배은성의 소개로 알게 된 동양의대 노정우 교수의 권고로, 제10회 한의사국가시험응시자격검정시험에 응시해서 제1부 시험을 통과한다. 제11회 검정시험에서는 제2부와 실지시험에 합격했다. 그리고 1962년 3월 21일에 있었던 제13회 한의사국가시험에 합격해서 한의사면허를 취득한다. 면허번호는 1295호이다. 서울시 중구 신당동 256-8에, 첫 진료소인 대원한의원을 열었다. 목회자의 삶이 아니라 한의임상가의 삶이 권도원 선생의 앞에 펼쳐진다. 선생의 나이 42세 때부터이다.

저작

권도원 선생은 위대한 임상가이다. 필생의 목표는 체질침을 통한 암치료법의 완성이었다. 선생은 1987년에 동틴암연구소를 설립하여, 제선한의원의 좁은 진료실 안에 은둔한 듯이 1990년대 중후반부터는 암치료법 연구에만 몰두하였고, 2019년 1월까지 진료실 현장을 지켰다. 비록 거창하지는 않지만 암 연구의 작은 결실이 2008년 7월에 『Amino Acids』에 발표된 논문[9]이다. 이 논문은 암 환자에게 공통적으로 적용되는 9개의 마크를 추적한 결과로, 체질침을 맞은 환자의 경우 이 마크들이 현저히 줄어들어 암이 치료가 된다는 사실을 확인했다는 것이다.

선생의 논문은 체질침 논문 네 편과 「화리」 그리고 『기독교사상』 1980년 7월호에 실은 「하나님攷」가 있다. 『Pyrologos』(2002. 6.)와 『8체질의학론 개요』(2003)는 연세대학교 출판국에서, 『화리』는 동틴암연구소에서 2003년에 발간했다.

잡지와 진행한 인터뷰로는 『미래한국』〈357호〉(2009. 11. 18.)에 '모든 사람은 8가

---

9) M.J.Paik · J.Cho · Dowon Kuon · K.R.Kim, 「Altered urinary polyamine patterns of cancer patients under acupuncture therapy」『Amino Acids』 2008. 7.

지 체질을 타고 난다'와, 〈363호〉(2010. 2. 17.)에는 '지구가 태양에 가까워지고 있다'가 있고, 『월간조선』2011년 5월호에 '체질을 알면 천명을 안다'가 실렸다.

강연

인천 상공회의소, 고려대(1986), 기독한의사회(1992. 5.), 경희대 UBF센터(1993), 경희대 한의대(1994), 도올서원(1995. 2. 19.), South Baylo 한의대(1995/1997. 8. 9.), 사상체질의학회(1995. 7. 29.), 자연의학회(1995. 11. 3.), 대구한의대, 상지대 한의대(1999. 6. 10.), 신기회 화리(1999. 10. 21.), 연세대 송암관(1999. 10. 28.), 한동대(1999. 11. 13.), 동의대 한의대(1999. 12. 16.), 일산 백병원(2000. 5. 25.), 신기회 처방(2001. 3.), 연세대 새천년관(2002. 5. 6.), 서울대 종교문제연구소(2005. 5. 26.), 수선재(2007. 10. 13.)에서 강연과 강의를 하였다. 강연에서는 체질의 존재에 대해서 실제사례를 근거로 제시하여 청중이 쉽게 이해하고 공감할 수 있도록 하였다. 그리고 체질은 반드시 '여덟 가지'라는 것을 강조한다. 선생과의 사전 교감이 없이 색채를 이용한 8체질 테이핑요법을 개발한 어강 선생의 업적을 높이 평가했다.

기고

1962년 3월에 한의사가 된 후에, 1963년 10월 23일에 「체질침 치험례」를 『대한한의학회보』에 기고하였다. 이후에 『의림』 〈45호〉에 「체질과 침」(1964. 9. 30.), 『대한한의학회보』 〈23호〉에 「묵살 당한 진리」(1966. 2.), 1975 11월에 동양의학연구원에서 발간한 『동양의학』 창간호에 「체질의학과 체질침」을 실었다.

『빛과 소금』[10]은 두란노서원에서 펴내는 기독교 계통 월간 잡지인데, 용산구 이촌동에 있는 온누리교회의 기관지격이다. 권도원 선생은 이 교회의 장로로서 잡지 편집진의 요청을 받아, 1994년 3월부터 1999년 12월까지 총 27회에 걸쳐 8체질론과 관련한 글을 연재하였다. 독자층이 기독교인으로 한정되어 있는 셈이었지만 선생이 대중을 위해 직접 쓴 글이라는 점에서 가치가 있다.

---

10) 1999년에는 잡지의 제호가 『소금과 빛』이었다.

언론 매체에 남은 선생의 마지막 자취는 2013년 3월 7일자 『민족의학신문』 〈892호〉에 긴급 투고한 「8체질 치료에 관하여」이다. 여기에 등장하는 'H한의원 소속 모 한의사'는 지금 이 글을 쓰고 있는 '나'다. 선생은 글을 통해서 나를 향한 비방과 우려를 전했지만, 나는 지금 이렇게 선생의 삶을 정리하고 있다.[11] 세상사의 아이러니다.

---

11) 체질의학과 동호 권도원, 『민족의학신문』 〈1339호〉 2022. 7. 14.

3

동무와 동호

다름

체질(體質)이란 다름이다. 태음인(太陰人)은 오랜 시간을 두고 기초부터 차근차근 지식을 쌓고 경험을 축적하고, 그런 후에 자신의 몸 안에서 녹여내는 과정을 거쳐야 어느날 문득 깨달음의 순간이 온다. 그리고 또 그런 깨달음들이 쌓여서 이른바 대가(大家)가 된다.[1] 그런데 태양인(太陽人)은 그렇지 않다. 순간적인 아이디어나 계기로부터 엄청난 깨달음을 이룬다.[2] 비교적 어린 나이인데도 스승의 위치에 오르는 사람들이 그렇다. '하나를 가르치면 열을 안다.'는 말은 바로 이런 태양인에 어울리는 말이다. 태양인이 가지고 있는 직관(直觀)과 통찰(洞察)의 능력이 발휘되기 때문이다. 반면에 태음인은 하나에서 둘 둘에서 셋으로 그리고 차례대로 아홉까지 단계를 밟아야 비로소 열에 이를 수 있다. 중간에 있는 것을 빼먹으면 안 된다. 그러니 대기만성(大器晚成)이라는 말은 태음인에 어울린다. 여기에서 대기란 진흙으로 만드는 큰 항아리를 말한다. 바닥판을 먼저 만들고, 그 가장자리로 돌아가면서 흙 가래를 쌓아서 몸통 부분을 다듬고, 마지막으로 목 부분을 만들고 손잡이를 붙인다. 그런 후에 가마에서 굽는다. 이와 같이 큰 항아리를 만들려면 그 공정에 일일이 손길이 필요하니 더디고 오래 걸린다. 그리고 중간에 어느 부분이든지 조금이

---

1) 선가(禪家)에서는 점오(漸悟) 또는 점수(漸修)라고 한다. 차례와 위계를 거쳐서 수행하여 득도하고, 점점 깊이 깨닫는 것을 이른다.

2) 선가(禪家)에서는 돈오(頓悟) 또는 돈수(頓修)라고 한다. 오랜 수련기간이나 단계를 거치지 않고 일시에 깨달음에 이르거나, 갑자기 깨닫는 것을 이른다.

라도 빼버리면 항아리로 구실할 수가 없다.

핵심

글도 그렇다. 태음인은 연유(緣由)와 참고와 궁리를 거치는 모든 내용을 서술한 다음에 끝에 결론을 쓴다. 결론만 간단하고 명쾌하게 툭 던지지 않는다. 그건 자상한 방식도 아니고, 그가 어떻게 공(功)을 들이고 어떤 과정을 거쳐서 결론에 이르렀는지 남들이 알지 못하니, 그렇게 하면 영 서운하다. 하지만 태양인은 핵심적인 결론만 간결하게 툭 던져 놓는다. 그런 다음에 시작한다. 태양인의 가르침도 그렇다. 1960년대 말에 경희대학교 대학원에서 체질의학 전공으로, 지도교수였던 권도원 선생의 가르침을 받았던 염태환[3] 선생의 증언이다. '선생님 체질맥진 하는 방법 좀 알려 주십시오.'하고 요청했다. 그랬더니 동호 선생의 반응, '논문에서 읽었지? 자, 잡아봐.'였다고 한다.

다섯 논편의 규정

논편	조문수	규정(정의)
「성명론」	37	천기와 인사
「사단론」	26	태소음양인과 비박탐나인
「확충론」	17	성과 정
「장부론」	17	사장과 사부 그리고 사초
「사상인변증론」	22	태소음양인의 분포 비율

동무 이제마 공이 지은 『동의수세보원』에서 권지일(卷之一)로 묶이는 네 논편[4]은 동일한 형식으로 구성되어 있다. 논편의 첫 부분에서 규정이나 정의로 출발하는 것이다. 「성명론」은 천기(天機)와 인사(人事)를 규정하고, 「사단론」은 태소음양인(太少陰陽人)과 비박탐나인(鄙薄貪懦人)을 정의한다. 「확충론」에서는 애노희락(哀怒喜樂)의 성(性)과 정(情)을 정의하고, 「장부론」에서는 사초(四焦)의 부위를 규정한다. 한 편

---

3) 廉泰煥(1933~)
4) 「性命論」 「四端論」 「擴充論」 「臟腑論」

더,《수세보원》에서 제일 마지막에 나오는 「사상인변증론」도 그렇다. 서두에서 태소음양인의 분포비율을 제시했다. 그렇게 규정하고 정의한 이후에는 그에 관한 상세한 설명은 전혀 없다. 이것은 태양인인 동무 공의 글쓰기 특징이기도 한데,《수세보원》에서 규정되고 정의되었다는 것은 그 배경원리에 대해서는 구구하게 따지지 말라는 선언과도 같은 것이다. 권지일 부분이 쉽게 접하기 어렵고 이해가 수월하지 않은 이유이기도 하다.

태양인

태음인 특히 목양체질(木陽體質, Hepatonia)은 과묵하고 음험하여 속마음을 잘 드러내지 않는다. 그러니 그가 일부러 무엇을 감추려고 들면 알아내기가 참 어렵다. 태양인 중에서 금양체질(金陽體質, Pulmotonia)은 목양체질과 정반대인 체질이니 그의 태도는 기본적으로 솔직하다. 하지만 단순하고 명쾌한 것[5]을 추구해서, 핵심적인 것만 툭 던지고 말지 구구절절이 자상하게 늘어놓지는 않는다.[6] 그리고 정말 중요하다 싶은 정보는 조금 비튼다든가 약간 돌려서 표현되기도 한다. 어떤 때에는 원안자(原案者)를 의도적으로 감추는 경우[7]도 있다.

《영추(靈樞)》

동무 공은 50대 후반인 1894년에 1차적[8]으로 완성한《수세보원》의 「사상인변증론」 말미에, 자신이 사상인(四象人)의 아이디어를 얻은 '영추서(靈樞書)'를 적어 두었다.

---

5) 이것은 애플(Apple) 제품의 디자인 원칙이기도 한데, 그것은 디자이너 조너선 아이브(Jonathan Paul Ive, 1967~)의 철학이 반영된 것이다. 그래서 조너선 아이브의 체질을 금양체질로 추정하고 있다. 스티브 잡스(Steve Jobs, 1955~2011) 또한 같은 체질이라고 짐작한다.

6) 태양인은 핵심만 표현하고, 태음인은 과정을 중시하고, 소양인은 잡다하게 늘어놓고, 소음인은 장황하여 헷갈린다.

7) 그 원안이 자기에 의해 더 중요하게 부각되었다고 판단할 때 그러는 것 같다.

8) 〈甲午舊本〉

"《영추》라는 책에 태소음양 오행인론[9]이 있는데, 사상인의 외형에 관해서는 그것에서 약간 얻은 바가 있지만 장리(臟理)는 얻은 바가 없다. 대개 태소음양인에 대하여 예전 사람들도 일찍이 그 다른 점을 보았던 것인데, 거기에 미진한 부분을 내가 정밀하게 탐구하였다."[10]

사상인의 아이디어는 《영추》「통천」에 있었다. 이 논편을 서술한 사람은 태음지인, 소음지인, 태양지인, 소양지인의 특징을 아주 생동감 있게 표현했다. 글을 읽으면 사람이 그렇게 다른 부류로서 구분되어 존재한다는 것을 쉽게 이해할 수 있다. 그리고 크게 미진하긴 하지만 장기대소(臟器大小)에 대한 단서도 있었다.[11] 동무 공은 장리는 얻지 못했다(未得臟理)고 썼지만 그건 사실이 아닐 것이다. 「통천」의 서술자보다는 자신이 더 돋보여야 하기 때문이다.

고대인(the ancient)

동호 권도원 선생은 1962년 9월 7일에 탈고한 「The Constitutional Acupuncture」에, 자신이 화(火)[12]에 관한 아이디어를 얻은 '고대인의 인화(人火)와 군화(君火), 그리고 용화(龍火)와 상화(相火)'에 대해 적어두었다.[13]

"심장부(심/소장)와 심포장부(심포/삼초)는 길항적 위치에 있다. 그래서 약한 심장부를 가지는 소음인과 태양인은 강한 심포장부를 가지며, 강한 심장부를 가

---

9) 이것은 《靈樞》의 「通天」과 「陰陽二十五人」, 그리고 《鍼灸甲乙經》의 「陰陽二十五人形性血氣不同」에 나오는 '太陰之人 少陰之人 太陽之人 少陽之人 陰陽和平之人'의 五態人論과 '木形之人 火形之人 土形之人 金形之人 水形之人의 五形之人을 각각 宮商角徵羽로 나눈' 二十五人論을 말한다.

10) 《壽世保元》「四象人辨證論」
靈樞書中有太少陰陽五行人論 而畧得外形未得臟理 盖太少陰陽人早有古昔之見 而未盡精究也

11) 태음지인을 통해서 간대폐소의 아이디어가 나왔다. 소음지인에는 위소장대(胃小腸大)가 있다. 이때 장(腸)은 대장이 아니라 소장이다.

12) 8체질론에서 불(火)은 생명의 상징이다.

13) 심장부(心臟腑, 심/소장)와 심포장부(心包臟腑, 심포/삼초)가 길항적 위치에 있다는 것과, 8체질을 부교감신경긴장형과 교감신경긴장형으로 양분(兩分)하면서 부교감신경긴장형은 심장부가 강하고(심포장부가 약하고), 교감신경긴장형은 심장부가 약하다(심포장부가 강하다)고 규정한 것은 8체질의학의 중요한 기본원리가 되었다.

```
(3) As seen in the above, the heart viscera corresponds with
all the other.  However, the Sin-Pao viscera corresponds with the heart
one, and both of them stand one another to antagonistic positions.  For
this reason, both So-Um and Tae-Yang Figures, whose heart viscera are
strong, have weak Sin-Pao one; both So-Um and Tae-Yang Figures, whose
heart viscera are weak, have strong Sin-Pao one.  The saying of the
ancient that the heart viscera is the emperor fire ( 君 火 ) or the man
fire ( 人 火 ), being the Sin-Pao one the mutual fire ( 相 火 ) or the
dragon fire ( 龍 火 ), implies such a meaning.
        Moreover, both So-Yang and Tae-Um Figures, whose heart viscera are
strong, are near to vagotonie, namely to the large bowels type.
```

「The Constitutional Acupuncture」 군화 인화 / 상화 용화

지는 소양인과 태음인은 약한 심포장부를 갖는다. ~중략~ 고대인은 심장부를 군화, 인화라고 하고, 심포장부를 상화, 용화라고 하였다.”[14)

여기에서 고대인과 관련한 부분은 『동의보감』의 「잡병편」〈화문〉에 나오는 내용[15)]이다. 화에 관하여 논의한 세 의가[16)]의 중요한 논점이었다. 동원은, 화에는 두 가지 성질이 있는데 군화는 인화요 상화는 천화라고 했다. 하간은, 사람의 몸에 두 가지 화가 있는데 군화는 인화요 상화는 용화라고 했다. 단계는, 군화는 심과 소장의 기로 상화는 심포와 삼초의 기로 작용한다고 하였다.

여기에 등장한 고대인(the ancient)은 한의학을 공부하는 사람이라면 누구나 알 만한 유명인물이었다. 금원사대가(金元四大家) 중 세 명이 아닌가. 하지만 권도원

---

14) 이것은 번역문이다. 영문 원문은 아래와 같다.
  (3) As seen above, the heart viscera corresponds with all the other. However, the Sin-Pao viscera corresponds with the heart one, and both of them stand one another to antagonistic positions. For this reason, both So-Yang and Tae-Um Figures, whose heart viscera are strong, have weak Sin-Pao one; both So-Um and Tae-Yang Figures, whose heart viscera weak, have strong Sin-Pao one. The saying of the ancient that the heart

15) 〈火有君相之二〉
  五行各一其性 惟火有二 曰君火人火也 曰相火天火也〈東垣〉
  君火者 乃眞心小腸之氣所爲也 相火者 乃心包絡三焦之氣所爲也〈丹心〉
  〈火爲元氣之賊〉
  人身有二火 曰君火猶人火也 曰相火猶龍火也〈河間〉

16) 東垣 丹溪 河間

선생은 출전인『동의보감』을 밝히지도 않았고, 그리고 중요한 의가 세 명을 고대인이라고 단수(單數)로 압축해 버렸던 것이다. 자신이 세 의가의 논점을 참고하기는 했지만, 단순한 모방이 아니라 그것을 자신만의 방식으로 재정립했기 때문일 것이다.

여구

권도원 선생은 글로 적어 두지는 않았지만, 자신이 38세쯤에 앓은 눈병을 여구(蠡溝)에 침을 놓아 스스로 고쳤다고, 측근들에게 70살 무렵에 밝혔었다. 이것은 권도원 선생이 체질침을 창안한 계기가 되는 아주 중요한 일화이다. 하지만 이야기에 공개된 의학적인 정보는 '눈병과 여구'가 거의 전부이다.

나는 2009년부터 2010년 사이에, 국립중앙도서관에서 자료를 뒤지다가 백암(白岩) 유석형[17] 선생이 남긴 책을 많이 만났다. 그 중에 혼마 쇼하쿠[18]가 지은 『침구보사요혈지도설명서』와 『침구경락치료강화』가 있다. 전자는 1941년에 후자는 1949년에 초판이 나왔다. 여기에 혼마는 그의 스승인 이노우에 케이리[19]가 가르쳐 준 침 처방의 취혈표를 실어두었다. 나는 이 취혈표에서 여구를 발견했다. 여구가 들어간 침 처방은 '간경허증(肝經虛證)'에 해당하는 처방이다. 간이 허한 태양인인 권도원 선생이 이 처방을 스스로 놓아 자신의 눈병을 고쳤던 것이라고 추정한다.

> 이후의 진술은 이렇다.
> 눈병이 나기 전에는 침술에 대해 아무 것도 몰랐지만 뭔가 새로운 증상을 발견할 수 있을 것이라는 기대로 여기저기 몸을 찔러보았다. 며칠을 계속하다가 드디어 어느 날 아침에 찌른 침이 반응을 나타냈다. 우연히 발목 쪽의 어느 한 곳을 찔렀는데 다음 날 눈이 밝아지는 '기적'이 일어났다. 그 침으로 놀랍게도 눈병이 나았다. 나중에 홍순용 선생에게 그 포인트에 대해 문의해 본 결과 그곳이 간경(肝經)의 여구(蠡溝)라는 경혈이고, 눈과는 전혀 관계가 없는 곳이라는 것을 알게 되었다.

『시대를 따라 떠나는 체질침 여행』 p.31 여구

---

17) 白岩 劉碩炯(1908~?) / 선생의 별세와 관련한 자료를 찾지 못했다. 1989년으로 추정한다.
18) 本間祥白(1904~1962)
19) 井上惠理(1903~1967)

陽 經 實 證			陰 經 虛 證		
	瀉	補		瀉	補
金經 (大腸)	溫溜, 合谷, 三間 曲池, 金門 梁丘, 厲兌 至陰	神門 行間	金經 (肺)	太淵, 商丘 (列缺, 公孫)	陽輔, 後谿, 陽池 (光明, 外關)
土經 (胃)	梁丘, 厲兌, 衝陽, 商陽	行間 湧泉(灸),丘墟	土經 (脾)	大都, 大陵 (公孫, 內關)	束骨, 俠谿, 丘墟 (飛陽, 光明)
水經 (膀胱)	金門, 至陰, 三陰交 通谷, 俠谿 飛陽	商丘 神門	水經 (腎)	尺澤, 復溜 (列缺, 大鐘)	小海, 解谿, 衝陽 (豊隆, 支正)
木經 (膽)	外丘, 俠谿 束骨 陽輔, 後谿	尺澤 商丘	木經 (肝)	曲泉, 湧泉 (蠡溝, 大鐘)	厲兌, 曲池, 合谷 (豊隆, 偏歷)
火經	治驗 없음		火經	(死候)	

이노우에 케이리 취혈표 여구(蠡溝)

권도원 선생은 아마도 일본 침구 고전파의 성과물로 남은 일본책들을 참고했다는 것을 감추고 싶었던 것 같다.

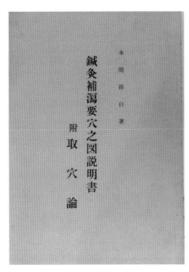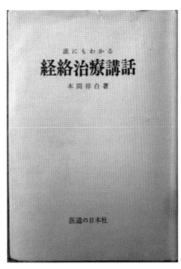

『鍼灸補瀉要穴之圖說明書』와 『鍼灸經絡治療講話』

장부혈

권도원 선생의 체질침 논문을 보면 밑줄이 있는(underlined) 용어가 있다. 이 용어들은 '권도원 선생에 의해 새로 고안된 전문용어(terminology)'라고 「1차 논문」에서 밝히고 있다.[20] 제일 중요한 용어는 역시 체질침[21]이다. 그리고 권도원 선생은 「62 논문」을 통해서 기존에 오수혈(五兪穴)이라고 불리던 장부경락의 오행혈(五行穴)을 장부혈[22]이라고 명명하였다. 그 외에는 새로 만들어진 용어로 송혈[23]과 수혈[24]도 있다.

그런데 혼마 쇼하쿠가 지은 『난경의 연구』[25]를 보다가 '장부혈'을 발견했다. 혼마 쇼하쿠는 이 책에서 '참고' 부분에 『난경본의(難經本義)』[26]와 『난경고의(難經古義)』의 내

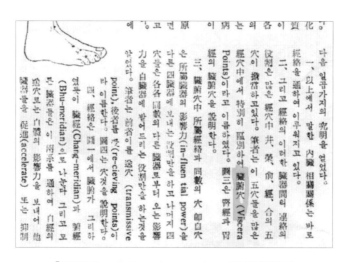

「體質鍼 Constitution-Acupuncture」 장부혈(臟腑穴)

---

20) The words, underlined in the present thesis, are the terminologies newly designated by the present writer.
「A Study of Constitution-Acupuncture」 1965. 10. p.3
21) 體質鍼(Constitution-Acupuncture)
더욱이 이 치료처방으로 필자가 연구한 체질 진단법을 써서 그 처방이 제각기 적용될 수 있는 병형(病型, morbidity)을 찾을 수 있게 되었다. 이러한 새로운 침술이론체계를 필자는 체질침이라 명명하였다.
22) 臟腑穴(the Visceral Points)
23) 送穴(Transmissive point)
24) 受穴(Receiving points)
25) 本間祥白, 『難経の研究』 醫道の日本社 1965.
26) 원대(元代)의 활수(滑壽)는 그 시대까지의 《난경》에 대한 각 의가의 해석을 집대성하여 1366년에 『난경본의』를 펴냈다.

용을 인용하고 있었다.《난경》「64난」은 정형수경합(井滎兪經合)의 음양오행적 속성에 관하여 언급한 챕터이다. 장경(臟經)의 오수혈은 목화토금수(木火土金水)의 차례로 배속하였고, 부경(腑經)은 금수목화토(金水木火土)로 배속하였다. 그런데 이것은 규정만 있을 뿐 유래(由來)나 배속원리에 대한 분명한 설명은 없다. 그래서 이후에《난경》을 주해(註解)한 의가(醫家)들 사이에서도 중요한 논쟁거리가 되었다.

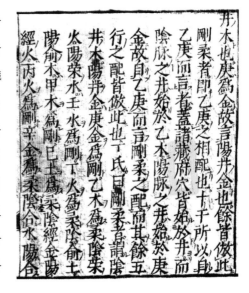

『난경본의』(難經本義)』「64난」
장부혈(藏府穴)

「64난」 부분에 인용된 『난경본의』의 내용에 눈에 익은 한자 용어가 보였다.

혼마 쇼하쿠는 1962년 8월 5일에 별세하였다. 그리고 『난경의 연구』는 그의 사후인 1965년에 초판이 출간되었다. 권도원 선생은 1965년 5월에 『대한한의학회보』〈16호〉를 통해 발표한 「체질침」에서 장부혈(臟腑穴)이라는 용어를 분명하게 썼다. 그리고 「62 논문」에서는 이를 'the Viscera Points'라고 같은 의미로 표현했다. 권도원 선생이 당시에 『난경본의』의 내용을 알고 있었는지 확인할 수는 없다. 다만 장부혈이란 명칭은 이미 그보다 600년 전에 활수(滑壽)라는 선구(先驅)가 있었던 것이다.

태양인이 정보를 처리하는 방식은 '사태의 핵심만 말하면 된다.'는 태도이다. 그리고 정보가 어떻게 표현되는가보다는, 어떤 정보를 얼마만큼 담느냐를 중시한다고 생각한다. 그리고 무엇보다도 자신이 이룬 업적이나 성과가 돋보여야 한다. 그것에 방해가 된다면 정보의 진위나 출처 자체가 왜곡되기도 하는 것이다.

4

논문과 출판물

체질침 논문

동호(東湖) 권도원 선생의 체질침(Constitution-Acupuncture) 논문은 모두 네 편이 있다. 그리고 이필자의 논문[1]에 체질침과 관련하여 중요한 내용이 담겨 있다.

체질침(관련) 논문

논문 & 연도	제목	수록
「62 논문」 1962. 9. 7.	The Constitutional Acupuncture	미발표
「1차 논문」 1965. 10.	A Study of Constitution-Acupuncture	『國際鍼灸學會誌』 1966. 6.
「2차 논문」 1973. 9.	Studies on Constitution-Acupuncture Therapy	『中央醫學』 1973. 9.
「明大 논문」 1974. 1.	Studies on Constitution-Acupuncture Therapy 체질침 치료에 관한 연구(國譯文)	『明大論文集』 1974. 1.
「영양학회 논문」 1985.	체질의학의 체질분류법에 따른 식품기호도와 영양상태의 상관성에 관한 연구	『한국영양학회지』 1985.

---

1) 이필자, 「체질의학의 체질분류법에 따른 식품기호도와 영양상태의 상관성에 관한 연구」 『한국영양학회지』 1985.
　「영양학회 논문」이라고 약칭한다.

「62 논문」

권도원 선생이 자신의 눈병을 스스로 치료하게 된 계기로 체질침을 고안한 것이 1958년 말에서 1959년 초라고 추정한다. 자신이 만든 체계에 대한 기대감이 동무 이제마의 탄신일을 기념하여 1959년 4월 26일자 동아일보에, 권항전이라는 이름으로 기고한 「사상의학의 창시자」에 잘 표현되어 있다. 표면적으로 그는 동무 공의 업적을 칭송하고 있지만 속으로는 '획기적인 체질침의 창안'이라는 자부심이 충만해 있었다고 생각한다.

권도원 선생은 노정우 선생의 도움을 받아 1962년 3월에 한의사가 된다. 그리고 국제적인 학술대회가 중화민국 타이베이에서 개최된다는 소식을 접한다. 이것은 중화민국침구학회가 1962년 10월 6일부터 3일간 개최했던 제12차 국제침술학회[2]이다. 대회 주최 측으로부터 미리 참가 승인을 받았고 1962년 9월 7일에 논문을 탈고한다.[3] 그리고 9월 28일에 서울시한의사회가 주최한 제1회 한의학연구발표회[4]를 통해 사전발표도 하였다. 하지만 여권 수속 문제가 얽혀서 권도원 선생은 타이베이에 가지 못했고 국제침술학회를 통해서 공식적으로 발표되지 못했다.

나는 『학습 8체질의학』에서 이 논문을 「62 논문」이라고 부르자고 제안했다.[5] 이 논문은 영문으로 작성되었고, 체질침의 성립과 운용에 관한 기본적인 원리가 모두 수록되어 있다. 그리고 다섯 가지의 임상례를 실었다. 다음 쪽에 논문의 개요다.

---

2) 우인평. 국제침구학술대회를 보고, 『동아일보』 1962. 11. 22.
　자유중국 臺北에서 지난 10월 6일부터 3일 동안 개최된 제12차 國際鍼灸學會 亞洲地區大會는 ~
　(중략) ~ 東洋에서는 처음으로 열리게 된 이번 국제대회는 旅券 수속 등 사정에 의하여 필자만이 단
　독으로 참가하게 되었음은 매우 유감된 일이었다. ~ (중략) ~ 대회는 자유중국 국회의사당인 中山堂
　에서 6일부터 개막되어 中國鍼灸學會 吳惠平 박사 사회로 진행되었다. ~ (중략) ~ 특히 吳 박사는
　이 개회사에서 鍼灸의 본고장인 한국의 대표단이 수속이 늦어 한 사람 밖에 참석하지 못하였음을 애
　석하게 여기며 대회 도중에라도 대표들이 도착하면 대회를 1,2일이라도 연장하자고 제의하여 우뢰
　같은 박수로 채택이 되었을 때 필자는 감격해 마지않았다. ~ (중략) ~ 대회 끝맺음에 次期 대회 主催
　에 관하여 討論, 많은 대표들의 제의로 한국 서울에서 개최할 것이 제기되었으나 필자 혼자서 만으로
　이를 응낙할 처지가 못 되므로 主催國과 대회지 결정을 미루도록 제의하였으나 결말을 지어야 할 형
　편이었으므로 애석하게도 오는 64년도 대회는 日本에서 주최하여 東京에서 열기로 낙착을 보았다.
3) Dowon Gwon, 「The Constitutional Acupuncture」 1962. 9. 7.
4) 1962년 9월 28일 오후 6시부터 서울시민회관 소강당
　『醫林』〈34호〉 p.54
5) 체질침 논문의 약칭
　이강재, 『학습 8체질의학』 행림서원 2009. 11. 20. p.154~163

「The Constitutional Acupuncture」, an article 1962. 9. 7.

Dowon Gwon

the founder of Constitutional Acupuncture,

and The Vice-Chairman of Sa-Sang Constitutional Medicine Institute.

85, Da-Dong, Jung-Gu, Seoul, Korea

Contents

I. The Summary of Sa-Sang Constitutional Medicine

A. The Theory of the Four Types of Viscera

B. Pathology

C. The Principles for the Treatment

II. Constitutional Acupuncture

A. The Laws of Ching Lo, or Meridian, Applicable to the Constitutional Treatment

B. The Strengthening and Repressing Functions of Acupuncture

C. The Principles of Constitutional Acupuncture

D. The Constitution Acupunctural Formulae

E. The Cancelations of Mis-Acupuncture

F. The Treatment

G. Clinic Experiments

「1차 논문」

타이베이에서 열렸던 제12차 국제침술학회에 참석하지 못한 권도원 선생은, 1965년 5월에 오스트리아 빈에서 개최된 제13차 국제침술학회 준비위원회로 3월 15일이었던 제출기한에 맞춰 체질침 논문을 보냈다. 그런데 이때는 국내의 외환사정 때문에 출국 직전에 참석이 불발되었다. 『의림』의 발행인이던 배원식 선생은 1964년 10월에 친지의 초청을 받아 일본에 가서 10월 14일부터 11월 10일까지 머문다. 이 기간에, 일본침구치료학회의 이사장이면서 국제침구학회(國際鍼灸學

會)의 조직위원장을 맡아 학술대회를 준비하고 있던 키노시타 하루토(木下晴都)를 만나게 된다. 키노시타로부터 북한의 김봉한에게만 초청장을 보냈다는 말을 들은 배원식 선생은 강력하게 항의했고 한국의 침구학자들도 초청하겠다는 답변을 이끌어낸다.

귀국한 배원식 선생은 『의림』〈47호〉를 통해서 국제침구학회 참가 신청 공고를 낸다.[6] 공고문에 의하면 200자 이내의 강연초록을 1965년 3월 31일까지, 논문의 전문 원고는 5월 31일까지 제출하도록 되어 있었다. 권도원 선생은 의림사(醫林社)를 통해서 일본에 논문을 보낸 것으로 보인다. 국제침술학회 조직위원회가 접수한 논문에 명기된 주소가 '서울특별시 중구 회현동 2가 6번지'로 이곳은 배원식한의원이 있던 의림사의 주소이다. 그러니까 권도원 선생은 오스트리아 빈과 일본 도쿄 두 곳에 모두 논문을 보냈던 셈이다. 오스트리아 학술대회는 부산 삼세외과의원 원장이던 송태석이 주도적인 역할을 했다.

도쿄에 논문을 보내고 권도원 선생은 출국 신청을 위해서 일본에서 온 초청장을 들고 외무부에 갔다. 그런데 당시의 외무부 담당자는 소속된 학회의 승인을 먼저 받아오라면서 돌려보냈다. 권도원 선생은 대한한의학회로 찾아간다. 그런데 이번엔 한의학회 회장이던 홍순용 선생이 제동을 건다. 논문의 내용에 대해 학회 차원의 공식적인 검증 절차가 필요하다는 것이다. 그래서 권도원 선생은 1965년 5월 9일에 대한한의학회와 서울특별시한의사회가 공동으로 개최한 제1회 종합학술강좌에서, 「체질침의 이론과 실제」라는 제목으로 한의사 회원들을 대상으로 공개 발표를 하게 된다. 그리고 1965년 6월 8일에는 하계임상강좌로 '체질침의 실기'를 실연하였다. 또 경기도한의사회의 요청을 받아서 수원(6/16)과 인천(6/18)에서 '체질침의 이론과 임상'이라는 주제로 순회강좌에 참가하였다.

국제적인 학술대회에 나가서 자신의 논문을 발표하고자 했던 한의계 인사들이 많았다.[7] 그래서 대한한의학회로서도 명분을 위해서 이런 공식적인 절차를 통한 검증이 필요했으리라고 생각한다. 여러 절차와 우여곡절을 거쳐 권도원 선생은, 두 번의 실패를 딛고 드디어 대망에 그리던 국제학술대회에 참가하게 되었다.

---

6) 『의림』〈47호〉p.71
7) 권연수. 국제학회서 초청 받을 때 우리의 태도, 『醫林』〈44호〉p.22~25

「A Study of Constitution-Acupuncture」 1965. 10. 20.

Dowon Kuan

The President of The Society of Constitution-Acupuncture,

The Vice-Chairman of The Society of Constitution-Medicine,

Lecturer of Medical College, Kyung Hee University,

Seoul, Korea

Office Address

: Medical College, Kyung Hee University, Seoul, Korea

Contents

Ⅰ. Preface

    A. A Summary of Dhongyi-suse-bhowon

    B. An Outline of Present Writer's Study of The Constitutional Theory

    C. The Constitutional Theory in Both Meridian and Acupuncture

Ⅱ. The Therapy

Ⅲ. The Diagnosis

Ⅳ. Concluding Words

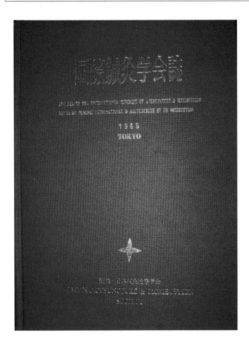

『國際鍼灸學會誌』
醫道の日本社 1966. 6.

1965년 10월 18일부터 20일까지 일본침구사회 주최로 일본 도쿄의 동경문화회관에서 열린 국제침구학회에, 대한한의사협회는 배원식, 진태준, 권도원을 대표단으로 파견했다. 대한한의사협회로서는 첫 해외 학술대회 진출이었다.

권도원 선생은 10월 20일 오전 9시부터 진행된 '외국인 초대강좌'에서 두 번째 순서[8]로 자신의 체질침 논문을 구두(口頭)로 발표하였다. 권도원 선생은 일본으로 출국하면서 어떤 연유인지, 논문 발표 때 도표를 설명하기 위해 준비한 슬라이드를 짐에서 빠뜨리고 가져가지 않았다. 그래서 영문으로 작성한 발표용 원고[9]를 보고 읽는 것으로 발표를 마쳤다.

체질침의 논문으로는 국제학술대회를 통해서 공식적으로 처음 발표한 것이어서, 도쿄에서 발표한 이 논문을 '1차 논문(the first paper)'[10]이라고 부른다. 학술대회를 주관한 일본침구치료학회는 학술대회에서 발표된 논문을 모아서, 『국제침구학회지』를 1966년 6월에 의도의 일본사(醫道の日本社)를 통해서 발행한다.[11]

「1차 논문」에서는 생리와 병리이론을 중점적으로 다루었고, 8개 병형(病型)을 치료하는 8가지의 치료처방과 8병형의 맥상(脈相)이 제시되었다. 왼쪽에 논문의 개요다.

---

8) 미국대표인 R. B. Amber가 「The Treatment of the Emotionally Disturbed-East and West」를 발표한 후에 두 번째로 논문을 발표하였다.

9) A Summary of the Thesis
Do Won Kuan, 「A Study of Constitution Acupuncture」
A Report To International Congress of Acupuncture In Tokyo, October 20, 1965
『大韓漢醫學會報』〈21號〉1965. 12. p.1~3

10) Dowon Kuan, 「Studies on Constitution-Acupuncture Therapy」
『中央醫學』1973. 9. p.327
INTRODUCTION
Since the first paper, entitled "A Study of Constitution-Acupuncture" in which its general theoretical system was reported at the 1st World Congress of Acupuncture, held in Tokyo, Japan in October 1965.
(번역) 1965년 10월 일본 동경에서 개최된 제1회 국제침구학회에서 "체질침에 관한 연구"라는 제목으로 개략적인 이론체계를 보고한 1차 논문 이래로,

11) Dowon Kuan, 「A Study of Constitution-Acupuncture」
『國際鍼灸學會誌』醫道の日本社 1966. 6. p.149~167

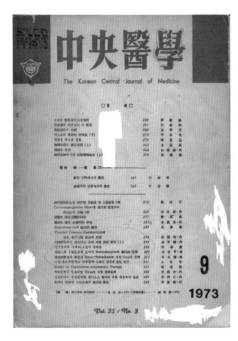

『중앙의학』 1973년 9월호

「2차 논문」

이 논문은 「Studies on Constitution-Acupuncture Therapy」로 「1차 논문」에 이어서 발표된 것이라는 의미로 「2차 논문」이라고 부른다. 『中央醫學』 1973년 9월호에 영문으로 발표[12]한 것이다. 그리고 뒤에 국문초록(國文抄錄)이 한 페이지 첨부되어 있다.

사상의학적인 내용이나 동무 이제마와 연관된 언급이 전혀 없고, '8체질론(the theory of 8 constitutions)'이라는 용어를 최초로 사용하였으며 시종일관 8체질론의 원리로서 진행하였다. 8체질의 독창적인 체질명 제시, 장부와 경락, 장부혈의 부호 개정, 쉽게 만든 새로운 체질맥도, 반자동식 자침 기구, 8체질의 장방(場方)과 부방(副方)들을 제시하였다. 그리고 여섯 가지의 증례를 보고하였는데 논문 제목에서 나타나듯이 '치료'에 중점을 두면서 체질침 처방보다 증례를 앞쪽에 배치하였다. 부호체계에서 음양을 바꾼 것은 기존 동양학이나 전통한의학의 체계를 전면적으로 전복(顚覆)한 것이다.

「2차 논문」으로 체질침은 체계적인 장방의 개념을 갖게 된다. 이 장방들 중에서 최강기능을 가진 장방을 기본방으로 하고, 나머지 장방을 배합하여 치료처방을 성립시켰다. 그래서 기본방과 부방이 배합되어 각각 다른 치료의 목표가 설정되는 계통성을 보여준다. 이렇게 8체질에 각각 사용할 수 있는 장계염증방, 부계염증방, 활력방, 살균방, 정신방 등이 만들어졌다. 체질침 처방의 구조에 관한 공식적인 발표는 이 논문의 내용이 끝이다.

12) Dowon Kuan, 「Studies on Constitution-Acupuncture Therapy」
『中央醫學』 중앙의학사 1973. 9. p.327~343

1965年 일본국 동경에서 개최된 제1회 세계침학술대회에서 체질침의 이론체계를 발표한 이래, 필자는 체질침의 치료처방을 연구하여 왔다. 필자가 주장하는 8체질의 서로 다른 병리적 이론과 치료적인 요청에 따라 조직된 처방이 매 체질에 9방식 총 72方으로, 그 중 48방은 필자에 의하여 새로 조직되고 나머지 24방은 고전에서 체질이론에 맞는 것으로 선택되었다. 필자는 이 72방을 8체질의 서로 다른 상태의 場이론적 요청에 부응하는 72"場方"이라 이름하였다. 그러나 개개의 場方은 완전한 치료능력을 가지지 못하므로 각 체질의 9방 중 최강기능의 場方을 중심으로 한 나머지 8場方을 배합하므로 치유력을 발휘할 수 있는 치료처방을 성립시켰으며, 이 치료처방들을 사용한 7년간의 10만 여회에 걸친 임상 관찰에서 소기의 결론을 얻어 8體質의 基本方, 活力方, 殺菌方, 痲痺方, 精神方, 炎症方 등으로 분류된 총 56치료처방을 금번 발표하기로 한다. 그 효능들을 개설하면 기본방은 제 외상과 대부분의 소아병에, 활력방은 노인성변화 저혈압 위하수 장하수 등 무력증에, 살균방은 세균성질환에, 마비방은 뇌졸중, 안면신경마비, 소아마비 등 마비성질환에, 정신방은 모든 정서장애와 자률신경 이상에, 염증방은 염증의 개념 속에 포함되는 제 염증에 대하여 치유력을 발휘한다.
끝으로 일차발표와 금번발표의 내용은 완전히 필자가 창안한 이론과 방법에 의한 것임을 밝혀둔다.

「명대 논문」

이 논문은 1973년 9월에 『中央醫學』에 발표한 「2차 논문」의 내용에 '8체질이론에 기초한 음식분류법'을 추가하여, 1974년 1월 1일에 발행한 『明大論文集』〈제7집〉에 실은 것[13]이다. 영문(英文)과 국역문(國譯文)을 차례로 수록하였다. 「2차 논문」의 내용 중에서 도표와 그림의 번호를 수정하여 독자적인 연번호(連番號)를 설정하였다.

8체질론에 기초한 음식 분류를 논문을 통해 발표한 것은 처음이다. 「명대 논문」이전에 음식과 섭생표가 책을 통해서 소개된 것은 1967년에 염태환 선생이 펴낸 『동의사상처방집』[14]이다. 다음 쪽은 논문의 개요다.

---

13) Dowon Kuan, 「Studies on Constitution-Acupuncture Therapy」
　　權度沅, 「體質鍼 治療에 關한 硏究」 (國譯文)
　　『明大論文集』〈제7집〉 1974. 1. p.583~625
14) 廉泰煥, 『東醫四象處方集』 杏林書院 1967.

「Studies on Constitution-Acupuncture Therapy」 1974. 1. 1.
Dowon Kuan ph. D.
Director, Acupuncture Center of Myung Ji University
President, Korea Constitution-Acupuncture Society
『明大論文集』 제7집 (p.583~606)

「體質針 治療에 關한 研究」 (國譯文) 權度沅
教授(漢醫學) ph.D. / 明知大學 漢方醫療院長 / 韓國體質鍼學會長 /
『明大論文集』 제7집 (p.607~625)

緒 論	A. 8體質名의 改定
	B. 經絡 및 臟腑穴의 符號改定
	C. 알기 쉬운 體質脈診圖
材料 및 方法	症 例 1.
	症 例 2.
	症 例 3.
	症 例 4.
	症 例 5.
	症 例 6.
結 果	A. 基本方 (Fundamental Formula)
	B. 活力方 (Vialization Formula)
	C. 殺菌方 (Bactericidal Formula)
	D. 麻痺方 (Paralysis Formula)
	E. 精神方 (Psycho Formula)
	F. 炎症方 (Inflammation Formula)
考 察	각 체질이 지켜야 할 간단한 주의 사항

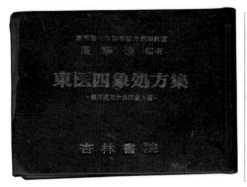
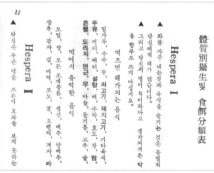

廉泰煥, 『東醫四象處方集』 杏林書院 1967.

「영양학회 논문」

이 논문의 원 제목은 「체질의학의 체질분류법에 따른 식품기호도와 영양상태의 상관성에 관한 연구」로, 이필자의 이화여자대학교 대학원 식품영양학과 석사학위 논문이다. 이것을 1985년에 『한국영양학회지』에 실었다.[15] 그래서 「영양학회 논문」이라고 부른다.

이 논문이 체질침과 관련한 논문이 된 이유는, 이 연구에 권도원 선생이 참여하였기 때문이기도 하지만 그보다 더 중요한 것은 이 논문을 통해서 '확정된 8체질의 내장구조'가 보고되었기 때문이다. 그런데 이필자의 원래 논문으로 하지 않고 『한국영양학회지』에 실린 논문으로 기준을 삼은 것은 이필자의 원 논문에 수록된 표에 중대한 오류가 있기 때문이다. 이 표가 『한국영양학회지』에 실린 논문에서는 수정되었으므로 이 논문을 기준으로 삼은 것이다.

이 논문의 내용 중에서 8체질의학과 관련하여 중요한 것은 Fig. 1과 Table 1이다. Fig. 1은 8체질 그룹에서 연관된 장기 기능(Relative organ function in 8 constitutional groups)으로, 8체질 각각의 내장구조(장기 강약서열)를 나타낸 그림이다. 8체질의 내장구조는 8체질의학의 역사에서 모두 두 번 변경되었는데, 이 논문을 통해 보고한 이후에는 변경되지 않았다. 사실 두 번째 변경에 대한 단서는 「명대 논문」의 국역문에 있다. 그래서 나는, 권도원 선생은 이미 1973년에 두 번째 내장구조 변경에 대한 결정을 했다고 짐작한다. 그 이후에 이것을 밝힐 기회를 얻지 못하다가 이필자의 논문을 통해서 공식적으로 발표하게 되었던 것이다. 이 논문에 대하여 권도원 선생은, 연세대학교 현대한국학연구소 초청으로 1999년 10월 28일에 송암관에서 열린 강연에서 아래와 같이 설명하였다.

> "이 체질식에 대하여 모 대학 영양학 교수께서 자신에 해당되는 체질식을 경험하고 본인을 찾아와 '학생들의 체질을 감별하여 주면 체질식에 대한 조사연구를 하겠다.' 하여 150명 정도의 체질감별을 하여주었던 바, 그중 124명을 대상으로 조사한 결과 '체질별로 분류된 유익한 식품과 해로운 식품에 따라서

---

15) 이필자, 「체질의학의 체질분류법에 따른 식품기호도와 영양상태의 상관성에 관한 연구」 『한국영양학회지』 〈제18권 제2호〉 1985. p.155~166

유익한 방향으로 식생활을 할 경우, 혈청내 성분들이 비교적 유익한 방향으로 변화한다.'는 논문을 1985년『한국영양학회지』〈제18권 제2호〉에 발표하였던 것입니다."

「영양학회 논문」은 권도원 선생과 도올 김용옥의 인연을 바탕으로 성사된 것이다. 이 논문의 서론은 김용옥의 강의내용을 따온 것이다. 8체질론과 영양학이 어떤 지점에서 만났는지 살펴보는 것이 흥미롭다. 권도원 선생의 설명에 등장하는 영양학 교수는 다름 아니라 김용옥의 누이인 김숙희 교수이다. 김숙희 교수는 금음체질인데 체질식을 한 이후에 오래도록 고생하던 불편함이 해소되는 경험을 하고, 체질식이 어떤 변화를 나타내는지 연구해 보자는 제안을 했던 것이다.

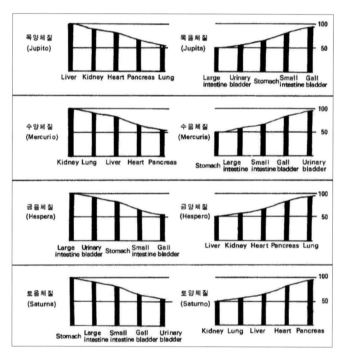

Relative organ function in 8 constitutional groups

「"하나님"攷」

권도원 선생은 1921년에 충남 서천군에서 태어났고 어린 시절을 보냈다. 서천군에는 한반도에 처음 성경이 전래된 마량진(馬梁鎭)[16]이 있고, 아주 보수적인 교단이라고 알려진 미국 남장로회에서 파견된 선교사들이 일제강점기에 주로 활동한 지역이다. 권도원 선생은 10대 초중반에 입교한 후 아주 신실한 기독교인이었다. 선생은 1956년부터 1958년까지 한국신학대학의 신과(神科) 과정을 마쳤고, 장 칼뱅(Jean Calvin)의 예정론에 관한 석사논문을 제출했다. 그때는 의업이 아니라 목회의 길로 갈 수도 있었다. 1958년에 눈병이 삶의 방향을 바꾸었다.

論 辨

절대자의 칭호 문제

—"하나님"攷—

권 도 원

"하나님"攷 『기독교사상』 1980년 7월호

권도원 선생이 쓴 「"하나님"攷」는 『기독교사상』 1980년 7월호에 실렸다.[17] 이 논문은 절대자의 칭호 문제에 대하여, 1977에 발행된 공동번역 성서에서 '하나님'이 '하느님'으로 바뀐 사태에 관한 논변으로 엮은 기획으로, 권도원 선생은 하나님을 지지하는 주장을 펼친다. 상대측의 주장인 「"하느님"攷」는 성공회 신학원 연구과 박찬욱의 글이다.

이 논문에서 주장하는 바는 성서의 고유 신명(神名)인 야웨(Yhwh)는 반드시 유일하다는 것을 강조해야 하므로 하느님이 아니라 하나님인 것이 마땅하다는 것이다. 이런 신관(神觀)은 1983년에 탈고한 「화리」에서 표현한 창조신에 대한 개념과 통하는 것이다. 우주의 창조주인 우주원인화(宇宙原因火)는 오직 하나이면서 우주의 처음이자 끝이다.

---

16) 1816년 9월 5일, 해상교역로 확보를 위해 우리나라 서해안을 탐사하던 영국함선 알세스트호(함장 머레이 맥스웰)와 리라호(함장 바실 홀)는 마량진에 정박하게 되었다. 이들은 당시 마량진 첨사 조대복과 비인현감 이승렬에게 모두 세 권의 책을 주었는데 그 중 한 권이 1611년에 발행된 킹제임스 성경이었다.

17) 『基督教思想』 1980년 7월호(통권265호) p.88~94

「화리」

권도원 선생은 1983년 10월 24일에 「화리」를 완성했으나 발표하지 않았다. 전공 분야가 아닌 천문학 이론을 내놓는다는 것에 부담을 느꼈기 때문이라는 것이다. 그래서 유영익 교수[18]를 비롯한 일부 지인들에게만 논문을 알렸다.

전상운 선생[19]은 하버드대학교에 교환교수로 있을 때, 유영익 선생과 친분을 쌓게 되었다. 그러다가 어느 날 유영익 선생으로부터 논문 하나를 받게 된다. 권도원 선생이 쓴 「화리」였다. 유영익 선생은 그 논문을 발표할 매체를 찾고 있었다. 전상운 선생은, 한국과학사를 전공한 신동원 교수가 편집주간으로 있는 계간지 『과학사상』을 떠올렸다.

이런 인연을 통해서 「화리」가 16년의 세월을 뛰어넘어 1999년에 『과학사상』 가을호에 실리게 되었다.[20] 전상운 선생은 『과학사상』에 실은 소개글에서 권도원 선생의 사상과 8체질의학을 아래와 같이 평가하였다.

1) 새로운 체계의 동의학,

2) 권도원 박사는 한국 전통의학의 위대한 줄기를 잇는 분,

3) 21세기 의학은 동아시아의 전통의학과 서양의학이 접목되고 조화되어야 새로운 발전을 기대할 수 있다,

4) 권도원 박사의 독창적인 의학체계는 새로운 의학체계로 가는 문이요 길이다.

나는 2010년 늦가을에 4.19국립묘지 근처 카페에서 전상운 선생을 뵈었다. 선

---

18) 유영익(柳永益, 1936. 4. 9. ~)
역사학자이다. 서울대학교 문리과대학 정치학과를 졸업했고, 하버드대학교 인문대학원 역사·동아시아언어학과에서 박사학위를 받았다. 휴스턴대 역사학과에 재직하다가 귀국해서, 고려대 사학과 교수, 한림대 사학과 교수, 스탠퍼드대 역사학과 객원교수, 한림대 부총장, 연세대 국제학대학원 한국학 석좌교수, 한동대 국제개발협력대학원 석좌교수를 역임했다. 박근혜 정부에서 제12대 국사편찬위원회 위원장을 맡았었다.

19) 전상운(全相運, 1928. 11. 21. ~ 2018. 1. 15.)
한국과학사 연구의 개척자이다. 1928년에 함남 원산에서 태어나 서울대 화학과를 졸업했다. 국사학과 대학원의 연구과정에 들어가면서 한국과학사를 본격적으로 연구했다. 1977년에 일본 교토대에서 과학사로 박사학위를 받았다. 1982년부터 1984년까지 한국과학사학회 회장을 역임하였고, 1985년에서 1989년까지 성신여대 총장, 1990년부터 1992년까지 교토대 초빙교수로 있었고, 한국과학기술한림원 원로회원이었다. 『한국과학기술사』가 대표 저작이고, 『한국의 과학문화재』, 『한국의 고대과학』, 『시간과 시계 그리고 역사』, 『한국과학사의 새로운 이해』, 『한국과학사』 등을 지었다.

20) 『과학사상』 〈제30호〉 1999. 범양사 p.258~276

생은, 권도원 선생이 화리를 논리적인 이론으로
전개하려고 시도하지 않고 자신만의 언어와 직
관적인 방식으로 서술한 것이 아주 인상적이었
다며, 그래서 그런 독창성 때문에 신동원 교수
에게 추천했다고 말했다.

'생명과 우주의 새 이론'이라는 부제가 붙은
이 논문은 우주와 생명의 근원에 대한 거대한
통찰을 담고 있으며, 우주와 생명의 근본원리는
바로 불(火)의 원리라고 주장하고 있다. 생명의
근원(宇宙原因火), 생명체의 기제(生物火理構造), 생
명의 속성(火三現)에 관해서 논했다. 그리고 창조
주(창조신)에 관하여 명징한 개념을 설정하였다.

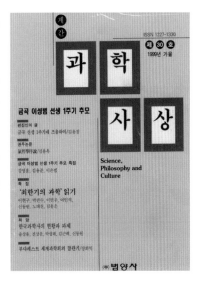

『과학사상』 1999년 가을호

『Pyrologos』

이 책은 「화리」의 영역본(英譯本)으로, 연세대학교 현대한국학연구소(Institute for
Modern Korean Studies)가 연세대학교 출판부에서
2002년 6월에 펴냈다. 1999년 10월 21일에
신라호텔에 있는 일식당에서 열린 신기회 모임
에서 권도원 선생이 영문 번역자의 이력을 소
개하였다. 「화리」의 영문번역자는 김기엽 교수
인데, 일본으로 유학을 가서 영문학을 공부하
다가, 태평양전쟁이 나고 미군에 뽑혀서 미군
과 함께 일을 했고, 종전 후에 미국으로 가서
학위를 얻고 교수를 했으며 나이가 들어 한국
으로 돌아왔다. 영문으로 일본역사서를 쓰기도
했다.

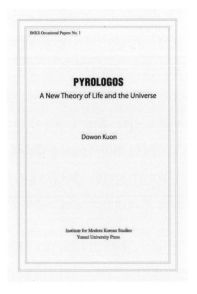

『Pyrologos』
Yonsei University Press 2002. 6.

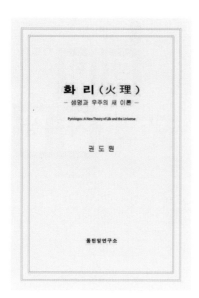

『화리(火理)』 동틴암연구소 2003.

『화리(火理)』

『화리(火理)』는, 「화리」의 국문과 영역문을 함께 묶어서 2003년에 동틴암연구소에서 발간한 것이다. 2002년에 연세대 출판부에서 펴낸 영문본을 읽은 정재식 미 보스턴대 석좌교수가 권도원 선생에게 연락을 해서, "매우 새로우면서 관심이 가는 이론"이라고 했다. 정 교수는 '생명과 우주의 새이론(A New Theory of Life and the Universe)'이라는 부제를 다는 게 어떻겠느냐고 제안했다. 권도원 선생은 그 권유를 받아들여 『화리(火理)』에 정 교수가 권한 부제를 붙였다.[21]

『8체질의학론 개요』

한국근대사 전공으로 박근혜 정부에서 제12대 국사편찬위원회 위원장을 맡기도 했던 유영익 선생은 이승만 연구의 권위자이다. 1999년 10월 28일에 권도원 선생의 강연이 연세대 현대한국학연구소 주최로 송암관(松巖館)에서 열렸다. 송암관은 종로구 부암동에 있는데, 이승만 전 대통령의 자료를 전문적으로 연구하고 소장한 곳이다. 현재는 우남관으로 이름이 바뀌었고 연세대 현대한국학연구소가 이곳에 있다. 유영익 선생이 현대한국학연구소장을 역임했고, 유영익 선생과 권도원 선생의 인연[22]으로 송암관에서 강연이 열린 것이다.

권도원 선생이 강연한 내용이 「8체질의학론 개요」라는 제목으로, 영문 요약과 함께 연세대학교 현대한국학 연구소에서 발간하는 『동방학지(東方學志)』〈106집〉

---

21) 지구가 태양에 가까워지고 있다, 『미래한국』〈363호〉 2010. 2. 17.
22) 유영익, 『젊은날의 이승만』 연세대학교 출판부 2002.
　　유영익 선생은 이 책의 서문에서 "이 책을 쓰는 동안 저자는 형언할 수 없는 인간적 시련을 겪었다. 그동안 저자의 건강을 보살펴 주신 제선한의원의 권도원 원장께 충심으로 감사한다."며 고마움을 표시했다.

에 수록되었다.[23] 또한 이 내용에 영문본(Eight-Constitution Medicine : An Overview)을 합하여 2003년에 연세대 출판부에서 단행본으로 발간하였다.

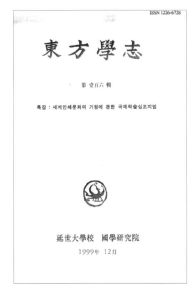

ISSN 1226-6728

東方學志

第 壹百六 輯

특집 : 세계인쇄문화의 기원에 관한 국제학술심포지엄

延世大學校 國學研究院
1999年 12月

『동방학지』〈106집〉 1999. 12.

---

23)『東方學志』〈106집〉 연세대학교 국학연구원 1999. 12.

5

기고문

사상의학의 창시자

이요한[1] 전북도지사의 비서실장이던 권도원 선생은 1954년에 상경한다. 그리고 이현재[2] 선생이 주도하던 사상의약보급회(四象醫藥普及會)에 들어간다. 1945년에 창설된 사상의약보급회는 1957년 4월 30일에 사상의학회(四象醫學會)로 새롭게 출범한다. 회장은 이현재, 부회장 권일봉(權一峰) 등이 선임되었다. 사상의약보급회 시절부터 동무 공의 탄일(誕日)[3]에는 회장인 이현재 선생이 신문에 기념 기고를 하였다.[4] 그런데 1959년 4월에는, '이제마 선생 123회 탄일을 맞아' 권항전(權巷全)이 사상의학회 부회장 자격으로 동아일보에 「사상의학의 창시자」[5]를 기고하였다.

권일봉과 권항전은 권도원 선생이 사용한 가명이다. 아마도 자신의 이름을 공개적으로 내걸지 못했던 이유가 있었을 것이다. 선생은 사상의학회에서 활동하면서, 목회자가 되려고 한국신학대학 신과(神科)에 들어갔다. 신과를 졸업한 1958년에 그는 다시 심리상담가로 목표를 변경하고 미국으로 유학을 가려고 했다. 서울

---

1) 李要漢(1899~1988)
2) 李賢在(1903~1973)
3) 1837년(丁酉) 3월 19일(陰)
4) 의성 이제마 선생의 120회 탄일을 맞아, 『동아일보』 1956. 4. 13.
　　인간과 사상, 『동아일보』 1958. 5. 7.
5) 사상의학의 창시자, 『동아일보』 1959. 4. 26.

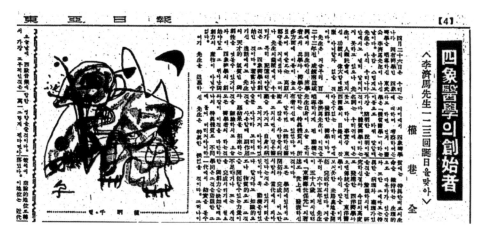

사상의학의 창시자, 『동아일보』 1959. 4. 26.

대 문리대에 개설된 E.L.I.에서 영어를 배우던 중에 눈병에 걸린다. 눈병이 선생의 인생을 바꾸었다.[6]

권도원 선생이 체질침을 창안하는 계기가 된 것이다. 「사상의학의 창시자」는 이런 과정을 배경에 두고서 읽어야 한다. 동무 공의 탄일을 기념한 기고지만, 한편으로는 '체질침의 창안'이라는 자부심이 충만한 글이라고 할 수 있다.

권도원 선생은 기고에서 동무 공의 사상의학을 자신만의 언어로 해설한다. "사상의학을 고찰하여 본다고 하면 먼저 이 의학은 '체질의학'이라는 이름으로 바꿔 말할 때 가장 간명한 설명이 될 것이다."라고 썼다. 사상의학을 체질의학(體質醫學)이라고 천명한 최초의 기록이라고 판단한다. 그리고 사상의학의 혜택이 "널리 세계에 미치도록 선양해야 할 것이다."로 글을 맺었다. 이 말은 널리 세계에 선양해야 할 임무를 맡은 사람이 바로 자신이라는 다짐이다. 그에게는 사상의학이 있고, 또 동무 공은 갖지 못했던 체질침이 있었던 것이다.

체질침 치험례

권도원 선생은 1962년 3월 21일에 있었던 제13회 한의사국가시험에 합격해서 한의사면허를 취득한다. 면허번호는 1295호이다. 서울시 중구 신당동 256-8에,

6) 눈병은 상징이다. 『민족의학신문』 〈1141호〉 2018. 5. 10.

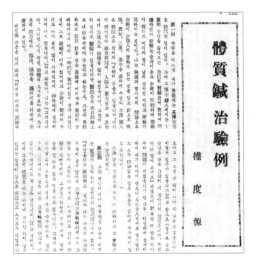

체질침 치험례, 『대한한의학회보』 1963. 11.

첫 진료소인 대원한의원(大源漢醫院)을 열었다. 「체질침 치험례」는 1963년 10월 23일[7]에 투고하여 11월에 『대한한의학회보』에 실렸다.[8] 단지 생일을 기념하여 투고하지는 않았을 것이다. 이 글도 그렇고 이후에 권도원 선생이 한의계 매체에 실은 글은 모두 분명한 목적이 있었다.

이 치험례는 다섯 가지의 임상사례이고 치험례를 서술하고 뒤에 체질침 치료 방법에 대한 설명을 덧붙였다.

다섯 명의 환자는 부부 한 쌍과 부모와 딸, 두 가족이다. 나는 이 치험례를 2001년에 처음 분석했고 그 결과를 2009년에 『학습 8체질의학』[9]에 실었다. 하지만 그때까지는 이 글이 지닌 의미를 제대로 알지 못했다. 그리고 이후에 「의료인을 위한 체질학교」를 진행할 때 다시 분석했던 것을 『민족의학신문』〈1156호〉[10]에 실었다.

「체질침 치험례」를 통해서 권도원 선생이 1963년 당시에 체질침 치료법을 운용한 방식과 내용을 살필 수 있다. 이때 사용한 치료 처방을 분석하여 보면, 체질침을 창안하여 처음 정리했던 「62 논문」[11]의 내용과 많이 달라진 것을 알 수 있다. 권도원 선생은 이 글을 통하여 이런 변화의 내용을 알리려고 했던 것이다. 가장 중요한 변화는 내장구조이다. 태양인 1증과 태양인 2증, 그리고 소양인 1증의 내장구조가 바뀐 것을 알 수 있다.[12]

「62 논문」과 비교해볼 때 처방의 내용이 많이 변화했고, 처방을 구성하는 원리

---

7) 10월 23일은 권도원 선생의 생일이다.
8) 체질침 치험례, 『대한의학회보』〈1권 7호〉 1963. 11. p.4.5
9) 이강재, 『학습 8체질의학』 행림서원 2009. 11. 20. p.242~248
10) 1963년 체질침 치험례의 분석, 『민족의학신문』〈1156호〉 2018. 9. 6.
11) Dowon Gwon, 「The Constitutional Acupuncture」 1962. 9. 7.
12) 「62 논문」의 내장구조가 변화된 것이 공식적으로 보고된 것은 1965년의 「1차 논문」이다. 그런데 1963년 10월에 이미 변화된 내장구조가 적용되고 있었던 것이다. 내장구조가 변화된 것은 태양인 1증과 2증, 소양인 1증과 2증이다.

내장구조의 변화

구분	「62 논문」	「체질침 치험례」
太陽人 1證	Ⅷ 〉Ⅵ 〉Ⅹ 〉Ⅳ 〉Ⅱ	Ⅷ 〉Ⅹ 〉Ⅵ 〉Ⅳ 〉Ⅱ
太陽人 2證	Ⅰ 〈Ⅲ 〈Ⅸ 〈Ⅴ 〈Ⅶ	Ⅰ 〈Ⅸ 〈Ⅲ 〈Ⅴ 〈Ⅶ
太陰人 1證	Ⅰ 〉Ⅲ 〉Ⅸ 〉Ⅴ 〉Ⅶ	Ⅰ 〉Ⅲ 〉Ⅸ 〉Ⅴ 〉Ⅶ
少陽人 1證	Ⅵ 〉Ⅳ 〉Ⅷ 〉Ⅱ 〉Ⅹ	Ⅵ 〉Ⅷ 〉Ⅳ 〉Ⅱ 〉Ⅹ

에도 변화가 있었다. 1증의 병근은 최강장기의 과강화(過强化)이고, 2증의 병근은 최약장기의 과약화(過弱化)이다. 그래서 침 처방의 구성 원리를 병근에 따라 두 가지로 통일하였다. 1증은 실증이므로 '실즉사기자 보기수(實則瀉其子 補其讎)'의 원리로, 2증은 허증이므로 '허즉보기모 억기관(虛則補其母 抑其官)'의 원리를 적용하였다.

치험례에 나오는 변증 방법은 집맥(執脈)과 문진이다. 1963년 10월에는 아직 체질맥이 발견되지 않았던 시기이므로 이때의 집맥은 체질맥진은 아니다. 침 처방은 병근이 장(臟)이면 장경(臟經)의 장부혈로, 병근이 부(腑)이면 부경(腑經) 의 장부혈로 처방 내용을 구성하였다. 장경혈과 부경혈을 섞어서 사용하지 않았다. 침 처방의 구성과 사용한 침혈(鍼穴)들을 분석해 보면, 체질침의 「2차 논문」에서 제시한 체질침 2단방 체계의 원형(原型)을 보여준다. 단, 침혈을 반복 자침하는 방법은 고려하지 않았다.

「62 논문」의 체질관리표에 나온, 부증(副證) 치료처방을 운용하는 방법은 심/소장경과 심포/삼초경을 사용하는 자율신경조절법으로, 「2차 논문」에 나오는 2단방인 정신방의 원형과도 같은 것이다. 그런데 이 치험례에는 이런 방식의 치료법은 등장하지 않는다. 아마도 자율신경조절법에 대한 다른 아이디어가 진행 중이었다고 짐작한다.

제1례와 제2례의 주인공은 부부이고, 제3례, 제4례, 제5례[13]는 부모와 그들의 딸이다. 3, 4, 5례에 체질의 유전에 관한 정보가 있다. 아버지는 태양인 1증이고 어

---

13)『대한한의학회보』에 실린 글에는 제5례의 내용 중에 오식(誤植)이 있다.
　"부인은 太陽人이며 證은 1證이었다."
　이 문장의 아래에 나오는 침 처방으로 살펴볼 때 '太陽人'이 아니고 '太陰人'이어야 한다.

머니는 태음인 1증인데, 딸은 태양인 2증이다. 태양인과 태음인의 부모에서 태양인인 딸이 출생한 것이다. 체질유전은 8가지의 유전이 아니고 금(金)과 목(木), 그리고 토(土)와 수(水)의 유전이라는 것을 알려 준다.

아래의 표는 다섯 가지의 치험례를 참고하여, 당시의 체질침 기본 처방을 복원한 것이다.

「체질침 치험례」 당시 기본 처방 복원

구분	1963년 당시 내장구조	병근	기본 처방			
			의미	원리	처방 내용
太陽人 1證	Ⅷ〉Ⅹ〉Ⅵ〉Ⅳ〉Ⅱ	大腸實	大腸瀉方	水(−) 火(+)	Ⅳ'4 Ⅷ'4(+) Ⅹ'10 Ⅷ'10(−) / 陽谷 陽谿(+) 通谷 二間(−)
少陽人 1證	Ⅵ〉Ⅷ〉Ⅳ〉Ⅱ〉Ⅹ	胃實	胃瀉方	金(−) 木(+)	Ⅷ'8 Ⅵ'8(−) Ⅱ'2 Ⅵ'2(+) / 商陽 厲兌(−) 臨泣 陷谷(+)
太陰人 1證	Ⅰ〉Ⅲ〉Ⅸ〉Ⅴ〉Ⅶ	肝實	肝瀉方	火(−) 金(+)	Ⅶ'7 Ⅰ'7(+) Ⅲ'3 Ⅰ'3(−) / 經渠 中封(+) 少府 行間(−)
少陰人 1證	Ⅸ〉Ⅰ〉Ⅶ〉Ⅲ〉Ⅴ	腎實	腎瀉方	木(−) 土(+)	Ⅰ'1 Ⅸ'1(−) Ⅴ'5 Ⅸ'5(+) / 大敦 湧泉(−) 太白 太谿(+)
太陽人 2證	Ⅰ〈Ⅸ〈Ⅲ〈Ⅴ〈Ⅶ	肝虛	肝補方	水(+) 金(−)	Ⅸ'9 Ⅰ'9(+) Ⅶ'7 Ⅰ'7(−) / 陰谷 曲泉(+) 經渠 中封(−)
少陽人 2證	Ⅸ〈Ⅶ〈Ⅰ〈Ⅲ〈Ⅴ	腎虛	腎補方	金(+) 土(−)	Ⅶ'7 Ⅸ'7(+) Ⅴ'5 Ⅸ'5(−) / 經渠 復溜(+) 太白 太谿(−)
太陰人 2證	Ⅷ〈Ⅵ〈Ⅹ〈Ⅳ〈Ⅱ	大腸虛	大腸補方	土(+) 火(−)	Ⅵ'6 Ⅷ'6(+) Ⅳ'4 Ⅷ'4(−) / 三里 曲池(+) 陽谷 陽谿(−)
少陰人 2證	Ⅵ〈Ⅳ〈Ⅷ〈Ⅱ〈Ⅹ	胃虛	胃補方	火(+) 木(−)	Ⅳ'4 Ⅵ'4(+) Ⅱ'2 Ⅵ'2(−) / 陽谷 解溪(+) 臨泣 陷谷(−)

체질과 침

「체질과 침」은 1964년에 나온 『의림』[14] 〈45호〉에 실렸다.[15] 이 글의 배경에는 유럽에서 성립한 국제침술학회(SIA)와 두 인물이 있다. 외과의사 송태석[16]과 한의

---

14) 1954년 11월에 창간한 『의림』은 한의학 학술잡지로 월간이었다. 잡지로서 만듦새는 그리 좋지 못했다. 편집은 허술하고 오자가 너무 많았다.
15) 체질과 침, 『의림』〈45호〉 1964. p.28.29
16) 宋台錫(1920~2005)

사이면서 의림사(醫林社)를 운영하던 배원식[17]이다. 송태석은 유럽과 교류하였고 배원식은 일본의 한방계 인사들과 교류하였다. 권도원 선생은 1962년 10월에 타이베이에서 열린 제12차 국제침술학회에 가려다가 여권 수속 문제에 얽혀서 참가하지 못했다. 1965년 5월에 비엔나에서 열리는 제13차 국제침술학회를 개최하게 된 오스트리아침술학회의 비시코 박사에게서 초청장을 받은 송태석은, 의림사를 통해서 제13차 국제침술학회 공지를 『의림』에 내고 참가자와 논문을 모집하였다. 당연하지만, 권도원 선생이 아니더라도 국제학술대회에 참석하고픈 욕망이 있는 사람은 또 있었고, 한의사회에서 몇몇 인사가 독단적으로 특정한 인물만을 밀어준다고 불만을 품고 있었다.

권도원 선생은 의림사 마감일에 맞게 자신의 참석의사를 통보했을 것이다. 논문의 내용은 '체질침의 원리'이다. 그런데 이 당시에 권도원 선생에게는 완성된 새 논문이 없었다. 왜냐하면 1962년 10월에 대만에서 발표하고자 했던 논문 '체질침'[18]에서 구조가 크게 변화된 내용을 준비하고 있었기 때문이다. 그래서 그는 학회 준비위원회에 논문의 실제 내용은 보내지 못하고 제목만을 알렸다.[19] 이때 논문의 일부라도 완성했다면 아마도 권도원 선생이 1964년에 『의림』〈45호〉에 투고한 글은 다른 내용이 되었을 것이다. 결과적으로 권도원 선생은 「체질과 침」이라는 글을 투고했다. 권도원 선생의 투고가 전호에 나온 권연수의 글[20]을 의

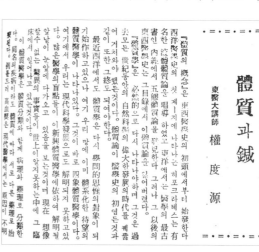

체질과 침, 『의림』〈45호〉 1964.

---

17) 裵元植(1914~2006)
　　경남 진해 출생. 1954년 11월 『의림』 창간. 1976년 국제동양의학회(ISOM) 창립.
18) 「The Constitutional Acupuncture」 1962. 9. 7.
19) 그런데도 학회 준비위원장이며 오스트리아침술학회의 회장인 요하네스 비시코 박사는 친히 권도원에게 서한을 보내서 논문 발표에 동의한다고 했다는 것이다.
　　『의림』〈47호〉 1965. p.38
20) 국제학회에 초청받을 때 우리의 태도, 『의림』〈44호〉 1964. p.25

식한 것이었는지는 모르겠으나 최소한 명분 축적용이었다고 나는 생각한다.

「체질과 침」의 내용을 요약하면 아래와 같다.

1. 체질론은 의학사의 처음이었던 것과 같이 또한 그 종(終)도 되어야 한다.

2. 고혈압의 발생원인을 본태성고혈압과 신성고혈압으로 구분.

3. 수세보원의 약리(藥理)를 대신할 체질적 치료법인 침리(鍼理)를 연구.

4. 약(藥)을 통하여 최강장부와 최약장부의 과도함을 조절하는 것이 가능하다면 침으로는 더 명확을 기할 수 있다.

5. 각 장기는 경락을 통하여 서로 영향하고 각 경락을 통하여 각 장기를 조절할 수 있는데 그 도구가 침이다.

6. 약리가 그러하듯 침리도 같은 병명에 치료법이 다른데, 예를 들어 요통이라고 하면 체질별로 그 원인은 신허(腎虛), 신실(腎實), 대장허(大腸虛), 대장실(大腸實) 등의 구분이 있고 오히려 신허보다는 방광실(膀胱實) 요통이 더 많다.

7. 먼저 체질의학(體質醫學)을 보급한 후에 체질침(體質鍼)을 발표할 예정이다.

이 글은 마치 소논문과 같은 형태이다. 먼저 의학의 역사를 얘기했고(서론), 고혈압을 예로 들어 질병의 발생 원리에 대한 자신의 이론을 밝혔으며(병리), 치료법을 개발하게 된 배경과 치료원리를 설명했다(치료법). 침 치료법에서는 요통을 예로 들어 자신의 독특한 치료이론을 설명했다(사례).

이 글은 1962년 9월의 연구발표회[21]처럼, 오스트리아 학술대회 참석에 앞서 한방계의 동료들에게 자신의 체계를 미리 알리려는 목적을 가지고 있다고 판단한다. 1965년 5월에 비엔나에서 개최한 제13차 국제침술학회의 준비위원회에서는 참석 예정자들에게 1965년 2월 1일까지 연제(演題)를 제출하고, 3월 15일까지 원고를 제출하도록 요구했다. 권도원 선생은 원고 제출 기한에 맞춰서 원고의 일부를 보낸 것으로 보인다.

공식적인 그의 첫 발표 논문(the 1st Paper)에 아래의 내용이 있다.

A part of this study done by the present writer was reported

---

21) 제1회 한의학연구발표회 1962. 9. 28. 서울특별시 한의사회 주최

through Dr. Johannes Bischko in The 13th International Congress of
Acupuncture, held in Vienna in May of 1965.[22]

(번역) 필자의 본 연구의 일부는 1965년 5월 비엔나에서 개최되었던 제13차
국제침술학회에 요하네스 비시코(Johannes Bischko) 박사를 통하여 보고된 바
있다.

이것은 1962년의 논문과는 다른 형식과 내용으로 학술대회에서 발표할 정도의
체계를 갖춘 논문이, (전체가 아닌 일부라 하더라도) 1965년 3월 15일 이전에 완성되었
다는 뜻이다. 이 논문에는 체질침과 8체질의학의 역사에서 아주 중요한 내용이 포
함되어 있다. 그것은 바로 체질 감별도구인 체질맥(體質脈)의 내용과 체질맥도(體質脈
圖)이다.[23]

묵살 당한 진리

홍순용 선생은 1965년 12월 20일자 약업신문과, 1966년 1월에 나온 『대한한
의학회보』〈22호〉에 기고한 「체질침에 대한 소론」에서 "체질침은 아무리 탐색하
여 보아도 그 장부론이 비수세보원적이므로 이 학설은 긍정과 부정에 앞서 심각
히 검토되어야 한다."고 주장하고 그 해명을 요구하였다. 권도원 선생의 「묵살 당
한 진리」는 홍순용 선생의 공격에 대한 반박이다. 이 글은 다음 호인 『대한한의학
회보』〈23호〉[24]에 실렸다.[25]

권도원 선생은 다음과 같이 반문하였다.

---

22) 「A Study of Constitution-Acupuncture」 1965. 10. 20.
23) 권도원 선생이 오스트리아침술학회에 보낸 이 논문의 실체는 아직 확인되지 않았다.
24) 묵살 당한 진리, 『대한한의학회보』〈23호〉 1966. 2. p.37~39
25) 『대한한의학회보』〈23호〉 원본에는 두 군데 오식(誤植)이 있다.
  1. 그것은 病理와 整理에 있어서도 相互差異를 가져오게 하는 動機가 되고 있는 것이다.
    ▷ 앞뒤의 문맥으로 따져볼 때 藥理의 誤植이다.
  2. 李濟馬先生 말씀대로 太陽人病論에 나타난 臟腑論의 不備는 말할 것도 없거니와, 太陽人病論에도
    不完全이 있다고 할 때,
    ▷ 문맥으로는 太陰人病論이 맞다.

1. 홍선생이 말하는 간소장(肝小腸)의 표리관계는 그 2자 즉 간과 소장이 다 목(木)이라는 말인가?

2. 아니면 그것들이 다 화(火)로 변했다는 말인가?

3. 혹은 어느 이설(異說)처럼 2자가 다 금(金)으로 변했다는 것인가?

4. 그렇지 않으면 간리목(肝裡木)은 소장표화(小腸表火)와 그대로도 표리관계가 성립될 수 있다는 주장인가?

5. 더욱이 신방광대장설(腎膀胱大腸說)은 위에 말한 모순 이외에도 특별히 일리이표(一裡二表)가 되고 있는데, 그 이유는 무엇이며 홍선생의 말대로 심(心)은 불편부당하니 표(表)가 없다고 해두고라도 소장에게 그 리(裡)를 빼앗긴 불편부당 장기아닌 담(膽)의 리(裡)는 무엇이라는 것인가?

그런 후에 자신의 생각을 말한다.

1. 소장화(小腸火)나 대장금(大腸金)은 그것들의 본질적인 생리작용을 표현한 동양의학의 만고불역의 원리명이며, 누가 맘대로 소장을 목으로 또는 대장을 수로 바꿔 호칭했다고 해서 그것들의 생리본질이 변하는 것은 아니다.

2. 한의학 본래의 소장 생리작용과 《수세보원》의 소장 생리작용과 그리고 서양의학의 소장 생리작용에는 공통된 의미가 있는 것이며, 이러한 소장의 생리작용을 한의학은 화(火)라는 부호로 표현하였다. 그러므로 한의학 본래의 소장 생

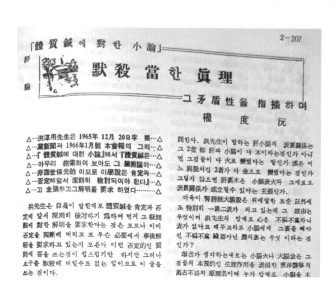

묵살 당한 진리,
『대한한의학회보』
〈23호〉 1966. 2.

리본질이 《수세보원》에 와서 변질되지 않는데, 그 부호만 화가 목으로 변할 수 없다는 것이다.

그리고 아주 중요한 언급을 한다. 아래의 통찰은 이때까지 그 어떤 《수세보원》 연구자나 사상 임상가들도 보여주지 못한 놀라운 것이다.

> "이제마 선생은 그러한 부조리를 주장하는 독창자는 아니었으며, 그의 위대성은 장부 본래의 생리본질을 그대로 인증하면서 다만 그 기능의 강약 배열이 사람마다 부동함을 발견하고 그 부동성을 사유형으로 구분하여 체질론적으로 체계화한데 있는 것이다."

또 이것을 부언하여 설명한다.

> "모든 한의학서의 핵심이 되고 있는 장부본질론이 수세보원에서는 일절 생략되고 있다는 것은 이제마 선생의 한의학 본래의 장부본질에 대한 인증을 명약관화하게 설명해주고 있는 것이다."

홍순용 선생이나 여타의 《수세보원》 연구자들이 간과한 것이 바로 이것이다. 그들은 너무 글자에 매달렸고 그것에 필요 이상의 의미를 부여했던 것이다. 동무 선생이 말하고자 했던 핵심을 파악했어야 한다.

구체적인 대안이나 대비책이 없는 단순한 비판은 무의미하다. 그리고 홍순용 선생은 체질침의 원리나 체계에 관해서는 거의 관심이 없고, 연구해보고자 시도하지도 않았다는 것을 아울러 지적한다. 동무 이제마 이후 많은 학인들이 그의 학설을 이해하려고 애쓰고 연구에 매진하였으며, 많은 임상가들이 《수세보원》의 체계를 받들며 환자치료에 몰두하고 있음을 안다. 하지만 나는 지금까지 권도원 선생의 이 「묵살 당한 진리」가 품고 있는 인식의 깊이와 넓이를 감당하는 그 어떤 논편도 만나지 못했다.

체질의학과 체질침

이 글은 1975년 11월에 동양의학연구원에서 발행한 계간지인『동양의학』의 창간호[26]에 실렸다. 동양의학연구원은 대한한의사협회장과 경희대학교 한의과대학장을 역임한 김정제[27] 선생이 사재를 출연하여 설립한 재단법인이다.

권도원 선생은「체질의학과 체질침」에서도 어김없이 글의 머리에서 동서양 체질론의 역사에 대한 언급으로 시작한다. 마치 판에 박은 듯이 히포크라테스의 4체액설과『침구갑을경』의 25태인론에 대하여 말하는 것이다. 그리고 이후에 그것들이 의학에 목록에서 빠졌다는 말을 똑같이 반복한다. 이것을 꾸준히 제시하는 이유는 무엇일까? 그것은 인류에게 의학이라는 형태의 학문이 시작될 때, 즉 의학의 시초에 체질론적인 인식이 있었음을 강조하려는 것이다. 의학의 출발이 체질론이며 사라지고 잊어졌던 체질론이 동무 이제마로부터 소생하여, 권도원 선생에 의해 침리(鍼理)가 개발되고 전면적인 의학체계로 재정립되었으니, 이제 인류에게 이 체질의학이 널리 퍼져 인류의 종(終)을 감당하는 의학이 되어야 함을 말하고 있다.

이 글은 다른 글과 다른 특별한 언급은 별로 없고,「2차 논문」[28]의 체계를 간단하게 요약한 것이다. 음식, 약물, 목욕, 땀, 질병 양상, 약물 중독, 알레르기 질환 등에 있어서 인간에 대한 체질론적 인식이 중요함을 강조한다. 즉 이것들은 용법(用法)의 문제가 아니라 사람의 문제, 즉 체질의 문제라는 것이다.

체질침 처방의 구조를 본방(本方)과 부방(副方)으로 나누어 설명했다. 8가지의 본방으로는 8체질이 가진 병의 뿌리가 흔들린

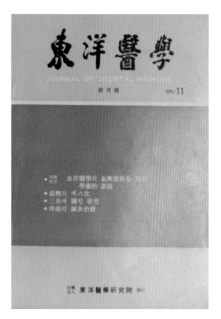

『동양의학』 동양의학연구원 1975. 11.

---

26) 체질의학과 체질침,『동양의학』〈제1호〉 1975. 11. p.22~26
27) 金定濟(1910~1988)
28) Dowon Kuan,「Studies on Constitution-Acupuncture Therapy」
　　『中央醫學』중앙의학사 1973. 9. p.327~343

다고 하였고, 부방을 합하는 것은 병에 따라 체질침 특유의 숫자적 방법이 사용된다고 소개하였다. 「2차 논문」에서는 기본방(基本方)이라고 표현한 것을 여기에서는 본방(本方)이라고 간단하게 바꾸었다. '뿌리가 흔들린다.'고 한 표현과 통한다. 체질침의 특징은 근본적인 치료법이며 신속한 치료법이라고 하였다.

『빛과 소금』 기고문

『빛과 소금』은 두란노서원에서 펴내는 기독교 관련 월간 잡지로 1985년 4월 1일에 창간하였다.[29] 1976년에 목사 안수를 받은 하용조[30] 목사는 평창동에 연예인교회를 개척했고, 1980년 12월 12일에 두란노서원을 설립했다. 간경화 치료와 휴양 겸 영국으로 떠났다가 1984년에 귀국해서 1985년 10월 6일에 서울 용산구 서빙고동에 온누리교회를 설립했다.

『빛과 소금』 기고문은 온누리교회의 장로이던 권도원 선생이 대중들을 위해 직접 쓴 글이라는 점에서 가치가 있다. 하지만 이 기고문을 읽을 가능성이 있는 독자층은 한정되어 있었다. 『빛과 소금』 기고는 1994년 3월부터 1999년 12월까지 총 27회에 걸쳐 진행되었다. 권도원 선생은 제선한의원 원장, 8체질의학의

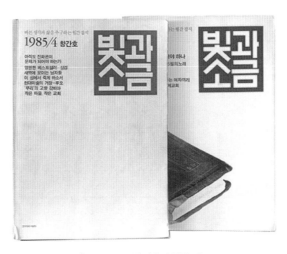

『빛과 소금』 창간호 1985. 4.

---

29) 1999년에는 잡지의 제호가 『소금과 빛』이었고, 현재는 『빛과 소금』으로 복원되어 발행되고 있다.
30) 河用祚(1946~2011)

창시자라고 소개되었다. 8체질론과 관련한 다수의 저작들은 이 기고문의 내용을 원용하였다.[31]

「8체질에서 보는 생명의 신비(7)」 원고 일부

---

31) 대표적인 책이 1996년에 나온 『8체질건강법』이다.

『빛과 소금』 수록 목록

발행년월	호수	제목	주요 내용
1994. 3.	108호	보리와 수음체질	분별감각, 보리의 독성
1994. 4.	109호	숲과 체질	숲의 해악과 치유력
1994. 5.	110호	중환자는 무조건 채식해야 하나	채식의 효과와 위험
1994. 6.	111호	포도당주사와 체질	목양체질과 포도당중독
1994. 8.	113호	8체질을 압시다	8체질이란?
1994. 10.	115호	체질에 따른 목욕방법	냉.온수욕, 겉열과 속열
1994. 12.	117호	체질과 호흡	체질에 맞는 호흡법
1995. 3.	120호	비타민과 체질	비타민의 유익과 해악
1995. 5.	122호	체질은 왜 여덟인가	8체질의학체계의 성립
1995. 7.	124호	체질을 알려주는 병들	체질의 특징, 독점병
1995. 9.	126호	알레르기는 체질적 방호(防護)신호	체취와 알레르기
1996. 2.	131호	전통음식이 건강을 지켜준다	체질유전과 음식법
1996. 3.	132호	체질과 직업	知體質而知天命
1996. 5.	134호	체질과 식탁	타액을 안 섞는 식사법
1996. 6.	135호	체질과 결혼	역풍과 순풍, 몸의 만남
1996. 9.	138호	소아난치병과 체질	소아난치병과 대책
1996. 12.	141호	8체질의학은 8상의학이 아니다	체질이란 8 개성
1997. 2.	143호	체질에 맞는 음식법이 건강비결이다	8체질의학 全 체계
1999. 4.	169호	8체질의 논거(論據)를 성경에서 찾는다	8체질의 조상
1999. 5.	170호	8체질에서 보는 생명의 신비(1)	목양체질과 금양체질
1999. 6.	171호	8체질에서 보는 생명의 신비(2)	여당과 야당 비유
1999. 7.	172호	8체질에서 보는 생명의 신비(3)	인력과 항력, 궁합
1999. 8.	173호	채식만 하는 나라, 육식만 하는 국민	음식법의 엄격성
1999. 9.	174호	스포츠와 예술로 알아보는 체질	체질과 재능
1999. 10.	175호	북향집은 흉가, 남향집은 복가?	체질론적 풍수
1999. 11.	176호	다른 체질끼리의 결혼	체질론적 결혼
1999. 12.	177호	육체적 개성론의 선구자	육체적 개성존중론

8체질 치료에 관하여

2013년 3월 7일, 『민족의학신문』〈892호〉에 「'8체질론의 창시자' 권도원 박사 긴급 투고」라면서 권도원 선생의 글이 실렸다. 이 글은, 1999년 12월에 『소금과 빛』에 마지막 칼럼[32]을 게재한 이후에, 13년 만에 공식적인 매체에 권도원 선생이 직접 기고한 것이다. 이 글은 권도원 선생이 가진 아쉬움과 걱정, 두 가지를 담고 있다.

권도원 선생은 8체질론과 8체질의학을 창시했다. 아울러 인간의 요골동맥 안에 감춰져 있던 여덟 가지의 체질맥(體質脈)을 발견했다. 체질맥을 통해서 8체질을 감별하는 것이 체질맥진이다. 그런데 체질을 감별하는 체질맥진을 숙련하기가 너무 어렵다. 그래서 임상의마다 체질맥진의 기술수준이 다르게 되고, 동일한 사람을 두고서 저마다 다른 결과를 도출하는 경우도 많다. 이런 까닭에 그 연유를 알지 못하는 대중들에게, '과연 8체질이 존재하는지' 8체질론에 대한 근본적인 회의를 품게 할 수도 있다.

권도원 선생은, 8체질이 존재하는 것은 확실하니까 노력을 한다면 '누구나가 할 수 있는 쉽고 정확한 체질감별법이 발견'되리라고 믿었다. 만약 이런 체질감별법

8체질 치료에 관하여, 『민족의학신문』〈892호〉 2013. 3. 7.

---

32) 육체적 개성론의 선구자, 『소금과 빛』〈177호〉 1999. 12. p.164

이 발견된다면 세상은 8체질론을 쉽게 인정하게 될 것이고, 8체질론이 대중화될 수 있는 가능성이 더 커지게 된다. 그래서 먼저 맥진기계 개발에 매달렸다. 그런데 결과적으로 체질맥진의 기계화는 이루어지지 않았다. 이후에 약물이나 효소, 유전자 검사를 이용해보는 등, 체질맥진이 아닌 다른 감별방법을 찾아보려는 시도를 했지만 뚜렷한 성과를 거두지는 못했다. 이것이 권도원 선생이 지닌 아쉬움이다.

권도원 선생은 「8체질 치료에 관하여」에서 "내가 사용하고 있는 중환자 치료처방들이 정당하지 않은 방법으로 흘러나갔다."고 주장하면서, "중환자 치료처방은 기본방이 있고 같은 체질의 병이라도 병증에 따라 기본방에서 변화된 임상방이 처방전에 기록되는 것"인데 이 처방들[33]이 무분별하게 알려져서 ; 1) 미숙련 한의사에 의해 남용되는 경우, 2) 체질감별의 오류로 환자에게 끼칠 치명적인 피해, 3) 잘못된 치료행위로 인해 실제적인 폐해가 발생할 염려가 있다는 것이다. 그러면서 8체질의학의 존폐까지도 우려되는 심각한 상황이 야기될 수 있다고 걱정하였다. 권도원 선생이 이 글에서, 8체질론을 모르는 것처럼 일을 처리한[34] 'H한의원 소속 모 한의사'라고 지칭한 사람은 바로 나다. 그러니까 내가 권도원 선생이 쓴 처방전에 기록된 '중환자 치료처방'을 빼내어 사람들에게 공개적으로 알렸으며, 그로 인해 향후에 위와 같은 중대한 사태가 발생할 위험에 처했다는 뜻이다.

나는 『민족의학신문』과 『한의신문』에 「체질침 고단방의 구조와 구성 원리」에 관한 특강[35] 광고를 냈다. 신문에 광고가 나간 후 2013년 1월 31일(목)에 모 법무법인의 변호사에게서 전화가 걸려 왔다. 그 날(31일) 내게 '내용증명을 발송했는데 아마도 토요일까지 전달되지 못할 것 같으니 내용을 팩스를 통해 미리 보내겠다.'는 것이었다.[36] 내용증명의 제목은 '경고문'이었고, 특강을 개최하지 말라는 요구였다.

---

33) 문맥으로 미루어 보면 이른바 '중환자 치료처방의 임상방'을 가리키는 듯하다.

34) 나는 권도원 선생의 경고를 무시하고, 『민족의학신문』 제886호(2013. 1. 17.)를 통해 광고한 것과 같이 「체질침 고단방의 구조와 구성 원리」 특강을 열었다. 참석자들의 편의를 위해서 2013년 2월 2일(토)에는 동대구역에서, 2월 3일(일)에는 서대전역 회의실에서 강의를 했다.

35) 그 때는 2013년 2월 3일(일)에 한 번, 서대전역에 있는 회의실에서 특강을 여는 것으로 예정되어 있었다.

36) 그건 나를 배려한 것이 아니고 업무 처리가 늦은 자신들의 편의를 위한 것이었다. 내용증명은 특강이 이루어진 후에 월요일(2월 4일)에 도착하였다.

나는 특강에서 발표한 내용의 바탕이 된 고단방 자료를 '정당하지 않은 방법'으로 입수하지 않았다. 그리고 권도원 선생의 영업비밀을 침해하지도 않았다.[37] 권도원 선생은 「8체질 치료에 관하여」를 기고한 후, 신문의 해당 면을 복사해서 첨부한 두 번째 내용증명을 보냈다.

권도원 선생은 글의 말미에 "좀 더 기다려서, 때가 오면 기쁘게 가르칠 수 있고 기쁘게 배울 수도 있을 터"라고 했다. 하지만 그를 열렬히 추앙하는 무리에게조차도 이 약속은 지켜지지 않았다.

---

37) 그 분은 스스로 그걸 흘려보냈다는 것을 인정하기 싫었던 것이리라.

6

체질

體質 Constitution

내장구조

사람에게서 체질이란 무엇인가? 다름이다.[1] 어떤 다름인가? 내장구조(內臟構造)가 다르다는 뜻이다. 내장구조란 무엇인가? 우리 몸의 내장기관은 장(臟)과 부(腑)가 있다.[2] 장은 속이 꽉 찬 장기 즉 solid organ이며, 부는 속이 빈 장기 즉 hollow organ이다. 장은 간(肝, liver) 심(心, heart) 췌(膵, pancreas)[3] 폐(肺, lung) 신(腎, kidney)이고, 부는 담(膽, gall bladder) 소장(小腸, small intestine) 위(胃, stomach) 대장(大腸, large intestine) 방광(膀胱, bladder)이다.[4] 내장구조란 장과 부 10개의 장기가 서로 관계를 맺고 있는 것이다. 이런 10개의 장기 중에는 강한 장기가 있고 또 약한 장기가 있다는 것이 체질론이 가진 근본적인 전제이다. 그렇게 10개의 장기가 강한 장기로부터 약한 장기로 이어지는 서열이 있고, 즉 8체질이란 8가지로 다른 서열을 가진 내장구조를 말한다.[5]

---

1) "8체질은 인간의 서로 다름을 말한다."
   북향집은 흉가, 남향집은 복가?『소금과 빛』〈175호〉두란노서원 1999. 10. p.156
2) 전통한의학에서도 내장기관을 장과 부로 나누었다.
3) 8체질의학에서는, 전통한의학이나 사상의학(四象醫學)에서 비(脾)라고 칭한 장기의 명칭을 췌(膵, pancreas)로 바꾸었다.
4) "체질이란 5개의 중실내장(中實內臟, solid organ)과 5개의 중공내장(中空內臟, hollow organ) 등 10장기의 강약배열이 다른 8가지 내장구조를 말한다. 이 내장 강약구조로 인하여 음식과 취미, 그리고 재능과 체능에도 차이가 생긴다."
   8체질의 근거를 성경에서 찾는다,『소금과 빛』〈169호〉두란노서원 1999. 4. p.110
5) "8체질은 여덟 가지 장기구조체(臟器構造體)들이다."
   비타민과 체질,『빛과 소금』〈120호〉두란노서원 1995. 3. p.108

한의학에는 심포(心包)와 삼초(三焦)라는 특별한 기관이 있다. 이것은 우리 몸에서 명칭은 있지만 물리적인 실체는 없다. 8체질론(Eight-Constitution Theory)[6]에서는 이 무형의 기관이 자율신경과 연관이 있다고 설정했다. 인체의 자율신경은 교감신경과 부교감신경이 있는데 두 시스템은 길항적(拮抗的)인 관계[7]이다. 8체질은 10개 내장 기관의 강약과 별도로 자율신경의 강약도 나누어져 있다. 이에 따라 권도원 선생은 8체질을 이렇게 정의했다. "8체질이란 심장, 폐장, 췌장, 간장, 신장, 소장, 대장, 위, 담낭, 방광 그리고 자율신경의 교감신경, 부교감신경의 12기관의 기능적인 강약배열의 8개 구조[8]를 말한다."[9]

개성

8체질이란 8가지의 다름이다. 그리고 완전히 독립된 8개의 개성(個性)이다. 권도원 선생은 "체질은 혈통이나 인종의 구분이 아니며, 형태나 인지의 구분도 아닌 개성의 구분이다. 개성이란 같은 종에서 구별되게 나타나는 본성적 구분을 말한다."[10]라고 했다. 8가지로 다르고 저마다 개성적인 8체질의 특징은 체형, 체취, 음성, 성품, 기호, 취미, 행동, 업적, 재능, 질병, 필체 등 인간의 모든 면에서 표현된다.[11] 또 "8체질은 같은 병명이라도 그 서로 다른 장기기능 구조 때문에 병리가 다르고 따라서 치료법도 달라진다."[12] 질병과 병증도 개성적인 것이다.

---

6) 8체질론(Eight-Constitution Theory)의 출처
   Dowon Kuan, 「Studies on Constitution-Acupuncture Therapy」『中央醫學』1973. 9.
7) antagonism
8) constitution
   체질의 영문 용어인 constitution에는 헌법, 규약, 구조, 조직, 성질 등의 뜻이 있다. 헌법은 국가의 구조에 관한 규약이니 이 말은 공통적으로 '기본적인 구조'라는 뜻이라고 볼 수 있다.
   즉 constitution과 체질을 연결하여 보면, 체질이란 '기본적인 구조(構造)가 다른 인간의 성질'이라고 정의할 수 있을 것이다.
9) 8체질을 압시다,『빛과 소금』〈113호〉 두란노서원 1994. 8. p.116
10) 8체질의학은 8상의학이 아니다,『빛과 소금』〈141호〉 두란노서원 1996. 12. p.164
11) "장기들의 강약배열의 8구조는 육체적, 정신적으로 보이게 안보이게 서로 다른 8개의 개성을 이루고 있다. 이와 같은 8체질의 8개성들은 인류 사회의 모든 문화와 풍토를 만들고 다양한 인류 역사를 건설해 왔다."
   체질에 맞는 음식법이 건강비결이다,『빛과 소금』〈143호〉 두란노서원 1997. 2. p.106
12) 체질은 왜 여덟인가,『빛과 소금』〈122호〉 두란노서원 1995. 5. p.123

유전

생명체에서 부모 세대가 갖는 중요한 임무는 후대에게 생명을 전해주는 것이다. 그래서 지금 막 세상을 향해서 첫울음을 터뜨린 아이는 자신의 부모에 대한 선택권이 없었다. 아무개와 아무개가 이 아이의 부모라는 사실은 고정되어 있고 변하지 않는다. 아이는 태어나면서 이 아이에게 생명을 전한 부모가 지녔던 인자를 물려받는다. 그것이 바로 유전적(遺傳的) 인자이고 아이의 특성을 결정하게 된다.

8체질론에서도 체질은 유전한다고 규정했다. 아이의 체질은 어머니 혹은 아버지 한쪽으로부터 물려받는 것이다.[13] 그러므로 체질은 스스로 선택할 수도 바꿀 수도 없다. 그리고 죽는 날까지 변하지 않는다. 체질이란 인간 개체가 생명을 유지하면서 살아가는 동안에 절대적으로 고정된 특성인 것이다. 동무 공의 사상인론에서는 유전과 관련하여 '유전된다는 시사점은 발견할 수 있으나' 명확한 개념규정은 없다. 반면에 권도원 선생은 「화리」 이후에는 다음 페이지의 표에 나열한 것처럼 '8체질은 반드시 유전된다.'고 명확하게 표명하였다.[14]

권도원 선생이 1983년 10월에 탈고한 논문 「화리」[15]는 '생명과 우주의 새이론'이라는 부제가 나중에 붙었는데, 우주와 생명의 근본원리는 바로 불(火)의 원리라는 의미에서 '화리(火理)'이다. 선생은 이 논문에서 생명의 근원(宇宙原因火), 생명체의 기제(生物火理構造), 생명의 속성(火三現)에 관해서 논했다. 그리고 창조주에 관하여 명징한 개념을 설정하였다. 이 논문이 8체질론의 근간이며 8체질론의 생명론은 이 논문에 근거하고 있다. 그래서 선생이 유전에 대하여 밝힌 내용의 기준을 「화리」로 정하였다.

---

13) 사상인론의 범주에서 본다면, 태양인 부모는 태양인 아이, 태음인 부모는 태음인 자녀, 소양인 부모에서는 소양인, 소음인 부모로부터는 소음인이 나온다. 예를 들어 부모가 각각 태양인과 태음인이라면 그 자녀는 태양인과 태음인이 태어날 수 있다. 8체질론의 범주에서는 예를 들어, 각각 금양체질과 목양체질의 부모라면 금양체질, 금음체질, 목양체질, 목음체질이 태어날 수 있다. 만약에 부모가 같은 체질이라면 다른 체질의 자녀는 태어나지 않는다.

14) 권도원 선생이 1965년에 발표한 「A Study of Constitution-Acupuncture」에서는 "8개의 구분이 8체질은 아니다."라고 한 것처럼 8기질이 8체질이라는 확신은 아직 없었다.

15) 「화리」의 국문과 영역문을 함께 묶어서 2003년에 동틴암연구소에서 『화리(火理)』를 발간했다. 2002년에 연세대 출판국에서 펴낸 영문본을 읽은 정재식 미 보스턴대 석좌교수가, "매우 새로우면서 관심이 가는 이론"이라고 평하면서 '생명과 우주의 새이론(A New Theory of Life and the Universe)'이라는 부제를 달면 좋겠다고 제안해서 그렇게 했다.

시기	출처	내용
1983. 10.	「화리」	유전이란 생물에게만 있는 자화의 유전이다.
1995. 11.	자연의학회 강연	체질은 부모의 어느 한 쪽을 이어 받게 됩니다.
1996. 2.	『빛과 소금』 131호	8체질은 반드시 그 부모의 유전이다.
1996. 9.	『빛과 소금』 138호	동일한 체질 사이에서는 한 체질만 나오는데, 체질적인 특징 즉 장기간의 기능차이를 그 부모보다 훨씬 강하게 타고난다.
1999. 4.	『소금과 빛』 169호	부모의 2 체질 중 하나를 이어받은 유전이다.
1999. 5.	『소금과 빛』 170호	자식이 목양체질이면 그 부모 중에는 반드시 목양체질이 있다.
1999. 6.	『소금과 빛』 171호	자식이 금양체질이면 그 부모 중에는 반드시 금양체질이 있다.
1999. 10.	연세대 송암관 강연	부모의 두 체질 중의 하나를 닮는 유전
1999. 11.	한동대학교 강연	두 체질 중에 하나를 닮아야지.
2002. 5.	연세대학교 강연	아버지가 목양체질이면 그 자식 가운데 목음체질이 나온다.

사상인이 유전된다는 시사점

《수세보원》의 「사상인변증론」 조문 5에 태양빈우마가 선능생산한다는 내용[16]이 있다. 한두정(韓斗正)은 1941년에 『상교현토 동의수세보원』을 펴내면서 이 부분을 불능생산(不能生産)으로 바꾸었다. 우리말에는 둘암소나 둘암말이라는 표현이 있는데, 이때 '둘'은 '새끼나 알을 낳지 못하는'의 뜻을 지닌 접두사이다. 한두정은 이 조문에 나오는 암소나 암말은 둘암소와 둘암말이라고 본 것이다.

그럼 왜 한두정은 '생산하지 못한다.'로 생각했던 것일까. 그는 「사상인변증론」 조문 1의 내용이 중요하다고 판단했던 것이다. 조문 1에 '태양인의 수는 지극히 적다(太陽人數絶少).' 체질이 유전된다는 인식에 바탕을 두고 있다고 생각한다. 또 동무 공이 사상인론의 바탕에 만약 유전과 유사한 개념을 상정하지 않았다면 굳이 조문 5에서 태양인의 생산 문제를 꺼낼 필요는 없었다. 한두정은 그런 스승의 생

---

16) "太陽女體形壯實 而肝小脇窄子宮不足 故鮮能生産 以六畜玩理 而太陽牝牛馬體形壯實 而亦鮮能生産者 其理可推"

각을 충실히 그리고 적극적으로 따르고자 했다. 즉 불능생산이야말로 유전개념에 대한 강력한 시사인 것이다.

「사상인변증론」 조문 1의 내용대로, 태양인의 수가 계속 지극히 적은 채로 유지되려면 '태양인 여성은 생산능력이 없다.'로 규정되어야만 한다. 그리고 태양인 남성은 젊은 시절에 열격병(噎膈病)이나 해역병(解㑊病)을 얻어서 자손을 많이 남기지 못하고 요절할 것이다. 이런 상황이 계속 유지되어야지 이 조문의 규정이 지속적으로 성립할 수 있다. 만약 부모 중에 태양인이 없이, 태음인과 소양인 그리고 소음인 아래에서 태양인이 출생할 수 있다면 이 규정은 절대로 성립할 수가 없는 것이다. 동무 공의 생각은 그러했고, 한두정은 스승의 생각을 충실히 따랐다고 나는 추정한다.

오해

체질론에 대한 흔한 오해 중에서 '선천적인 체질이 후천적으로 변할 수 있다.'는 것이 있다. 나는 그런 오해를 가진 사람들에게 '체질론의 개념을 제대로 알지 못하는'이라는 보충 설명을 앞에 붙이고 싶다. 이건 욕이 아니다. 말 그대로 제대로 알지 못하니 그런 오해와 주장을 하는 것이다. 복합체질이라는 개념을 가진 경우도 그렇다. 체질이란 개성이며 서로 섞이지 않는다. 그러니 대단한 발견을 한 것처럼 제발 떠벌이지 좀 말라.[17] '체질이 변하는 것'이라면 체질론과 체질의학은 존재할 이유가 없다.

증명

권도원 선생은 8체질론이 보편성을 가지려면 무엇보다 8체질이 객관적으로 증명되어야만 한다고 생각했던 것 같다. 그래서 평생을 체질맥진의 기계화 연구에 매달렸다. 국내외 유수한 대학의 학자들에게 의뢰하여 다양한 시도를 했지만 뚜렷

---

17) 체질은 변한다. '체질진화론'
   박성일,『내 눈 속의 한의학 혁명』천년의 상상 2012. 6. 11. p.118~126

한 성과는 없었다. 그리고 유전자 분석 방법을 체질감별에 응용해 보려는 노력도 있었다. 그런데 이러한 연구에는 체질이 확정된 집단이 먼저 필요하다. 8체질로 나눈 각각의 표준을 먼저 설정한 후에 그것을 바탕으로 연구를 진행할 수 있을 것이다. 그렇다면 선택된 표준에 대한 검증은 어떤 기준과 방식으로 할 것인가. 닭과 달걀의 경우처럼 문제와 과제가 꼬리에 꼬리를 문다.

서양의학자들 뿐만 아니라, 같은 직능의 면허를 가지고 있다는 이유 때문인지 한의사 동료들도 체질의학계를 향해서 '체질을 증명하라.'고 요구한다. 그런데 우리 동양의학자들은 서구(西歐)를 향해서 아직 경혈(經穴)이나 경락(經絡) 기(氣) 같은 것을 증명해보이지 못했다.

그리고 우리가 놓치고 있는 것이 있다. '생명'을 들어서 보자. 인류는 생명 자체를 눈으로 보지도 증명하지도 못했다.[18] 나는 생명, 기, 경혈, 경락, 체질 이것들은 공통적으로 증명의 대상이 아니라고 생각한다. 인간의 감관(感官)을 통해서 객관적으로 인지할 수 없는 대상인 것이다. 그러니 체질의 존재를 증명하겠다는 시도 자체가 헛된 노력이다. 보편성의 획득을 원한다면 체질의 증명보다는 다른 쪽으로 발상을 전환할 필요가 있다. 전 인류가 획기적으로 인식의 도약과 전환을 이루게 되는 순간과 사건 그런 단계가 필요하다고 믿는다. 코로나19 시국이, 회사의 소유주나 경영진이 재택근무에 대해서 가졌던 쓸데없는 우려를 날려버렸듯이 말이다.

한계

자신의 체질을 알면, 자기의 재능이 무엇인지 알게 된다. 즉 자신이 진정으로 좋아하고 잘 할 수 있는 일이 무엇인지 알 수 있다. 나아가 자신이 꼭 해야만 하는 일이 무엇인지도 깨닫게 된다. 반대로 무엇을 하면 안 되는지도 알 수 있다. 그 일은 자기가 아무리 노력해도, 그걸 잘 하는 남이 하는 것처럼 할 수는 없다는 걸 말한다. 그것은 그에게 분명한 한계점이 있다. 어떤 면에서는 이것을 깨우치는 것이 더 중요할 것이다.

---

18) 생물이 살아서 숨 쉬는 것, 생장하는 것 자체가 생명이 있다는 증명인 셈인데, 생명을 우리의 감관 안에서 인지할 수는 없다.

체질이란 다름인데, 다름은 체질마다 각각 다른 재능이 있다는 것을 알려준다. 자신이 가장 잘 할 수 있는 일은 장기(長技)이지만 그가 잘 해낼 수 없는 것은 한계(限界)가 된다. 그래서 다른 표현으로 하면 '체질이란 한계'이다.

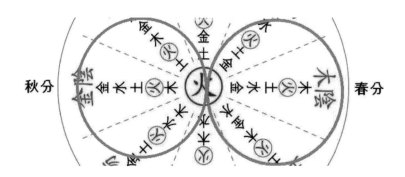

체질적 한계는 그의 몸이 할 수 있고, 다다를 수 있는 경계이다. 위 그림에서 녹색 원(圓)이 목음체질의 영역이고, 연보라색 원이 금음체질의 영역이라고 생각해보자. 두 체질은 내장구조가 정반대이다. 그러므로 두 체질이 나타내는 체질적인 특성은 상대적(相對的)으로 정반대이다. 그리고 두 원이 서로 겹치지 않듯이 두 체질 사이에는 교집합이 전혀 없다. 두 체질에서 한계란 원의 둘레를 생각하면 된다. 내가 나의 끝까지 이른다고 해도 내가 도저히 도달할 수 없는 영역 그것이 바로 한계이다.

체질론

체질론(體質論)은 인간에게서 다름을 보려는 이론이다. 이런 인식은 동양과 서양의 의학 성립 시기부터 있었다. 《영추(靈樞)》 72편인 「통천(通天)」에는 오태인(五態人)이 나온다. 태양지인(太陽之人), 태음지인(太陰之人), 소양지인(少陽之人), 소음지인(少陰之人), 음양화평지인(陰陽和平之人)이다. 그리고 64편인 「음양이십오인(陰陽二十五人)」에서는 목형지인(木型之人), 화형지인(火型之人), 토형지인(土型之人), 금형지인(金型之人), 수형지인(水型之人)으로 나눈 후에 이것을 오음(五音)인 궁상각치우(宮.商.角.徵.羽)로 세분했다.

서양의학의 시조(始祖)라 불리는 히포크라테스(Hippocrates)[19]는 혈액(血液), 점액(粘液), 황담즙(黃膽汁), 흑담즙(黑膽汁)의 4체액설(體液說)을 주장했고, 로마시대에 갈렌(Cladius Galen)[20]은 다혈질(多血質), 담즙질(膽汁質), 우울질(憂鬱質), 점액질(粘液質)로 4대 기질설을 내세웠다.

체질이란 말의 역사

전통한의학에서 체질은 익숙한 말이 아니었다. 그렇다면 체질이란 말은 언제 시작된 것일까. 일찍이 일본은 서양의 문물과 지식을 적극적으로 수용하였고, 그것을 자신들의 언어로 번역하는 작업이 각 방면에서 활발하게 이루어졌다. 18세기에서 19세기 중반에는 네덜란드어로 된 문헌에 대한 번역을, 19세기 중반 이후에는 영어 프랑스어 독일어 자료를 주로 번역하였다. 1868년에 시작된 메이지유신 이후에 서양의 여러 나라에서 유학하고 돌아온 지식인을 동원하였는데, 원로원과 대장성 등 중앙정부기관에 설치된 번역국이 번역사업을 주관하였다.

이러한 과정 중에 서양의학의 전염병학에, 동일한 원인이라도 장부조직과 남녀, 연령, 영양 등 개인적인 요인에 따라 질병의 양상이 다르게 나타난다는 인식이 있었다. 일본의 번역가는 이런 개인의 특징을 '체질'이라고 번역하였는데, 병상(病狀)이 다른 이유를 체질의 차이 때문이라고 본 것이다. 일제가 한반도를 강점한 시대에 '번역어인 체질'이 한반도로 들어왔다. 그리고 대중은 이 말을 빠르게 흡수하였고 여러 방면에서 체질이란 말이 유행했다.

많지는 않지만 중국 자료에도 체질이 있었다. 금원사대가 중 하간학파의 시조인 유완소(劉完素, 1110~1200)가 남긴 저작 중에 『상한직격』이 있다. 여기에 '체질이 본디 허약하여(體質本虛)'라는 표현이 나온다. 또 원나라 남풍의 의학교수이던 위역림이 1328년에서 1337년 사이에 편찬한 『세의득효방』에는 '원기가 허하면 체질이 겁이 많고 마음이 약하다(元氣虛則體質怯弱)'는 구절이 있다.

『임증지남의안』은 청나라 때의 명의 섭계(葉桂, 1666~1745)의 임상례를 중심으로,

---

19) 460~377 B.C
20) 130~200 A.D

스승의 사후에 제자 화수운 등이 수집 정리하여 1766년에 간행한 의서이다. 이 책에 개인이 나타내는 병리적인 특징과 연관하여 체질을 사용한 기록이 보인다. 양허체질(陽虛體質), 음허체질(陰虛體質), 목화체질(木火體質) 등으로 쓴 것이다. 또한 이 책에서는 질병의 상태를 판단하고 치료의 방법을 결정할 때 체질이 중요한 요소라고 강조하고 있다.

『임증지남의안』은 전통한의학의 역사에서 체질이라는 말을 개인이 가지고 있는 병리적 특성과 연결해서 적극적으로 쓰고 있는 중요한 출전이다. 그런데 이 시기의 중국(淸)에는 서양의학이 들어와서 중의와 서의가 서로 충돌하는 국면이었다. 그리고 이것이 일본이 번역작업을 진행하던 시기보다 시대는 앞서지만, 여기에서 쓰인 체질이라는 용어가 한반도로 들어와서 유행을 주도한 것은 아니라고 본다.

한반도에서는 기철학론을 제창한 조선 후기의 사상가 최한기(崔漢綺, 1803~1877)가 1866년에 편찬한 의서인 『신기천험』에 '체질이 본디 약하여(體質素虛)'란 표현이 나온다. 선대로부터 물려받은 많은 재산을 모두 책을 사 모으는 데 써버렸다는 혜강은, 당대에 중국의학계에서 진행되던 동서양의학의 논쟁 과정을 관찰하고 서양의학에 관한 서적을 구하여 연구하였으며, 자신이 세운 철학적 기초 위에서 서양의학의 내용을 이 책에 담았다. 혜강은 중국 책을 많이 보았기 때문에 책에 체질이라고 쓴 것은 아마도 중국 책에서 참고한 것이 아닌가 짐작한다.

조선이 열강의 틈에서 신음하던 때에 동무 이제마는 사람의 다름에 대해서 치열하게 고민했다. 그가 『동의수세보원』을 통해 제시한 태양인, 태음인, 소양인, 소음인의 사상인 유형에 따라 후인들은 이제마가 만든 새로운 체계를 사상의학(四象醫學)이라고 불렀다. 사상의학이란 용어의 기록으로 가장 앞서는 것은 1924년에 도은규에 의해서다.[21]

도은규[22]는 함경남도 출신으로 사상의학 연구에 힘을 썼던 인물이다. 동서의학연구회(東西醫學研究會)에서 활동하면서 함경남도 지부장을 지냈다. 그는 1924년부터 『동서의학연구회월보』를 통해서 '사상의학의 해설'이라는 글을 연재하였다. 『동의수세보원』은 1901년에 처음 출간된 이래로 1941년의 7판까지 출판은 계속

---

21) 김남일, 論으로 풀어보는 한국 한의학 (167) 『한의신문』 2019. 10. 10.
22) 都殷珪(1869 ~ 1939) 號 稚槐

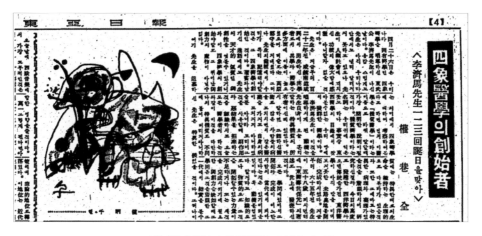

사상의학의 창시자. 『동아일보』 1959. 4. 26.

이어졌다. 그러면서 이제마의 사상의학은 대중 속으로 서서히 침투하고 있었다.

그러다가 이제마의 사상의학을 체질의학(體質醫學)이라고 적극적으로 표현한 사람이 있다. 사상의학회 부회장이던 권항전(權巷全)은 동무 공의 123회 탄일(誕日)을 맞아 1959년 4월 26일에 『동아일보』에 기고한 글에서, '사상의학을 체질의학으로 바꿔 말할 때 가장 간명한 설명이 된다.'고 하였다. 동무 공의 탄일을 기념한 신문 기고는 보통은, 1945년에 사상의약보급회를 창설했고, 이를 이어 1957년에 출범한 사상의학회에서도 회장을 맡았던 이현재[23] 선생의 몫이었다. 그런데 1959년에는 부회장인 권항전이 기고를 맡았다. 특별히 이 해에 권항전이 글을 기고한 배경에는 '체질침(體質鍼)의 창안'[24]이라는 자신감이 있다고 나는 짐작한다. 권항전은 바로 권도원이다.

체질의학

체질의학[25]은 인간이 가진 체질적 조건과 개인과 개인, 개인과 사회, 개인과 환경 사이의 관계를 규정하고, 이러한 관계로부터 발생하는 부조화(不調和)를 조정(調

---

23) 李賢在(1903.4.6. ~ ?)
24) 1958년 말(末)로 추정
25) 體質醫學 Constitution Medicine

整)하는 적합한 치료법의 체계를 궁리하고 규명하는 학문이다.[26]

동호 권도원 선생의 8체질론은 사상인론이 뿌리이다. 권도원 선생은 한증과 열증으로 나뉘는 사상인 병증론으로부터 여덟 가지의 병근(病根)을 도출했고, 이 병근이론이 결과적으로 사람의 8체질로 확립되었다. 8체질론[27]이라는 용어는 체질침의 「2차 논문」[28]에 처음 등장한다.

8체질의학

8체질의학[29]은 8체질론에 의거하여 생리와 병리, 진단(감별)과 치료법이 조직된 의학체계이다. 8체질론의 씨앗은 일제강점기를 거치면서 싹 텄고, 1965년 10월 18일부터 20일까지 일본 도쿄에서 열린 국제침구학회(國際鍼灸學會)에서, 생리에서 병리 진단과 치료까지 망라한 논문 「A Study of Constitution-Acupuncture」[30]를 통해 국제적으로 공표되었으며, 1974년에 「Studies on Constitution-Acupuncture Therapy 체질침 치료에 관한 연구」[31]로 체질영양법이 추가적으로 공식 발표됨으로써 8체질의학의 전 체계를 완성하였다.

8체질의학은 뚜렷한 체질감별법인 체질맥진(體質脈診), 체질별 질환별로 분류된 치료법인 체질침(體質鍼), 각 체질에게 유익한 음식과 해로운 음식을 세세히 분류한 영양법인 체질영양법(體質營養法) 등 특수한 이론체계를 바탕으로 한 새로운 의학(New Medicine)이다.

팔의 주관절과 손끝 사이, 그리고 다리의 슬관절과 발끝 사이의 경락에서 각 장기간의 생기(生氣)의 불균형과 부조화를 계산 조절하여 만병을 치료하는 8체질의학은 생명 화리를 원리로 하는 생명의학[32]이고, 이론과 초과학(超科學)이 합치된 생

---

26) 기존 자료에서 체질의학을 규정한 곳이 없어서, 2009년에 『학습 8체질의학』의 원고를 준비하면서 이렇게 정의했다. 이 정의에서 키워드는 조건, 관계, 조화이다.
27) Eight-Constitution Theory
28) Dowon Kuan, 「Studies on Constitution-Acupuncture Therapy」 『中央醫學』 1973. 9.
29) Eight-Constitution Medicine(ECM)
30) 이것을 「1차 논문」(1st paper)이라고 부른다.
31) 이것은 「명대 논문」이라고 부른다.
32) 「화리」 1983. 10. 24.

명과학이다. 또한 완전한 감별법을 가진 실용의학이다.[33]

체질맥의 의의

의학체계라면 모름지기 생리와 병리, 그리고 진단과 치료의 체계를 모두 갖추어야 한다. 그런데 체질의학에서는 진단에 앞서 감별이 선행된다. 체질감별이 안 되면 치료의 절차를 진행할 수가 없다. 그러니 반드시 정교한 감별도구가 필요하다. 1962년에, 첫 체질침 논문이 준비되던 시기에는 정형화된 감별도구가 없었다. 한의학의 전통적인 변증과 진단 방식에서 차용하여 체질을 감별했다. 그러다가 1964년 말쯤에 체질맥(體質脈)이 발견되었다(고 추정한다). 권도원 선생은 체질맥의 발견자인데, 발견과 관련하여 구체적으로 발언하거나 기록으로 남긴 것이 없다.[34]

권도원 선생은 체질맥을 '8체질 8개성의 증명'[35]이고, '8체질의 선천적인 증표'[36]라고 평가했다. 사람이라면 누구나 자기의 요골동맥 안에 자신의 맥상을 가지고 있고, 병약하거나 저혈압인 경우에 좀 약할 수 있으나 평생 어떠한 경우에도 변하지 않는다[37]고 했다. 즉, 8체질의 8가지 개성이 특별하게 표출되는 것이 바로 8체질에 고유한 8종류의 체질맥상(體質脈相)[38]이다. 체질맥은 8개성의 증명 같은 것이다.

누구든지 일정한 맥진 훈련을 받으면 체질맥을 느끼고 체질을 감별할 수 있게 된다.

---

33) "지구상에 완전한 감별법을 가진 체질론은 8체질론 뿐이며, 감별법 없는 체질론은 실용의학이 될 수 없다."
   체질은 왜 여덟인가, 『빛과 소금』〈122호〉두란노서원 1995. 5. p.123
34) 나는 이 부분이 무척 의아하다.
   이강재, 『체질맥진』 행림서원 2017. 4. 10. p.40~51
35) 체질은 왜 여덟인가, 『빛과 소금』〈122호〉두란노서원 1995. 5. p.123
36) inherent sign of each constitution
37) 8체질의학론 개요, 『동방학지』〈106집〉연세대학교 국학연구원 1999. 12.
38) "8 Pulse formation for 8 Constitution"

7

체질감별
體質鑑別

체질감별

체질론의 기초는 체질이고, 체질의학의 기본은 체질감별이다. 체질의학 임상에서 첫 번째 과제는 체질감별이다. 단적으로 말해서 환자의 체질을 감별하지 못한다면 치료를 시작할 수 없다. 체질감별이란 그 환자의 세계로 들어가는 문을 여는 것과 같기 때문이다. 문을 열지 못한다면 그를 파악할 수도 없고 병을 치료하는 다음 단계로 나아갈 수도 없는 것이다. 혹 엉뚱한 문을 연다면 영 다른 길로 빠져버리게 된다. 그러니 체질의학의 핵심은 체질감별이고, 체질감별이 임상의 처음과 끝이다.

체질감별 도구

세상에, 사람을 특성으로 구분하거나 체질론을 주장하는 유파는 많다. 그리고 그런 이론과 원리를 바탕으로 체질의학이 성립하기 위해서 무엇보다도 중요한 요소는, '체질을 감별할 수 있는 도구(tool)가 존재하는가.'이다. 8체질의학에서 체계화된 감별도구는 바로 체질맥진이다. 각 체질마다 고유하게 발현하는 체질맥을 찾아내는 것이다.

그런데 8체질의학을 한다고 하고 체질침을 시술하는 임상의가, 체질맥진 말고 그의 첫 번째 감별도구로 다른 것을 내세우는 경우가 종종 있다. 대표적으로 이명복[1] 선생이 있었다. 그는 한 손으로 추(錘)를 들거나, 또는 오링테스트(O-ring test)를 하기도 했다. 대중서를 연달아 펴내는 주OO도 있다. 이런 경우에 다른 이유를 찾기는 힘들다. 체질맥진이 자신에게 너무 어려워서 이것을 돌파하지 못한 사람들은 다른 도구로 갈아타게 된다. 그러면서 자신이 택한 감별도구가 체질맥진보다 더 뛰어나다고 주장한다. 뭐 그런 평계밖에는 없지 않겠는가. 결국엔 그가 체질맥진에 자신이 없는 것이다. 만약 그의 손과 손가락에 별다른 문제가 없는데도 그러고 있다면 다른 이유가 있을 수 없다고 본다.

체질맥

사람에게는 8체질의 구분이 있고, 또 여덟 가지로 서로 다른 형태를 가진 고유한 체질맥이 있다. 체질맥은 1964년 말쯤에 권도원 선생에 의해 발견되었다.

다음 쪽 그림에서 보이듯이 각 체질에서 체질맥은 왼쪽과 오른쪽의 맥이 쌍(雙)으로 있다. 의사의 오른손으로는 환자의 왼손을 잡고, 의사의 왼손으로는 환자의 오른쪽 맥을 본다.[2]

체질 맥상(脈相)이 마치 언덕이나 산처럼 표현되어 있다. '8체질의 맥상표'는 표의 한계로 인해 2차원으로만 표시되었다. 하지만 이것은 3차원으로 이해해야 한다. 체질맥을 잡는 의사의 손가락 아래에서는 입체적으로 느껴지는 것이다. 평면의 면적이 아니라 부피의 용적으로 이해해야 한다는 뜻이다. 그리고 체질맥은 또 움직임이 있다. 방향성이 있다. 고정맥은 아래(바닥)에서 위로 움직인다. 유동맥은 체간에서 말단 쪽으로 움직이거나, 말단에서 체간 쪽으로 이동[3]한다.

---

1) 李明馥(1913~2004)
2) 전통 한의학의 맥진 방법에도 그런 경우가 있고, 일본의 경락치료파(經絡治療派)가 사용하는 비교맥진(比較脈診)은 의사의 양손으로 환자의 양쪽 맥을 함께 보는데, 체질맥진은 그렇게 하지 않고 할 수도 없다.
3) 수양체질과 목음체질의 경우이다.

[Chart of Pulse Formations]

RIGHT		LEFT	
3 2 1		1 2 3	Pulmotonia
			Colonotonia
			Pancreotonia
			Gastrotonia
			Hepotonia
			Cholecystonia
			Renotonia
			Vesicotonia

8 Constitutional Pulse Formations

LEFT - Left hand of patient

RIGHT - Right hand of patient

1 - 1st (index) finger of physician

2 - 2nd (middle) finger of physician

3 - 3rd finger of physician

체질맥도

체질맥진

8체질의학에서 가장 신뢰할 수 있는 체질감별 도구는 체질맥진이다. 체질맥진보다 뛰어난 감별도구는 현재는 없다. 그리고 인류의 기술이 아무리 발전한다고해도 체질맥진을 대체할 맥진기계나 다른 감별도구가 출현할 거라고 생각하지 않는다.

체질맥진은 사람의 손목에 있는 요골동맥을 통해서 각 체질마다 고유하게 발현하는 체질맥을, 손가락의 감각을 통해서 찾아 구별해 내는 기술이다. 여덟 가지 중에 구별해 내는 것이 무어 그리 어렵냐고 생각하는 사람들도 있겠지만, 체질맥진은 오랜 수련을 통해서 얻어지는 고난도의 기술이다. 그러니 당연하게도 체질맥진을 시행하는 사람의 임상 경험과 숙련 정도에 따라 체질 판단의 결과가 달라질 수있다. 몸을 통해서 자신의 재능을 펼치는 예술가, 체육인, 기술자의 수준이 저마다다르듯이 말이다.

어디에서 누구를 통해 체질감별을 받던지 그곳에서 최소한 열 번 이상은 체질침치료를 받아보아야 한다. 그러면 혹시 첫 감별이 잘못되었을 경우 그것을 교정할기회가 시술자와 환자 모두에게 생긴다.

신장투석 중인 환자는 아예 체질맥진을 시행할 수 없다. 또 요골동맥의 위치적인 기형인 반관맥(反關脈)은 생각보다 많다. 이때도 체질맥진이 어렵다. 이 외에도체질맥을 보기가 굉장히 어려운 경우가 있다. 깊은 난치병을 가진 경우에도 그렇다. 이런 경우에 체질을 감별하려면 정말 의사의 연륜이 필요하다.

전통맥진과 체질맥진의 차이

'한의사의 진단 도구는 진맥(診脈)이다.'는 일종의 클리셰(cliché)인지도 모른다. 전통 한의학의 진단법은 보고(望), 듣고(聞), 묻고(問), 만져보는(切) 네 단계의 절차를 거치는 사진법(四診法)으로 체계화되어 있다. 이를 통해서 환자가 지닌 증상의 상태를판별하는데 이를 변증(辨證)이라고 한다. 보통 손목의 요골동맥을 살펴보는 맥진은인체를 만져보는 진단법인 절진(切診)의 한 부분이니 그렇다.

서양의학에서는 맥박의 회수만을 체크하는데, 전통 한의학에서는 맥을 통해서 여러 가지 다른 정보를 본다. 한의학에서 보는 맥상은 통상적으로 28가지로 세분되어 있는데, 대개는 맥이 떠 있는지(浮) 깊게 가라앉았는지(沈), 평균보다 느린지(遲) 빠른지(數)를 기본으로 두고서 다른 상태를 탐색하게 된다.

체질맥진이 전통적인 맥진과 크게 구별되는 점은 체질맥이라는 기준이 있다는 것이다. 아울러 전통적인 맥진이 맥이 뛰는(跳) 것 즉 맥의 성격을 보는 것에 집중했다면, 체질맥진은 맥의 흐름과 형태를 보는 것이다. 체질맥이 그런 특징을 가지고 있기 때문이다.

균형과 타이밍

미국 프로야구 메이저리그(MLB)에서 활약했던 전설적인 투수인 놀란 라이언[4]은 『피처스 바이블(NOLAN RYAN'S PITCHER'S BIBLE)』[5]에서 '훌륭한 투수가 되기 위해서는 인생에서의 균형감각을 먼저 찾아야 한다. 그리고 삶의 균형을 잡고 나면 완벽한 투수가 되는 것은 한결 쉬우며, 중요한 것은 타고난 재능보다 꾸준하고 철저한 자기 관리'라고 강조했다고 한다.

2019년 전반기에 미국 메이저리그를 깜짝 놀라게 하면서, 올스타전 선발투수로 당당히 출전하기도 했던 류현진은, 8월과 9월의 네 경기에서 아주 부진하면서 대다수 전문가들이 기대했던 사이영상(Cy Young Award) 수상과도 멀어지게 되었다. 간단하게 이유를 말한다면 투구의 밸런스(balance)가 무너졌기 때문이다. 그래서 잘 던지던 때처럼 스트라이크 존(strike zone)의 구석구석을 파고들지 못했다. 그런데 선수가 경기 중에는, 자신의 투구 밸런스가 무너졌다는 사실을 스스로는 잘 알지 못하고 느끼지 못한다는 것이 문제의 핵심이다.

---

4) 린 놀란 라이언 주니어 (Lynn Nolan Ryan Jr., 1947. 1. 31. ~)
  미국의 전 메이저리그 선수(투수)이다. 텍사스 레인저스의 사장과 구단주를 역임했다. '라이언 익스프레스(Ryan Express)'라는 별명을 가지고 있었다. 1966년부터 1993년까지 27년 동안 뉴욕 메츠, 캘리포니아 에인절스, 휴스턴 애스트로스, 텍사스 레인저스에서 활동하면서 메이저리그 통산 324승 292패와 3.19의 평균자책점을 기록하였다. 메이저리그 최다인 통산 5,714개의 탈삼진을 기록하였고, 통산 일곱 번(7회) 노히트노런을 기록하였다. 올스타전에 8번 출장하였으며, 1999년 미국 야구 명예의 전당에 98.79%의 득표율로 이름을 올렸다.
5) 박다솜 번역, 『놀란 라이언의 피처스 바이블』 문학세계사 2015. 4. 25.

체질감별 體質鑑別

투구뿐만 아니라, 사람이 몸을 통해서 표현하고 구현하는 모든 기술과 행위에서 핵심적인 요소는 바로 균형(均衡)이라고 생각한다. 생명을 유지하는 것 자체가 균형(balance)의 문제라고 할 수도 있다. 하나 더 언급한다면 타이밍(timing)이다.

체질맥진에서는 1.2.3지의 세 손가락으로 이루는 한 판의 균형과 손가락 끝에서 체질맥을 느끼는 몸 전체의 균형을 말할 수 있다. 그리고 손가락 아래로 체질맥이 오는 그 찰나를 낚아채는 타이밍이 중요하다. 체질침관을 가지고 체질침을 시술할 때는, 침관을 지지하는 손과 체질침관 그리고 공이를 잡은 손가락의 균형과 검지로 공이를 치는 순간의 타이밍이 중요할 것이다.

체질맥진의 요점

그동안 「의료인을 위한 체질학교」에서 강의를 해 오면서, 그리고 임상 경험을 통해서 내가 정리한 체질맥진의 요점은 균형, 배굴(背屈), 방향(方向), 공간(空間) 네 가지이다.

균형은 좁게는 한 판(板)으로 유지하는 1.2.3지(指)[6]의 균형이고, 넓게는 체질맥진을 시행하는 내 몸 전체의 균형을 말한다.

배굴이란 1.2.3지의 말절(末節)을 손등 쪽으로 휘도록 하는 것을 말한다. 중지는 식지나 약지보다 길다. 그래서 체질맥을 느끼는 지복부(指腹部)를 동일한 평면(平面)으로 유지하려면 중지가 반드시 배굴되어야만 한다.

방향은 힘을 주는 방향으로 1지의 말절에서 엄지의 본절(本節)을 향해서 힘을 준다. 이때 척골(尺骨)의 경상돌기(莖狀突起)에 건 엄지에는 힘을 주어서는 안 된다. 엄지는 1지로부터 오는 힘을 받는 축(軸)의 역할만 하고 있는 것이다.

공간은 공간을 유지하라는 것인데, 3지를 요골(橈骨) 면(面)으로 완전히 압박하지 않는 것이다. 통발은 고기를 기다린다. 체질맥은 찾아가는 것이 아니라 기다리는 것이다. 그래서 체질맥이 찾아올 공간을 만들어 두어야 한다.

1.2.3지로 압박하는 세기(强度)는 동일하지 않다. 대략은 100:80:60 정도로 한다.

---

6) 1지는 식지(食指), 2지는 중지(中指), 3지는 약지(藥指)이다.

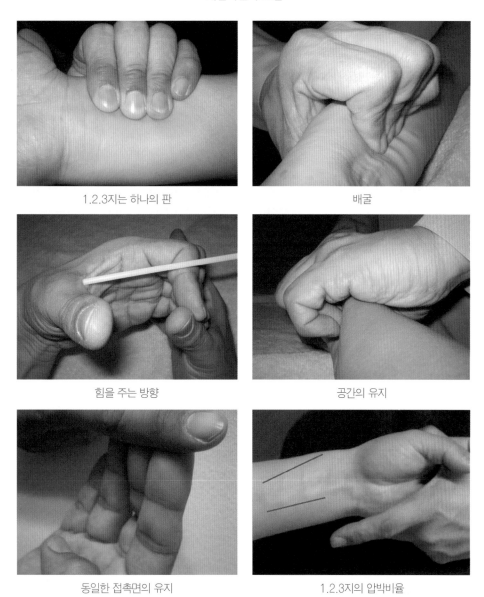

1.2.3지는 하나의 판

배굴

힘을 주는 방향

공간의 유지

동일한 접촉면의 유지

1.2.3지의 압박비율

수련 학습 전수의 어려움

사람이 몸으로 수련한 기술을 다른 사람에게 말이나 글로 전수하는 것은 한계가 분명히 있다. 체질맥진을 배우기도 가르치기도 어려운 이유이다. 세상의 모든 기술이 그렇듯이 체질맥진은 이론을 안다고 현장에서 실제로 그렇게 되지 않는다.

참관이나 흉내 내기로는 부족하다. 체질맥진을 제대로 배우기 위해서는, 입문자가 맥진하는 자세를 직접 보면서 지도하고, 바른 자세를 잡을 수 있도록 지속적으로 바로 잡고 고쳐 줄 선생이 반드시 필요하다. 또 당연한 거지만 선생의 수준이 입문자의 향후 수준을 결정하게 된다.

한의계의 각종 커뮤니티에서 검색을 해보면, '8체질의학 공부는 체질맥진이 가장 중요한데, 그것을 제대로 배울 곳도 없고, 배운다고 해도 익히기가 보통 어려운 것이 아니다. 괜히 입문했다가 헛고생 하지 마라.' 이런 분위기인 것 같다. 맞는 말이다. 체질맥진이 8체질의학의 입문과 개인발전을 막는 가장 강력한 장벽이다. 그래서 그동안 중도에 포기하는 선배와 동료 후배를 많이 보아 왔다.

쉬운 것만을 쫓고 당장 내일 써먹을 기술을 얻으려는 시중의 풍토가 아주 안타깝다. 오래도록 꾸준히 공부하려는 태도가 필요하다. 쉽게 얻어지는 건 먼지와 같다. 그것을 손안에 쥔 것 같아도 단 한 번의 바람으로도 모두 사라질 수 있다. 하지만 우공이산(愚公移山)이라고 하지 않나. 장벽이기는 하지만 결국에는 체질맥진에 답이 있다. 그건 성취한 사람만이 가질 수 있는 기쁨이다.

『체질맥진』

그동안 내가 진행한 8체질의학 강좌[7]의 첫 시간은 체질맥진 강의였다. 그리고 강의 시간에 여유를 두어 강의 후에 맥진실습을 계속 시행하는 방식으로 강좌를 운영했다. 요령을 빨리 습득하는 사람이 분명이 있다. 하지만 그런 건 별로 중요하지 않다. 임상에서 얼마나 오래도록 지속적으로 자신의 자세를 점검하고 교정하고 또 결국에는 자신만의 방법을 정립할 수 있느냐 하는 것이다.

체질맥진에 관한 세부 내용은 2017년 4월에 펴낸 『체질맥진』[8]에 모두 정리하여 놓았다. 물론 '체질맥진은 독학할 수 없다.'고 내가 책에 썼다. 그래도 입문하는 독자들이 체질맥진의 얼개를 그려보는 데는 큰 도움이 될 수 있을 것이다. 그리고

---

7) ECM CLASS Ⅰ/Ⅱ : 2010년 12월 ~ 2011년 2월
　　의료인을 위한 체질학교 : 2013년 2월 ~ 2016년 3월
8) 이강재, 『체질맥진』 행림서원 2017. 4.

체질맥도(體質脈圖)의 성립과 개념에 관해서, 또한 토음체질의 체질맥을 어떻게 잡아내야 하는지에 관해서, 그리고 비슷한 체질맥을 어떻게 구별해야 하는지에 관해서 특별한 감흥을 얻게 될 것이다.

전동베드

요즘은 한의원의 구조가 대형화하는 추세라고 한다. 하지만 예나 지금이나 8체질의사의 진료실 환경은 아주 단출하다. 사실 진료실에는 전동베드 하나만 있어도 된다.[9] 내 방에는 책상과 의자, 책상 위에 컴퓨터 모니터, 책상 앞에 환자용 의자, 보호자용 의자, 벽에 책장, 그리고 냉장고가 더 있다.

전동베드는 8체질로 진료하는 의사의 필수품이다. 전동베드는 우선, 바로 누운 환자를 의사가 맥진하기 쉬운 적당한 높이로 올려주는 역할을 한다. 그래서 베드에 높이를 기억하는 기능이 있다. 체질맥진은 깊고 강하게 잡는다. 강하게 잡은 후에 체질맥이 보여주는 변화를 보는 것이다.[10]

맥진을 한 후에는 바로 그 자리에서 체질침을 시술한다. 맥진하는 높이나 체질침을 시술할 때 높이가 차이가 없다. 체질침을 시술한 후에는 체질맥진을 한 번 더하는 것이 바른 방법이다. 미묘하지만 체질감별이 제대로 되었고 체질침이 바르게 시술되었다면 체질맥이 더 선명해진다.

이런 절차가 종료되면 풋스위치를 눌러서 베드를 내린다. 전동베드는 사방이 개방되어 있고 보통 베드가 올려지는 높이는 상당하기 때문에 항상 낙상(落傷)의 위험이 있다. 그래서 전동베드 위에 환자가 있을 때는 환자에게서 시선을 돌리면 안된다. 나는 전동베드가 내려오는 동안에 남녀노소를 막론하고 환자분의 뒷목과 등을 받쳐서 일으켜 드린다. 사고도 예방하고 환자와의 사이에 안정감도 있다.

---

9) 권도원 선생의 제선한의원 진료실이 그랬다.
10) 그래서 환자분들이 이런 원리를 모르고서 그저, '맥을 정성껏 잡아주어서 좋다.'는 반응을 보이기도 한다.

다른 감별도구

체질의 특징은 체형, 체취, 음성, 성격, 소질, 기호, 취미, 음식, 행동, 재능, 질병, 필체 등 다양하게 표출된다. 체질별로 이런 요소들의 통계를 내어 구별하는 통계법이 있는데 너무 복잡하고 가변성이 많다. 기호품이나 음식 또는 특정한 약물을 통해서 감별하는 방법도 있지만 큰 실수가 생길 수 있다. 교감신경긴장체질인지 부교감신경긴장체질인지 시약으로 감별하는 방법이 있지만 이것은 두 가지로만 가능하다.

《수세보원》의 「사상인변증론」은 사상인 감별론이다. 22개의 조문 중에 체형에 관한 조문이 일곱 개로, 동무 공은 전반적으로 체형의 관찰을 강조했다. 체형의 관찰은 발달한 장기를 밖에서 보는 것이다. 폐가 강한 체질은 흉곽이 크고 부피도 두껍게 발달해 있고, 신장이 강한 체질은 골반이 크고 둔부가 탄력적이다. 또한 방사선 촬영을 한다든지 초음파 검사를 통해서도 장기가 큰 것을 확인할 수 있다. 이렇게 장기가 발달한 정도는 해당하는 개인의 체형에서 상대적으로 그렇다는 것이지 다른 사람과 비교하는 절대적인 기준이 되기에는 무리가 있다. 또한 겉으로 잘 드러나지 않아서 크기에 대한 관찰이 어려운 경우도 있다.

아래의 그림은 금양체질인 두 사람의 필체를 비교한 것이다. 필체의 비교에서 기준이 된 사람의 체질이 이미 확정되었다면, 비교 대상이 된 사람이 그와 같은 체질이라고 판단하는 정보의 하나로 쓰일 수가 있을 것이다. 이처럼 체질맥진 이외의 감별도구는 체질맥진을 보완하는 도구로 운용하는 것이 바른 방법이라고 생각한다. 체질맥진을 대체할 정도의 신뢰를 확보한 다른 감별도구는 아직 등장하지 않았다.

금양체질의 필체

8

8체질의 명칭

1972년 6월

1972년 5월 11일부터 6월 8일까지 4회에 걸쳐서 『경향신문』에 '침술 그 신비의 베일'이라는 제목으로 시리즈 기사[1]가 실린다. 이때는 1972년 2월 17일에 닉슨 미국 대통령의 중국 방문 이후에, 중국(中共)에서 침으로 마취를 한 후에 외과수술을 한다고 하며 암 치료법도 연구 중이라는 소식에, 전 세계적으로 침술에 대한 관심이 고조되던 시기였다. 『경향신문』의 기자는 '도대체 침의 정체는 무엇일까?'라며 글을 시작하였는데, 시리즈를 완결하면서 6월 8일자 '고칠 수 있는 병들'에서 권도원 선생과 체질침을 아래와 같이 소개하였다.

> "우리나라에도 체질침이라 하여 이것을 개발해서 상당한 효과를 거둔 이가 있다. D한의원의 권도원 박사는 약 1백년 전인 이조말의 한의 이제마가 《동의수세보원》에서 밝힌 인체의 4체질을 발전시켜 8개의 체질로 분리(金陽 金陰 土陽 土陰 木陽 木陰 水陽 水陰), 병이 다르더라도 체질이 같으면 치료법이 같다는 체질침을 놓고 있다."

---

1) 「침술 그 신비의 베일」 『경향신문』
  1) 세계적인 연구열 (1972. 5. 11.) 2) 침의 원리 (1972. 5. 18.) 3) 중공의 침 마취 침술 (1972. 6. 1.)
  4) 고칠 수 있는 병들 (1972. 6. 8.)

'이제마의 4체질을 8개의 체질로 분리'했다는 대목이 눈에 띈다. 권도원 선생은 이 기사를 위한 인터뷰에 응하면서 8체질의 새로운 이름을 처음 말했던 것이다. 신문기사로 나온 것은 날짜가 명확하니 「명대 논문」에서 아래와 같이 날짜를 특정하여 명시하였다.

> "필자가 주장하는 '8체질 형성의 선천성'은 시간과 연구를 거듭할수록 확고부동하게 입증되므로 1972년 6월 8일 각 체질의 독립성과 상관성을 공히 함축하는 다음과 같은 체질명으로 개정하였다."[2]

여기에서 독립성이란 「1차 논문」에서 한 것처럼 네 개의 명칭에서 Ⅰ과 Ⅱ로 나누는 것이 아니라, 네 개의 명칭을 남성형과 여성형으로 구분하여 각기 다른 8개의 양체질(陽體質)과 음체질(陰體質)로 나누어 독자적인 이름을 부여한 것을 말한다. 또한 상관성이란 네 양체질과 네 음체질을 금(金) 목(木) 토(土) 수(水)로서 연결한 것이다.

신문 기사를 위해서 실제로 인터뷰를 진행한 날은 6월 8일이 아닐 것이므로 「2차 논문」에는 'June, 1972'이라고 한 것으로 보인다.[3] 그러니까 현재 8체질 명칭으로 통상적으로 사용되고 있는 여덟 가지 이름(金陽體質, 金陰體質, 土陽體質, 土陰體質, 木陽體質, 木陰體質, 水陽體質, 水陰體質)이 공식적으로 공표된 것은 1972년 6월이다.

'8체질 형성의 선천성'[4]을 말한 것은 태소음양인의 네 가지 구조로부터 독립한다는 천명이다. 그러므로 「2차 논문」은 '8체질의 독립선언'이라고 할 수도 있다. 「2차 논문」에는 이제마와 사상의학에 관한 내용이 전혀 없다. 그리고 8체질론(the theory of 8 constitutions)이라는 용어가 이 논문에 처음 등장했다.

---

2) 權度沅, 「體質鍼 治療에 關한 硏究」 『明大論文集』 1974. 1. p.608

3) Dowon Kuan, 「Studies on Constitution-Acupuncture Therapy」 『中央醫學』 1973. 9. p.328.329

4) The inherent factor in the formation of the 8 constitutions maintained by the author has been proved to be positive as research works continue. Consequently, the names of the 8 constitutions were revised in June, 1972 to imply independence and relativity.

사상인과 8체질

동무 공의 사상인론(四象人論)에서 태소음양인(太少陰陽人)의 이름은,《영추(靈樞)》의 「통천(通天)」편에 있는 오태인론(五態人論)에서 왔다. 오태인이란 태양지인, 태음지인, 소양지인, 소음지인, 음양화평지인인데, 동무 공은 여기에서 태소음양인만 가져온 것이다. 동무 공은 〈동무유고〉에 「성명론」에 관한 자주(自註)를 남겼는데, 소양.태양.소음.태음의 사상(四象)은 동.남.서.북의 네 방위라고 했다. 동서남북의 구분은 지구 위의 환경적인 조건의 차이를 나타내고, 사상인론은 철저하게 사람에 집중하고 있다.

권도원 선생의 8체질론은 동무 공의 사상인론이 모태이다. 동호 선생은《수세보원》에서 한증(寒證)과 열증(熱證)으로 나뉘는 사상인의 병증론(病證論)을 깊이 성찰하여, 여덟 가지의 병근(病根)을 도출해냈다. 병근이란 글자 그대로 병의 뿌리(origin of disease)라는 의미이다.

권도원 선생은 1962년 9월 7일에 탈고한 자신의 체질침(體質鍼) 첫 논문에서 사상인을 1증(1st syndrome)과 2증(2nd syndrome)으로 나누어 8가지로 구분했다. 「62 논문」5)에서는 사상인에 해당하는 병리를 1증과 2증으로 나누었을 뿐, 이때는 논문에서 자신만의 이름을 부여하지는 않았다. 그런 후에 각각 주증(主證)과 부증(副證)에 대한 개별적인 체질침 치료처방을 제시했다. 1증은 가장 강한 장기가 더 강해지려는 경향(最强臟器의 過强化)을 갖는 것이며, 2증은 제일 약한 장기가 더 약해지려는 경향(最弱臟器의 過弱化)이다.

권도원 선생은 1965년에 일본 도쿄에서 열린 국제침구학회에 참석하여 10월 20일에 체질침 논문을 발표하였다. 공식적으로 처음 발표한 논문이라 이것을 '1차 논문(The 1st Paper)'이라고 부른다. 「1차 논문」6)에서 권도원 선생은 자신만의 독자적인 명칭을 제시하였다. 태양인은 금상인(金象人, Hespera), 소양인은 토상인(土象人, Saturna), 태음인은 목상인(木象人, Jupita), 소음인은 수상인(水象人, Mercuria)이라고 하고, 다시 장질(臟質)과 부질(腑質)로 8로 나누었다. 장질과 부질로 나눈 것은 생리이다.

---

5) Dowon Gwon, 「The Constitutional Acupuncture」 1962. 9. 7.
6) Dowon Kuan, 「A Study of Constitution-Acupuncture」
   『國際鍼灸學會誌』醫道の日本社. 1966. 6. p.149~167

병리의 명칭으로 1증은 1병형(病型, morbidity), 2증은 2병형이 되었다.

최병일 노트

1971년에 권도원 선생은 경희한의대 본과 4학년의 임상특강 강의를 했다. 당시 강의를 들었던 학생들은 19기 동기생들이었다. 이들 중에 강명자, 최병일, 김기창 등은 강의를 들은 후에 한국체질침학회에 가입하여 활동하기도 했다. 최병일(崔炳一) 원장은 당시의 수업 내용을 정리한 노트를 오래도록 간직하고 있었다.[7] 이 노트 속에 흥미로운 대목이 있다.

위에서 태양인을 금상인으로 했다고 하였는데, 이때 금상인이란 '금성(金星, Hesperus)을 닮은 사람'이라는 뜻이다. 나머지도 수상인은 수성(水星, Mercury)을, 토상인은 토성(土星, Saturn)을, 목상인은 목성(木星, Jupiter)을 닮았다는 의미이다. 그런데 최병일의 노트에서는 수상체질(水象體質), 목상체질(木象體質), 토상체질(土象體質), 금상체질(金象體質)로 되어 있다. 그리고 '사상체질(四象體質) 각각(各各) 이분(二分)하여 팔태(八態)'라고 적혀 있다. 노트에서 사상(四象)을 장질과 부질로 나눈 것[8]은 「1차 논문」의 내용 그대로다.

노트의 내용으로 보면, 1972년 6월이 되어 명칭에 정식으로 '체질'이 들어가기

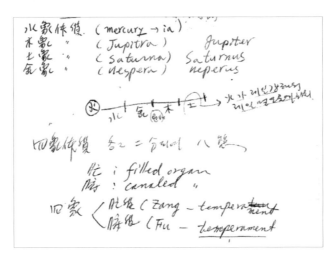

최병일 노트

---

7) 최병일 원장은 2014년 6월 19일에 작고하였다.
8) 장질(臟質, Zang-temperament) / 부질(腑質, Fu-temperament)

이전에 이미 체질을 적극적으로 사용했었다는 것이다. 그러다가 장질을 양체질(陽體質)로, 부질을 음체질(陰體質)로 하게 되었던 것이다. 즉 이를테면, '수상인 장질'에서 '수상체질 장질'로 그리고 '수양체질'이 된 과정을 최병일의 노트가 증거하고 있다. 그러니까 임상특강이 열린 1971년에는 체질맥도의 이주송맥도[9]처럼 과도기적인 명칭이 있었던 셈이다.

체질침 논문에서 명칭의 변화

세 편의 체질침 논문을 통해 명칭이 변화된 것을 정리하면 아래 표와 같다.

체질침 논문에서 8체질 번역명칭의 변화

「62 논문」 1962년	「1차 논문」 1965년	「2차 논문」 1973년
태양인 1증(太陽人 1證)	금상인 부질(金象人 腑質)	금음체질(金陰體質)
태양인 2증(太陽人 2證)	금상인 장질(金象人 臟質)	금양체질(金陽體質)
소양인 2증(少陽人 2證)	토상인 장질(土象人 臟質)	토양체질(土陽體質)
소양인 1증(少陽人 1證)	토상인 부질(土象人 腑質)	토음체질(土陰體質)
태음인 2증(太陰人 2證)	목상인 부질(木象人 腑質)	목음체질(木陰體質)
태음인 1증(太陰人 1證)	목상인 장질(木象人 臟質)	목양체질(木陽體質)
소음인 1증(少陰人 1證)	수상인 장질(水象人 臟質)	수양체질(水陽體質)
소음인 2증(少陰人 2證)	수상인 부질(水象人 腑質)	수음체질(水陰體質)

권도원 선생의 체질침 논문은 기본적으로 영문으로 작성되었다. 그래서 8체질의 명칭은 국제명이 표준이다. 논문 중에서 공식적인 번역문이 있는 것은 1973년 9월에 『중앙의학』을 통해 발표한 「2차 논문」을 1974년 1월에 『명대논문집』에 재수록하면서 체질별 섭생표를 추가한 「명대 논문」이다. 전체적인 번역이 아니라 부분적인 번역은 도쿄에서 논문을 발표하기에 앞서 1965년 7월에 『대한한의학회보』〈16호〉에 발표한 것[10]이 있다.

---

9) 이강재, 『체질맥진』 행림서원 2017. 4. p.60~62
10) 權度沅, 「體質鍼 Constitution-Acupuncture」

8체질의 국제명

개정된 8체질의 국제명(國際名)이 한의계에 처음 소개된 것은, 1994년 전반기에 배철환이 한의사통신망에서 "8체질의 명칭이 재개정되었다."고 알린 때인 것 같다. 국제명은 라틴어로 표기되는데, 이때 목양체질은 Hepatotonia로 목음체질은 Cholecystotonia로 되어 있다. 1994년 8월에 나온 『빛과 소금』〈113호〉 '8체질을 압시다'에도 목양체질을 Hepatotonia로 썼다. 그런 후에 1995년 7월에 나온 〈124호〉 '체질을 알려주는 병들'에서는 Hepatonia로 변경하였다. 〈113호〉와 〈124호〉 사이에는 〈115호〉(1994년 10월), 〈117호〉(1994년 12월), 〈120호〉(1995년 3월)가 있는데, 이 세 편의 기고문에서는 목양체질의 국제명을 사용하지 않았다. 라틴어에서는, 'toto'처럼 철자가 중복될 때는 한쪽을 생략할 수 있다는 전공자의 조언을 받아서 Hepatotonia는 Hepatonia로, Cholecystotonia는 Cholecystonia로 변경하였다고 한다.

1985년에 나온 「영양학회 논문」에서는 「명대 논문」과 동일한 국제명을 쓰고 있으므로, 국제명을 새로 정한 것은 아마도 1980년대 중후반인 것 같다. 권도원 선생의 작은 아들인 권우준 씨가 미국 캘리포니아주에서 임상을 시작한 것이 1986년이다. 그리고 이 무렵에 권도원 선생은 아들에게 '체질침 2단방 구성표'를 만들어서 보낸다. 이 표에 국제명이 약어(略語)로 표기되어(Pul. / Hep. / Col. / Cho. / Pan. / Ren. / Gas. / Ves.) 있다.

체질침 2단방 구성표

제2회 아세아 침구학회 발표예정 논문 (1965년 5월 18일 작성)
『大韓漢醫學會報』〈16號〉 1965. 7. p.25~28

8체질의 국제명은 아래와 같이 변화했다.

「62 논문」 1962년 9월	「1차 논문」 1965년 10월	「2차 논문」 1973년 9월	체질침 2단방 구성표 1986년 이후	『빛과 소금』 113호 1994년 8월	『빛과 소금』 124호 1995년 7월	「8체질의학론 개요」 1999년 12월
Tae-Yang Figure 1st	HESPERA I	HESPERA	Col.	Colonotonia	Colonotonia	Colonotonia
Tae-Yang Figure 2nd	HESPERA II	HESPERO	Pul.	Pulmotonia	Pulmotonia	Pulmotonia
So-Yang Figure 2nd	SATURNA II	SATURNO	Pan.	Pancreotonia	Pancreotonia	Pancreotonia
So-Yang Figure 1st	SATURNA I	SATURNA	Gas.	Gastrotonia	Gastrotonia	Gastrotonia
Tae-Um Figure 2nd	JUPITA II	JUPITA	Cho.	Cholecystotonia	Cholecystonia	Cholecystonia
Tae-Um Figure 1st	JUPITA I	JUPITO	Hep.	Hepatotonia	Hepatonia	Hepatonia
So-Um Figure 1st	MERCURIA I	MERCURIO	Ren.	Renotonia	Renotonia	Renotonia
So-Um Figure 2nd	MERCURIA II	MERCURIA	Ves.	Vesicotonia	Vesicotonia	Vesicotonia

8체질 국제명의 변화

번역어의 여러 시도

1980년대 중후반에 성립한 8체질의 국제명은 각 체질의 최강장기를 표현한 것이다. 예를 들어 Hepatonia는 간(肝, hepato~)이 강한 사람(人, ~tonia)이라는 뜻이다. 목양체질에서 목양(木陽)도 목의 기운을 가진 양체(陽體)라는 의미로 간을 의미한다. 그러니 여덟 개의 국제명은 서로 연관성이 없고 독립적이다. 그래서 이후에는 크게 수정하지 않았다.

하지만 1972년 6월에 발표한 8체질의 번역명칭은 금.토.목.수(金土木水)의 양체질과 음체질로 지어진 것으로 사상의학의 태소음양인과 연계된 것 같은 느낌이 남아 있었다. 최병일의 노트에 적힌 것과 같이 '네 가지 분류로부터 각각 두 개를 더 나눈 것'은 부정할 수 없는 사실(fact)이기도 하니 말이다. 이건 계속 이제마와 사상인의 꼬리표를 달고 다니는 것이나 마찬가지이다.

동무 공은 태양인이고 권도원 선생은 금양체질이다. 금양체질은 완벽주의 성향을 가지고 있다. 남들이 어떤 평가를 한다고 해도, 자신이 판단하기에 미심쩍은 바가 있으면 그것을 집요하게 해결하려고 한다. 그런데 그렇게 만든 체계를 쉽게 바꾸기도 한다. 일견 변덕쟁이라고 여겨질 수도 있다. 창시자는 체계를 만드는 사람이니 전권은 그 자신에게 있다.

권도원 선생은 8체질론의 모태가 사상인론이라는 사실을 드러내기를 꺼려했다. 8체질의 이름이 금.토.목.수의 네 가지로 연상되는 것에 부담을 느꼈다. 그래서 국제명에 대한 번역어로서 각기 독자적인 여덟 개의 이름을 정하는 것에 계속 집착했다. 아래의 표를 보면 1999년 10월에서 11월, 12월[11]까지 한 달 차이로 다르게 말한 것이 보인다.

8체질 번역명칭의 여러가지 시도

『빛과 소금』 143호 1997년 2월	송암관 강연 1999년 10월	한동대 강연 1999년 11월	동의대 강연 1999년 12월	연세대 강연 2002년 5월
大腸性體質	腸實體質	腸性體質	大腸性體質	
肺性體質	肝性體質	肺性體質	肺強體質	
膵性體質	腎性體質	膵性體質	膵強體質	
胃性體質	胃實體質	胃性體質	胃強體質	
膽性體質	腸性體質	膽性體質	膽性體質	膽盈體質
肝性體質	肝實體質	肝性體質	肝性體質	肝盈體質
腎性體質	腎實體質	腎性體質	腎性體質	
膀胱性體質	胃性體質	膀胱性體質	膀胱強體質	

폐비간신의 길항구조

사상인의 장리(臟理)는 폐(肺)와 간(肝), 비(脾)와 신(腎)의 대소(大小)로 태소음양인(太少陰陽人)이 나누어짐을 말한다. 동무 공은 《수세보원》의 「사단론」에서 장리가 천품(天稟)이라고 했다. 천품이란 물론 부모로부터 유전(遺傳)한다는 뜻이다. 즉 예를 들면, 태양인과 소음인이 만난 부모 아래에서 태음인과 소양인은 태어날 수 없다.

금(金)/목(木)/토(土)/수(水)라는 네 용어를 달리 무어라고 부르든지 그것은 중요하지 않다. 8체질론이 동무 이제마가 창안한 [폐(肺/金) ⇌ 간(肝/木)]과 [췌(膵/土) ⇌ 신(腎/水)]의 길항구조(拮抗構造, Antagonism) 속에 그대로 놓여있다는 데 문제의 핵심이 있다. 그것은 바로 8체질의 유전법칙(遺傳法則)에 맞물려 있다. 금양체질과 토양체질이 만난 부모 아래에서는 금양체질과 금음체질, 토양체질과 토음체질 네 체질의 자식이 태어날 수 있다. 물론 금음체질 아래에서도 금양체질이 태어날 수 있다.

---

11) 「8체질의학론 개요」 『東方學志』 〈106집〉 연세대학교 국학연구원 1999. 12.

동무 공이 제시한 폐비간신의 길항구조는 위대한 발명이다. 인류 역사 최초의 체질의학은 이 구조로부터 시작된 것이다. 그러므로 금(金)/목(木)/토(土)/수(水) 네 가지를 다른 무엇으로 이름 짓고 양음(陽陰)이나 다른 도구를 써서 8체질로 구분한다고 해도, 유전법칙을 설명하려고 하면 도로 '넷'으로 되돌아와야만 한다. 그것은 권도원 선생이 동무 이제마 공에게 진 영원한 빚이다.

동무자주

권도원 선생이 1973년 9월에 발표한 체질침 「2차 논문」에는 동무 이제마 공이나 사상의학에 관한 언급이나 내용이 전혀 없다.[12] 그리고 자신이 만든 새로운 체계를 8체질론(the theory of 8 constitutions)이라고 하였다. 그러면서 '8체질 형성의 선천성'을 말한 것은 태소음양인의 네 가지 구조로부터 독립한다는 천명이다. 하지만 그렇다고 해도 8체질론의 뿌리가 사상인론이라는 사실이 변하는 것은 아니다.

8체질론의 출발은 8가지로 나눠진 사상인 병증론이다. 쉽게 말한다면 태소음양인의 한증과 열증 여덟 가지 구분이다. 권도원 선생은 여기에서 8가지의 병근을 도출했다. 이것이 8체질의 시작이다. 그러니 사상을 각각 두 가지로 더 가른 것이 8체질인 셈이다.

〈동무유고〉에 있는 「동무자주」에 천기(天機)를 설명한 내용이 있다.[13] 이 내용을 간단하게 요약하면 다음과 같다.

---

12) 「62 논문」에서 사상의학 언급
　　여기 한국에서 그러한 체질의학이 기원했다. 그것은 바로 사상체질의학이라는 것으로 약 70년 전인 1894년 4월 13일에 이제마라는 유명한 의사에 의하여 주창되었다. (번역)
　　「1차 논문」에서 이제마 언급
　　한국에는 환자를 네 가지 유형의 체질로 분류하여 치료하는 새로운 영역의 의학이 있다. 즉, 한국이 낳은 위대한 철학자인 이제마에 의하여 창작된 동의수세보원이라는 저술에 기초하는 의학이다. (번역)
13) 天機有四 一曰地方 二曰人倫 三曰世會 四曰天時
　　地方卽少陰 兌上絶西方也 人倫卽太陰 坎中連北方也
　　此兩方闘鎭右上 地有餘天不足之方 故一曰地方云
　　世會卽少陽 巽下絶東方也 天時卽太陽 离虛中南方也
　　此兩方闘鎭左下 天有餘地不滿之方 故四曰天時云
　　(이것은 원문의 내용과 순서를 필요에 따라 편집한 것이다.)

地方卽少陰 兌上絶西方也 人倫卽太陰 坎中連北方也

世會卽少陽 巽下絶東方也 天時卽太陽 离虛中南方也

즉, 천기는 넷으로 소음 태음 소양 태양 즉 사상(四象)이고, 이것을 나눈 기준은 방위이며 사상이 각각 네 방위에 배속되어 있다. 소양과 태양은 동남방이고 소음과 태음은 서북방이다. 이것은 지구에서 하루 동안 해(Sun)가 움직이는 길이기도 하다.

《수세보원》의 「성명론」에서 천기는 사람이 살아가는 환경적인 조건을 말한 것이다. 그것을 천시 세회 인륜 지방의 넷으로 구분했고 그런 환경조건의 차이를 「동무자주」에서 태소음양과 방위에 배속하여 설명했다. 천기가 그렇게 넷으로 나눠지므로 그런 환경에서 태소음양인이 탄생하고 사람의 행동양식도 넷으로 나뉜다고 본 것이다.

Hep.	Cho.	Pan.	Gas.	Pul.	Col.	Ren.	Ves.
木陽	木陰	土陽	土陰	金陽	金陰	水陽	水陰
坤	艮	坎	巽	乾	兌	離	震
䷁	䷗	䷜	䷸	䷀	䷹	䷝	䷲
太陰		少陽		太陽		少陰	

8체질과 8괘

괘상(卦象)으로 표시하면 사상인이 8체질로 분화된 관계를 잘 알 수 있다. '8체질과 8괘' 표는 사상인과 8체질의 관계를 나타낸다. 태음에서 곤(坤)과 간(艮)으로, 소양에서 감(坎)과 손(巽)으로, 태양에서 건(乾)과 태(兌)로, 소음에서 리(離)와 진(震)으로 분화되었고 그것이 각각 8체질이다. 즉 태음인은 목양체질(Hep.)과 목음체질(Cho.), 소양인은 토양체질(Pan.)과 토음체질(Gas.), 태양인은 금양체질(Pul.)과 금음체질(Col.), 소음인은 수양체질(Ren.)과 수음체질(Ves.)이다.

사람에게서 8체질이란 여덟 가지로 다른 내장구조(內臟構造)를 말한다.[14]

---

14) 「화리」
　　주) 5. 인체는 선천적으로 각 장기들의 생기의 강약 배열을 달리하는 여덟 개의 구조로 나누는데, 그 것들을 8체질이라고 한다.

8체질론의 뿌리가 사상인론이라는 것은 8체질론이 동무 공이 제시한 폐비간신의 길항구조를 그대로 물려받았다는 뜻이다. 이 길항구조는 태소음양인의 장기대소이며 또한 8체질 내장구조의 기본이 된다.

9

8체질의 특징

8체질배열도

8체질은 목양체질, 목음체질, 토양체질, 토음체질, 금양체질, 금음체질, 수양체질, 수음체질의 여덟 체질이다. 다음 페이지의 그림은 8체질배열도[1]이다. 이 그림에서 8체질이 배열된 기준은 방위이다. 동서남북과 북동, 남동, 남서, 북서, 이렇게 8방위에 각각 8체질이 배치되어 있다. 그림에서 맨 위 북쪽에 수음체질이 있다. 그리고 시계 방향으로 돌면서 북동쪽에 목양체질, 동쪽에 목음체질, 남동쪽에 토양체질, 남쪽에 토음체질, 남서쪽에 금양체질, 서쪽에 금음체질, 북서쪽에 수양체질이 있다. 8체질은 절기와도 연결되는데, 목양체질은 입춘, 목음체질은 춘분, 토양체질은 입하, 토음체질은 하지, 금양체질은 입추, 금음체질은 추분, 수양체질은 입동, 수음체질은 동지와 연결한다. 이 절기는 지구에서 바라보는 태양의 길, 즉 황도에서 태양의 위치를 나타내는 것이다. 8체질의 처지에서 보면 8체질이 태양과 맺는 관계와 조건이 각각 다르다는 뜻이다.

방위로 보면 정반대 쪽에 있는 목양체질과 금양체질, 목음체질과 금음체질, 토양체질과 수양체질, 토음체질과 수음체질은 해당 체질이 가지고 있는 모든 구

---

1) 2010년에 수유동에 있던 인수한의원에 찾아가서, 제4대 사상체질의학회 회장을 맡기도 했던 고(故) 최병일 원장을 만난 적이 있다. 최병일 원장은 경희대학교 19기 졸업생으로 학부시절인 1971년에, 당시에 경희대학교 대학원에 재직하던 권도원 선생이 진행한 임상특강을 들었고, 동급생이던 강명자 김기창과 함께 한국체질침학회에서 활동하기도 했다. 최병일 원장도 이 그림을 알고 있었다. 그러니까 이 그림은 1970년대 초반에 이미 성립해 있었다고 추측할 수 있다.

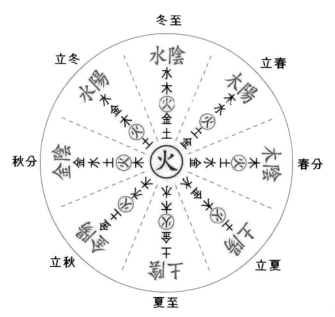

8체질배열도

조와 특징이 정반대이다. 이 네 쌍에서 정반대의 두 체질 사이에는 내장구조, 성격, 외모, 체형, 재능 등에서 공통점이 하나도 없다. 목양체질과 수음체질, 목음체질과 토양체질, 토음체질과 금양체질, 금음체질과 수양체질처럼 옆에 붙은 체질끼리는 서로 닮았다. 공통점이 있다는 얘기다. 체질이름으로만 보면 수양체질과 수음체질이, 목양체질과 목음체질이, 토양체질과 토음체질이, 금양체질과 금음체질이 많이 닮은 것처럼 보일 수 있다. 하지만 사실은 수양체질과 수음체질보다는 수음체질과 목양체질이 더 닮았고, 수양체질과 금음체질이 더 비슷하다. 또 토양체질과 토음체질보다는 토양체질과 목음체질이 더 비슷하고, 토음체질과 금양체질이 더 닮았다.

체질이름에서 보이는 비슷함은 8체질의 유전과 깊은 관계가 있다. 예를 들면 목양체질인 아버지와 토양체질인 어머니 사이에서는 수양체질과 수음체질, 금양체질과 금음체질은 태어나지 않는다. 또 금양체질인 아버지와 토양체질인 어머니 사이에서는 금양체질, 금음체질, 토양체질, 토음체질의 네 체질이 나올 수 있다. 보통 자녀가 두 명인 경우에는 아버지와 어머니의 체질을 각각 물려받고, 형제가 많아질수록 네 가지 체질이 골고루 나올 확률이 높아진다.

이 그림은 기본적으로 8체질을 여덟 방향으로 나누어 배치한 구조를 가지고 있다. 중앙에는 큰 불(火)이 있고 8체질 각각의 내장구조를 오행으로 표시하고 있다. 불에 대해서 말한다면 중앙에 큰 원으로 표시한 불은 상화(相火)이고, 8체질의 내장구조에 각기 작은 원으로 표시된 화(火)는 자화(自火)를 나타낸다. 우리 지구가 속한 태양계의 상화는 태양이므로 중앙원의 화는 바로 태양이다. 그러니 이 그림은 또 태양과 지구 그리고 8체질의 관계를 표현하고 있다는 것을 알 수 있다.

그리고 8체질 각각에 내장구조 배열이 오행으로 표시되어 있다. 체질이름 밑에 최강장기의 오행 속성이 있고 중심을 향해 서열대로 배치되었다. 권도원 선생은 이 그림을 그려두고 8체질 내장구조 배열 원리를 설명했다고 한다. 2010년에 이 그림의 원안을 내게 전해주었던 대구시 고신한의원의 서용원 원장도 그렇게 전했고, 최병일 원장도 한국체질침학회에서 활동할 당시에 그런 이야기를 권도원 선생으로부터 들었다고 했다. 만약에 최병일 원장의 증언대로 1970년대 초반에 이 그림을 가지고 권도원 선생이 8체질의 내장구조를 설명했다면, 그때 이미 현재의 내장구조가 확정된 상태였다는 의미가 된다. 나는 8체질 내장구조의 두 번째 변화가 「2차 논문」이 발표된 시기인 1973년에 이미 이루어졌다고, 2013년에 『학습 8체질의학 Ⅱ』를 통해서 주장한 바 있다.[2]

권도원 선생의 설명은, 수(水)와 토(土), 그리고 금(金)과 목(木)은 최강(最强)과 최약(最弱)의 자리에 설 수 있으나 화(火)는 최강이나 최약의 자리에 올 수 없다. 수음체질을 예로 든다면 수음체질은 수가 최강장기이고, 수와 목이 가까우니 그 다음이 되고, 수와 가장 먼 곳에 있는 토가 최약장기가 된다. 그 다음은 토와 가까운 금이 되며, 화는 중간이 된다. 즉 기준 방향에서 가까운 순서대로 배열하고 제일 먼 것이 마지막이 된다. 이때 제1강장기와 제2강장기, 그리고 제1약장기와 제2약장기는 상생관계에 있다. 중간장기의 강약은 병근(病根) 장기 쪽으로 기운다. 그래서 최강장기가 병근인 목양체질, 수양체질, 금음체질, 토음체질은 중간장기가 강한 쪽으로 치우쳐 있고, 최약장기가 병근인 목음체질, 수음체질, 금양체질, 토양체질은 중간장기가 약한 쪽으로 치우쳐 있다. 바깥 원의 테두리에서 해당 체질이 점하는 1/8 부분에 그 체질에 속한 개인들이 수많은 점으로 나열되어 있다고 보면 된다.

---

2) 이강재, 『학습 8체질의학 Ⅱ』 행림서원 2013. 10. 5. p.26~29

수양체질과 수음체질을 합쳐서 소음인(少陰人)이라고 할 수 있지만 그것은 사상인(四象人)으로 그룹을 지었을 때의 문제이고, 사실 내장구조 배열로 본다면 수음체질은 수양체질보다는 목양체질과 더 가깝다. 이렇게 이어졌다고 한다.

　8체질론에서 음양오행론을 보는 관점은 전통적인 동양학의 그것과는 다르다. 8체질론에서 음(陰)은 양(陽)의 상대자로서가 아니라 단지 양의 보조자이다. 양(陽)은 볕이다. 양이 있으므로 음이 의미 있는 것이지, 양이 없다면 음은 자체로 하등의 소용이 없게 된다. 오행 또한 양이 변화되는 과정과 순환하는 단계를 표현한 것이다. 볕의 증감에 따라 계절이 변하고, 식물이 생멸하고, 동물은 적응한다. 그런 현상들이 각각의 과정과 단계에 따라 목화토금수(木火土金水)로 상징되어 있다. 인체에서 오행은 자화를 분해한 것으로 각각 자화를 이루는 요소인데, 그것들의 실체는 바로 10장부(臟腑)이다. 환언하면 10장부가 만들어내는 생기(生氣)의 총합이 자화(自火)인 것이다.

木		火		土		金		水	
I	II	III	IV	V	VI	VII	VIII	IX	X
肝	膽	心	小腸	膵	胃	肺	大腸	腎	膀胱

　8체질은 크게 교감신경긴장체질과 부교감신경긴장체질로 나눌 수 있는데, 금양체질 금음체질 수양체질 수음체질은 전자이고, 목양체질 목음체질 토양체질 토음체질은 후자이다. 이때 부교감신경긴장체질은 심장이 강한 쪽이고 교감신경긴장체질은 심장이 약한 쪽이다. 아래 표는 각 체질에서 심장의 위치가 어떻게 변화하

8체질 내장구조에서 심장의 위치

Hep.		Cho.		Pan.		Gas.		Pul.		Col.		Ren.		Ves.	
木	1	木	2	土	5	土	6	金	7	金	8	水	9	水	10
水	9	㊌	4	㊌	3	金	8	土	5	水	10	金	7	木	2
㊌	3	土	6	木	1	㊌	4	㊌	3	土	6	木	1	㊌	4
土	5	水	10	金	7	木	2	水	9	㊌	4	㊌	3	金	8
金	7	金	8	水	9	水	10	木	1	木	2	土	5	土	6

는지 잘 보여준다.

앞 장에서 태양계 행성과 체질의 이름이 어떤 관계인지 말했다. 지구를 기준으로 수성과 금성은 태양 가까이에 있고, 목성과 토성은 태양에서 멀다. 수성과 금성을 묶고 목성과 토성을 묶어서 비교하면, 수성과 금성은 태양의 영향력이 상대적으로 더 강하고, 목성과 토성은 태양의 영향력이 상대적으로 더 약하다고 가정할수 있을 것이다. 이것이 8체질론과 8체질의학을 기본적으로 떠받치고 있는 권도원 선생의 통찰인데 8체질적 치료이론의 바탕이다.

8체질의 특징

여기에서 표를 통해서 제시하는 8체질 각각의 특징은, 2015년에 나온『8체질이 뭐지, 내 체질은 뭘까?』에 실린 것이다. 2015년 1학기에 성공회대학교 교양학부에서 8체질론을 주제로 강의를 하기로 예정되어 있었다. 그래서 강의 교재로 쓰려고 2월에 이 책을 만들었다. 이후에 절판이 되어, 2017년 12월에 행림서원에서『개념8체질』이란 제목으로 다시 펴내면서 책 끝에 '8체질 특징표'를 붙여 넣었다

『8체질이 뭐지, 내 체질은 뭘까?』에 대한 100자평 중에 이런 내용이 있다. "이 책을 처음 봤을 땐 좀 실망했다. 성격으로 체질을 안다?" 또 다른 서평에서 "맥(脈)으로 체질을 확정하기 전에는 체질별 특징은 관찰하지 않는다."고 쓴 동료가 있었다. 이런 의문 제기와 오해는 일차적으로 책 제목 때문이다. 책 제목만 보면 이 책을 읽으면 자기 체질이 무엇인지 알게 될 것만 같다. 그리고 책 내용은 각 체질의 특징을 관찰한 것이고, 챕터의 말미에는 해당 체질에 관한 것이 표로 정리되어 있으니 말이다.

이 책이 초고 상태였을 때 제목은 '체질이란 다름이다'였다. 2014년 12월에 출판을 추진하던 때에 한 중견출판사와 협의를 하게 되었는데, 편집장은 이 원고의 성격을 건강실용서로 오해했다. 그리고는 독자가 체질을 자가감별할 수 있도록 원고에 설문지를 추가하자고 권고했다. 그런데 이미 시중에는 주석원 원장이 2009년에 쓴『나의 체질은 무엇인가?』가 나와 있었다. 동일한 주제로 같은 목적을 가진 책을 중복해서 만들 필요는 없는 것이고, 무엇보다도 나의 원고는 건강실용서와는

어울리지 않았다.

8체질론의 출발은 '체질침'이다. 체질침은 질병을 치료하는 도구이다. 그러니 8체질론의 창시자인 권도원 선생은 늘 질병을 가진 사람들만을 만나왔다고도 할 수 있다. 그래서 각 체질의 병리적 특성이나 특징적인 질병에 대한 정보는 비교적 잘 정리되어 있는 편이다. 반면에 생리적인 특성에 관한 내용은 상대적으로 취약하고, 창시자에 의해 '희소하다'고 규정된 토음체질에 관한 정보는 지극히 제한적이었다.

권도원 선생은 "체질이란 다름"이라고 천명했다. 나는 이 주제가 좀 더 도드라지도록 각 체질의 특징을 자세하고 구체적이며 생생하게 표현하고 싶었다. 그래서 각 체질에서 발휘되는 '다름'에 집중했다. 기존의 정보에서 부족한 8체질 각각의 생리적인 특징이나 개성에 관한 내용을, 살아오면서 경험한 사례들과 8체질론을 공부하면서 주변을 관찰하고 궁리했던 과제들에 녹여서 에세이 형식으로 기술했다.

개정판의 제목이 『개념8체질』이 된 것은, 이 책이 지향하는 바가 '8체질의 존재에 관한 개념'이라는 뜻이다. 2013년 3월부터 시작했던 「의료인을 위한 체질학교」에 참가하는 동료들 중에서 오래도록 8체질 임상을 한다고 하면서도 사실 8체질 각각에 관한 개념은 부족한 경우를 많이 보았다. 잘못 인식된 개념에 휘둘리는 경우도 있었다. 이 책은 8체질을 감별하기 위한 지침서가 아니다. 8체질에 대한 개념 정립을 돕기 위한 책이다.

체형	머리가 크다.		
	흉곽이 넓다.		
	목덜미와 어깨부분이 발달했다.		
	건강하면 피부가 아주 매끄럽고 부드럽다.		
감정 성품 성향 태도	섬세하다.		독선적이다.
	낯을 가린다.		남에게 책임을 돌리는 경향이 있다.
	은둔 성향이다.		상대방 칭찬을 잘 안 한다.
	사교적이지 않다.		자과벽이 있다.
	비현실적이다.		오만하다.
	순수하다.		무례하다.
	직설적이다.		현실을 왜곡시킨다.
	자기만의 세계를 추구한다.		고집불통이다.
	타인에게 굴복 당하려 하지 않는다.		좋지 않은 것(不好)에 예민하다.
기호 취미	명상이나 기수련 같은 것에 관심이 많다.		
	채식을 즐긴다.		
신체 질병	알레르기성 질환이 많다. (천식, 비염, 피부염)		
	저혈압 상태인 것이 좋다.		
	낮은 베개가 이롭다.		
	척추가 약하다.		
	밀가루 음식에 예민하다.		
	커피에 예민하다.		
재능	창의적이다.	운동	탁구, 배드민턴, 수영, 펜싱
	통찰력이 있다.	음악	작곡가, 성악가, 가수
	직관력이 있다.	과학	물리학, 수학, 발명가
	청각이 발달했다.		
	어학에 재능이 있다.		
	음감이 뛰어나다.		
위험 질환	금니(金齒)가 몸에 해롭다.		
	약물 부작용이 잘 일어난다.		
	아토피성 피부염		
	골수성 백혈병		
	재생불량성 빈혈		

금음체질의 특징

체형	흉곽이 발달했다.		
	무사형의 얼굴로 무서운 인상이다.		
감정 성품 성향 태도	냉정하다.(냉철하다.)		옳은 일에 목숨을 아끼지 않는다.(義人)
	비판적이다.(독설)		자기절제적이다.
	치밀하다.		여성의 경우 사교적이고 활발한 경우도 많다.
	직관적이다.		쉽게 흥분하지 않는다.
	정치적인 야망이 있다.		침착하다.
	건강하면 관대하다.		
기호 취미	신품을 선호하는데 빨리 구입하지는 않는다.(lazy adopter)		
	대식가이다.		
	대주가이다.		
	정력가이다.		
신체 질병	뼈 무게가 높다.		
	폐활량이 크다.		
	강골이다.		
	건강이 나빠지면 화를 참지 못한다.		
	눈매가 날카롭다.		
재능	폐활량이 크고, 음감이 좋다.	음악	가수, 연주가
	심장이 쉽게 흥분하지 않는다.	직업	정치인, 경제학자, 프로그래머
	연설을 잘 한다.(대중선동)	체육	마라톤, 수영, 무술, 무용, 격투기
	겁이 없고 강골이다.	문학	평론가
	상체가 발달했다.	미술	시각디자인
	비판적이다.		
위험 질환	파킨슨병		
	알츠하이머병		
	루게릭병		
	궤양성대장염		
	크론병		
	대장암		

체형	눈사람 체형이다. (어깨가 좁고 배 둘레가 넓다.)		
	둥글둥글하게 생겼다.		
	살이 잘 찐다.		
감정 성품 성향 태도	과묵하다.	보수적이다.	
	속을 잘 알 수 없다.	음흉하다.	
	너그럽고 포용력이 있다.	권위적이다.	
	얼굴에 감정 변화가 나타나지 않는다.	거만하다.	
	노래를 잘 하지 못한다.	느리다.	
	미성(美聲)이다.	게으르다.	
	현실적이다.	둔하다.	
	투기적 성향이 있다.	허풍이 있다.	
	창의성과 예술적인 재능은 부족하다.	푼수기가 있다.	
기호 취미	사업구상		
	재테크		
	수집(비싸고 큰 물건)		
신체 질병	건강하면 땀이 많다.		
	고혈압 상태인 것이 좋다.		
	높은 베개가 좋다.		
	말을 많이 하면 피곤하다.		
	호흡이 짧다.		
	생선을 먹으면 생목이 오른다.		
	복숭아를 먹으면 속이 쓰리다.		
재능	대기만성형이다.	직업	제빵사, 요리사, 요리연구가,
	후각이 발달했다.		사업가, 증권투자가, 갬블러
	비즈니스 감각이 좋다.	체육	유도, 씨름, 구기종목의 골키퍼
위험 질환	중풍, 심혈관질환		
	비만		
	포도당 중독		
	통풍, 류마티스성 관절염		
	건선		
	우울증, 환각증		

목음체질의 특징

체형	팔과 다리가 길다.			
	둥글둥글하게 생겼다.			
	흉곽이 좁고 복강 쪽이 넓다.			
	어깨가 좁다.			
	목이 길다.			
감정 성품 성향 태도	예민하다.	급하다.		
	즉흥적이다.	겁이 많다.		
	몽상가이다.	좋은 것에 쉽게 빠진다.(몰입경향)		
	현실적이다.	거만하다.		
	게으르다.	폼 잡으려고 한다.		
	느리다.	분위기 파악을 잘 한다.		
	쉽게 흥분한다.	눈치가 빠르다.		
	복수심이 있다.	비교적 언변이 좋지는 못하다.		
	상처를 잘 받는다.	능청스럽다.		
	남에게 아쉬운 소리를 잘 못한다.	독하지 못하다.		
	허풍이 있다.			
기호 취미	꼼꼼하고 정리정돈을 잘 한다.			
	수집벽 : 우표, 동전, 책, 지폐, 기념품, 등 소품(小品)			
	몽상가적 기질이 있다.			
신체 질병	호흡이 짧다.			
	과민성 대장이다.			
	배탈이 잘 난다.			
	배가 불편하면 잠을 방해한다.			
	보통 대변이 묽은 편이다.			
	건강하면 대변을 굵게 자주 본다.			
재능	몽상가이다.	문학	시인, 수필가, 작가	
	감수성이 뛰어나다.	체육	야구의 투수, 골프, 축구	
	기획력이 있다.	직업	기획가, 정보분석가, 도서관 사서, 교사, 역사연구가	
위험 질환	알콜중독			
	우울증			
	조울증			

체형	몸통은 세장형(細長型)이다.	
	여성은 아담하고 몸매가 곱다.	
	어깨가 넓고 골반이 발달했다. (탄력적인 엉덩이를 가졌다.)	
감정 성품 성향 태도	회의적이다.	돌다리도 두드려보고 건너는, 삶의 기본 태도가 의심이다.
	냉소적이다.	비관적이다. 이간질하려는 욕구가 있다.
	비평적이다.	자신의 틀에 맞지 않으면 지적을 해야 한다.
	원론적이다.	원리원칙에 투철하다.
	객관적이다.	정해진 논리에 의해 사실로 드러나는 것을 선호한다.
	실용적이다.	실제로 필요하지 않은 것을 바라지 않는다.
	실리적이다.	자신의 이익을 우선한다.
	소극적이다.	먼저 나서지 않는다.
	현실적이다.	허황한 생각을 하지 않는다. 도박과 투기적인 일에는 부적합.
	보수적이다.	안정적이고 현실적인 것을 좋아한다.
	직관적이다.	다른 사람이 가진 논리의 허점을 잘 파고든다.
	현실안주형	세계가 좁다. 밖으로 돌아다니는 것을 즐기지 않는다.
	심사숙고형	확인하고 또 확인한다.
	침착하다.	쉽게 흥분하지 않는다.
	순발력 부족	속도가 필요한 일에는 적합하지 않다. 임기응변에 능하지 않음
	언변 부족	말솜씨가 없는 편이고, 표현이 장황하다.
	비사교적	대인관계가 제한적이다.
	계획적이다.	계획대로 정해진 과정을 따라 진행되는 것을 선호한다.
	색채감각부족	패션 감각이 부족하다.
기호 취미	냉수마찰	
	수영	
	바느질, 뜨개질	
	가계부 작성	
	돈(錢)을 중요하게 생각한다.	
신체 질병	변비가 있으나 질병이 아니다.	
	햇빛 아래 오래 노출되면 땀을 흘리며 쓰러진다. (일사병)	
	대인공포증	
	땀을 흘리면 힘이 빠지고 지침.	
재능	체육	기계체조, 오래달리기, 축구(미드필더), 수영(다이빙), 피겨스케이팅
	예술	가수, 대중소설가
	직업	회계사, 통계학자, 은행가, 드라마작가, 연기자, 운동경기 심판, 법률가
위험 질환	불안신경증, 강박신경증	
	신장염	

신체	마른 체형이다.
	상체보다 하체가 퉁퉁할 수 있다.
	심하늑각(心下肋角)이 예각(銳角)이다.
	눈꼬리가 처져있다.
	어깨가 좁다.
	눈이 눈물을 머금고 있는 듯하다.
	가슴이 자주 두근거리고 불안할 때가 많다.
성향 태도	말이 느리고 음성 톤이 낮다.
	내성적이고 소극적이고 느리다.
	무리에 끼어 있어도 별 개성이 없다.
	존재감이 없고 강렬함이 없다.
	어느 모임에 가도 그곳에 맞춰주는 사람이다.
	조용하고 넉넉하고 잘 참는다.
	마치 물처럼 주위에 잘 스며든다.
	다른 사람의 이야기를 잘 들어준다.
	주변에 대해 좋고 나쁨의 판단을 잘 하지 않는다.
	수양체질과 비교하면 주변에 대해 조금 헐렁한 면이나 여유가 있다.
	수양체질과 비교하면 결벽적의 경향은 별로 없다.
	줄거리를 말할 때 주위 배경을 시시콜콜하게 전한다. 핵심만 전달하지 못한다.
	24시간 고민한다.
	고민의 연속이라 결정이나 판단이 어렵다.
	무엇을 준비해야 하는데, 일찍 끝내고 시간이 남아도 그것을 계속 걱정한다.
기호	맛집에 관심이 없다.
	식탐이 없다.
	야식을 이해할 수 없다.
	색채 감각이 무뎌서 옷을 고르더라도 아래와 위의 조합이 어색한 것을 고른다.
	노란색이 어울린다.
불편	항상 소화문제로 고생한다.(위하수 경향)
	잘 토한다.
	설사가 잦다.
	트림을 자주 한다.

체격	가슴이 발달했다.		
	역삼각형이다.		
감정 성품 성향 태도	급하다.	허풍이 심하다.	
	호기심이 많다.	실속이 없다.	
	오지랖이 넓다.	변덕이 심하다.	
	사교적이다.	말실수가 잦다.	
	예민하다.	경솔하다.	
	봉사심이 있다.	뾰족한 물건에 공포가 있다.	
	외향적이다.	엉덩이가 가볍고 활동적이다.	
	낙천적이다.	뒷마무리가 안 된다.	
	솔직하다.	친절하다.	
	직설적이다.	거짓말을 잘 한다.	
	자기 표출적이다.	과장한다.(엄살이 심하다.)	
기호 취미	신품과 고급품을 선호한다.(early adopter)		
	화려한 것을 좋아한다.		
	미식가이다.		
신체 질병	식욕이 좋다.		
	잘 먹는다.		
	소화력이 좋다.		
	하체보다 상체가 발달했다.		
	골반이 빈약하다.		
	건망증이 있다.		
	눈이 반짝거린다.		
	별다른 이유 없이 불임이 된다.		
	저혈압이면 좋다.		
	발이 빠르다.		
	건강 상태가 나빠지면 겁이 많아지고, 의심이 잘 생긴다. (건강염려증)		
재능	말솜씨가 좋다. 재치가 있다.	방송	아나운서, MC, 쇼핑호스트
	발이 빠르다. 순발력이 있다.	체육	단거리 달리기, 넓이뛰기, 축구
	헌신적이다. 낙천적이다.	사회	봉사단, 선교사
	색채감각이 좋다. 표출적이다.	직업	화가, 패션디자이너, 기계제작,
	손재주가 좋다.		영업직, 시장 개척
위험 질환	불임증		
	당뇨병		
	백반증		

토음체질의 특징

신체	보통은 체격이 작다.
	마르고 여윈 모습이고, 빼빼하고 가늘다.(특히 여성)
	상체(흉곽)가 발달하였고 허리 부위가 빈약하다.
	눈매가 날카롭다.
	입이 작고 입술이 얇다.
	피부가 부드러운 편이다.
	건강이 나빠지면 피부가 건조해진다.
	오목 가슴인 경우가 있다.
성격 성향 태도	강직하고 의리가 있다.
	솔직 담백하고 꾸밈(가식)이 없다.
	아부를 싫어한다.
	예민하고 급하다.
	재물보다는 명예가 우선이다.
	비판적이다.
	투기 성향은 없다.
	불의를 참지 못한다.
	차가운 분위기이고 쉽게 흥분하지 않는다.
	자신의 논리를 조목조목 표현을 잘 한다.
	남의 잘못을 쉽게 용서한다.
	봉사적이고 활동적이다.
	새 것에 대한 호기심이 강하다.(특정한 종류)
	수줍음이 있다.
기호 재능	오락과 투기에 소질이 없다.
	시각이 발달하였다.
	미술에 재능이 있다.
음식 약물 반응	약이나 음식의 부작용이 나기 쉽다.
	페니실린 쇼크의 경험이 있다.
	매운 것에 예민하다.
	식사를 규칙적으로 하지 않으면 좋지 않다.
	온수욕이 좋다.
	커피 마시면 예민하다.
	좋은 반응 : 채식, 해산물, 돼지고기
	나쁜 반응 : 사과, 귤, 수박, 인삼, 생마늘, 도라지, 미역, 김, 찹쌀, 현미, 닭고기
	적합한 체질 처방 : 소양인 지황백호탕, 양격산화탕, 형방사백산
위험 질환	소변빈삭이나 방광염이 잘 온다.
	골반통이나 고관절 통증이 잘 온다.
	컨디션이 나쁘면 대변이 가늘어진다.

10

생리와 병리

사상인의 한열병증

동무 공 사후에 함흥에 있던 제자들 사이에서는,《수세보원》의 병증론(病證論)처럼 사상인을 다시 한증(寒證)과 열증(熱證)으로 나누어서 여덟 가지 병증 체계로 보는 흐름이 형성되었다고 한다. 이런 인식을 한국전쟁이 일어나기 전부터 함흥과 교류했던 이현재 선생이 이어받았다. 사상의약보급회나 사상의학회의 회원모임에서 신입회원이 있으면, '저는 소양인 한증이고 평소에 형방지황탕을 먹습니다.' 이런 방식으로 자기소개를 했다는 것이다. 이러면 회장인 이현재 선생이 회원들을 향해서 '이렇게 생긴 사람이 소양인 한증이니 이 사람의 용모(容貌)를 잘 살펴보고 말투(詞氣)를 주의 깊게 보라.'고 당부했다는 것이다. 동무 공으로부터 계문(戒文)을 받았던[1] 성운(成雲)의 가르침을 이었고[2], 『성리임상론』[3]을 지은 김주[4] 선생은 자신만의 '한열 구분법'을 발전시켰고 임상가의 후학들에게 큰 영향을 미쳤다.

---

1) '계소음인', 『동무유고』 해동의학사 1999. p.140
2) 성운은 김주 선생의 부친이 집에 모신 사상의학 스승이었다. 그리고 김주 선생은 부친에게서 배웠다.
3) 김주, 『성리임상론』 대성문화사 1997. 11. 5.
4) 金洲(1936. 8.~2023. 4.)

8이라는 프레임

넷이라는 구조에 사로잡혀서 계속 그런 틀 안에서 보는 것과, 그로부터 더 나아가 넷을 둘로 나누어서 여덟을 상정하는 인식의 차이는 크다. 그런데 사상의학 임상가에서 한증과 열증의 구분에 집중하는 것은 용약의 구분 때문이다. 한증과 열증에 따라서 처방의 계통이 달라지니 그렇다. 때로는 약과 처방이 한증과 열증의 경계를 넘어가기도 한다. 그래서 사상인에서 한열로 나눈 8개 병증이 독자적이고 명확한 하나의 카테고리로 성립한다는 단계로 나아가지는 않았다. 태소음양인(太少陰陽人)이라는 네 개의 구조는 공고했다.

사상의약보급회 시절부터 이현재 선생의 가르침을 받았던, 권도원 선생의 출발에서도 인식은 비슷했다. 다만 그는 '8'에 더 적극적으로 매달렸다. 「62 논문」에서는 사상인의 명칭을 그대로 사용했는데, 병증을 1증과 2증으로 나누고 체질침 치료처방의 체계는 8가지로 확실하게 구분했다. 1965년의 「1차 논문」에서는 장질(臟質)과 부질(腑質)[5]로 구분했고, 1973년에 발표한 「2차 논문」에서 비로소 '8체질'을 천명했다.[6]

8태

1971년에 권도원 선생은 경희한의대 본과 4학년의 임상특강을 맡았다. 당시 강의를 들었던 최병일[7] 원장은 수업 내용을 받아 쓴 노트를 오래도록 간직하고 있었다. 이 노트에서는 사상인이 수상체질(水象體質), 목상체질(木象體質), 토상체질(土象體質), 금상체질(金象體質)로 되어 있다.[8] 그리고 '사상체질 각각 이분(二分)하여 팔태(八

---

5) 장질(臟質, Zang-temperament) / 부질(腑質, Fu-temperament)
6) '1증과 2증'은 병리적인 구분이고, '장질과 부질'은 생리적인 구분이라고 할 수 있다. '1증과 2증'은 '1병형(病型)과 2병형'으로, 장질은 양체질(陽體質) 부질은 음체질(陰體質)이 되었다.
7) 최병일 원장은 2014년 6월 19일에 작고하였다.
8) 노트의 내용으로 보면, 1972년 6월이 되어 정식으로 'OO체질'이라는 명칭을 사용하기 이전에 이미 체질을 적극적으로 사용했었다는 것을 알 수 있다. 그러다가 장질을 양체질로, 부질을 음체질로 하게 되었던 것이다. 즉, 이를테면 '수상인 장질'에서 '수상체질 장질'로 그리고 '수양체질'이 된 과정을 최병일의 노트가 증거하고 있는 셈이다. 그러니까 임상특강이 열린 1971년에는 체질맥도의 이주송맥도처럼 과도기적인 명칭이 있었던 것이다.

態)'라고 적혀 있다. 즉 8태란 사상인(四象人)을 각각 장질과 부질로 나눈 것이다.

또 장(臟)은 filled organ이고 부(腑)는 canaled organ이라고 하였다. 이것은 장은 가득 차 있는 장기이고 부는 속이 빈 관(管)이라는 것이다. 장과 부의 구분에 관한 권도원 선생의 독창적인 인식이다. 이것은 장양부음론(臟陽腑陰論)으로 이어진다.

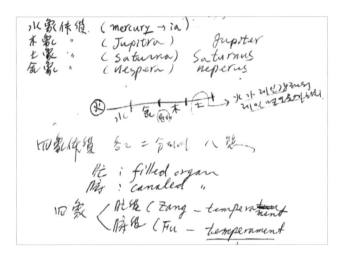

최병일 노트

장질과 부질

8체질의학에서 장계[9]는 심(心), 폐(肺), 간(肝), 췌(膵)[10], 신(腎)이고, 부계[11]는 담(膽), 위(胃), 소장(小腸), 대장(大腸), 방광(膀胱)이다.[12] 장질은 장계의 차이(差等)가 특징적(더 엄격함)으로 나타나고, 부질은 부계의 차이가 특징적으로 나타난다.[13] 여기에 심포(心包)와 삼초(三焦)를 합하면 6장6부이다. 심포와 삼초는 무형(無形)의 장기이다.

전통 한의학적 개념의 장(臟)은 8체질의학에서 내실장기(內實臟器, solid organ) 혹은 중실장기(中實臟器), 중실오장(中實五臟)이라고 한다. 부(腑)는 내공장기(內空臟器, hollow

---

9) 臟系(Chang-System)
10) 전통한의학에서는 오장에 비장(脾臟)을 넣고 영문은 Spleen으로 쓰는데 이는 합당하지 않다. 오장에는 췌장(膵臟, Pancreas)이 들어가는 것이 맞다.
11) 腑系(Bhu-System)
12) 인체의 상부로부터 아래로 내려가면서 장기가 위치한 차례이다.
13) Dowon Kuan, 「A Study of Constitution-Acupuncture」 p.7~9

organ) 혹은 중공장기(中空臟器), 중공오부(中空五腑)라고 한다.

병근

권도원 선생은 《수세보원》의 병증론이 한증과 열증으로 나뉜 것에 우선 주목했다. 《수세보원》의 구본에서 병증론 편명은 외감병(外感病)과 내촉병(內觸病)이었다.[14] 신본에서 소양인, 소음인, 태음인의 병증론은 한증과 열증으로 바뀌었다. 물론 편명도 변경되었다. 권도원 선생은 동무 공이 신본에서 구본의 병증론 편명을 바꾸게 된 사고의 흐름에 대해 궁리했다. 태음인의 「위완수한표한병론」에서 사용되는 처방인 태음조위탕이나 조위승청탕을 분석했다. 권도원 선생은 이 처방들이 위완(胃脘)이 아니라 대장병을 목표로 적용된다고 판단했다. 태음인 한증에서 취약한 장기는 위완이 아니라 근본적으로는 대장이라고 본 것이다. 이렇게 사상인의 한열병증에서 8가지의 병근(病根)이 도출되었다. 병근의 도출도 중요하지만 병근이 '8가지'라는 것이 더 중요하다.

내장구조

병근은 내장구조와도 밀접하게 연관되어 있다. 《수세보원》의 「확충론」에 사상인의 사장대소(四臟大小)에 관한 단서가 있다. 권도원 선생이 이 사장대소에 심장이 들어갈 위치를 정했다. 이것은 오행의 원리로 체질침을 운용할 필수적인 작업이었다. 1962년 9월 7일에 탈고한 「62 논문」에 적용된 내장구조는 1963년에 첫 번째로 변경되었고,[15] 1973년에 두 번째로 바뀌었다. 그리고 그 내장구조는 1985년에 「영양학회 논문」을 통해서 공식적으로 보고되었다. 이후에 두 번째로 변경된 내장구조가 그대로 확정되었다.

8체질이란 여덟 가지의 내장구조를 말한다.[16] 내장구조란 장기의 강약서열이

---

14) 《수세보원》의 태양인 병증론은 신본에서 수정되거나 보완되지 않고 구본의 내용을 그대로 유지하고 있다.

15) 1965년에 「1차 논문」을 통해서 첫 번째로 바뀐 내장구조가 공식적으로 보고되었다.

16) "8체질이란 심장, 폐장, 췌장, 간장, 신장, 소장, 대장, 위, 담낭, 방광 그리고 자율신경의 교감신경, 부

기도 하다. 최강장기, 2강장기, 중간장기,[17] 2약장기, 최약장기의 순서이다. 8체질의 명칭은 각 체질의 최강장기에서 유래한 것이다. 예를 들어 목양(木陽)은 간(肝)이고 목음(木陰)은 담(膽)이다. 목양체질(Hepatonia)은 간이 가장 강한 사람이라는 뜻이다.[18]

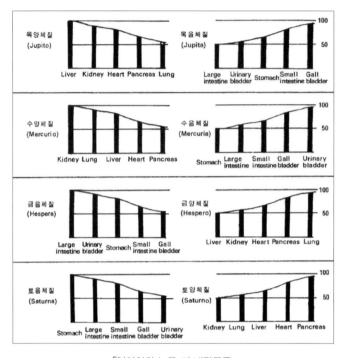

「영양학회 논문」의 내장구조

　　교감신경의 12기관의 기능적인 강약배열의 8개 구조를 말한다."
　　8체질을 압시다, 『빛과 소금』〈113호〉 두란노서원 1994. 8. p.116
17) 중간장기의 강약(強弱)은 병근이 되는 장기의 강약에 따라 약간 기운다. 예를 들어, 수양체질의 경우에 간이 중간장기이다. 수양체질에서는 최강장기인 신(腎)이 병근이 되므로 간은 강한 쪽으로 치우쳐 있다. 그러므로 수양체질은 포도당 중독이 될 수 있는 목양체질과 같은 계열에 속한다.
18) "간(肝)이 가장 큰 장기로 선두에 서고 다른 9개 장기가 강약의 순서대로 배열되는 체질을 목양(木陽)체질(Hepatonia)이라고 하며, 담낭이 선두에 서고 다른 9개 장기가 강약의 순서로 배열된 체질을 목음(木陰)체질(Cholecystonia)이라고 한다. 이런 식으로 췌장(膵臟)이 선두에 서는 배열을 토양(土陽)체질(Pancreotonia), 위(胃)가 선두에 서는 배열을 토음(土陰)체질(Gastrotonia), 폐가 선두에 서는 배열을 금양(金陽)체질(Pulmotonia), 대장이 선두에 서는 배열을 금음(金陰)체질(Colonotonia), 신장이 선두에 서는 배열을 수양(水陽)체질(Renotonia), 방광이 선두에 서는 배열을 수음(水陰)체질(Vesicotonia)이라 부른다."
　　8체질의학론 개요, 『동방학지』〈106집〉 연세대학교 국학연구원 1999. 12. p.50.51

길항관계

권도원 선생은 1965년 10월에 일본 동경에서 개최된 국제침구학회(國際鍼灸學會)에 나가기에 앞서, 5월 18일에 쓴 자신의 논문「체질침」을『대한한의학회보』〈16호〉에 약식으로 보고하였다.[19] 여기에 아래와 같이 썼다.

> "동의수세보원의 체질론은 형태론(Morphology)적이라기보다는 장부론(Splanchnology)적이며 그것은 바로 내장상관설(內臟相關說, Splanchnic inter-relation theory)인 것이다. 다시 말하면 장기간에는 마치 천칭의 양단과 같은 상호 관계가 있어 한 강장기 때문에 한 약장기가 더욱 약해지며 반대로 한 약장기 때문에 한 강장기가 더욱 강화되는 원리를 말한다."

이와 같이 서로 영향을 주는 관계를 길항관계(拮抗關係, Antagonism)[20]라고 한다.

화장기(火臟器)란 6장6부 중에서 오행 속성의 화(火)에 해당하는 심, 소장, 심포, 삼초의 네 장기이다. 8체질의학체계에서 이 네 장기와 연관된 원리는 아주 독특하다. 심과 소장이 장부로서의 역할 외에, 심경과 소장경을 통해서 자율신경을 조절하는 역할을 할 때, 심/소장과 심포/삼초는 서로 길항적인 관계에 있다. 그리고 심경/소장경은 자화(自火)의 명령을, 심포경/삼초경은 상화(相火)의 명령을 수행한다.

불균형

체질이란 내장구조이고 장기의 강약서열이다. 강한 장기와 약한 장기 사이의 불균형한 구조인 것이다. 체질이란 선천적인 구조이므로 이런 선천적인 불균형을 적불균형(適不均衡)이라고 하고 이것이 생리이다. 그리고 삶을 유지하면서 다양한 인자에 의해서 이 불균형 구조가 심화된다. 그것을 적당한 불균형을 초과했다는 의미로 과불균형(過不均衡)이라고 하고 병리가 된다.

---

19) 권도원,「체질침」『대한한의학회보』〈16호〉1965. 7. p.25
20) "선천적으로 폐를 가장 약하게 타고난 체질은 목양체질(Hepatotonia)로 그 약한 폐와 길항관계(Antagonism)에 있는 간이 가장 강한 체질이다."
　　금과 체질, 『빛과 소금』〈109호〉두란노서원 1994. 4. p.107

119

생리와 병리

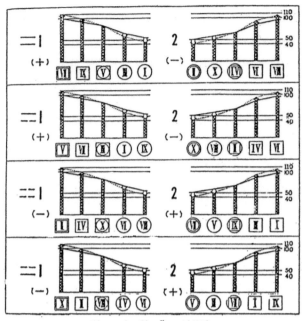

Figure 2. The 8 morbidities

8병형(病型) 「1차 논문」

체질치료 원칙

체질론적인 치료원리는 과불균형을 적불균형으로 복귀시키는 것이다. 과불균형
이란 강한 장기는 더 강해지고 약한 장기는 더 약해진 상태이다. 그러므로 더 강해
진 것은 억제해야 하고, 더 약해진 쪽은 북돋아 주어야만 한다. 이것이 바로 억강
부약(抑强扶弱)이다. 억강은 사법(瀉法)이고 부약은 보법(補法)이다.

8체질의학의 치료도구는 체질침, 체질한약, 체질영양이다. 체질침으로는 억강부
약의 양쪽을 모두 수행할 수 있다. 하지만 체질한약과 체질영양에는 사법이 없고
보법만 있다. 부약을 통해서, 길항관계에 있는 상대측의 억강을 도모해야 하는 것
이다.

부호의 개정

8체질의학에서는 「2차 논문」 이래로 장(臟)을 양(陽)으로 부(腑)를 음(陰)으로 본다.
장부(臟腑)와 연관된 경락(經絡)이나 장부혈(臟腑穴)의 부호(符號)에도 이런 양과 음의

개념이 동일하게 적용된다. 이것은 동양학(東洋學)의 음양론(陰陽論)에 기반을 둔 기존 한의학의 개념과는 상반(相反)되는 것이다.

　장부와 경락의 부호는 논문에 따라 변화를 거쳤다. 「62 논문」과 「1차 논문」에서는 장(臟)이 음수(陰數, -)이고 부(腑)가 양수(陽數, +)였다. 「2차 논문」과 「명대 논문」에서 이것을 개정하여 장을 양수로, 부를 음수로 하였다. 아울러 장부혈의 번호도 음수와 양수를 바꾸었다.

논문에서 장부 부호의 변화

논문	肝	膽	心	小腸	膵	胃	肺	大腸	腎	膀胱	心包	三焦
62	- I	+ I	- II	+II	-III	+III	-IV	+IV	- V	+ V	- II'	+II'
1st	II	I	IV	III	VI	V	VIII	VII	X	IX	IV'	III'
明大	I	II	III	IV	V	VI	VII	VIII	IX	X	III'	IV'

　체질의 명칭에서도 「1차 논문」에서는 부질을 양수로 장질을 음수로 표시하였다. 「명대 논문」에서 음양(陰陽) 개념의 개정에 따라 장질이 HESPERO라고 남성형으로 바뀌면서 금양체질(金陽體質)로 되었다.

장양부음론

　장은 내실장기이고 부는 내공장기라고 했다. 주변에 있는 난(蘭) 화분을 보자. 겉으로 노출된 뿌리가 있으면 쉽고, 그렇지 않다면 속에 묻힌 뿌리를 들춰 보자. 난초의 뿌리에서 떠올려지는 게 있는가? 지렁이 같기도 하고 SF 영화에 나오는 괴물 같기도 하다. 그렇지만 식물의 뿌리란 무엇인가? 바로 관(管, pipe)이다. 뿌리나 관의 단면을 잘라보면 속은 비어있다. 인체의 기관 중에서 관과 닮은 것은 무엇일까? 바로 입으로부터 항문에 이르는 소화관계(消化管系, G.I track)이다.

　식물에서 뿌리는 땅 속의 영양분을 수송하는 기관이고, 생명체의 실질적인 에너지원인 태양 빛은 땅 위로 노출된 잎에서 받아 생명체의 유지에 필요한 에너지를 만든다. 단순하게 생각해 보아도 식물체에서 땅 위로 노출된 부분이 양이고, 땅 속에 숨겨진 부분은 음임을 쉽게 짐작할 수 있다. 이런 개념을 인체에 그대로 적용해 보면 장과 부가 인체 내에서 맡고 있는 역할이나 위치를 쉽게 알 수 있다. 장은 속이 꽉 차있는 장기이고, 위치로도 연관 있는 부보다는 상부에 있다.

전통적인 동양학에서 음과 양은 상대라고 한다. 음이 끝나는 곳에서 양이 시작되고, 양과 음은 서로의 자리를 바꾸면서 돌고 있다고 본다. 둘의 관계는 대등하다. 음양의 개념을 처음 배울 때, 해(日)와 산(山)이 등장했다. 해가 하늘에 있다. 산에서 햇빛을 직접 받아서 밝은 부분은 양이고, 산등성이 뒤로 햇빛이 비추지 않아서 그늘이 지는 부분은 음이라는 것이다. 그런데 이때의 양과 음은 동시적(同時的)인 사건이다. 왜냐하면 해를 향해서 산에서 벌어지고 있는 것이기 때문이다. 양달이 있으면 응달이 있고, 응달이 있으면 양달이 있다. 이렇게 상대적이고 그래서 대등하다.

8체질론은 음양론이 아니라 양론(陽論)이다. 이때 양은 또한 화(火)를 뜻하므로 화론(火論)이라고 할 수도 있다. 8체질론에서는 해가 바로 양(陽)이다. 그러니 이때는 해가 있으면 양이고, 해가 없으면 음이다. 햇볕의 에너지가 많으면 양이 큰 것이고, 에너지가 줄어들수록 음 쪽에 가까워진다. 그러니 음은 양의 상대자가 아니다. 양이 적어지는 것이 음이다. 그러다가 양이 완전히 없어지면 비로소 음이 도드라진다. 음양과 더불어 함께 동원되는 오행의 의미도 양이다. 오행의 다섯 가지 요소인 목.화.토.금.수(木火土金水)는 양이 변화하는 과정과 순환하는 단계를 표현한 것이다.

볼펜이 있다. 잉크는 양이고 펜이라는 물체는 음이다. 자동차가 있다. 연료는 양이고 자동차 차체는 음이다. 사람의 몸이 있다. 생명(火)은 양이고 육체는 음이다. 양(陽)인 잉크, 연료, 생명이 있어야 볼펜과 자동차와 사람의 몸이 제 기능을 발휘할 수 있다. 양이 없다면 펜과 자동차와 육체는, 겉모습은 멀쩡해 보여도 그 명칭에 걸맞은 아무런 기능과 역할도 할 수 없다.

현재 쓰고 있는 체질침의 장부방(臟腑方) 체계는 1992년 말쯤에 완성되었다고 추정한다. 그 이전까지 네 음체질(陰體質)의 기본방은 병근을 직접 조절하는 처방으로 부방(腑方)[21]이었다. 그런데 이때에 와서 음체질의 기본방이 병근의 장(臟)을 조절하

---

21) 금음체질(Col.)과 목음체질(Cho.)은 대장방(大腸方)이고, 토음체질(Gas.)과 수음체질(Ves.)은 위방(胃方)이었다.

는 장방(臟方)으로 확정[22]되었다. 8체질의 기본방(本方)은 기본적으로 장방이 된 것이다. 전체적인 질서는 모든 체질이 같지만, 장부의 질서는 장(臟)이 우선이고 부(腑)는 장에 복속되어 있기 때문이라고 했다.

8병증 8병근 8체질 관계표

사상인	병증론	병증 「62 논문」	병근 「1차 논문」	한열	8체질 「2차 논문」
태양인	외감요척병	1병증	大腸實	熱	금음체질
	내촉소장병	2병증	肝虛	寒	금양체질
소양인	비수한표한병	2병증	腎虛	表寒 겉냉	토양체질
	위수열리열병	1병증	胃實	裏熱 속열	토음체질
태음인	위완수한표한병	2병증	大腸虛	表寒 겉냉	목음체질
	간수열리열병	1병증	肝實	裏熱 속열	목양체질
소음인	신수열표열병	1병증	腎實	表熱 겉열	수양체질
	위수한리한병	2병증	胃虛	裏寒 속냉	수음체질

---

22) 금음체질(Col.)과 목음체질(Cho.)은 폐방(肺方)이 되고, 토음체질(Gas.)과 수음체질(Ves.)은 췌방(膵方)이 되었다.

11

내장구조
內臟構造

사장 대소

《수세보원》의 「확충론」에서 조문 4와 5[1]를 함께 보면, 태양인은 애성(哀性)과 노정(怒情)이 강하고, 희성(喜性)과 낙정(樂情)이 약하다는 사실을 도출해 낼 수 있다. 태양인의 성정에 관한 기본적인 설정이다. 그런데 여기에 비밀이 숨어 있다. 동무 공은 「사단론」에서 태양인과 태음인의 폐와 간, 소양인과 소음인의 비와 신에 관한 대소만을 밝혀놓았다. 그리고 중간에 들어가야 할, 즉 태양인과 태음인의 비와 신, 그리고 소양인과 소음인의 폐와 간의 대소에 관한 내용을 여기 조문 5에 숨겨 놓은 것이다.

태양인은 폐대(肺大)하여 애성원산(哀性遠散)한다. 그리고 노정촉급(怒情促急)한 것으로 역으로 추리하면 비대(脾大)가 된다. 그러면 자연히 신(腎)은 작은 쪽이 된다. 태

---

[1] 「擴充論」 3-4

太陽之脾 能勇統於交遇 而太陽之肝 不能雅立於黨與 少陰之肝 能雅立於黨與 而少陰之脾 不能勇統於交遇 少陽之肺 能敏達於事務 而少陽之腎 不能恒定於居處 太陰之腎 能恒定於居處 而太陰之肺 不能敏達於事務

「擴充論」 3-5

太陽之怒能勇統於交遇 故交遇不侮也 太陽之喜不能雅立於黨與 故黨與侮也

是故太陽之暴怒 不在於交遇而必在於黨與 少陰之喜能雅立於黨與 故黨與助也

少陰之怒不能勇統於交遇 故交遇不助也 是故少陰之浪喜 不在於黨與而必在於交遇也

少陽之哀能敏達於事務 故事務不欺也 少陽之樂不能恒定於居處 故居處欺也

是故少陽之暴哀 不在於事務而必在於居處 太陰之樂能恒定於居處 故居處保也

太陰之哀不能敏達於事務 故事務不保也 是故太陰之浪樂 不在於居處而必在於事務也

사상인의 사장 대소

사상인	대	소
태양인	폐 비	신 간
태음인	간 신	비 폐
소양인	비 폐	간 신
소음인	신 간	폐 비

양인은 폐 〉비 〉신 〉간의 순서가 성립하는 것이다. 태양인의 경우를 참고하여 도출한 태소음양인의 사장(四臟) 대소(大小)를 위의 표에 표시하였다.

심장의 위치

동무 공은 「사단론」 조문 3²⁾에서 심장의 위상에 대해서 말했다. 폐비간신은 네 방향이고, 심은 중앙의 태극이라는 것이다. 중앙과 네 방향의 의미를 잘 새겨야 한다. 혹자는, 심장이 폐비간신보다 상위에 있어서 '마치 컨트럴타워(Control Tower)의 역할을 한다.'고 보기도 했다. 파놉티콘(Panopticon)의 감시탑처럼 말이다.

심장과 폐비간신이 동등한 위치인지, 아니면 심장이 폐비간신보다는 상위 레벨인지 애매한데, 심장이 폐, 비, 간, 신과 각각 대응하면서 균형자의 역할을 담당한다고 나는 이해했다. 즉, 동서남북의 폐비간신과 균형을 맞춰서 각각 대응하려면 심장은 당연히 중앙에 있어야 한다. 중앙지태극이라고 표현한 동무 공의 생각은 그런 것 같다.

권도원 선생은 심장을 태극이라고 한 것에 집중했다고 짐작한다. 심장에 심겨진 중의적인 의미를 본 것이다. 나는 권도원 선생이 1983년에 완성한, 생명과 우주에 관한 논설인 「화리(火理)」를 출발시킨 시발점이 이 대목이라고 추측한다. 심장을 태양으로 삼고 그리고 심장을 통해 이어지는 생명의 근원(우주원인화)까지 확장해 갔던 것이다.

---

2) 「四端論」 2-3
　　五臟之心中央之太極也 五臟之肺脾肝腎四維之四象也

이제 「확충론」을 통해 도출한 사상인의 사장 대소에 심(心)이 들어갈 자리를 정해야 한다. 심장의 대소가 결정되어야만 오행의 원리에 따라 침법을 구축할 수 있었기 때문이다. 자율신경이론에서 차용하여 우선 교감신경긴장형과 부교감신경긴장형으로 크게 나누었다. 태음인과 소양인은 부교감신경긴장형이고 태양인과 소음인은 교감신경긴장형이다. 부교감신경긴장형은 심장이 활동적이고 교감신경긴장형은 반대다. 그래서 부교감신경긴장형은 심장을 크고 강하다(大/强)로, 교감신경긴장형은 심장이 작고 약하다(小/弱)로 규정했다. 이렇게 하여 사상인에서 5장과 5부[3]의 대소를 결정했다.

내장구조

위와 같은 방법으로 조직된 사상인[4]의 장기대소가 1962년 9월 7일에 탈고한 체질침의 첫 논문[5]에 들어갔다. 체질침을 위한 내장구조가 처음 성립한 것이다.

권도원 선생이 설정한 내장구조는 이후에 두 번 더 변화되었다. 그것을 공식적으로 보고한 것은 「1차 논문」[6]과 「영양학회 논문」[7]이다.

내장구조의 변화

내장구조의 첫 번째 변화는 태양인 1증(금음체질), 태양인 2증(금양체질), 소양인 1증(토음체질), 소양인 2증(토양체질)이다. 그리고 두 번째 변화는 목양체질, 목음체질, 수양체질, 수음체질에서 이루어졌다.

---

3) 표리가 되는 장과 부는 함께 묶어서 대소를 동일하게 하였다. 즉 심장부(心臟腑, The heart viscera)는 심과 소장이다. 《수세보원》에서는 폐의 부로 위완(胃脘)을, 신의 부를 대장으로 설정했는데, 권도원 선생은 전통적인 장상론에 따라 폐와 대장, 간과 담, 신과 방광으로 하였다.
4) 사상인의 병증을 1병증과 2병증으로 나누어 8병증(病證, syndrome)이다.
5) Dowon Gwon, 「The Constitutional Acupuncture」 1962. 9. 7.
6) Dowon Kuan, 「A Study of Constitution-Acupuncture」
   『國際鍼灸學會誌』 醫道の日本社 1966. 6. p.149~167
7) 이필자, 「체질의학의 체질분류법에 따른 식품기호도와 영양상태의 상관성에 관한 연구」
   『한국영양학회지』〈제18권 제2호〉 1985. p.155~166

Viscera	So-Um Figure	So-Yang Figure	Tae-Um Figure	Tae-Yang Figure
The liver viscera	strong	weak	extra-strong	extra-weak
The heart viscera	weak	strong	strong	weak
The pancreas viscera	extra-weak	extra-strong	weak	strong
The lung viscera	moderate	moderate	extra-weak	extra-strong
The kidney viscera	extra-strong	extra-weak	moderate	moderate
N.B. The heart viscera consists of heart and small intestine.				

　　「62 논문」에서는 소음인과 소양인, 태음인과 태양인의 내장구조가 정반대였다. 첫 번째로 내장구조가 변화한 결과로, 상대되는 두 체질인 금양체질과 목양체질, 금음체질과 목음체질, 토양체질과 수양체질, 토음체질과 수음체질의 내장구조가 정반대가 아니게 되었다. 그러니 이들 체질의 사이를 '상대적'이라고 표현할 수 없는 상태였다. 그러다가 두 번째 변화를 통해서 8체질에서 상대되는 두 체질의 내장구조가 다시 정반대가 되었다.

8체질 내장구조의 변화

「62 논문」 1962. 9.			「1차 논문」 1965. 10.		「영양학회 논문」 1985.	
太陽	肺〉膵〉腎〉心〉肝	H I	大腸〉膀胱〉胃〉小腸〉膽	金陰	大腸〉膀胱〉胃〉小腸〉膽
	金〉土〉水〉火〉木	HII	肺〉膵〉心〉腎〉肝	金陽	肺〉膵〉心〉腎〉肝
少陽	膵〉心〉肺〉肝〉腎	S I	胃〉大腸〉小腸〉膽〉膀胱	土陰	胃〉大腸〉小腸〉膽〉膀胱
	土〉火〉金〉木〉水	SII	膵〉心〉肝〉肺〉腎	土陽	膵〉心〉肝〉肺〉腎
太陰	肝〉心〉腎〉膵〉肺	J I	肝〉心〉腎〉膵〉肺	木陽	肝〉腎〉心〉膵〉肺
	木〉火〉水〉土〉金	JII	膽〉小腸〉膀胱〉胃〉大腸	木陰	膽〉小腸〉胃〉膀胱〉大腸
少陰	腎〉肝〉肺〉心〉膵	M I	腎〉肝〉肺〉心〉膵	水陽	腎〉肺〉肝〉心〉膵
	水〉木〉金〉火〉土	MII	膀胱〉膽〉大腸〉小腸〉胃	水陰	膀胱〉膽〉小腸〉大腸〉胃

첫 번째 변화

「1차 논문」을 통해 공식적으로 보고한 내장구조는, 1963년 10월에 완성하고 발표한 「체질침 치험례」[8]에 이미 반영되어 있었다. 그러니 내장구조의 실제적인 첫 번째 변화는 1963년 10월 이전에 이루어졌다고 보아야 할 것이다.

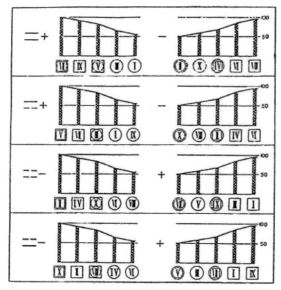

Figure 1. The comparison of the functions of both Chang-and Bhu-temperaments of each constitution

「1차 논문」의 내장구조

두 번째 변화

1973년 9월에 보고된 「2차 논문」[9]은 모순적인 내용을 품고 있다.

1973년에 내장구조가 실제적으로 두 번째로 변화했다. 「2차 논문」에 증거가 있다. 8체질의 신경방은 내장구조를 바탕으로 한다. 「2차 논문」에서 제시한 8체질의 신경방 여덟 종류가 상대되는 체질에서 정반대이다. 이것은 상대되는 체질의 내장구조가 정반대라는 뜻이다. 특히 상대되는 체질에서 심장의 위치가 정반대인지를 보아야 한다. 하지만 「1차 논문」의 내장구조로 보면 금양체질은 肺〉膵〉心〉腎〉肝이

---

8) 체질침 치험례, 『대한한의학회보』〈7호〉 1963. 11. p.4.5
9) Dowon Kuan, 「Studies on Constitution-Acupuncture Therapy」
   『中央醫學』 중앙의학사 1973. 9. p.327~343

고 목양체질은 肝 〉心 〉腎 〉膵 〉肺이다.

또한 「2차 논문」의 내용에 체질별 섭생법을 추가하여 『명대논문집』에 수록한 「명대 논문」[10]의 국역문(國譯文)에 각주[11]가 있다. 체질 사이의 상관성과 유사성을 설명한 부분이다.

> "금양체질과 금음체질은 선천적으로 완전히 독립된 두 체질이며, 상관성을 비교하면 이 두 사이보다 금양체질과 토음체질이, 그리고 금음체질과 수양체질이 더 가까운 내장구조로 되어 있다. 그러나 금양체질은 금양, 금음의 양 체질에게서만 생산되고 토음체질에서 생산될 수 없으며, 금음체질은 수양체질에서 생산되지 않는다. 이것이 또한 금양 금음 양 체질의 상관성이다."[12]

이 각주의 내용을 좀 꼼꼼히 들여다보자. 위 인용문에 등장한 네 체질의 내장구조는 아래와 같다.

금양체질, 금음체질, 토음체질, 수양체질의 내장구조

「1차 논문」		「2차 논문」 & 「명대 논문」	
HESPERA II	肝〈腎〈心〈膵〈肺	HESPERO	肝〈腎〈心〈膵〈肺 木〈水〈火〈土〈金
금상인 臟質		금양체질	
HESPERA I	大腸〉膀胱〉胃〉小腸〉膽	HESPERA	大腸〉膀胱〉胃〉小腸〉膽 金〉水〉土〉火〉木
금상인 腑質		금음체질	
SATURNA I	胃〉大腸〉小腸〉膽〉膀胱	SATURNA	胃〉大腸〉小腸〉膽〉膀胱 土〉金〉火〉木〉水
토상인 腑質		토음체질	
MERCURIA I	腎〉肝〉肺〉心〉膵	MERCURIO	腎〉肝〉肺〉心〉膵 水〉木〉金〉火〉土
수상인 臟質		수양체질	

---

10) Dowon Kuan, 「Studies on Constitution - Acupuncture Therapy」
　　權度沅, 「體質鍼 治療에 關한 硏究」(國譯文)
　　『明大論文集』〈제7집〉 1974. 1. p.583~625
11) 이 내용은 「명대 논문」 국역본에서 8체질의 명칭을 개정한 이유에 대한 설명으로 각주로 달린 것이다. 영문본에는 번역 명칭이 없으므로 당연히 각주가 없다.
12) 권도원, 「체질침 치료에 관한 연구(국역문)」 『명대논문집』 1974. p.608

8체질의 유사성은 전적으로 병근에 치중한다. 내장구조를 오행체계로 바꾸어 비교해 보면, 금양과 금음 사이보다 금양과 토음 사이가 더 가깝다는 언급은 이해가 되지만, 금양과 금음보다 금음과 수양 사이가 더 가깝다는 설명은 설득력이 매우 부족하다.

금양체질, 토음체질, 금음체질, 수양체질의 내장구조 비교

체질	내장 오행구조	체질	내장 오행구조
금양체질	木〈水〈火〈土〈金	금양체질	木〈水〈火〈土〈金
토음체질	水〈木〈火〈金〈土	금음체질	木〈火〈土〈水〈金
금양체질	木〈水〈火〈土〈金	금음체질	木〈火〈土〈水〈金
금음체질	木〈火〈土〈水〈金	수양체질	土〈火〈金〈木〈水

"금양과 금음보다 금음과 수양 사이가 더 가깝다."가 성립하기 위해서는 「1차 논문」의 내장구조가 아니라 1985년에 공개한 「영양학회 논문」의 내장구조가 필요하다. 「영양학회 논문」의 내장구조에 따라 다시 비교해 보자.

금양체질, 금음체질, 수양체질의 내장구조 비교

체질	「영양학회 논문」의 내장 오행구조
금양체질	木〈水〈火〈土〈金
금음체질	木〈火〈土〈水〈金
금음체질	木〈火〈土〈水〈金
수양체질	土〈火〈木〈金〈水

이제야 병근에 가까운 금(金)과 수(水)의 자리에서 금음체질과 수양체질이 비로소 유사해 보인다. 어떻게 이런 일이 벌어졌을까? 「1차 논문」의 내장구조를 유지하고 있는 「2차 논문」에 왜 엉뚱한 내용이 끼어든 것일까? 매사에 철두철미한 권도원 선생이 왜 이런 실수를 했을까?

현재와 같이 확정된 8체질의 내장구조는 1985년에 공식적으로 발표되었다. 하지만 이 발표는 권도원 선생 자신이 의도한 바는 아니었다. 이필자의 논문 내용에 8체질의 내장구조가 필요했고, 그것이 인용되면서 소개된 것뿐이다.

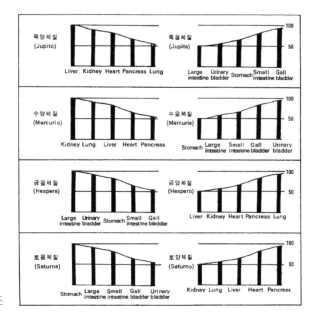
「영양학회 논문」의 내장구조

　「명대 논문」을 준비하던 시기에 권도원 선생의 머릿속에서는 이미 내장구조가 변경되어 있었던 것이다. 공식적인 발표 없이 혼자만 갖고 있던 이런 인식이, 영문으로 『중앙의학』에 발표한 「2차 논문」에는 원래 없던 각주를, 「명대 논문」 국역본(國譯本)에 추가하면서 전후사정을 재 볼 여유가 없이 무심코 표출되었던 것이다.

「1차 논문」의 내장구조를 유지한 증거

　권도원 선생의 생각은 변화했지만 「2차 논문」의 장부방에서는 정반대의 내장구조를 반영하지 않았다. 만약 내장구조가 변경된 것을 장부방에서 반영하였다면, 장부방에서 중간장기에 해당하는 장부혈을 운용하면 안 된다. 하지만 중간장기에 해당하는 장부혈이 사용되었다. 이것이 증거이다. 아래와 같다.

　「2차 논문」의 내용 중에 목음체질(Jupita)[13]의 부염부방인 담사방(膽瀉方)은 [Ⅵ'6 Ⅱ'6 Ⅳ'4 Ⅱ'4][14], 이 네 혈이다. 여기에 위경(胃經)의 송혈(送穴)인 족삼리[Ⅵ'6]가 사용되었다. 「1차 논문」의 내장구조로 보면 목음체질에서 위(胃)는 2약(弱) 장기이다. 공식적

---

13) Ⅷ〈Ⅵ〈Ⅹ〈Ⅳ〈Ⅱ
14) 土(+) 火(-)

으로 1985년 이후에 확정된 내장구조로 보면, 목음체질에서 위(胃)는 중간장기[15]이므로 위경에 속한 장부혈을 쓸 수는 없다. 위경에 속한 송혈이 사용되었다는 것은 「2차 논문」이 「1차 논문」의 내장 구조를 그대로 이어받고 있다는 증거가 된다.

다른 체질에서도 살펴보면 수음체질(Mercuria)[16]의 부염부방인 방광사방(膀胱瀉方)은 [Ⅳ'4X'4 Ⅱ'2X'2][17], 이 네 혈이다. 소장경(小腸經)의 송혈인 양곡[Ⅳ'4]이 사용되었다. 수음체질에서 소장(小腸)은 2약 장기이다. 살균방[Ⅰ肝瀉方/Ⅸ腎瀉方]에서도 동일한 형식으로 췌경의 송혈[Ⅴ'5]과 심경의 송혈[Ⅲ'3]이 사용되었다. 위 목음체질의 경우와 마찬가지로 1985년 이후에 확정된 내장구조로 보면, 수음체질에서 심과 소장은 중간장기[18]이므로 심경과 소장경에 속한 장부혈을 쓸 수는 없다.

---

15) Ⅷ〈Ⅹ〈Ⅵ〈Ⅳ〈Ⅱ
16) Ⅵ〈Ⅳ〈Ⅷ〈Ⅱ〈Ⅹ
17) 火(+) 木(-)
18) Ⅵ〈Ⅷ〈Ⅳ〈Ⅱ〈Ⅹ

12

체질과 침의 만남

체질침의 탄생으로부터 8체질의학의 역사를 역사기행 형식으로 써서 엮은『시대를 따라 떠나는 체질침 여행』[1]이 2019년 10월 10일에 나왔다. 이 책에 추천사[2]를 쓴 경희한의대 의사학교실의 김남일 교수가, 자신이 진행하는 수업시간에 와서 '체질침이 성립한 역사'에 관하여 강의[3]를 해달라고 요청하였다.

체질과 침

8체질의학의 중요한 치료도구로서 세 가지가 있다. 체질침(體質鍼), 체질한약, 체질영양법이다. 이 중 체질침은 1958년 말에 성립하였다. 사람들이 체질침을 보통 명사처럼 쓰고 있지만 체질침(Constitution-Acupuncture)은 권도원 선생에 의해 새로 고

---

1) 원래는 권도원 선생의 평전을 쓰려는 목적으로 자료를 모았다. 평전을 쓴다고 하면 해당 인물과 연결된 주변 사람들의 인터뷰가 필수적이라고 할 수 있다. 결과적으로 나는 그것을 실행할 수 있는 처지에 있지는 않으므로, 이런 형식으로 쓴 것이 최선의 선택이었다고 자평한다.

2) "8체질의학이 형성되고 발전하는 과정을 객관적인 시각에서, 이야기 하듯이 때론 논문의 형식을 적절히 배합해가면서 설득력 있게 서술하고 있다는 점에서 높은 점수를 주고 싶다."고 평가하였다.

3) 10월 17일에 한의예과 2학년 의사학 시간에 가서, '역사 속의 체질침'을 주제로 A반과 B반에서 두 번 강의를 하였다. 그리고 11월 22일에 한의본과 2학년 '각가학설(各家學說)' 시간에 또 두 번을 하였다. 본과 2학년의 강의 제목을 '체질과 침의 만남, 체질침'으로 하였는데 구성은 10월의 강의와 비슷하다. 하지만 본과 2학년은 경혈학을 배웠고 사상의학에 관한 지식도 얻었다고 하므로, 실제 내용에서는 좀 더 구체적이고 자세하게 하였다.

안된 전문용어이다.[4)]

·체질침은 체질(constitution)과 침(acupuncture)의 합성이다. 강의 주제를 '체질과 침의 만남'으로 한 것은, 권도원 선생에 의해 체질침이 탄생할 때까지 체질과 침이 각각 어떤 역사적 흐름을 거쳐 왔는지 정리해보는 것도 의미가 있겠다고 생각했기 때문이다.

체질의학

나는 책에서 '체질론이 발상한 우리 한반도는 귀한 땅'이라고 썼다.[5)]

들으니, 한의과대학 재학생들이 한의사라는 직군에 대하여 부정적인 전망을 품고 있다고 하는데, 사실 의료계가 돌아가는 정황도 그렇고 여러 유형의 핍박들이 도처에서 벌어지고 있다. 이런 상황은 형태와 내용만 다를 뿐이지 한의계의 역사 속에서 늘 이어져 왔다.

한반도는 지정학적 위치 때문에 대륙과 해양의 양쪽에서 끊임없는 압박과 침범을 겪었다. 그렇지만 중국이라는 강력한 나라와 대륙을 노렸던 일본 사이에서 우리의 고유성을 잃지 않고 한민족의 독자적인 문화를 유지하여 왔다. 한의학(Korean Medicine)도 과거와 미래의 여러 난관을 뚫고 독자적인 특성을 발휘하게 될 것이라고 믿는다.

한의학의 세계화를 외친 것은 오래 되었다. 그것을 이뤄내기 위해서는 이미 세계 각 지역으로 진출해 있는 중국전통의학(TCM)과의 경쟁에서 우리만의 특성과 경쟁력을 보여줄 수 있어야만 할 것이다. 그 첨병에 설 수 있는 것이 체질의학이라고 생각한다.

---

4) The words, underlined in the present thesis, are the terminologies newly designated by the present writer.
「A Study of Constitution-Acupuncture」 1965. 10. p.3
5) 이강재, 『시대를 따라 떠나는 체질침 여행』 행림서원 2019. 10. 20. p.9

『동의보감』

먼저, 한반도에서 『동의보감』이 성립하였다는 것이 역사적으로 아주 중요하다. 『동의보감』은 1596년(선조 29)부터 편찬하여 1610년(광해 2)에 완성되었고, 3년 후에 목활자본으로 간행했다. 이것은 한반도의 명예일 뿐만 아니라 한의학적 전통을 공유하는 동아시아의 명예라고 생각한다.

『동의수세보원』은 동무 이제마 공의 마지막 저술이다. 동무 공은 『동의수세보원』을 쓰면서 질병에 대한 부분들은 거의 『동의보감』을 참고했다. 특히 《상한론》에 대한 것은 『동의보감』에 있는 내용을 그대로 가져왔다. 《수세보원》에 동의(東醫)를 붙인 것은 동무 공이 『동의보감』을 의식했고 한반도에 대한 자신감의 표현이라고 생각한다.

『동의수세보원』

동무 공은 1900년에 별세하였는데, 그때까지 진행된 작업을 정리해서 출판하기 위해 제자들은 율동계를 조직했다. 1901년에 『동의수세보원』이 목활자본으로 출간되었다. 1901년이 신축년이라 이 판본을 신축본이라고 한다. 신축본 발간 이후에 일제 강점기 때도 여러 판본들이 간행되었다. 『동의수세보원』이 대중으로부터 지속적으로 관심을 받았다는 것을 알 수 있다.

사상인

동무 공은 『동의수세보원』을 통해서 인간과 사회를 네 가지 구조로 나누어 서술했다. 사람을 태양인, 태음인. 소양인, 소음인 넷으로 나누었고, 사상인의 병증 차이와 용약의 구별을 주장했다. 특히 장중경의 《상한론》에 대한 독창적인 해석을 통해서 사상인의 병증을 설명하고 있다. 《상한론》은 급성열성전염병에 관한 기록인데, 동무 공은 자신의 이론을 설명하기 위해서 《상한론》을 가지고 왔다. 사람이 전염병을 앓을 때 각 사상인 별로 병증의 특성이 다르다는 것을 관찰했던 것이다.

전통한의학의 장부론은 오행론을 기반으로 하고 있다. 그런데 사상인의 장부론은 폐비간신(肺脾肝腎)의 4초론(四焦論)이다. 몸의 위에서부터 4등분해서 4초인데, 상초, 중상초, 중하초, 하초의 대표 장기가 위에서부터 폐비간신이다. 이때 폐와 간, 비와 신이 서로 길항적(拮抗的)인 구조를 이루고 있다.

다름에 관한 인식

사상인의 이름은 동무 공이 독창적으로 만들어낸 것은 아니다. 내경 시대에 오태인론(五態人論)이 있었다. 《황제내경》은 B.C 3세기 경에 완성된 것으로 추정되고 있다. 「통천」[6] 편에 오태인이 나온다. 태양지인(太陽之人), 태음지인(太陰之人), 소양지인(少陽之人), 소음지인(少陰之人), 음양화평지인(陰陽和平之人)이다.

또한 「음양이십오인」[7]에서는 목형지인(木型之人), 화형지인(火型之人), 토형지인(土型之人), 금형지인(金型之人), 수형지인(水型之人)으로 나눈 후에 이것을 오음(五音)인 궁상각치우(宮.商.角.徵.羽)로 세분했다.

사람의 다름에 관한 인식의 전통은 이미 동양과 서양의학의 성립시기부터 있었던 것인데, 서양에서도 고대 그리스의 히포크라테스[8] 시절부터 혈액, 점액, 황담즙, 흑담즙의 4체액설이 있었다. 로마시대에 갈렌[9]은 다혈질, 담즙질, 우울질, 점액질로 4대 기질설을 주장했다.

《상한론》

장중경[10]의 《상한론》은 원제가 상한졸병론(傷寒卒病論)이다. 갑자기(졸지에) 진행되는 급성열성전염병에 관한 논설인 것이다. 이때 상한이 바로 장티푸스에 관한 기록이라는 견해가 있다.[11] 한의사인 홍운희는 1964년에 군(軍) 병원에 근무할 때, 장

---

6) 《靈樞》72편
7) 《靈樞》64편
8) Hippocrates(460~377 B.C)
9) Cladius Galen(130~200 A.D)
10) 張機(150~219)
11) 《상한론》은 장티푸스뿐만 아니라 여러 가지의 급성열성전염병에 대한 임상경험록이라고 정리되고 있다.

티푸스 환자 격리병동에 입원한 진성 장티푸스 환자를 관찰한 경험을, 1975년에 『대한한의학회지』에 보고[12] 하였다. 그 환자들이 보여준 병증이 《상한론》의 설명과 일치하였다는 것이다.

이를테면, 같은 시기에 발병해서 같은 날 입원했다. 그런데 어떤 사람은 땀을 뻘뻘 흘리면서 축 처져 있고, 어떤 사람은 땀은 전혀 나지 않으면서 이불을 싸매고 덜덜덜 떨고 있더라는 것이다. 같은 장티푸스 입원환자인데 이 사람과 저 사람이 보여주고 있는 질병특성이 달랐고 그것들이 상한론에 나와 있는 증상 표현과 똑같았다는 것을 보고한 것이다. 그리고 병동 밖에서 한 환자가 '쭈그리고 앉아 양손으로 무릎을 감싸고 양팔꿈치가 아래위로 들썩거리도록 떨고' 있었는데 이것은 '아직은 날개가 짧은 어린 새가 날기 연습을 하는 모습'과 흡사했다는 것이다.

동무 이제마의 독창성은 땀과 대변에 통한 관찰이다. 동일한 질병에 이환되었는데 땀이 나는 특성과 대변의 양상이 다르다는 것을 관찰했다. 어떤 사람은 설사를 계속하는데, 어떤 사람은 변이 안 통해서 고생을 한다. 어떤 사람은 계속 땀이 나서 축 처져서 사경에 빠지는데. 어떤 사람은 땀이 너무 안 나서 어려움을 겪는다. 이런 것을 구분해서 병증론을 조직했다.

사상인 병증론

동무 공은 《상한론》의 조문을 참조하고 분석해서 사상인의 병증을 나누었고, 사상인 병증론을 구성했다. 《상한론》 조문을 먼저 열거하고 거기에 덧붙여 자신의 견해를 서술한 것이 사상인 병증론이다.

사상인의 병증론에서 태음인, 소양인, 소음인 별로 표병과 이병으로 구분하고 병증의 특성을 한열로 규정했다. 동무 공은 태음인병증론을 개초하던 중에, (태양인 병증론은 미처 시작하지도 못하고) 별세했다. 그래서 태양인 병증은 표병과 이병의 한열특성을 명확하게 규정하지 못했다.

소음인 표병은 표열증(表熱證)이고 땀이 난다. 땀을 막을 수 없어서 사경에 빠진다. 그리고 이증은 이한증(裡寒證)이고 설사를 많이 해서 사경에 빠진다. 그런데 예

12) 홍운희, 「상한론과 장질부사의 증에 대하여」『대한한의학회지』〈통권 43호〉 1975. 3.

전에 전염병이 돌 때는 설사를 심하게 해서 탈수에 빠지는 것에 대한 대처가 없었다. 지금 같으면 병원에 입원해서 수액을 놓아주면 아무 문제가 없지만, 그때는 설사를 계속하면 죽는 도리밖에 없었다. 옛날에 전염병이 돌 때 사람이 많이 죽었던 것은 특히 탈수에 대한 대책이 없었기 때문이다.

소양인 설사는 망음증(亡陰證)이고, 대변이 막히면 흉격열증(胸膈熱證)이라고 해서 석고나 생지황이 들어간 처방을 쓴다. 태음인 표증은 표한증(表寒證)인데 한사가 들어왔는데 땀을 못 내고 계속 떨고만 있다. 마황이 필요한 증상이다. 태음인의 이열증(裡熱證)은 간에 열이 생겨서 대변이 굳어진다. 갈근 승마 조각 대황 이런 약들이 들어가는 것이다. 각 사상인 별로 쓸 수 있는 약이 다르고 쓸 수 있는 처방이 다르다는 것이 사상인 병증론의 핵심이다.

그래서 동무 공은 기존의 처방을 참고해서 사상인 병증에 특화된 처방을 새로 만들었다.

장부관계론

권도원 선생은 1959년 4월 26일에 『동아일보』에 기고한 「사상의학의 창시자」에서, 이제마의 사상의학은 폐비간신 4장의 장부관계론[13]이라고 하면서, "사상의학을 체질의학으로 바꿔 말할 때 가장 간명한 설명이 된다."고 하였다. 사상의학을 체질의학이라고 규정한 셈이다.

여기까지는 체질이 침을 만나기 전까지 내려온 역사이다. 이제는 침이 체질을 만날 때까지 어떻게 이어왔는지 보자.

---

13) 「體質鍼 Constitution-Acupuncture」『大韓漢醫學會報』〈16호〉1965. 7. p.25
『동의수세보원』의 체질론은 내장상관론(Splanchnic inter-relation theory)이라고 썼다. 형태론(Morphology)적이라기보다는 장부론(Splanchnology)적이라고 하면서, "장기간에는 마치 천칭의 양단과 같은 상호관계가 있어 한 강장기(強臟器) 때문에 한 약장기(弱臟器)가 더욱 약해지며 반대로 한 약장기 때문에 한 강장기가 더욱 강화되는 원리"라고 하였다.

침구보사법

침구보사법에 대한 기록은《영추》에서 제일 먼저 보인다.

「경맥」편에 '성즉사지 허즉보지(盛則瀉之 虛則補之)'가 있고, 「종시」편에 '사자영지 보자수지(瀉者迎之 補者隨之)'가 있다. 이것은 일반적인 경혈에 대한 치료와 취혈의 원리를 말한 것이다.

《난경》

《난경(難經)》은 진월인(秦越人) 편작(扁鵲)의 저작이라고 알려져 있는데, 연구에 의하면 한대 이후인 B.C 204년 이후에 성립한 것으로 추정되고 있다. 청대의 의학자인 오징(吳澄)은《난경》을 6장으로 분류[14]했는데, 1에서 22난은 맥학(脈學), 23에서 29난은 경락(經絡), 30에서 47난은 장부(臟腑), 48에서 61난은 질병(疾病), 62에서 68난은 수혈(兪穴), 69에서 81난은 침법(鍼法)으로 하였다.

일반적으로 오수혈(五兪穴)을 오행(五行)의 원리를 이용해서 쓰는 방법을 오행침법(五行鍼法)이라고 한다. 오행침의 원리는《난경》에 처음 나온다.

「50난」에서는 오사(五邪)[15]를 제시했다. 이것은 병인(病因)과 치료 개념으로, 오행의 상생(相生)과 상극(相剋) 부조화로 질병이 발생하고 상생과 상극을 조정함으로써 질병 치료가 가능하다는 것이다.

「64난」에서는 오수혈과 오행을 배합하였다. 정형수경합(井滎兪經合)에 음경(陰經 臟經)은 목화토금수(木火土金水)로, 양경(陽經 腑經)은 금수목화토(金水木火土)로 배합되어 있다.[16] 왜 이렇게 배합되었는지 후대에 많은 논란이 있지만 뚜렷한 정설은 없다.

「69난」에서는 상생관계의 보사원칙을 제시하였다. '허즉보기모(虛者補其母) 실즉사기자(實者瀉其子)'로 구체적인 취혈 원칙이다.

「79난」에서는 상생관계 보사의 구체적인 운용법을 말했다. 이것은 자경보사법(自經補瀉法)인데 '영이탈지자 사기자야(迎而奪之者 瀉其子也) 수이제지자 보기모야(隨而

---

14) "옛적에 神醫인 秦越人이《八十一難》을 撰하였는데 後世人이 八十一難을 13篇으로 나누었으나, 나는 그러한 分篇이 합당하지 않고 불만스러워 이를 뜯어 고쳐 6篇으로 나눈다."고 하였다.

15) 相生 : 虛邪 實邪 / 相剋 : 賊邪 微邪 / 상생 상극 무관 : 正邪

16) 陰井木 陽井金 陰滎火 陽滎水 陰兪土 陽兪木 陰經金 陽經火 陰合水 陽合土 陰陽皆不同

濟之者 補其母也)'로 오행에 배속된 치료혈로 오행의 상생 상극 관계를 조정하는 것이다. 영(迎)은 경락의 순행방향을 거스르는 것이고 수(隨)는 따르는 방법이다.

「75난」은 후대에 논란이 많은 논편이다. '동방실 서방허 사남방 보북방(東方實 西方虛 瀉南方 補北方)'이 제시되어 있는데, 이것은 상극관계를 이용한 치료법이다. '동방실 서방허'는 이 병증의 특징이고 '사남방 보북방'이 치료하는 원칙이다. 즉 상극 관계의 실조로 발생한 허실증을 역시 상극관계를 이용하여 치료하는 방법인데, 동과 서의 문제를 남과 북을 통해서 치료한다는 것이다. 이 문장이 상극관계에서 2혈을 취하는 토대가 되었다.

권도원 선생은 이것은 순수하게 목음체질에만 해당되는 얘기라고 했다. 목음체질의 내장구조가 간담(肝膽 東方木)이 강하고, 폐대장(肺大腸 西方金)이 약하다. 그리고 심장 화(火)는 강하고 신장 수(水)는 약하다. 그러므로 이런 병증 상태와 치료원칙이 목음체질의 내장구조에 딱 맞는 상태가 된다는 것이다.

자경보사법

명대의 고무(高武)는 1529년에 『침구취영(鍼灸聚英)』을 완성한다.

한 가지 경락이나 한 가지 장부에 병이 들었을 때 그 해당하는 장부에 있는 경락을 취하는 것을 자경보사법이라고 한다. '십이경병정형수경합보허사실(十二經病井榮兪經合補虛瀉實)'로 12경의 유주시간에 따라 오행의 상생관계를 통한 자경보사법을 구체적으로 제시하고 있다.

타경보사법

타경보사법(他經補瀉法)은 병이 든 장부나 경락 말고 다른 장부나 경락에서 취혈을 하는 것이다. 장세현(張世賢)이 1510년에 『교정도주난경(校正圖注難經)』에서 타경보사법을 제시[17]하였다.

《난경》「79난」에 간병(肝病)에서 간실이면 간경의 화혈을 사하고 간허면 간경의

---

17) 「69難」의 註를 달면서 「79難」에 제시된 自經補瀉와는 다른 他經補瀉에 대해 언급하였다.

수를 보한다고 했다. '실즉사기자 허즉보기모'하는 원리이다. 장세현의 타경보사법은 만약에 간병이 들면 실증에는 담경(膽經)의 화혈(火穴)을 사하고 허증에는 방광경(膀胱經)의 수혈(水穴)을 보한다고 하면서 타 경락에 있는 오수혈을 취하는 방법을 제시했다.

『의학입문』의 타경보사법

1575년에 성립한 이천(李梴)의 『의학입문(醫學入門)』에는 좀 더 발전된 타경보사법이 있다.

'심의 열병은 비위를 사해야 되고 심장이 허한 병은 간담을 보해야 한다.'[18]고 하였다. 그런데 장부만을 언급하고 구체적인 오수혈을 말하지는 않았다. 이렇게 중국의학 전통에서 자경보사법과 타경보사법이 내려왔다.[19]

사암침법

사암침법(舍岩鍼法)은 음양오행의 원리에 입각하여 장부(臟腑)의 허실(虛實)에 따른 침구보사법을 상생관계뿐만 아니라 상극관계까지 결합시키고, 여기에다 자경과 타경보사법을 결부시켜 임상에 활용하도록 창시된 독창적인 침법이다.

사암도인(舍岩道人)에 의해서 사암침법이 한반도에서 성립한 것이다.

동의대학교에 재직했던 김달호 교수는 사암침법에 대한 연구를 필생의 과제로 삼았다. 그는 먼저 사암침법의 성립시기에 대하여 연구하였다.[20] 그의 연구에 의하면, 조선시대에 《침구경험방》이 1644년에 출간되었고 사암침법에 《침구경험방》의 원본이 실려 있으므로, 사암침법은 1644년 이후에 만들어져서 1644년에서 1742년 사이에 사암침법에 관한 문건이 성립하였을 것으로 추정하였다.

그리고 후속 연구로 사암침법의 필사본과 인쇄물을 모아서 비교 분석하여 글자

---

18) 如心之熱病 必瀉於脾胃之分 如心之虛病 必補於肝膽之分
19) 신동훈, 「五行鍼法의 定立과정에 대한 史的 연구」『대한침구학회지』〈제19권 제4호〉 2002. 8.
20) 김달호, 「사암침법의 형성시기 및 저작배경에 관한 연구」 동의대학교 대학원 1993.

를 교정(校訂)하여 사암침법 교정본을 낸 것이 박사학위 논문[21]이다.

필사본 전승

조선시대에는 개인이 자신의 저작물을 출판하는 것은 어려운 때였고, 사암도인의 제자들을 통해서 사암침법 필사본이 전승되었다. 사암침법은 치료편과 경험편으로 나누어져 있는데, 대표적인 제자인 지산(芝山)이 경험편을 추가했다고 알려져 있다. 사암침법에서 정격(正格)과 승격(勝格)이라고 하는 것은 지산의 용어[22]이다.

사암침법의 4혈 구성 원리

사암침법의 처방은 (예외적인 경우도 있지만) 일반적으로 4혈로 구성되어 있다.

상생관계의 원리는 '허즉보기모 실즉사기자'이고, 상극관계의 원리는 '억기관(抑其官) 보기수(補其讐)'이다. 이런 원리를 기초로 자경에서 2혈을 취하고 타경에서 2혈을 취한다. 그런데 상극관계를 이용한 자타경(自他經) 보사는 《난경》 이후의 문헌에서는 발견되지 않는다. 어디엔가 출전이 있는 건지 사암선사의 창안인지 분명하지 않다. 다만 사암선사의 오행서(五行序)에는 특별히 억기관의 방법이 강조되어 있어서 사암의 창안이 아니었나 추측하게 한다.

간허(肝虛)에 간보방(肝補方)을 구성해 보면, '허즉보기모 억기관'으로 신경(腎經)의 수혈(水穴)인 음곡(陰谷)과 간경(肝經)의 수혈인 곡천(曲泉)을 (+)하고, 폐경(肺經)의 금혈(金穴)인 경거(經渠)와 간경의 금혈인 중봉(中封)을 (−)한다.

간실(肝實)에 간사방(肝瀉方)을 구성해 보면, '보기수 실즉사기자'로 심경(心經)의 화혈(火穴)인 소부(少府)와 간경의 화혈인 행간(行間)을 (−)하고, 폐경의 금혈인 경거와 간경의 금혈인 중봉을 (+)한다.

흔히 침구보사법에서 (+)를 보(補)라고 하고 (−)를 사(瀉)라고 하는데 사실은 그렇지 않다. 각각의 장부혈에 대한 영수(迎隨)는 (−)와 (+)로 이해하는 것이 좋다. 장부

---

21) 김달호, 「舍巖鍼法의 校訂에 關한 硏究」 『대한원전의사학회지』 〈Vol.10〉 1997.
22) 이것은 芝山이 서문을 통해 설명하고 자신의 치험례에서 사용하였다.

혈에 대한 영(–)과 수(+)의 결과가 해당 경락과 해당 장부의 보나 사가 되는 것이지 오수혈 자체에서 보사가 결정된다고 할 수는 없다.

『경락학총론』

홍종철(洪鍾哲, 1852~1919)이 저술했다고 알려진 『경락학총론(經絡學總論)』은 일제시대인 1922년에 출간되었는데 의사 교육용 교재이다. 오수혈을 이용하는 오행침법이 최초로 활자화되어 나타난 기록물이다. 여기에 나오는 오행침술법은 자오유주(子午流走)에 따른 보사침술법으로 전개되는데, 보사정승법(補瀉正勝法)에는 십이경락의 허실에 따른 정격과 승격의 보사혈위가 수록되어 있다.[23]

《청낭결》

《청낭결(青囊訣)》은 동래 범어사에서 수도하는 선승들의 학습교재였다. 선생님을 모셔다가 배우는데 선생님한테 배운 내용을 필사하여 모은 것이다.[24]

여기에 '정오행침도(正五行鍼道)'[25]라고 아주 중요한 내용이 있다. 이것은 사암침법의 필사본 전부를 포함하고 있지는 않지만 정수(精髓)를 모아 놓은 것인데,[26] 보사법이 남녀, 오전, 오후로 나뉘어 있다. 지금도 사암침법 쓰는 임상가들은 남녀별로

---

23) 안상우. 고의서산책 137 經絡學總論, 『민족의학신문』 2003. 4. 19.

24) 안상우. 고의서산책 423 青囊訣, 『민족의학신문』 2009. 6. 26.

25) 아래 내용은 나의 추측이다.
　正五行鍼道가 포함된 필사본이 일제강점기에 일본으로 건너갔고, 당시 일본침구계에서 큰 영향력을 가지고 있던 야나기야 소레이(柳谷素靈)가 이것을 보게 된다. 그를 중심으로 이노우에 케이리(井上惠理), 다케야마 신이치로(竹山晉一郎), 혼마 쇼하쿠(本間祥白), 오카베 소도(岡部素道) 등이 1940년 9월에 고전침구연구회를 조직해서 《난경》을 연구한다. 그들이 얻는 연구성과는 혼마 쇼하쿠가 정리하여 출간한다. 일본침구 고전파는 (사암침법에 바탕을 둔) 자신들의 치료체계를 경락치료(經絡治療)라고 명명했다. 권도원 선생은 1958년에 눈병이 걸렸을 때 혼마 쇼하쿠의 책에서 찾은 침 처방으로 스스로 눈병을 고친다.

26) 이른바 舍巖鍼法의 정수를 요약해 놓은 부분으로 내용을 자세히 살펴보면 먼저, 天干十神所屬 항에는 10가지 천간에 오장육부를 배속하고 장부간의 생극관계를 설정해 놓았다. 이어 각 경락별로 오행혈의 위치와 자침심도, 뜸의 장수를 기록해 놓았다. 또 보사법에서는 남녀와 오전, 오후, 음경, 양경에 따라 진퇴로 보사를 구분하였고 一身所屬臟腑에서는 전신의 각 부위별로 해당 경락을 분속하였으며, 또 五臟六腑所屬病에서는 장부별로 대표증상과 말단부 증상을 열거해 놓았다.

나누고, 오전 오후로 나누고, 좌병과 우병도 나누는 등 여러 가지를 고려해서 보사를 한다.

이 필사본이 성립한 것은 1928년경으로 추정된다.

자 여기까지 왔다. 침법이 1928년까지 왔다. 《청낭결》이 있다.

체질침의 탄생

권도원 선생은 한국전쟁 이후에 사상의약보급회와 사상의학회에서 활동하면서, 이제마의 사상의학은 폐비간신 4장의 장부관계론이라고 하면서 체질의학이라고 규정했다. 그리고 자신의 눈병을 스스로 고치는 과정을 통해서 침의 원리를 체질적으로 운용할 수 있다는 아이디어를 얻는다. 거기에 사암도인의 장부허실보사법이 있었다.

동호 권도원 선생에 의해 사암침법의 장부허실보사법이 사상의학의 장부관계론과 결합했다. 이것이 바로 체질침이다.[27] 체질침의 성립시기는 1958년 말로 추정한다.

『동의수세보원』의 「확충론」에는 태소음양인 각각에서 사장(四臟)의 대소를 정할 수 있는 아이디어가 있었다.[28] 권도원 선생은 사상인의 사장대소에 심(心)이 들어갈 자리를 정했다. 그렇게 하여 5장과 5부의 대소를 결정했다. 왜냐하면 5장의 대소가 결정되어야만 오행의 원리에 따라 침법을 구축할 수 있기 때문이다.

그리고 체질침에는 독특한 화처방(火處方)이 있다. 장부의 허실을 조절하는 장부방(臟腑方)과 심경, 소장경, 심포경, 삼초경을 이용해서 화를 조절하는 처방이 함께 있었다. 그렇게 권도원 선생의 체질침 첫 논문인 「The Constitutional Acupuncture」가 1962년 9월에 완성되었다.

---

27) 체질침과 사암침을 비교한다면 가장 중요한 문제는 '체질' 즉 사람의 다름에 관한 인식이다. 체질침은 사암침의 장부허실보사법을 체질이라는 규격 안에 넣은 것이다.
28) 정용재, 『東醫壽世保元』 글항아리 2018. 1. 8.

13

수리
數理

체질침에서 수리란, 체질침을 운용할 때 특정한 수(數)의 조합으로 처방을 반복하여 자침할 회수를 지정하거나 자침할 순서를 지시하는 것이다.[1)]

체질침 2단방은 기본방과 부방으로 구성된다. 2단방의 수리는 5:1과 4:2인데, 기본방을 5회나 4회 반복한 후에 부방을 1회나 2회 반복하는 것이다. 2단방의 영역에서는 부방을 통해서 상.중.하로 치료 목표를 설정할 수 있다. 부방에서 영(−)하는 혈을 반복하면 ana-puncture이고 상부를 치료하고, 부방에서 수(+)하는 혈을 반복하면 cata-puncture로서 하부를 치료한다. 부방에서 반복이 없으면[2)] 중초 치료법이다. 상.중.하 치료법은 오직 2단방에만 있다.

3단방의 수리는 5:5:1과 4:4:2이다.[3)] 1단과 2단을 5수나 4수로 반복한 후에 3단에 오는 신경방을 1회나 2회 반복하는 것이다. 4단방 이상에서는 모든 단위방의 반복회수는 동일하다. 5회로 반복하거나 4회로 반복한다.

---

1) 반복자침법은 「1차 논문」에서, 수리에 의한 방법이 체계적으로 제시된 것은 「2차 논문」이 처음이다.

2) non-repeat

3) [상지대학교 강연 녹취록] 1999. 6. 10.
   "4,4,2라고 하는 우수(偶數)로 치료해야 하는 병을 5,5,1이라고 하는 기수(奇數)로 치료하면 안 들어요. 기수로 치료해야 하는 것을 4,4,2 우수로 치료하면 또 듣지를 않아요. 그러니까 반드시 기수로 치료해야 할 것은 기수로 해야 되고, 우수는 우수로 해서, 이 숫자라고 하는 것이 대단히 중요합니다. 숫자라는 것이 대단히 중요하기 때문에 아까 그 생명(生命)의 수(數)와 관계가 있다는 것을 말했는데, 이 수(數)라는 건 말이죠. 치료에 있어서 아주 중요한 것이 된다."

자화와 상화

그림 5:1과 4:2란 비율은 어디에서 나온 것일까? 결론을 먼저 말한다면 5:1은 자화(自火)와 상화(相火)의 비율을 뜻한다.

"8체질이란 심장, 폐장, 췌장, 간장, 신장, 소장, 대장, 위, 담낭, 방광 그리고 자율신경의 교감신경, 부교감신경의 12기관의 기능적인 강약배열의 8개 구조를 말한다."[4] 이 언급에서 '그리고'가 중요하다. 8체질은 10장부와 자율신경의 강약배열이 별개로 정해져 있다는 뜻이다.

8체질론에서 생명체가 생명을 영위한다는 한다는 것은, 생명체 자체가 가진 자화(自火)와 그 생명의 근원인 상화(相火)가 생명체에서 조화를 유지하고 있다는 뜻이다.[5]

모든 장기는 교감신경과 부교감신경에 의해 움직인다. 그리고 교감신경은 경락에서 심경과 소장경을 통해서, 부교감신경은 심포경과 삼초경을 통해서 명령을 전달한다. 이 때 심경과 소장경은 자화의 상징이고 심포경과 삼초경은 상화의 상징이다. 심경과 소장경은 우리 몸에 실질 장기가 있는 경락인데, 심포경과 삼초경은 우리 몸에 그에 해당하는 실질 장기가 없다. 이것은 심포경과 삼초경이 우리 몸 밖에 있는 실체인 상화의 명령을 따른다는 것을 의미한다. 자화를 구성하는 요소는 10장부이고, 상화는 심포와 삼초이다.

목/화/토/금/수 오행이란 자화를 다섯 가지 요소로 분해한 것이다. 자화가 변화하는 다섯 단계를 표현한 것이다. 내 몸 안의 자화는 10장부의 총합이고, 상화는 심포와 삼초이다. 그러니 자화의 상화의 비율은 5대 1이 된다.

---

4) 8체질을 압시다,『빛과 소금』〈113호〉 두란노서원 1994. 8. p.116
5) 「화리」,『과학사상』 1999년 가을호 범양사 p.272.273

자화自火_Idiopyr
무생물이 생물 되는 법이 없고, 생물은 날 때부터 초감성적인 불을 소유하므로 생물이며, 천체들도 불을 소유하기 때문에 운행하는 생명체인 것이다. 이 생물과 천체들이 소유하는 자체의 불을 자화라 이름한다.

상화相火_Allelopyr
자화를 소유하는 생물과 지구의 생명운동은 태양의 자화와의 만남(火理)에서 이루어진다. 이때 태양의 자화는 모든 지상생물과 지구의 자화에 대하여 상화가 되며, 같은 이치로 태양이 행성들을 거느리고 공전하는 그 모항성의 자화는 태양의 자화에 대한 상화가 된다. 만물과 우주는 이와 같은 자화와 상화들의 화리의 법으로 단계 우주를 이루어 우주 화리의 본체인 우주원인화(Cosmoetiopyr)에 연결된다.

자화와 상화의 비율은 5:1이고, 4:2 수리는 5:1의 변형이다. 5:5:1 수리는 1단과 3단, 2단과 3단이 각각 5:1이라는 의미이다. 4:4:2 수리도 1단과 3단, 2단과 3단이 각각 4:2라는 뜻이다.

「기준5단방」

장부혈에는 고유한 번호가 있다. 체질침 처방에서 수리는 장부혈이 장부방으로 성립하는 단계에서 이미 적용되고 있다고 보아야 한다.

예를 들어, 목양체질의 기본방인 간방(肝方)을 보면 [경거Ⅶ7 중봉Ⅰ7 음곡Ⅸ9 곡천Ⅰ9]이다. 또 신방(腎方)은 [태백Ⅴ5 태계Ⅸ5 대돈Ⅰ1 용천Ⅸ1]이다. 체질침 장부방은 해당 체질의 내장 구조에서 장기 사이의 관계를 조절하는 것이다. 목양체질의 내장 구조는 [간Ⅰ 〉신Ⅸ 〉심Ⅲ 〉췌Ⅴ 〉폐Ⅶ (1)9)3)5)7)]이므로 장방(臟方)의 장부혈은 1번혈, 9번혈, 5번혈, 7번혈이 운용된 것이다. 부방(腑方)에는 부경(腑經)의 2번혈, 10번혈, 6번혈, 8번혈이 운용된다. 이런 번호의 구조가 구체적으로 적용되는 원리는 「기준5단방」에서 그 실체를 드러낸다.

「기준5단방」은 선두방만 결정하면 5단까지 일정한 원리에 의해 5단방 전체가 순차적으로 결정되는 5단방이다.

그럼 목양체질에서 간방이 선두방이 되는 「기준5단방」을 만들어 보자. 저기 위의 간방에서 장부혈 번호 7과 9를 가져온다. 7과 9를 더하면 16인데 이것으로부터 기준수 6이 도출된다. 「기준5단방」에서 기준수는 1단과 2단, 4단과 5단에서 장기 번호의 합을 6으로 맞추어야 한다는 뜻이다. 간은 1이므로 2단에 서는 단위방은 5번인 췌가 된다. 3단은 신경방으로 장방(臟方)은 심포방(3)이다. 4단과 5단도 기준수 6에 맞춰 보면 폐(7)와 신(9)이다. 이렇게 5단방이 조합되었다. [15379 ⅠⅤⅢ"ⅧⅨ KFPZD]이다.

「기준5단방」은 한 체질의 내장구조에서 동원할 수 있는 여덟 개의 장부(臟腑)를 선두에 세우는 8개의 형식이 있고, 여덟 체질에 도합 64개의 형식이 있다. 이 64 처방을 구성하는 원리는 '「기준5단방」 처방 구성원리'[6]라고 부르고 위에서 간단하

---

6) '기준5단방' 처방 구성원리, 『민족의학신문』〈889호〉 2013. 2. 7.

게 설명하였다.

선두방

「기준5단방」은 전체가 set라고 할 수 있다. 선두방이 결정되면 나머지는 자동적으로 구성되므로 선두방을 어떤 개념과 원리에 의해 선택하는가가 핵심이다. 지금은 유명가수가 된 이무진이 싱어게인에 처음 등장해서 "여보세요~"를 뱉었을 때를 떠올려보자.[7] 그는 그 첫 발성으로 끝냈다. 이후에 그를 규정하는 이미지가 되었다. 체질침 처방에서 선두방은 그런 힘을 가져야만 한다. 특히 「기준5단방」에서는 선두방의 선택이 핵심이다.

---

7) 「싱어게인-무명가수전 시즌 1」은 2020년 11월 16일부터 2021년 2월 8일까지 JTBC에서 매주 월요일 밤 10시 40분에서 12시 20분까지 방영했다. 이무진은 첫 방송에서 63호 가수로 노래를 불렀다.

14

체질침에서 병근 개념이 도출된 과정

병근

체질침은 질병을 치료하는 도구이다. 그러므로 체질침의 체계는 병리적인 원리에 따라 구축되어 있다. 체질침에서 병리를 논할 때 가장 기본이 되고 중요한 개념이 바로 병근(病根)이다. 병근[1]이란 병원(病原)이라고도 하는데 글자 그대로 병의 뿌리라는 뜻이다. 질병의 시초이고 질병의 원인이 되는 상태를 말한다. 8체질에는 각각 독자적인 병근이 있다.[2] 이것은 바로 체질침이 성립하는 근거이기도 하다.

병근이란 용어는 권도원 선생이 1963년 10월에 쓴 「체질침 치험례」[3]에 처음 나온다. 그리고 권도원 선생은 이후에 체질침 논문을 통해서 병근이라는 용어와 병근의 정의를 제시하였는데, 8체질에서 병근이 도출된 원리에 대해서는 별도로 설명하지 않았다. 또 이후에는 8체질의학을 공부하는 후학 중에서 어느 누구도 이것을 주제로 탐구하려고 시도하지 않았다. 창시자가 제시하는 용어이니 그냥 받아들인다는 태도였는지는 모르겠다. 체질침의 치료체계는 병근을 기본으로 시작한다. 8체질에 각각 독자적인 병근이 있다는 것은 병근이 각 체질의 질병을 바라보는 기준점이라는 뜻이다. 그렇다면 병근이라는 개념은 어디에서 왔을까?

---

1) disease-origin
2) 목양체질을 예로 든다면, 목양체질의 최강장기인 간(肝)이 '더 강(强)해지려는 상태(肝實)'가 바로 병근이 된다. 반대로 금양체질은 최약장기인 간이 '더 약(弱)해지려는 상태(肝虛)'가 병근이다.
3) 체질침 치험례, 『대한한의학회보』〈7호〉1963. 11. p.4.5

사상의약보급회

권도원 선생은 한의과대학을 다니지 않았고 검정시험을 통해서 한의사가 되었다. 한의사면허를 받은 것이 1962년 3월이다. 한의사면허를 받기 전에 이미 7~8년간 한방계에 몸을 담고 있었다. 그렇다면 권도원 선생이 한방계에 들어와서 처음으로 접한 한의학 서적은 무엇일까?

한반도의 자랑스러운 의서『동의보감』일까? 권도원 선생은 1954년쯤에 서울시 중구 다동에 있던 사상회관(四象會館)에 가서 이현재(李賢在) 선생을 만나고 사상의약보급회(四象醫藥普及會)의 멤버가 된다. 그리고 이현재 선생으로부터 체질을 감별 받고 사상의학을 배운다. 사상의약보급회에서는 등사본『동의수세보원』을 발간[4]하기도 했다. 권도원 선생이 처음 접한 한의학 서적은 황제내경도, 상한론도, 동의보감도 아닌 동무 이제마의『동의수세보원』이었을 것이다.

그리고 사상회관에는 한국전쟁 전에 이현재 선생이 함흥에 가서 동무 공의 제자들을 만나 구해온 여러 가지 자료들이 있었다.[5] 그것을 또한 권도원 선생이 섭렵했을 것이다. 그 자료 중에는 1894년에 동무 공이 처음 완성한 동의수세보원의 구본(舊本)[6]과 관련한 것도 있었다. 사실 한의학계에 동의수세보원 구본과 관련한 정보가 공식적으로 전해진 것은 이 시대보다 한참 후대의 일이다. 동무 공의 후손인 이진윤(李鎭胤)[7]이 지니고 있던 것을 그의 아들 이성수(李聖洙)가 2000년에 공개한 이후의 일인 것이다. 그 자료는 바로〈함산사촌동의수세보원갑오구본〉이다. 권도원 선생이 이현재 선생이 소장하고 있던 동의수세보원의 구본 자료를 본 것이 왜 중요한가. 그리고 구본 자료를 보았다는 증거가 남아 있는가.

---

4) 1955년 8월

5) 그 형태는 아마도 필사본이었을 것이다. 그리고 염태환 선생의 증언에 의하면 이현재 선생의 방에는 동무 공의 초상(肖像)이 붙어 있었다고 한다. 이현재 선생은 이 초상을 동무 공 탄신일을 기념하여 일간지에 기고문을 실을 때 함께 실었고, 1959년에 행림서원에서『동의수세보원』을 출간할 때 책머리에 실었다.

6) 甲午本

7) 이진윤은 동무 이제마의 두 살 아래 이복동생인 이섭증의 손자이다.

홍순용

권도원 선생은 한의사가 되기 전부터 홍순용(洪淳用, 1909~1992) 선생과 친한 사이였다. 두 사람 모두 열성 기독교인이었고 비슷한 시기에 신학대학을 다닌[8] 공통점도 있다. 무엇보다 사상의학에 관심을 두었다는 점이 중요하다. 홍순용 선생은 위에 소개한 이진윤으로부터 배웠고, 보원계(保元契)의 일원이었다[9]고 주장했었다. 홍순용 선생은 이현재 선생이 주도하던 사상의약보급회나 이를 이어 1957년에 창립한 사상의학회(四象醫學會)와는 별도의 사상의학 관련 모임에 속해 있었다. 그리고 1970년에 한의과대학에 있던 인사들이 주축이 되어 대한사상의학회(大韓四象醫學會)를 결성할 때 초대회장을 맡게 된다.[10]

권도원 선생은 한국신학대학 신과를 졸업한 1958년에, 영어 공부를 위해 서울대 문리대에 개설된 E.L.I.에 다니던 중에 실명의 위험에 처할 정도의 눈병에 걸렸다. 안과에서 치료를 받았지만 더 심해져서 침 치료를 받을 생각을 한다. 그럼 누구에게 제일 먼저 가야 할까. 자신의 병을 고칠 수 있다고 가장 믿을 만한 한의사에게 갔을 것이다. 그렇다. 덕일한의원 홍순용 한의사는 1958년에 권도원이 가장 믿는 한의사였다. 결과론이지만 홍순용 선생은 권도원 선생의 눈병을 고치지 못했다.

검증

1965년에 홍순용 선생은 대한한의학회의 이사장이었다.[11] 그리고 그해 10월에 도쿄에서 열리는 국제침구학회(國際鍼灸學會)에 참가하기 위한 절차를 밟던 권도원 선생은 대한한의학회의 예상치 못한 제지를 받는다.[12] 그가 가지고 나가려는 논문

---

8) 두 사람은 띠동갑이다. 권도원 선생은 한국신학대학에, 홍순용 선생은 서울중앙신학교에 다녔고 같은 해(1958년)에 졸업했다. 홍순용 선생은 1958년에 검정시험을 통해 한의사국가시험에 합격했다.

9) 보원계와 관련한 것은 홍순용 선생의 일방적인 주장에 의한 것이다. 구체적인 증거는 하나도 없다. 아래의 글에서 자세히 밝혔다.
　보원계의 5인(1), 『민족의학신문』 〈1235호〉 2020. 5. 14.
　보원계의 5인(2), 『민족의학신문』 〈1237호〉 2020. 5. 28.

10) 1957년 4월 30일에 먼저 사상의학회를 창립했던 이현재 선생은 고문으로 추대된다. 이현재 선생은 한약종상 허가를 받았을 뿐 한의사면허가 없었다.

11) 1965년 4월 20일에 제3대 대한한의학회 이사장에 취임했다.

12) 국제학회에 참가하려고 외무부와 보건사회부를 찾아갔더니 해당 협회의 추천서를 받아오라는 권

의 내용이 한 번도 검증된 적이 없으므로 한의사협회 동료들 앞에서 시연을 하고 검증을 받아야 한다는 논리였다. 1958년부터 1965년 사이에 두 사람 사이가 껄끄러워진 어떤 사연이라도 있었던 것일까.

권도원 선생은 1965년 5월 9일에 열린 제1회 종합학술강좌[13]에서 '체질침의 이론과 실제'라는 제목으로 자신의 체질침(體質鍼) 논문 내용 일부를 발표한다. 그리고 6월 8일에 회원들 앞에서 체질침의 실기를 보였고, 지방을 도는 순회강좌[14]에도 나갔다. 이런 절차를 거쳐서 권도원 선생은 국제침구학회 참가 자격을 얻는다. 그리고 10월에 학술대회에 참석하고 돌아온 후에 도쿄에서 논문을 발표할 때 쓴 발표문이 『대한한의학회보』에 실린다.[15] 홍순용 선생은 기다렸다는 듯이 1965년 12월 20일자 약업신문(藥業新聞)과, 1966년 1월 『대한한의학회보』〈22호〉에 「체질침에 대한 소론」을 기고하여, "체질침은 아무리 탐색하여 보아도 그 장부론이 비수세보원적이므로 이 학설은 긍정과 부정에 앞서 심각히 검토되어야 한다."고 주장하고 '외우(畏友)'라고 칭한 권도원 선생에게 해명을 요구한다. 권도원 선생은 『대한한의학회보』〈23호〉에 바로 반론을 쓴다.[16] 「묵살 당한 진리」는 권도원 선생이 동무 이제마의 사상인 병증론을 얼마나 깊이 이해했는지, 그리고 어떻게 자신의 개념으로 녹여냈는지 보여주는 훌륭한 논설이다.[17]

구본 편명

이 글 중에 동의수세보원 구본의 편명(篇名)에 대한 언급이 나온다. 다음과 같이

고를 받는다. 그래서 한의사협회를 찾아갔더니 그 업무를 대한한의학회로 미룬 것이다. 그 이전에 대한한의사협회에 속한 한의사가 국제학술대회에 참석한 경험이 전혀 없었던 터라 관련 부처들도 어떻게 해야 하는지 개념이 없었다.

13) 1965년 5월 5일부터 5월 9일까지 서울시한의사회와 대한한의학회가 공동주최하였다.

14) 6월 16일은 인천에서, 6월 18일은 수원에서 '체질침의 이론과 임상'이란 제목으로 강의했다.

15) 1965년 12월에 나온 『대한한의학회보』〈21호〉에는 영문발표문이, 그리고 1966년 1월에 나온 『대한한의학회보』〈22호〉에는 번역문이 실린다.

16) 이 글의 내용으로 미루어보면 두 사람이 멀어진 것은 사상의학에 대한 해석상의 견해 차이인 것 같다.

17) 나는 사상의학을 공부하기 시작한 1997년 이후로, 내가 읽었던 모든 사상의학 관련 논편에서 권도원 선생만큼의 깊이를 보여주는 글을 만난 적이 없다.

썼다.

"李濟馬先生의 體質論的 研究의 過程을 살펴보면, 四象人의 病論을 그의 처음 草稿에서, 少陰人病은 外感膂病과 內觸胃病으로 分類하였으며, 少陽人病을 外感膀胱病과 內觸大腸病으로 分類하였다. 그러나 그의 研究의 進行과 함께 臟腑論이 分明해짐에 따라 少陰人의 外感膂病을 腎受熱表熱病으로 그리고 內觸胃病을 胃受寒裡寒病으로 結論하고, 少陽人의 外感膀胱病을 脾受寒表寒病으로 內觸大腸病은 胃受熱裡熱病으로 結論하여 《壽世保元》에 記錄하였다."

"나머지 두 體質에 있어서는 李濟馬先生이 처음에 太陰人病論을 外感腦顀病과 內觸胃脘病으로 定하고, 太陽人病論은 外感腰脊病과 內觸小腸病으로 定하였으나, 後에 太陰人의 胃脘病은 內觸病이 아니고 外感病이며, 內觸病은 肝熱病임을 알게 되어 外感病을 胃脘受寒表寒病으로 內觸病을 肝受熱裡熱病으로 고쳐 記錄하였으며, 太陽人病論은 그나마 고쳐보지도 못한 채 처음 그대로 外感腰脊病과 內觸小腸病으로 《壽世保元》에도 記錄하고 있는 것이다."

권도원 선생은 1966년에 이미 사상인 병증론의 구본 편명을 모두 알고 있었던 것이다. 신본과 구본의 병증론 편명은 다음과 같다.

사상인	구분	표병(表病)	리병(裡病)
태양인	신본	외감요척병	내촉소장병
	구본	외감요척병	내촉소장병
소양인	신본	비수한표한병	위수열리열병
	구본	외감방광병(外感膀胱病)	내촉대장병(內觸大腸病)
태음인	신본	위완수한표한병	간수열리열병
	구본	외감뇌추병(外感腦顀病)	내촉위완병(內觸胃脘病)
소음인	신본	신수열표열병	위수한리한병
	구본	외감려병(外感膂病)	내촉위병(內觸胃病)

체질침에서 병근 개념이 도출된 과정

동무 공은 1894년에 동의수세보원을 처음 완성[18]하고 1900년에 별세할 때까지 원고를 계속 다듬고 고쳤다.[19] 그런데 표에서 보이는 것처럼 태양인 병증론은 편명과 내용을 전혀 수정하지 않았다. 그래서 구본에 사용한 병증론 편명이 그대로 남은 것이다. 이것을 토대로 구본의 편명이 외감병(外感病)과 내촉병(內觸病)으로 나뉘어져 있었을 거라고 추측할 수는 있었다.

이현재 선생을 통해서 접한 사상의학 자료들이 얼마나 고급 정보였는지 이를 통해 가늠해볼 수 있다. 그리고 더 나아가 권도원 선생은 병증론의 편명이 왜 바뀌게 되었는지에 대해서도 자신의 명확한 견해를 가지고 있었다. 사상인의 병증을 바라보는 동무 공의 인식과 개념이 바뀌었던 것이다. 병증의 양상과 성격, 그리고 사상인 별로 질병의 발생에 어떤 장부가 관여되는지에 대한 구체적인 깨달음이 더해졌다. 하지만 동무 공은 태양인 편은 1894년까지의 생각에서 조금도 진전시키지 못했다. 아마도 근거가 되는 자료가 부족했기 때문일 것이다.[20]

신본 편명

신본에 나온 사상인 병증론 편명에는 크게 나누어 보면 두 가지 정보[21]가 들어 있다. 소음인 병증론 편명은 신수열표열병론과 위수한리한병론이다. 여기에서 앞정보는 신수열과 위수한이고, 뒷정보는 표열병과 리한병이다. 앞정보에는 질병을 발생시키는 원인이 되는 장기와 외부의 인자를 표시하고 있다. 뒷정보에는 질병이 나타내는 증상의 부위와 성격, 그리고 양태를 담고 있다.

뒷정보에 의하면 사상인의 병증을, 발생부위는 표(表)와 리(裡)로 나누고 성격이나 양태는 한(寒)과 열(熱)로 구분한다. 그리고 이 두 가지 요소가 결합되어 사상인의 병증은 표한(表寒)과 표열(表熱), 그리고 이한(裡寒)과 이열(裡熱)의 네 가지 양태로 표현된다.[22]

---

18) 甲午本 / 舊本
19) 庚子本 / 新本
20) 이 때문에 '태양인은 지극히 적다.'는 인식이 더 확고해진 것 같다.
21) 간단하게 앞정보와 뒷정보라고 하자.
22) 8체질을 크게 두 가지로 구분하여 부교감신경긴장체질과 교감신경긴장체질로 나눈다. 부교감신

이 글의 서두에서부터 집중하고 있는 병근에 관한 정보는 앞정보에 있다. 예를 들어 보자. 태음인 위완수한표한병이 있다. 여기에서 앞정보는 위완수한이다. 위완(胃脘)이 한기(寒氣)를 받았다는 뜻이다. 그럼 앞에서 말했듯이 질병을 발생시키는 원인이 되는 장기가 위완이어야 한다. 그런데 권도원 선생은 이 병증론을 동무 공과는 다르게 해석했다. 흔히 말하는 태음인 한증(寒證)의 대표적인 처방은 태음조위탕(太陰調胃湯)인데, 이 처방의 주 약재는 건율(乾栗)과 의이인(薏苡仁)이다. 이 두 약재는 대장(大腸)의 이상으로 발생하는 설사를 막아주는 것이 주된 효능이다. 그러니 이 약재가 들어간 태음조위탕을 통해 거꾸로 추리해보면, 이 병증은 대장에 한기가 들어서 대장의 수분대사기능에 장애를 초래하여 설사를 일으키는 상태인 것이다. 권도원 선생은 위완이 수한(受寒)한 것이 아니라 대장이 수한(受寒)한 것이라고 보았다는 말이다. 즉 태음인 한증은 위완병이 아니고 대장병이라는 뜻이다. 그리고 소양인 비수한표한병도 동무 공과 다르게 보았다. 즉 소양인의 표한병은 비병(脾病)이 아니라 신병(腎病)이라고 했다. 그러니 소양인에서 표한증을 발생시키는 원인 장기는 신장(腎臟)이라는 것이다.

여덟 가지의 구분

동무 공 사후에 함흥에 있던 직계 제자들 사이에서는, 사상인의 병증을 각각 한증과 열증(熱證)으로 나누어 여덟 가지의 병증 체계로 보는 흐름이 형성되었다고 한다. 그런 인식을 이현재 선생은 한국전쟁이 일어나기 전에 동무 공의 제자들과 교류하면서 고스란히 이어받았다. 그리고 이현재 선생은 다른 도구 없이 사람의 용모사기(容貌詞氣)를 통해서 태소음양인(太少陰陽人)을 감별했다고 한다. 그래서 사상의약보급회나 이후의 사상의학회에서 회원 모임을 가질 때 신입회원이 있으면 가령 이렇게 소개했다는 것이다. "저는 소양인 한증이고 평소에 형방지황탕(荊防地黃湯)을 먹습니다." 신입회원이 이렇게 자기소개를 하면 이현재 선생은 회원들을 향

경긴장체질은 속열하고 겉냉하며, 교감신경긴장체질은 겉열하고 속냉하다. 이때 사용하는 용어인 겉냉과 겉열, 속냉과 속열은 바로 표한과 표열, 이한과 이열의 다른 표현이다. 권도원 선생은 동무 공이 구분한 용어를 가져다 자기식으로 해석하고 변형하였던 것이다.

체질침에서 병근 개념이 도출된 과정

해 '이렇게 생긴 사람이 소양인 한증이니 이 사람의 용모를 잘 살펴보고, 말투를 주의 깊게 보라.'고 했다고 한다. 물론 신입회원이 소개를 하기 전에 이현재 선생이 그 사람을 미리 감별했을 수도 있다. 권도원 선생도 이현재 선생을 처음 만났을 때 간이 약한 태양인이라고 감별을 받았었다고 하니 말이다. 그리고 오가피(五加皮)가 들어간 약을 먹어야 한다는 말을 들었다는 것이다.[23]

이런 분위기에서 권도원 선생은 사상의학을 공부했다. 그러면서 태소음양인의 네 가지 구분이 아닌 사상인을 한증과 열증으로 나눈 여덟 가지 구분법에 더 집중하게 되었을 것이다. 그리고 동무 공이 병증론 편명을 변경하게 된 과정을 궁리하면서 동무 공의 견해와는 다른 자신만의 깨달음이 생겼고, 그것이 병근 개념으로 발전한 것이라고 나는 생각한다. 즉 사상인 각각의 한증과 열증으로 구분한 8병증에 또한 해당 병증을 발생시키는 원인 장기가 하나씩 도출된 것이다. 그런데 장기는 각기 다른 여덟 장기가 아니다. 소음인과 소양인에서는 위(胃)와 신(腎)이 공통적으로 들어 있고, 태음인과 태양인에서는 대장(大腸)과 간(肝)이 공통적으로 들어 있다. 무슨 뜻인가. 소음인 병증론과 태음인 병증론 편명을 보자.

구분	병증론 앞정보	질병의 부위	질병의 원인	증상의 성격
소음인	신수열	신	신열	표열
	위수한	위	위한	이한
태음인	간수열	간	간열	이열
	위완수한	대장	대장한	표한

소음인은 신이 강한 장기이고, 위는 약한 장기이다. 그리고 태음인은 간이 강한 장기이고 대장은 약한 장기이다. 소음인의 강한 장기인 신에서 발생하는 병증은 강한 신장이 열을 받아서 신열한 상태가 되고, 이것이 질병을 발생시키는 원인이 된다고 보았고, 그 병증의 증상 양태는 표열이라는 것이다. 또 소음인의 약한 장기인 위에서 발생하는 병증은 약한 위가 한기를 받아서 위한(胃寒)한 상태가 되고, 이것이 질병을 발생시키는 원인이 된다고 보았다. 그리고 증상의 양태는 이한(裏寒)이다.

---

23) 염태환(廉泰煥) 선생의 증언이다.

8병증

사상인의 8병증(病證)에서 강한 장기로부터 생기는 병증은 실증(實證)으로 열증이 되고, 약한 장기로부터 생기는 병증은 허증(虛證)으로 한증이 되는 규칙성이 있다. 권도원 선생은 이런 인식을 자신의 체질침 논문에 넣어 놓았는데, 강한 장기로부터 생기는 병증을 1증(證)[24]이라 하고, 약한 장기로부터 생기는 병증은 2증(證)[25]이라고 하였다. 그러니 1증은 열증의 양상을 띠고 2증은 한증의 양상을 띤다.

『동의수세보원』의 사상인 병증론과 편명을 해석하면서 생긴 새로운 깨달음과 인식으로부터 권도원 선생은 체질침의 핵심 개념인 병근을 도출하게 된 것이다. 그리고 「62 논문」[26]의 8병증은 「1차 논문」[27]의 8병형(病型, morbidity)을 거쳐서 「2차 논문」[28]의 8체질(體質)로 연결되는 것이다.

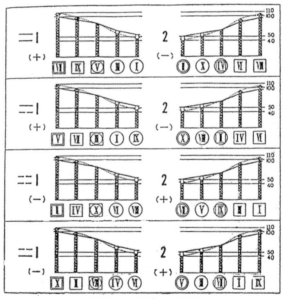

「1차 논문」의 8병형   **Figure 2. The 8 morbidities**

---

24) 1st syndrome
25) 2nd syndrome
26) Dowon Gwon, 「The Constitutional Acupuncture」 1962. 9. 7.
27) Dowon Kuan, 「A Study of Constitution-Acupuncture」
   『國際鍼灸學會誌』 醫道の日本社. 1966. 6. p.149~167
28) Dowon Kuan, 「Studies on Constitution-Acupuncture Therapy」
   『中央醫學』 1973. 9. p.327~343

또한 권도원 선생은 체질침의 체계를 만들면서 병근으로부터 발생하는 병리를 두 가지로 구분하였다. 병근이 최강장기(最强藏器)이면 그것은 항상 너무 강해지려는 경향성을 가지고[29], 병근이 최약장기(最弱藏器)이면 그것은 항상 너무 약해지려는 경향성을 가진다[30]는 것이다. 이것이 병근 개념을 기본으로 한 체질침의 병리관이다.

8병증 8병근 8체질 관계표

사상인	병증론	병증 「62 논문」	병근 「1차 논문」	한열	8체질 「2차 논문」
태양인	외감요척병	1병증	大腸實	熱	금음체질
	내촉소장병	2병증	肝虛	寒	금양체질
소양인	비수한표한병	2병증	腎虛	表寒 겉냉	토양체질
	위수열리열병	1병증	胃實	裏熱 속열	토음체질
태음인	위완수한표한병	2병증	大腸虛	表寒 겉냉	목음체질
	간수열리열병	1병증	肝實	裏熱 속열	목양체질
소음인	신수열표열병	1병증	腎實	表熱 겉열	수양체질
	위수한리한병	2병증	胃虛	裏寒 속냉	수음체질

---

29) 최강장기의 과강화(過强化) : 1병증 / 1병형
30) 최약장기의 과약화(過弱化) : 2병증 / 2병형

15

체질침의 원리

사암침법

사암선사에 의해서 창안된 사암침법(舍岩鍼法)은 12경락의 오수혈을 이용하여, 음양오행의 원리에 입각하여 장부의 허실에 따른 침구보사법을 상생관계뿐만 아니라 상극관계까지 결합시키고, 여기에다 자경과 타경보사법을 결부시켜 임상에 활용하도록 창시된 독창적인 침법이다. 동의대학교에 재직했던 김달호 교수는 1644년에서 1742년 사이에 사암침법에 관한 문건이 성립하였을 것으로 추정하였다.[1]

사암침법에서 상생관계의 원리는 '허즉보기모'와 '실즉사기자'이고, 상극관계의 원리는 '억기관'과 '보기수'이다. 이것을 결합하여 허증에는 허즉보기모 억기관(虛則補其母 抑其官), 실증에는 실즉사기자 보기수(實則瀉其子 補其讐)의 방법으로, 자경에서 2혈을 취하고 타경에서 2혈을 취하여 기본적으로 4혈로 구성된 장부허실 처방을 만들었다. 사암선사는 이렇게 6장6부의 허와 실에 대한 24방식의 처방을 제시하였다.

체질침은 사암침법의 장부허실보사법이 사상의학의 장부관계론과 결합한 것이다. 체질침과 사암침을 비교한다면 가장 중요한 문제는 '체질' 즉 사람의 다름에 관한 인식이다. 간단하게 말한다면 체질침은 사암선사의 장부허실보사법을 '체질

---

1) 김달호, 「사암침법의 형성시기 및 저작배경에 관한 연구」 동의대학교 대학원 1993.

이라는 규격'[2] 안에 넣은 것이다.

체질침의 탄생

권도원 선생은 우선 『동의수세보원』의 「확충론」에서 얻은 아이디어를 통해서 태소음양인 각각에서 사장(四臟)의 대소를 도출했다. 그런 후에 사상인의 사장대소에 심(心)이 들어갈 자리를 정했다. 그렇게 하여 사상인에서 5장과 5부의 대소를 결정했다. 대소가 결정되어야만 오행의 원리에 따라 침법을 구축할 수 있었기 때문이다. 체질침이 성립한 시기는 1958년 말로 추정한다. 그러다가 권도원 선생은 1962년 3월에 한의사면허를 받고 자신이 만든 체질침의 체계를 국제적인 학술행사에서 발표하기 위해서 체질침 첫 논문인 「62 논문」[3]을 1962년 9월 7일에 탈고한다.

경락과 장부혈

권도원 선생은 "경락이란 각 장기가 생체 전체에 전달하는 그 경락만이 갖는 고유한 영향력을 운반하는 길이다. 따라서 모든 장기는 고유의 경락을 갖는다."고 규정했다.[4] 또 "각 장기는 장기들 간에 이 경락들을 통하여 서로 영향력을 주고받아

---

2) 내장구조
3) 「The Constitutional Acupuncture」
4) (1) Ching Lo, or Meridian, is the road for conveying the peculiarly influential power of each organ which gives the former one to the whole living body. Therefore, all of the organs have their own Ching Lo's.
(2) Moreover, each organ gives and takes from each the influential powers among themselves through these Ching Los, so that they maintain the mutual balances. It is done thus, in order to have a balanced operation, influencing the whole living body with equality.
(3) Between the above-mentioned two the latter one seems, for the present writer, to be the very discovery of the most useful laws, applicable to the constitutional treatment of Ching Lo. It is done by the five acupuncture points or Ching Hsueh(經穴), related to each viscera among the many which each Ching Lo has. He called these five ones the Viscera Points, and the other ones, the general points, among the latter of which these are, of course, the differences of each kind.
Dowon Gwon, 「The Constitutional Acupuncture」 1962. 9. 7. p.8

서 상호균형을 유지한다.”고 했다.

각 경락에는 같은 수(數)의 장부와 관계되는 5개의 경혈이 있는데, 이 5개의 경혈은 오수혈(五兪穴)이다. 권도원 선생은 이것을 특별하게 장부혈(臟腑穴, the Viscera Points)이라고 명명했다. 장부혈이 장기들 사이에서 서로 영향력을 주고받는 중요한 역할을 맡고 있기 때문이다.

체질침의 기본 원리

오른쪽 그림은 「62 논문」에서 설명[5]하고 있는 간경(肝經, I)을 응용하는 여덟 가지 방법을 정리한 표이다. 표 아래쪽에 보이는, 송혈(送穴)[6]과 수혈(受穴)[7]로 구성되는 여덟 가지의 배합 중에서, 해당하는 체질의 내장구조에서 간(肝)이 어떤 조건에 있는지를 살펴서 적합한 방법을 조합하여 간을 조절(補/瀉)하는 처방을 구성하게 된다.

간(肝)은 로마자 부호로 I이다. 1번이다.[8] 경락의 표시는 로마자 옆에 어포스트로피[9](’)를 하나 찍는다. 그러니까 I'은 간경(肝經)이다. 간경은 장경(臟經)이니까 장부혈(臟腑穴)의 부호는 홀수이다. 장경의 정형수경합은 목화토금수의 차례로 각각 대돈(I'1) 행간(I'3) 태충(I'5) 중봉(I'7) 곡천(I'9)이다.

지금 하는 설명은 아직 체질적인 고려가 들어가지 않은 상태이다. 「62년 논문」에는 영향 경락, 목적 경락, 3차 경락이 구분되어 있다. 이 표에서는 목적 경락이 가운데 위치하고 간경(I')이다. 간경을 조절하기 위해서 간경에 영향력을 주는 영향 경락이 넷 있다. 심경(III') 췌경(V') 폐경(VII') 신경(IX')이다. 이 네 경락에 있는 각각의

---

5) Dowon Gwon, 「The Constitutional Acupuncture」 1962. 9. 7. p.13~15
6) 자기장기가 가지고 있는 영향력을 자기경락(自經)을 통해서 다른 장부에 보내는 역할을 맡은 장부혈을 송혈(送穴)이라고 한다. 송혈은 자기경락의 번호와 동일한 번호를 가진 장부혈로 자혈(自穴)이라고도 한다.
7) 자기경락 말고 다른 장부로부터 오는 영향력을 자기장기로 받아주는 역할을 하는 장부혈을 수혈(受穴)이라고 한다.
8) 8체질의학에서는 1973년에 발표한 「2차 논문」 이후로, 전통적인 한의학의 음양개념과는 다르게 장부(臟腑)의 음양(陰陽)을 바꾸었다. 장(臟)이 양(陽)이고 부(腑)가 음(陰)이다. 그래서 장에 홀수 부호를 부에는 짝수 부호를 배정한다.
9) apostrophe

肝經(Ⅰ')을 응용하는 여덟 가지 방법

영향 경락				목적 경락				3차 경락		
				木	대돈	I'1				
火	소부	III'3	▷	火	행간	I'3	▷	III'1	소충	木
土	태백	V'5		土	태충	I'5		V'1	은백	木
金	경거	VII'7		金	중봉	I'7		VII'1	소상	木
水	음곡	IX'9		水	곡천	I'9		IX'1	용천	木

(送穴)		(受穴)			(送穴)		(受穴)		
하나	소부 III'3	행간 I'3			대돈 I'1		소충 III'1		다섯
둘	음곡 IX'9	곡천 I'9	▼		대돈 I'1		용천 IX'1		여섯
셋	태백 V'5	태충 I'5			대돈 I'1		은백 V'1		일곱
넷	경거 VII'7	중봉 I'7			대돈 I'1		소상 VII'1		여덟

송혈을 통해서 간경으로 영향력이 온다. 즉 소부(III'3) 태백(V'5) 경거(VII'7) 음곡(IX'9)이다. 그러면 간경에 있는 동일한 번호를 가진 수혈이 영향 경락이 보낸 영향력을 받는다. 그렇게 송혈과 수혈의 차례로 소부와 행간, 음곡과 곡천, 태백과 태충, 경거와 중봉이 배합된다. 네 가지 중에서 앞선 둘은 간과 상생관계, 뒤의 둘은 상극관계의 배합이다.

'송혈을 통해서 영향력을 보내면 수혈을 통해서 영향력을 받는다.' 이것이 체질침의 가장 기본적인 원리이다.

영향 경락에서 목적 경락으로 영향력을 보내고 받았다. 그런데 여기에서는 간(肝)이 강한지 약한지 설정하지 않았다. 다른 장기로부터 간경을 통해서 간에 영향력이 왔으면 간에 무언가 변화가 생겼을 것이다. 간이 세지거나 약해졌을 거란 말이다. 그렇게 강해지거나 약해진 변화를 간경의 송혈인 대돈(I'1)을 통해서 나머지 네 장기에 전달하게 된다. 바로 3차 경락이다. 그렇게 간경의 송혈인 대돈과 나머지 네 경락의 1번 수혈들이 배합된다. 대돈과 소충(III'1), 대돈과 용천(IX'1), 대돈과 은백(V'1), 대돈과 소상(VII'1)이다.

이렇게 영향 경락과 목적 경락에서 네 가지, 영향 경락과 3차 경락에서 네 가지 모두 여덟 가지 방법의 배합이 도출되었다. 송혈과 수혈로 구성된 8개의 쌍이다.

이것이 간경을 응용하는 8가지 방법이다.

여기까지는 아직 체질적인 고려는 없다. 만약에 체질의 구조에서 간이 강하다면 간을 사(瀉)해야 하고 약하다면 간을 보(補)해야 한다. 보와 사는 오행의 상생(相生)과 상극(相剋)을 이용한다. 간은 목(木)이니까 목과 상생은 수(水)와 화(火)이고, 상극은 토(土)와 금(金)이다.

금양체질의 장방 도출

체질침은 관계를 조절한다. 어떠한 관계인가. 각 체질의 내장구조에서 장기 사이의 관계를 조절하는 것이다. 체질침에서 기본이 되는 처방은 각 체질의 내장구조에서 도출할 수 있는 8개의 장부방(臟腑方)이다.

금양체질로 예를 들어서 장부방을 도출해 보자. 지금부터는 체질적인 고려가 있는 것이다. 금양체질의 내장구조는 [간(肝) 〈 신(腎) 〈 심(心) 〈 췌(膵) 〈 폐(肺)]이다. 금양체질의 국제명인 Pulmotonia은 폐가 강한 사람이라는 뜻이다. 폐와 췌는 강하고 간과 신은 약하다. 이렇게 선천적으로 강하고 약한 내장구조의 배열이 바로 생리이다. 그리고 이런 체질적인 바탕에서 폐와 췌는 늘 더 강해지려는 경향성을 갖고, 간과 신은 늘 더 약해지려는 경향성을 갖는다. 이것이 금양체질의 병리이다. 그러므로 금양체질의 치료에서 폐와 췌는 항상 사(瀉)하고, 간과 신은 항상 보(補)해야 한다. 체질치료의 기본적인 원리인 억강부약(抑强扶弱)이다. 8체질의 구조에서 중간에 위치하는 중간장기는 균형추의 역할을 한다. 그리고 이 중간장기는 자극하지 않는다.

오른쪽은 금양체질에서 기본이 되는 처방인 장방(場方)[10]을 도출하는 방법을 보여주는 표이다. 처방을 도출하는 원리는 '허즉보기모 억기관(虛則補其母 抑其官)'과 '실즉사기자 보기수(實則瀉其子 補其讐)'이다. 표의 윗부분에 병근(病根)이 되는 간을 중심으로 내장구조를 배열했다.

---

10) 8체질이란 사람에게는 선천적으로 내장구조 배열이 8가지가 있다는 뜻으로, 8가지 서로 다른 상황의 장(場, field)을 형성한다. 이것을 체질장(體質場)이라고 한다. 이런 8가지 장들의 서로 다른 요청에 따라 만든 침 처방을 장방(場方)이라고 한다.
權度沅, 「體質鍼 治療에 關한 硏究」 『明大論文集』 〈제7집〉 1974. 1. p.607

위에서 '각 체질의 내장구조에서 장기 사이의 관계를 조절한다.'고 했다. 표를 잘 보자. 간경과 신경 사이에서 어떤 장부혈을 쓸 수 있는지 보자. 간과 신은 모두 약(弱)하다. 송혈과 수혈의 순서이다. 신경의 9번혈(IX_9)과 간경의 9번혈(I'_9) 그리고 간경의 1번혈(I'_1)과 신경의 1번혈(IX'_1)을 모두 (+)[11] 하는 방법이 있다. 2약장기인 신과 2강장기인 췌 사이에서는, 췌경의 5번혈(V'_5)과 신경의 5번혈(IX_5)은 (−)[12] 하고, 신경의 9번혈(IX_9)과 췌경의 9번혈(V'_9)은 (+)하는 방법이 있다.

금양체질(Pul.)의 장방 도출

肝 I (最弱)				
$VII'_7 I'_7$ (−)	金 (−)		水 (+)	$IX'_9 I'_9$ (+)
$I'_1 VII'_1$ (+)	木 (+)		木 (+)	$I'_1 IX'_1$ (+)
肺 VII (最强)		心 III (중간)	腎 IX (2弱)	
$V'_5 VII'_5$ (−)	土 (−)		土 (−)	$V'_5 IX'_5$ (−)
$VII'_7 V'_7$ (−)	金 (−)		水 (+)	$IX'_9 V'_9$ (+)
膵 V (2强)				
It 肝補	$VII'_7 I'_7$ (−)	$IX'_9 I'_9$ (+)	경거 중봉 (−)	음곡 곡천 (+)
VIIs 肺瀉	$V'_5 VII'_5$ (−)	$I'_1 VII'_1$ (+)	태백 태연 (−)	대돈 소상 (+)
Vs 膵瀉	$VII'_7 V'_7$ (−)	$IX'_9 V'_9$ (+)	경거 상구 (−)	음곡 음릉 (+)
IXt 腎補	$V'_5 IX'_5$ (−)	$I'_1 IX'_1$ (+)	태백 태계 (−)	대돈 용천 (+)

폐와 췌는 모두 강하다. 그래서 췌경의 5번혈(V'_5)과 폐경의 5번혈(VII_5) 그리고 폐경의 7번혈(VII_7)과 췌경의 7번혈(V'_7)을 모두 (−)하는 방법이 있다. 최강장기인 폐와 최약장기인 간 사이에서는 폐경의 7번혈(VII_7)과 간경의 7번혈(I'_7)은 (−)하고, 간경의 1번혈(I'_1)과 폐경의 1번혈(VII'_1)은 (+)하는 방법이 있다.

이와 같이 내장구조 사이에서 관계를 조절하는 송혈과 수혈로 조직된 여덟 가지의 쌍이 배합되었다. 두 장부혈로 배합된 것을 (−)하는 방법 네 가지와 (+)하는 방법 네 가지이다. 이것을 '허즉보기모 억기관(虛則補其母 抑其官)'과 '실즉사기자 보기수

---

11) +는 pro-puncture로서 경락의 흐름에 따르는 수법(隨法)이다.
12) −는 con-puncture로서 경락의 흐름에 거스르는 영법(迎法)이다.

(實則瀉其子補其讐)'의 원리에 따라 각 장기의 상황에 따라서 조합하면 네 장기를 조절하는 네 처방이 도출된다. [경거 중봉(−) 음곡 곡천(+)]은 간보방(肝補方, Ⅰt), [태백 태계(−) 대돈 용천(+)]은 신보방(腎補方, Ⅸt), [경거 상구(−) 음곡 음릉(+)]은 췌사방(膵瀉方, Ⅴs), [태백 태연(−) 대돈 소상(+)]은 폐사방(肺瀉方, Ⅶs)이다.[13]

금양체질에서 부(腑)의 내장구조는 장(臟)의 내장구조를 그대로 따라 간다. 금양체질에서 담보방(膽補方, Ⅱt) 방광보방(膀胱補方, Ⅹt) 위사방(胃瀉方, Ⅵs) 대장사방(大腸瀉方, Ⅷs)은 장방(臟方)과 같은 원리로 도출할 수 있다. 부방(腑方)은 장방(臟方)에서 전체적으로 경락과 장부혈의 부호를 홀수에서 짝수로 바꾸면 된다.

목양체질과 금양체질의 장부방 일람표

Hep.	木 水 火 / 土 金						Pul.
	I K	IX D	III		V F	VII Z	
+	VII'7 I'7 경거 중봉	V'5 IX'5 태백 태계	III" P	III"5 대릉	VII'7 V'7 경거 상구	V'5 VII'5 태백 태연	−
−	IX'9 I'9 음곡 곡천	I'1 IX'1 대돈 용천		III"9 곡택	IX'9 V'9 음곡 음릉천	I'1 VII'1 대돈 소상	+
	II K'	X D'	IV		VI B	VIII V	
+	VIII'8 II'8 상양 규음	VI'6 X'6 삼리 위중	IV" P'	IV"6 천정	VIII'8 VI'8 상양 여태	VI'6 VIII'6 삼리 곡지	−
−	X'10 II'10 통곡 협계	II'2 X'2 임읍 속골		IV"10 액문	X'10 VI'10 통곡 내정	II'2 VIII'2 임읍 삼간	+

8체질의 배열에서 서로 마주보면서 상대되는 체질 즉, 금양체질(Pul.)과 목양체질(Hep.), 금음체질(Col.)과 목음체질(Cho.), 토양체질(Pan.)과 수양체질(Ren.), 토음체질(Gas.)과 수음체질(Ves.)은 내장구조가 정반대이다. 그러므로 해당 체질들에서 장부방을 구성하는 장부혈의 조합은 동일하다. 다만 영법(−)과 수법(+)이 정반대로 이루어져 있다. 위는 목양체질과 금양체질의 장부방 일람표이다.

체질침의 장부방(臟腑方) 체계는 8체질의학의 역사 속에서 많은 변화를 거쳤다.

---

13) 장부방 부호에서 t는 tonify(강화하다)로 보(補)이고, s는 sedate(진정시키다)로 사(瀉)이다.

우선 8체질의 내장구조가 두 번 변화[14]했으므로 이때 크게 변경되었다. 왼쪽에 제시한 일람표의 내용은 1992년 말에 성립한 것이고 이후에는 변화하지 않았다. 최종적으로 체질침에서 각 체질의 장부방은 '송혈 〉수혈 〉송혈 〉수혈'의 구조로 4혈로 구성되어 있다.

침구보사요혈도

1940년 9월에 고전연구회 창립을 기점으로 본격적으로 학술과 임상 활동을 했던 일본 침구 고전파가 축적한 자료를 정리하고 저술하는 작업을 담당한 인물은 혼마 쇼하쿠(本間祥白, 1904~1962)이다.

권도원 선생은 체질침 논문인 「62 논문」[15]과 「1차 논문」[16]에 장부혈을 통한 경락의 상호관계를 표현한 도표를 넣었다. 혼마 쇼하쿠(本間祥白)는 침구보사요혈도(鍼灸補瀉要穴圖)를 만들었고, 이를 해설한 책인 『침구보사요혈지도설명서』를 1941년

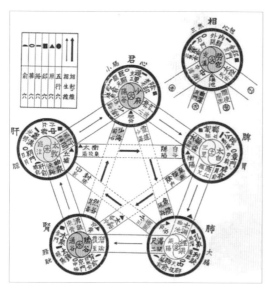 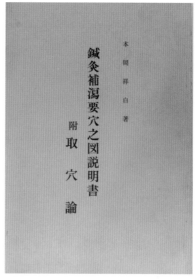

(좌)침구보사요혈도 / (우)本間祥白, 『鍼灸補瀉要穴之圖說明書』醫道の日本社 1959.

---

14) 첫 번째 변화는 1962년 9월과 1963년 10월 사이이고, 두 번째 변화는 1973년 무렵이다. 다만 첫 번째 변화는 1965년에 두 번째 변화는 1985년에 공식적으로 보고하였다.

15) No. 2 The Diagram For Mutual Relations of the Ching Los through The Viscera Points

16) Figure 5. The Mutual influence of the Chang and Bhu two systems of meridian

에 출간했다. 나는 권도원 선생의 도표가 혼마 쇼하쿠의 침구보사요혈도에서 아이디어를 얻어서 만들어졌다고 판단한다.[17]

다름과 흐름

바람(風)은 공기의 흐름이다. 바람은 눈에 보이지 않는다. 다만 풀이나 나뭇잎이 흔들리는 것을 보고 바람이 있는 것을 안다. 바람은 기압의 차이에서 생긴다. 기압이 높은 곳에서 낮은 곳으로 공기가 움직이는 것이다. 반대의 경우는 없다. 바람이 보이지 않는다고 해서 바람이 없다고 하는 것은 바보짓임을 우리는 안다.

우리 몸 안의 기 또한 흐름이다. 기(氣)도 눈에 보이지 않는다. 바람의 경우처럼 기의 흐름을 만드는 것도 우리 몸 안에 그 조건이 있다. 그 조건 역시 차이(差異)로, 센 것과 약한 것의 구별인데 그것은 바로 내장의 구조이다. 우리 몸에는 내장기관이 있고 그 내장기관들이 각각 세고 약한 구조로 조합되어 있다. 그렇게 조합된 구조가 체질이다.[18]

내장기관이 세고 약한 차이를 가지고 있으므로 그 사이에서는 자연스럽게 흐름이 발생할 것이다. 그 흐름이 바로 기다. 체질이란 구조가 바로 우리 몸에서 기의 흐름을 만드는 기본적인 조건인 셈이다. 그래서 내장기관은 자신의 기를 전송하는 각각의 길을 가지고 있다. 그것이 바로 경락(經絡)이다.

홀로와 서로

홀로면 외롭다.[19] 외로운 홀로와 홀로가 만나면 서로[20]가 된다. 이렇게 쌍방이 맺어진 것이 관계이다. 다름과 차이가 흐름을 만들고 관계를 형성한다. 양쪽의 준

---

17) 리메이크, 『민족의학신문』〈1174호〉 2019. 1. 24.
　　이강재, 『시대를 따라 떠나는 체질침 여행』 2019. 10. 20. p.66~71
18) "8체질이란 심장, 폐장, 췌장, 간장, 신장, 소장, 대장, 위, 담낭, 방광 그리고 자율신경의 교감신경, 부교감신경의 12기관의 기능적인 강약배열의 8개 구조를 말한다."
　　8체질을 압시다. 『빛과 소금』〈113호〉 두란노서원 1994. 8. p.116
19) 홀로 되거나 의지할 곳이 없어 쓸쓸하다.
20) 짝을 이루거나 관계를 맺고 있는 상대

위(準位)가 동일하다면 흐름도 관계도 없다. 이 흐름은 바람의 경우처럼 보통은 세고 높은 곳에서 약하고 낮은 쪽으로 방향성을 갖는다.

서로라는 말에는 그 홀로와 홀로가 동일하지 않고 다르고, 그 홀로와 홀로가 준위의 차이를 지니고 있다는 뜻이 바탕에 깔려 있다고 할 수 있다. 서로라는 말을 쓸 때는 이것을 항상 명심해야 한다.

경락

경락이 우리의 눈에 보이지는 않더라도 일정한 형태를 가지고 공간을 점유하고 있을 거라고 상상하기 쉽다. 그런데 인체의 어디에 그런 여유 공간이 있던가? 동인(銅人)에 경락의 노선이 표시되어 있다고 해서 사람의 몸에서 억지로 선을 규정할 필요는 없다고 생각한다. 일정한 형태와 공간을 점유하는 유형의 선이 없더라도 무선으로 파동과 전기에너지가 전달되는 것을 생각해 보면 쉽지 않을까.

송혈

"맨홀(manhole)은 도시의 경혈"이라고 말한 사람이 있다.[21] 맨홀은 도시의 지하를 흐르는 관로의 점검이나 청소, 파이프의 연결이나 접합을 위해 사람이 출입하는 시설을 말한다. 관로에서는 맨홀을, 기점 합류점 관의 지름·방향·구배가 변하는 곳이라든가 긴 관로의 중간점 등에 설치한다.

경락에서 중요한 것은 선보다는 위치 즉 경혈이다. 그 중에서도 오수혈이라고 불리는 장부혈(臟腑穴)이다. 장부혈은 경락을 통해서 장부와 직접 연결되는 아주 중요하고 민감한 경혈이다. 이런 관점에서 보면 장부혈은 장부를 서로 잇는 에너지홀(energyhole)이라고 할 수 있다. 그 중에서도 특별한 것이 송혈(送穴)의 기능을 하는 장부혈이다.

나는 신문기고를 위한 자료를 찾다가 오사카역의 운행계통도를 보고 혼마 쇼하쿠의 침구보사요혈도가 떠올랐다. 그리고 소부 대돈 태백 경거 음곡 같은 송혈들

---

21) 신인섭. 맨홀 뚜껑에 남은 도시의 역사, 『중앙선데이』 2022. 5. 21.

과 오사카역을 묶어서 같은 대상으로 두고서 생각해 보았다.

송혈은 자기 경락(自經)과 같은 오행 속성을 지니고 있다. 각 경락의 장부혈 다섯 혈 중에 송혈을 제외하고, 수혈(受穴)의 기능을 담당하는 네 혈은 소통하는 장부와 경락이 오직 하나씩이다. 하지만 송혈에서는 네 개의 노선이 나가고 들어온다. 그러니 송혈 하나하나는 오사카역의 1번 플랫폼 같은 것이다.

오사카역을 통해 교토(京都)로 고베(神戶)로 간사이공항(關西空港)으로 나라(奈良) 방면으로 갈 수 있듯이, 심경(心經)의 소부(少府)에 자침되는 순간 나머지 네 장기와 빛의 속도로 각각 영향력을 교환한다. 이 영향력을 교환하는 규율이 바로 상생(相生)과 상극(相剋)이다. 서로 상(相)이니 오행의 생극(生剋) 규율에 의해서 영향력을 나누는 쌍방은 준위에 차이가 있고 고정된 방향성을 갖는다.

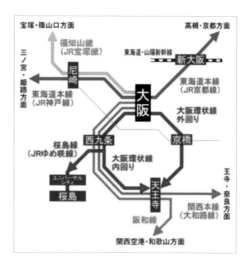
오사카역 운행계통도

앱

장부의 관계를 조절하는 장부방(臟腑方)은 기본적으로 송혈〉수혈〉송혈〉수혈의 순서로 네 개의 장부혈로 구성되어 있다. 그리고 인체의 자율신경을 조절하는 처방인 신경방은 수혈과 수혈 두 개로 구성된다.

장부방과 신경방이 조합되는 체질침 처방은 체질론적인 치료 이론에 의해, 개인의 조건과 질병의 상황에 맞게 장부혈을 가장 효율적이고 적확한 순서와 회수로 조직하고 조합한 것인데, 이것은 마치 컴퓨터를 위한 코딩(coding)과 같다. 즉 체질침 처방은 인체의 내장구조와 면역시스템인 자율신경을 조절할 수 있도록 인체 외부에서 주입되는 프로그램으로, 스마트폰을 위해 애플리케이션이 존재하듯이 체질침 처방은 인체를 위한 1회용 앱(app)인 셈이다.

16

체질침 처방

장계(臟系)

장(臟)은 solid organ(內實臟器)이고, 장계(臟系)란 5장을 포함하고 뼈처럼 속이 꽉 찬 조직을 말한다. 장계 질환은 장계와 연관된 질환들이다. 폐(肺), 간(肝), 췌(膵), 신(腎), 뼈, 골수 등에서 발생하는 간염, 폐렴, 췌장염, 신우염, 관절염, 골수염 등 이 있다.

부계(腑系)

부(腑)는 hollow organ(內空臟器)으로 소장(小腸), 대장(大腸), 위(胃), 담낭(膽囊), 방광(膀胱)처럼 속이 빈 주머니나 관(管) 형태의 장기이다. 부계(腑系) 질환은 눈, 귀, 코, 구강, 식도, 기관지, 위, 십이지장, 소장, 대장, 담낭, 방광, 자궁, 난소, 피부, 항문, 직장(直腸) 등에서 발생하는 안구염, 결막염, 중이염, 비염, 구강염, 설염(舌炎), 편도선염, 식도염, 위염, 대장염, 담낭염, 방광염, 자궁내막염, 난소염, 피부염 등을 말한다.

기본방(本方)

각 체질에서 병근(病根)을 조절하는 처방[1]이다. 「명대 논문」에서는 기본방(基本方)

---

1) 1992년 말에 체질침의 장부방 체계가 확립되면서, 네 음체질(陰體質)에서는 병근이 되는 장기와 연

이라고 하였으나 「체질의학과 체질침」[2] 이후로는 본방(本方)이라고 쓴다. 뿌리(本)라는 글자의 의미에 포인트가 있다. 「8체질에서 보는 생명의 신비(2)」에서는 '기본치료방'[3]이라고 쓰기도 하였다.

기본방이라는 명칭은 체질침의 1단방과 2단방에서 쓰인다. 본방(本方)에는 정리정돈, 준비의 의미가 있다. 또한 선발대(先發隊)라고도 할 수 있다.

부방(副方)

체질침의 2단방에서 선두에 서는 본방(本方)에 배합되는 처방이다. 본방과 부방(副方)이 결합하여 이루어지는 2단방[4]은 살균방(殺菌方), 활력방(活力方), 정신방(精神方), 장계염증방(臟系炎症方), 부계염증방(腑系炎症方)이 있는데, 이 때 각각 살균부방(殺菌副方), 활력부방(活力副方), 정신부방(精神副方), 장염부방(臟炎副方), 부염부방(腑炎副方)이 본방의 뒤에 배합된다. 이렇게 쓰는 2단방에서만 부방(副方)이라고 부른다.

처방의 구조

체질침 처방의 구조는 오른쪽 표와 같다. 체질침 처방에서 6단방과 8단방은 존재하지 않는다.

구분	체질침 처방 (예시)
1단방	K4 K5 K6
2단방	KZ KV KF KB KP
3단방	KZP KVP KFP KBP
4단방	KZPB KFPD
5단방	KZPFD KFPBV
7단방	KZK'VPFD KZPFDBD
9단방	K'BKFP'DZD'V

관이 있는 장(臟)을 조절하는 처방 즉 장방(臟方)으로 기본방을 삼았다. 이로써 8체질의 기본방은 모두 장방이 되었다.

2) 체질의학과 체질침, 『동양의학』〈제1호〉 1975. 11. p.22~26

3) 8체질에서 보는 생명의 신비(2), 『소금과 빛』〈171호〉 두란노서원 1999. 6. p.170

4) 「2차 논문」에서 2단방으로 마비방(痲痺方)을 제시하였으나, 이후에는 뇌출혈(腦出血)이나 뇌경색(腦梗塞)으로 인한 마비성 질환에 2단방을 적용하지 않는다.

처방의 표기

체질침 처방의 표기는 로마자 숫자와 반복회수 표시 부호를 사용한다. 아래 표에 체질침 처방의 표기를 예시하였다.

처방 표기 예시

구분	처방 예시 (목양체질)
1단방	I q I o I q,
2단방	I oVII. I qVIIIa, I qV, I qVIc, I oIII"a.
3단방	I oVIIoIII". I oVIIIoIII". I qVqIII", I oVIoIII".
4단방	I oVIIoIII"oVIo I oVoIII"oIXo IXqVqIII"qVIq
5단방	I oVIIoIII"oVoIXo IIoVIoIV"oIXoVIIo
7단방	I oVIIoIIoVIIIoIII"oVoIXo
9단방	VoIIoVIo I oVoIV"oIXoVIIoXoVIIIo

목양체질의 장계염증방을 예로 들어서 보자.

장계염증방의 표기는 I soVIIt. 이것이 원안이다. s는 sedate로 억제하다의 의미이고, t는 tonify로 강화하다이다. 그래서 I s는 간사(肝瀉)이고 VIIt는 폐보(肺補)이다. 그런데 체질이 제시되면 내장구조에서 장부의 강약(强弱)이 정해져 있고 그에 대한 보사(補瀉)의 조치 또한 고정된 것이므로, 처방의 표기에서 보사 표기는 보통 생략한다.[5] 작은 원(o)은 해당 단위방을 5회 반복하라는 지시이고, 점(.)은 1회 반복이다. 그러니 목양체질에서 장계염증방은 간사방을 5회 반복하고 폐보방을 1회 반복하는 것이다.

경거 중봉 (+) 음곡 곡천 (−) × 5
태백 태연 (+) 대돈 소상 (−) × 1

만약 이 장계염증방을 폐렴을 목표로 사용하고 싶다면 침의 효력을 상부로 보내야 한다. 이때 처방의 표기는 I oVIIa. 이렇다. 부방(副方)에 치료 목표에 대한

---

5) I oVII.

지시[6]가 있다. a는[7] ana-puncture로서 부방에서 영(迎, −)[8] 하는 혈을 반복하는 것이다.

    경거 중봉 (+) 음곡 곡천 (−) × 5
    태백 태연 (+) 대돈 대돈 소상 소상 (−) × 1[9]

이 장계염증방을 신장염을 목표로 사용하고 싶다면 침의 효력을 하부로 보내야 한다. 이때 처방의 표기는 ⅠoⅦc. 이렇다. c는[10] cata-puncture로서 부방에서 수(隨, +)[11] 하는 혈을 반복하는 것이다.

    경거 중봉 (+) 음곡 곡천 (−) × 5
    태백 태백 태연 태연 (+) 대돈 소상 (−) × 1[12]

간염이나 췌장염을 목표로 장계염증방을 사용한다면 (상부나 하부가 아니므로) 부방에서 반복하는 방법은 없다. n[13]이라는 지시 또한 생략한다.

이상에서 설명하였듯이 체질침 2단방에서 해당 처방의 치료 목표를 설정하는 방법은 부방 중에서 반복하는 것이다. 부방의 반복 표기는 a/n/c[14]이다.

---

6) 체질침 치료에서 목표를 지정하는 방법은 「2차 논문」에서 처음 소개하였다. 「2차 논문」에서는 C P M으로 표기하였는데, 부호와 처방이 지향하는 목표점이 전체적으로 일관성을 갖고 있지는 않았다.
7) anadromous로 '소하성(溯河性)의'란 뜻이다. 물고기가 강을 거슬러 올라가는 경향을 말한다.
8) con-puncture
9) 대돈 소상 대돈 소상 (−)
   이런 순서로 하는 것도 가능하다.
10) catadromous로 '강하성(降河性)의'란 뜻이다. 강의 흐름을 따라 아래로 내려간다는 의미이다.
11) pro-puncture
12) 태백 태연 태백 태연 (+)
   이것도 가능하다.
13) non-repeat
14) ana는 상부(명치 위), cata는 하부(배꼽 아래)로 보내는 것이고, n은 가운데이다.

반복 회수 표기

처방의 반복 회수는 작은 원(o)과 큰 콤마(q), 그리고 점(.)과 작은 콤마(,)로 표시한다. 큰 콤마는 워드프로세스에서 구현하기 어려워서 알파벳 소문자 q로 대신한다.

큰 콤마(q)는 해당 단위방을 4회 반복하라는 지시이고, 작은 콤마(,)는 2회 반복이다.

목양체질의 부계염증방을 예로 들어서 보자.

　Ⅰ q Ⅴ ,

　경거 중봉 (+) 음곡 곡천 (−) × 4

　경거 상구 (+) 음곡 음릉 (−) × 2

　Ⅰ q Ⅴ a ,

　경거 중봉 (+) 음곡 곡천 (−) × 4

　경거 상구 (+) 음곡 음곡 음릉 음릉 (−) × 2

　Ⅰ q Ⅴ c ,

　경거 중봉 (+) 음곡 곡천 (−) × 4

　경거 경거 상구 상구 (+) 음곡 음릉 (−) × 2

아래의 처방표기 그림 자료는 권도원 선생과 관련한 자료에서 뽑은 것이다.

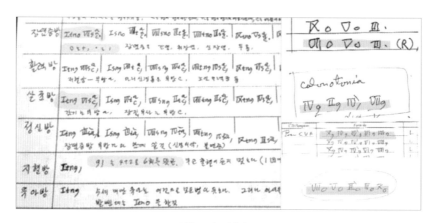

처방표기 그림자료

5:1 & 4:2

5:1은 2단방을 운용할 때, 장계의 병증에 해당하는 수리이다. 본방을 5회 반복하여 자침한 후에, 부방을 1회 자침하는 것이다. 4:2는 2단방을 운용할 때, 부계의 병증에 해당하는 수리이다. 본방을 4회 반복하여 자침한 후에, 부방을 2회 반복하는 것이다.

1단방

기본방 만을 사용하는 것이다. 3세 이하 소아의 단순한 질환에는 기본방을 4회 반복한다. 타박상이나 단순한 염좌에는 5회 반복한다. 위출혈이나 자궁출혈, 대장 출혈 같은 출혈성 질환에 기본방을 6회 반복하는 것이 지혈방이다. 지혈방은 3회 이내로 사용한다. 체질감별이 잘못된 상태로 지혈방을 쓰면 붓거나 더 심각하게 위험해질 수도 있다.

지혈방

지혈방이 '기본방을 6회 반복하는 방법'이 된 것은, 「2차 논문」의 마비방에 힌트가 있다.

「2차 논문」에서 마비방은 병근 장기와 표리(表裏)가 되는 장기를 함께 조절하는 처방이다. 그리고 이것은 뇌졸중이나 안면신경마비 등 마비성 질환에 효과가 있다고 하였다.

한번 보자. 금양체질(Hespero)의 마비방이다.

ⅠAC, ⅠA□,

처방 부호가 이렇게 되어 있다. 금양체질의 좌측마비와 양측마비를 치료하는 처방이다. 이것을 해석해 보면, ⅠAC 에서 Ⅰ은 간(肝)이다. A는 보(補)한다는 뜻이다. ⅠAC, 는 간을 보하는 처방을 4회 반복하는 것이고, ⅠA□, 는 간을 보하는 처방을

2회 반복한다는 뜻이다. 그러니까 결국 간을 보하는 처방을 6회 반복하는 셈이다. 그리고 이것이 뇌출혈로 인한 마비방이다.

이 내용을 바탕으로 하여 추측을 해보면, 응급환자가 있다는 요청을 받고 권도원 선생이 왕진을 갔다. 환자는 좌측 반신이 마비가 되었고 체질을 보니 금양체질이었다. 그래서 권도원 선생은 자신이 구상한 체계대로 금양체질의 기본방을 여섯번 놓았다. 그랬더니 환자가 금방 살아났던 것이다. 나중에 알아보니 환자는 뇌출혈이 발생했던 것이고 권도원 선생이 시술한 처방이 출혈을 급히 진정시켰던 것이다. 이것과 유사한 경험이 누적되면서 기본방을 여섯 번 반복하면 지혈의 효과가 있다는 것을 터득하게 되었던 것이라고 생각한다.

장부방 일람표(Hep./Pul.)

Hep.	木 水 火 / 土 金						Pul.
	I K	IX D	Ⅲ	Ⅲ"5	V F	Ⅶ Z	
+	Ⅶ'7 I'7	V'5 IX'5	Ⅲ" P	Ⅲ"5	Ⅶ'7 V'7	V'5 Ⅶ'5	−
	경거 중봉	태백 태계		대릉	경거 상구	태백 태연	
−	IX'9 I'9	I'1 IX'1		Ⅲ"9	IX'9 V'9	I'1 Ⅶ'1	+
	음곡 곡천	대돈 용천		곡택	음곡 음릉천	대돈 소상	
	II K'	X D'	IV		VI B	Ⅷ V	
+	Ⅷ'8 II'8	VI'6 X'6	IV" P'	IV"6	Ⅷ'8 VI'8	VI'6 Ⅷ'6	−
	상양 규음	삼리 위중		천정	상양 여태	삼리 곡지	
−	X'10 II'10	II'2 X'2		IV"10	X'10 VI'10	II'2 Ⅷ'2	+
	통곡 협계	임읍 속골		액문	통곡 내정	임읍 삼간	

2단방

본방과 부방의 배합으로 이루어진 체질침 처방이다. 살균방(殺菌方), 활력방(活力方), 정신방(精神方), 장계염증방(臟系炎症方), 부계염증방(腑系炎症方)이 있다. 「2차 논문」에는 2단방으로서 마비방이 있다.[15]

---

15) 마비방은 이후에 2단방의 카테고리에서 삭제되었다.

염증방

장계염증방과 부계염증방이 있다.

염증(炎症)이라 함은 장기간의 부적절한 관계로 인하여 어떤 계통의 열관리에 문제가 나타나는 현상이다. 열(熱)이라고 할 때는 열의 과함과 부족함이 있다. 장계염증은 장계로, 부계염증은 부계로, 열의 과함이나 부족한 현상이 일어나는 것인데, 이로 인하여 조직이나 내막에 충혈이 일어나고 상하면서 분비물이 증가하므로, 세균 또는 바이러스가 번식하기에 좋은 환경이 만들어지게 된다. 이때 사용하는 것이 염증방이다. 그리고 염증방에는 대부분 살균방을 겸[16]하는 이유도 그러하다.

하지만 처음 발병부터 특정 세균이나 바이러스로 인하여 시작이 된 경우는 살균방을 우선으로 하고 부계염증방이나 장계염증방을 겸하게 된다. 예로, 감기, 콜레라, 이질 등 세균전염성 질환의 경우가 그렇다.

장계염증방 KZ

본방과 장염부방을 배합한다. 전(全) 장계의 모든 종류의 염증, 관절염(關節炎), 골막염(骨膜炎)에 응용한다. 단, 류마티스성 질환은 여기에 속하지 않는다.

부계염증방 KF

본방과 부염부방을 배합한다. 전 부계의 모든 종류의 염증, 피부병(皮膚病), 순환기병(循環器病), 부인병(婦人病), 대부분의 이비인후병(耳鼻咽喉病), 뇌전증(epilepsy)에 응용한다.

---

16) 장계염증방+살균방 / 부계염증방+살균방 / 장계염증방+정신방 / 장계염증방+활력방 / 부계염증방+활력방 / 부계염증방+정신방 / 살균방+장계염증방 / 살균방+부계염증방 이와 같이 2단방을 양쪽에 겸(兼)하여 운용할 수 있다. 이를 겸방(兼方)이라고 한다.

활력방 KV

본방과 활력부방을 배합한다. 무병(無病)한 노인성변화(Senile Changes), 저혈압, 위하수(胃下垂), 장하수(腸下垂) 등 무력증, 탈항(脫肛), 탈음(脫陰), 요로결석, 담관석[17], 빈뇨, 야뇨증, 협심증, 신경통 등에 응용한다.

활력방을 장계 질환에 운용할 때는 5:1 수리로, 부계 질환에는 4:2 수리로 적용한다.

살균방 KB

본방과 살균부방을 배합한다. 결핵, 장티푸스, 나병, 헬리코박터 감염, 비염, 중이염, 방광염, 치질, 자궁병, 난소수종, 여드름, 요도염 등 모든 세균성 질환에 응용한다.

살균방을 부계 질환에 운용할 때는 4:2 수리로 적용한다.

건(腱)과 인대(靭帶)의 염증이나 국소성의 통증, 사마귀[18] 등을 치료할 때는 5:1 수리로 운용한다.

정신방 KP

본방과 정신부방을 배합한다. 뇌전증(epilepsy)를 제외한 정신질환, 자율신경 이상에 응용한다.

정신방을 장계염증방과 겸방할 때는 5:1 수리로, 부계염증방과 겸방할 때는 4:2 수리로 적용한다.

---

17) 결석(結石)에 활력방을 쓰는 것은 담관이나 요관의 운동을 촉진하여 결석의 배출을 쉽게 하기 위함이다. 이런 것을 담석이나 요석 자체를 녹여(鎔)버린다고 오해하면 안 된다.

18) 바이러스 감염으로 발생하는 사마귀에 2단방인 살균방과 3단방인 바이러스방을 운용할 수 있다. 손과 발 등 국소성일 때는 살균방에 방향성을 주어서 5:1 수리로(예를 들면 살균방51a 또는 살균방51c) 운용한다. 물사마귀 같이 발생 부위를 특정하기 곤란하거나 전신성으로 발생하는 경우에는 바이러스방을 551로 운용한다.

3단방

기본방과 치료목표방 그리고 신경방의 조합으로 이루어진 처방이다. 2단방의 계통성을 유지하는 3단방은 관절염증방(척추방)[19], 활력응용방(신경염증방)[20], 궤양방(통풍방)[21], 면역방(바이러스방)[22]이 있다. 이 처방들에 관한 설명은 「체질침 처방의 계통성과 3단방」챕터에 있다.

551 & 442

3단방에서 장계와 연관된 질환은 551 수리로 운용한다.

예를 들어 목양체질의 관절염증방은 IoⅦoⅢ". 인데, 먼저 경거(+) 중봉(+) 음곡(-) 곡천(-)을 순서대로 다섯 번 반복하고, 태백(+) 태연(+) 대돈(-) 소상(-)을 또 다섯 번 반복하고, 대릉(+) 곡택(-)을 1회 하는 것이다.

3단방에서 부계와 연관된 질환은 442 수리로 운용한다.

예를 들어 목양체질의 궤양방은 IqVqⅢ", 인데, 먼저 경거(+) 중봉(+) 음곡(-) 곡천(-)을 순서대로 네 번 반복하고, 경거(+) 상구(+) 음곡(-) 음릉천(-)을 또 네 번 반복한 다음, 대릉(+) 곡택(-)을 2회 반복하는 것이다.

체질침 처방 운용법

2단방과 3단방의 운용에 한정하여 설명한다.

통증이나 증상이 편측(偏側)이라면 반대쪽에 시술한다. 전신증상이거나 좌우구별이 없는 증상의 경우에는 체질측[23]에 시술한다.

먼저 체질침을 손발의 양쪽에 모두 시술하는 것을 겸방(兼方)이라고 한다. 겸방은

---

19) KZP
20) KVP
21) KFP : 궤양방은 442 수리로, 통풍방은 551 수리로 운용한다.
22) KBP
23) 양체질(陽體質)에서는 오른쪽(右側), 음체질(陰體質)에서는 왼쪽(左側)을 말한다.

2단방 만으로 또는 3단방 만으로 할 수 있고,[24] 한쪽에는 2단방 혹은 3단방을 다른 쪽에는 3단방 혹은 2단방을 할 수도 있다.[25] 이때 먼저 시술하는 처방이 주방(主方)이 되고, 나중에 시술하는 처방은 부방(附方)이라고 한다. 주방이 부방보다 반드시 높은 단계의 처방일 필요는 없다. 주방은 보통 해당하는 체질의 체질측에 시술하지만, 목표로 하는 주증상이 편측에 발생했을 경우에는 주방을 그 반대쪽에 시술한다.

2단방 만으로 겸방하거나, 3단방 만으로 겸방하는 경우에는 양쪽의 수리를 맞추는 것이 좋다. 하지만 이것이 고정된 법칙은 아니다. KBP551+KFP442 같은 경우도 가능하다.

배방(倍方)이란 해당하는 처방을 반복하여 시술하는 것이다. 5:1과 551 수리의 처방은 3배(×3)로 4:2나 442 수리의 처방은 2배(×2)로 운용한다. 배방으로 운용하는 목적은 일시에 강력한 효과를 줄 필요가 있을 때, 해당하는 처방의 효력을 증가시키기 위한 것이므로 겸방에 배방이 포함된다면, 당연히 배방하는 처방이 주방이 된다.

고단방(高段方)

병근을 기준으로 한 체질침의 계통성은 1단방 2단방 3단방에 그대로 유지되다가, 기존의 병근 이론이 가졌던 개념이 희석되고 새로운 개념의 처방체계가 구상되었다. 이런 변화의 시기는 대략 1992년 전후라고 추정한다. 이런 새 개념으로 만들어진 처방을 막연하게 고단방(高段方)이라고 부른다. 고단방은 3단방도 있고 4단방과 5단방이 있다. 7단방은 5단방에서 두 처방을 추가한 것이고, 9단방은 네 처방을 추가한 것이다. 즉 7단방과 9단방은 기준이 되는 5단방이 있다. 이것을 내가 「기준5단방」이라고 명명했다.[26] 「기준5단방」은 전체가 set가 되어 마치 기본방의 역할을 맡고 있는 것이다. 물론 고단방의 운용법은 기존의 3단방까지의 운용법

---

24) 예) KF+KB / KFP+KBP
25) 예) KBP+KFa / KBa+KFP
26) '기준5단방' 처방 구성원리, 『민족의학신문』〈889호〉 2013. 2. 7.

과는 다르다.

영수침자법(迎隨鍼刺法)

영법(迎法)은 경락의 흐름에 거스르는 것으로 con-puncture(-)하면 해당 혈을 드나드는 영향력이 약화되고, 수법(隨法)은 경락의 흐름에 따르는 것으로 pro-puncture(+)하면 영향력이 강화된다.[27]

장부혈에 자침할 때 수법을 보(補)라 하고, 영법을 사(瀉)라고 부르는 것은 잘못이다. 흔히 영수보사법이라고 부르는 것이 잘못이라는 것이다. 개개의 장부혈에 영(-) 또는 수(+)한 결과가 장부방에서 보방(補方)이거나 사방(瀉方)으로 나타나는 것이기 때문이다. 그러니 영수침자법이라고 부르는 것이 합당하다.

단자법과 반복자침법

오수혈(五兪穴)을 쓰는 장부허실보사법(臟腑虛實補瀉法)인 사암침(舍岩鍼)은 유침(留鍼)한다. 그런데 사암선사의 장부허실보사법을 체질이론과 결합한 체질침은 유침하지 않는다. 송혈과 수혈의 순서에 따라 영법과 수법을 적용하여 단자법(單刺法)으로 반복 자침한다. 권도원 선생은 1992년 5월에, 기독한의사회가 초청한 강의의 두 번째 날[28] 강의 중에 '체질침은 침을 놓는 순서가 중요하다.'고 강조했다. 그러면서 "체질침에서는 찔렀다가 뺐다가 합니다. 찔러만 놓으면 처방들 사이에 비교를 할 수 없어서 안 됩니다."라고 설명하였다.

「1차 논문」에 반복자침법에 대한 첫 언급이 있다. 그러나 반복회수에 대한 언급은 없다. 이후에 「2차 논문」에서 C P M으로 구분하여 반복치료법을 수리와 결합하여 체계화하였다. 하지만 처방별로 반복하는 방식이나 기호를 다르게 적용하였다.

---

27) 흐름에 따라(+) 사선(斜線)으로 자침한다는 말에는 일치, 동조, 그리고 선도의 의미가 있다. 그리고 반대 방향으로 흐름에 역해서(-) 사선으로 자침한다는 말은 거절, 방해, 그리고 저항의 의미가 있다. 경락의 흐름에 영법(-)과 수법(+)를 하는 것은 노(櫓) 젓기와 같다. 수법(+)을 하면 흐름을 증가시키는 것이고 영법(-)을 하면 흐름을 거스르는 것이다.

28) 1992년 5월 9일(토)

체질침관 & 자침

「2차 논문」에서 권도원 선생은 체질침의 시술을 위해 특별히 고안한 반자동식 장치[29]를 소개하였다. 이것이 바로 체질침관이다. 이 침관에 사용하는 침의 길이는 30mm, 침의 굵기는 보통 0.25mm이다.

체질침에서는 영침(迎鍼)과 수침(隨鍼)이 정확히 시행되어야 하며, 영수법을 시행할 때 침의 기울이는 각(角)은 대개 45% 정도[30]로 한다. 체질침의 자침 깊이는 표피에서 5mm 이내면 충분하다.[31]

---

29) 半自動式裝置(Semi-automatic acupuncture apparatus)

30) 「62 논문」에서는 45°라고 하였다. 45%라면 40.5°이다. 영수법을 확실하게 지키라는 의미이다.

31) "얕게 찔러서 방향을 제시하고 가지 못하게 하고 그런 것을 해 주기 때문에 깊이 찌를 필요가 없다. 경락이 깊게 있는 걸로 이해해선 안 된다. 대단히 얕은 표피 아래에 있다."
「상지대학교 한의과대학 강연」 1999. 6. 10.

17

「62 논문」의 치료처방 체계

「62 논문」의 No.7 체질관리표는 이 논문을 통해서 도출된 체질별 치료체계가 총 정리된 것이다.[1]

「62 논문」 No. 7 The Table of Constitution Management 체질관리표

體質	Main Syndrom 主證		脈	寒熱	排便	症狀發顯	治療處方		Dependent Synd. 副證		Sign 徵候	治療方
							速效方	根治方				
少陰	1st	膀胱最强	左尺 浮强	겁熱	便秘	左	臨泣 束骨 a	三里 委中 f 通谷 a	1st	心弱	不安, 上腹部痛	陰谷 少海 a
		脾最弱	右關 沈弱				少府 大都 f	陰谷 陰陵 a 太白 f		三焦强	頭部發汗過多	中渚 a
	2nd	胃最强	右關 浮强	속冷	泄瀉	右	陽谷 解溪 a	通谷 内庭 a 三里 f	2nd	小腸弱	末端冷症, 耳鳴	通谷 前谷 a
		腎最强	左尺 沈强				大敦 湧泉 a	太白 太谿 f 陰谷 a		心包弱	感染	中衝 a
少陽	1st	胃最强	右關 浮强	속熱	便秘	右	商陽 厲兌 a	通谷 内庭 a 三里 a	1st	心强	心悸亢進	陰谷 少海 f
		膀胱最弱	左尺 浮弱				三里 委中 a	三里 委中 a 通谷 f		三焦弱	眼花	中渚 f
	2nd	腎最弱	左尺 沈弱	겁冷	泄瀉	左	太白 太谿 a	太白 太谿 a 陰谷 f	2nd	小腸强	發汗過多	通谷 前谷 f
		脾最强	右關 沈强				經渠 商丘 a	陰谷 陰陵 f 太白 a		心包强	胸悶, 手掌熱	中衝 f
太陰	1st	肝最强	左關 沈强	속熱	便秘	左	少府 行間 a	經渠 中封 f 大敦 a	1st	小腸弱	發汗過多	商陽 少澤 f
		肺最弱	右寸 沈弱				太白 太淵 f	大敦 少商 a 經渠 f		心包弱	胸悶, 手掌熱	大陵 f
	2nd	大腸最弱	右寸 浮弱	겁冷	泄瀉	右	三里 曲池 f	臨泣 三間 a 商陽 f	2nd	心强	心悸	經渠 靈道 f
		膽最弱	左關 浮弱				陽谷 陽輔 a	商陽 竅陰 f 臨泣 a		三焦强	呼吸困難	天井 f
太陽	1st	肺最强	右寸 沈强	Fever & get none	便秘	右	少府 魚際 a	大敦 少商 f 經渠 a	1st	小腸弱	末端冷症, 耳鳴	商陽 少澤 f
		膽最弱	左關 浮弱				通谷 俠谿 f	商陽 竅陰 a 臨泣 f		心包弱	皮膚異常, 感染	大陵 f
	2nd	肝最弱	左關 沈强	Cold & get none	泄瀉	左	陰谷 曲泉 f	經渠 中封 a 大敦 f	2nd	心弱	不安	經渠 靈道 a
		大腸最强	右寸 浮强				陽谷 陽谿 f	臨泣 三間 f 商陽 a		三焦强	小便異常	天井 a

「62 논문」의 No.7 체질관리표

---

1) (8) Connecting again the table of syndrome with the Constitution-Acupunctural Formulae, he called it 'The Table of Constitutional Management'. This makes syndrome, diagnosis and treatment enable to see at once. The Table of Constitutional Management is

소양인 2증(證)

「62 논문」에서 소양인의 내장구조는 췌(土) 〉 심(火) 〉 폐(金) 〉 간(木) 〉 신(水)이다. 1증(證)은 최강장기가 병근이고, 2증은 최약장기가 병근이다. 「62 논문」에서 제시한 치료처방은 병근장기와 길항장기를 함께 조절하는 방식으로 조직되어 있다.

No.7 체질관리표에서 소양인의 2증을 보자. 윗칸에는 병근인 신최약(腎最弱)을 아랫칸에는 신(腎)과 길항관계인 췌최강(膵最强)을 두었다. 그리고 같은 줄에 속효방과 근치방 순서로 치료혈이 배열된다. 위는 같은 줄의 순서로 나열하면 태백(V'5)(−) 태계(IX'5)(−) 태백(V'5)(−) 태계(IX'5)(−) 음곡(IX'9)(+)이다. 토(−)로 수(+)하는 방식이다. 아래는 경거(VII7)(−) 상구(V'7)(−) 음곡(IX'9)(+) 음릉천(V'9)(+) 태백(V'5)(−)이다. 금(−)와 수(+)로 토(−)하는 방식이다.

실제로 소양인 2증에 이 치료처방을 쓸 때는 속효방과 근치방의 순서로 사용한다. 시술되는 차례로 나열하면 속효방은 태백(V'5)(−) 태계(IX'5)(−) 경거(VII7)(−) 상구(V'7)(−)이고 근치방은 태백(V'5)(−) 태계(IX'5)(−) 음곡(IX'9)(+) 음릉천(V'9)(+)이다. 그런 다음에 음곡(IX'9)(+) 태백(V'5)(−) 하는데 이 두 장부혈은 신보(腎補)와 췌사(膵瀉)라는 앞선 조치들의 결과인 셈이므로 생략될 수도 있다. 또한 앞선 처방 말고 이 두 혈에 대한 자극만으로도 각각 신보췌사라는 의미를 전달할 수도 있다. 송혈인 두 장부혈이 표에서 별도로 배치된 것은 그런 의미이다.

이와 같이 장부혈의 생략이 없이 치료처방이 순서대로 시술된다면 치료혈은 모두 10혈이 된다. 그리고 체질관리표에는 부증(副證) 치료방이 별도로 제시되어 있는데, 이것은 자율신경실조증상에 대한 자율신경조절방이다. 소양인은 심/소장이 강하고 심포/삼초가 약하다. 소양인 2증에 발한과다의 징후가 있으면 이것은 소장강(小腸强)이 원인이고, 가슴이 답답하고 손바닥에 열이 나는 것은 심포약(心包弱)이 원인이므로 이에 대한 조치가 필요하다는 것이다. 치료하려는 환자에게 이런 징후가 나타나면 주증 치료처방을 시술한 후에 부증 치료방을 연이어 시술한다. 소장

---

as the table drawn in No. 7 (see the back).

(8) 필자는 증후군 표와 체질침 처방들을 결합시켜 '체질관리표'라고 명명하였다. 이것은 한 눈에 증후군, 진단 및 치료를 볼 수 있도록 해준다. 체질관리표는 No. 7(뒷면 참조)에 그려진 것과 같다.

* 각주 1)에서 4)까지 논문의 영문 원문과 번역을 함께 올린다.

강에는 통곡(X'10)(+) 전곡(Ⅳ'10)(+)이고 심포약에는 중충(Ⅲ"1)(+)이다.

소양인 2증(2nd Synd.) 치료처방 체계

體質		Main Syndrom 主證		治療處方		
				速效方	根治方	
少陽	2nd	腎最弱	太白 太谿 a	太白 太谿 a	陰谷 f	
		膵最强	經渠 商丘 a	陰谷 陰陵 f	太白 a	

體質		Dependent Synd. 副證	Sign 徵候	治療方
少陽	2nd	小腸强	發汗過多	通谷 前谷 f
		心包弱	胸悶, 手掌熱	中衝 f

體質		Main Syndrom 主證		治療處方		
				速效方	根治方	
少陽	2nd	腎最弱	太白 太谿 a	太白 太谿 a	陰谷 f	
		膵最强	經渠 商丘 a	陰谷 陰陵 f	太白 a	

「62 논문」의 치료방법 요약

「62 논문」에 나온 체질침 처방의 원리와 치료 방법 내용을 요약하면 아래와 같다. 속효방은 '체질침의 원리'에서 제시한[2] 양성적인 방법 중에서 가장 절적한 방법을 선택한 것이다. 근치방은 양성적인 방법과 음성적인 방법 중에서 부작용이 없는 한 가지 방법을 선택한 것이다.[3] 이 처방들을 사용하는 방법은 속효방과 근

---

2) (4) When the four ways, shown in the above table, are compared with each other, both b) and d) of the strengthening methods and a) and d) of the repressing ones can be called positive; and both a) and c) of the repressing ones can be called negative. The positive ways have quick effects, while the negative ones offer slow ones. However, the purposes in both cases are same.

  (4) 위의 도표에 보여진 네 가지 방법들을 서로 비교한다면, 강화법들 중 b)와 d) 그리고 억제법들 중에 a)와 d)는 '양성적(positive)'이라고 칭할 수 있으며, 억제법들 중 b)와 c)는 '음성적(negative)'라고 칭할 수 있다. 양성적인 방법들은 빠른 효과가 있는 반면 음성적인 방법은 느린 효과가 있다. 그러나 두 경우에서 목적하는 바는 같다.

3) Thus, the present writer selected the most adequate way among the positive ones, shown

치방을 먼저 사용하다가 일정한 치료 회수가 지나면 이후에는 근치방만으로 치료한다. 속효방을 계속 사용하면 부작용이 있을 수 있기 때문이다. 그리고 부증에 대한 치료방은 사용의 필요가 있을 때 사용한다. 모든 치료처방은 1일 1회 사용이 원칙인데 중증인 경우에는 2회 사용도 가능하다. 그런데 부증에 대한 치료는 1일 1회를 지켜야 한다.[4)]

임상례

「62 논문」에는 다섯 케이스의 임상례가 소개되고 있다. 환자에 대한 치료처방으로 속효방과 근치방을 먼저 사용하고 일정한 치료회수가 지나면 근치방 만을 사용하는 방법에 대한 정보는 case 1)과 4)에 있었다. 아래에 해당하는 부분의 원문과 번역을 함께 올린다.

---

in the table of (3) C, and called it 'Rapid Effective Way'(速效方). Moreover, he selected the one way among both the positive and negative ones, the one way which has no side-reaction, and called it 'Radical Curing Way'(根治方); and he organized the treatment formulae of each main syndrome.

이런 식으로 필자는 C. (3)에 보여진 것과 같이 양성적 방법들 가운데 가장 적절한 방법을 선택해서 그 것을 '속효방'이라고 칭했다. 더욱이 필자는 양성적 방법과 음성성적 방법들 중에서 부작용이 없는 한 가지 방법을 선택하여 '근치방'이라고 칭했고, 각 주요 증후군에 치료 처방들을 구성하였다.

4) For the treatment formulae for the main syndrome we use 'Rapid Effective Way' and 'Radical Curing Way' at first in order. Nevertheless, if the pains of the patient begin to decrease, only 'Radical Curing Way' is used. When the disease begins to be cured well with the treatment of a formula of it, and then when it becomes worse again, it should be regarded as the side-reaction of 'Rapid Effective Way'. One treatment formula should be once a day; the serious symptom can be done even twice a day.

Even though the dependent syndrome can be cured at the same time with the treatment for the main one, when the treatment of formula for the dependent one is used according to a certain necessity, it is good not to do it more than once a day.

주요 증후군에 대한 치료처방으로 '속효방'과 '근치방'이 우선 차례대로 사용된다. 그러나 환자의 고통이 감소되기 시작하면 '근치방'만 사용된다. 만약 질병이 그 질병에 대한 치료 처방으로 잘 치료되기 시작하였지만 그리고 나서 다시 악화된다면 그것은 '속효방'의 부작용으로 간주되어야 한다. 한 개의 치료처방은 하루 한 번 시술되어야 하며; 중증의 증상은 하루 두 번까지도 가능하다. 비록 부차적인 증후군이 주증후군을 치료하면서 동시에 치료되더라도 만약 부차적인 증후군에 대한 치료 처방이 어떤 필요에 따라 사용된다면 하루 한 번 이상 그것을 사용하는 것은 좋지 않다.

case 1.

On the third day the same treatment was done once more for her. And the present writer told her to use only the medicine for strengthening the blooding. Nevertheless, since she wished to continue the acupunctural treatment a little more, from the fourth day only Radical Curing Way was continuously used for three more days, and she could be cured completely.

세 째날 같은 치료를 한 번 더 시술하고 필자는 출혈에 대해 보하는 약만을 쓸 것을 당부하였다. 그러나 환자가 침 치료를 좀 더 받기를 원해 넷 째날부터는 단지 근치방을 사용하여 3일을 더 치료하였고 환자는 완치되었다.

case 4.

On the second day the patient told that for the first time since the onset he could sleep well and was in peace. With the treatment for thrice all of the pains were nullified. And yet, since he told that dizziness of his eyes was not completely cured, from the fourth day on only Radical Curing Way was used for four days further, in order to treat him more. And the dizziness began to be cured, so that he could walk by himself. With the further treatment for five days more he could recover his usual good health.

둘 째날 환자는 병을 앓아 오던 중 처음으로 잠을 잘 잘 수 있었고 마음이 평화롭다고 했다. 세 차례의 치료로 모든 거북함은 없어졌다. 더욱이 환자가 눈이 어지러운 증세가 완전히 해소되지 않았다고 호소해서 넷 째날 이후로는 단지 근치방으로 4일을 더 치료하였다. 그리고 어지럼증이 치료되기 시작해서 환자는 혼자 걸을 수 있게 되었다. 5일을 더 치료한 후에 환자는 평상시의 건강을 회복할 수 있었다.

18

신경방
神經方

신

우리의 눈으로 볼 수는 없지만[1], 온 우주는 생명의 기운으로 가득 차 있다. 감히 표현하기 어렵고 가늠하기도 곤란한 거대한 기운이 우주를 돌린다. 우주가 돌아가는 질서를 바라보면 그 주재자로서 신을 떠올리는 것은 자연스러운 반응일 것이다.

1929년에 미국 뉴욕의 유대교 랍비인 골드슈타인이 아인슈타인[2]에게 전신(電信)으로, "당신은 신을 믿습니까? 50단어로 답해 주십시오."라고 질문했다고 한다. 이 질문에 대해 아인슈타인이 답변했다.[3] "나는 존재하는 모든 것의 법칙적 조화로 스스로를 드러내는 스피노자의 신은 믿지만, 인류의 운명과 행동에 관여하는 신은 믿지 않습니다."[4]

그리고 아인슈타인은 독일 철학자 에릭 구트킨드[5]와 논쟁하면서 1954년에 그에게 편지를 보냈는데, 신에 관한 자신의 생각을 좀 더 자세히 적었다.[6]

---

1) "L'essentiel est invisible pour les yeux."《Le Petit Prince》
   "가장 중요한 것은 눈에 보이지 않아."《어린 왕자》
2) Albert Einstein(1879. 3. 14.~1955. 4. 18.)
3) 아인슈타인은 신을 믿었을까? 전보로 답했다, 『NOW news』 2016. 12. 15.
4) "Ich glaube an Spinozas Gott, der sich in der gesetzlichen Harmonie des Seienden offenbart, nicht an einen Gott, der sich mit Schicksalen und Handlungen der Menschen abgibt."
5) Eric Gutkind(1877~1965)
6) 하나님이라는 단어는 나약함의 산물, 『BBC NEWS 코리아』 2018. 12. 5.

"두 종류의 신이 있다. 우리는 굉장히 과학적이어야 하고 정확한 정의를 내려야 한다. 만약 신이 우리와 함께 하는 인격적 신이라면, 그리고 바닷물을 가르고 기적을 보이는 신이라면, 나는 그러한 신은 믿지 않는다. 크리스마스에 자전거를 사달라는 기도를 들어주시는 신, 이런저런 소원을 들어주시는 신이라면 나는 믿지 않는다. 그러나 나는 질서와 조화, 아름다움과 단순함 그리고 고상함의 신을 믿는다. 나는 '스피노자의 신'을 믿는다. 왜냐하면 이 우주는 너무나 아름답기 때문이다. 군이 그럴 이유가 없는데도 말이다. 스피노자는 '우주는 신이다.'라고 말했다."

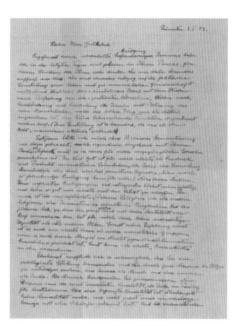

알베르트 아인슈타인이 1954년 쓴
'신의 편지(God Letter)'

불

8체질론에서는 생명의 기운을 불(火)이라고 했다.[7] 이것은 생명체가 보여주는 빛(光)과 열(熱) 그리고 힘(力)을 통해서 그 존재를 알 수 있다. 권도원 선생의 8체질론은 기독교적 세계관[8]에 바탕을 두고 있다. 논문 「화리」는 선생의 사상을 농축한 '우주론이며 생명론'이다. 우주원인화를 창조신으로 보고 그로부터 수많은 단계를 거쳐서 생명의 기운이 태양을 지나 지구에 도달했다. 그리고 지구 위에 생명체가 생겼다.

과학과 신앙 간의 관계 어떻게 설정해야 할 것인가, 『가톨릭신문』〈3288호〉 2022. 4. 3.
7) 권도원, 「화리」 『과학사상』 범양사 1999.
8) 창조론(창세기)과 종말론(요한계시록)이다.

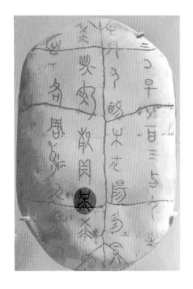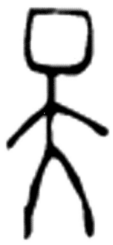

갑골문에서 하늘 천(天) ('갑
골문' 이미지 출처:살아있는
한자 교과서, 휴머니스트)

8체질론을 공부하고 8체질의학을 임상에 활용하기 위해서 꼭 기독교인이 될 필요는 없다. 하지만 권도원 사상(思想)의 바탕이 무엇인지 알아야 체질침의 체계를 이해하기 쉽다. 물론 한자문화권의 천(天), 우리말의 '하늘'에도 절대자 주재자란 개념이 들어 있다. 인류에게는 머리 위의 하늘에 대한 경외심이 공통적으로 있었기 때문일 것이다. 그리고 종교적인 숭배의 대상이 된 것이다.

자화와 상화

8체질론에서 생명활동의 주인공은 자화[9]와 상화[10]이다. 자화란 생명체 자체에

---

9) 자화(自火, Idiopyr)

　　무생물이 생물 되는 법이 없고, 생물은 날 때부터 초감성적인 불을 소유하므로 생물이며, 천체들도 불을 소유하기 때문에 운행하는 생명체인 것이다. 이 생물과 천체들이 소유하는 자체의 불을 자화라 이름한다.

　　＊ 이하 자화, 상화, 우주원인화는 「화리」에서 인용하였다.

10) 상화(相火, Allelopyr)

　　자화를 소유하는 생물과 지구의 생명운동은 태양의 자화와의 만남에서 이루어진다. 이때 태양의 자화는 모든 지상 생물과 지구의 자화에 대하여 상화가 되며, 같은 이치로 태양이 행성들을 거느리고 공전하는 그 모항성의 자화는 태양의 자화에 대한 상화가 된다. 만물과 우주는 이와 같은 자화와 상화들의 화리의 법으로 단계 우주를 이루어 우주 화리의 본체인 우주원인화에 연결된다.

　　우주원인화(宇宙原因火, Cosmoetiopyr)

　　우주에 편재하는 전 우주화의 존재 원인이 되는 본체로 창조신의 절대 자존을 상징하는 명칭이다.

있는 불이고 상화는 생명체 밖에 있는 불이다. 생명이 유지된다는 것은 자화와 상화가 연결되어 균형을 이루고 있다는 뜻이다.

전통한의학에서 상화는 보통 적화(賊火)라 하여 원기(元氣)의 적으로 표현되었다. 『동의보감』의 「잡병편」〈화문〉에는 화(火)에 관하여 논의한 세 의가의 중요한 논점이 있다.[11] 동원은, 화에는 두 가지 성질이 있는데 군화(君火)는 인화(人火)요 상화는 천화(天火)라고 했다. 하간은, 사람의 몸에 두 가지 화가 있는데 군화는 인화요 상화는 용화(龍火)라고 했다. 단계는, 군화는 심(心)과 소장(小腸)의 기로, 상화는 심포(心包)와 삼초(三焦)의 기로 작용한다고 하였다.

장경악의 납천간법

장경악(張景岳)은 『유경도익(類經圖翼)』 3권, 「경락」에서 납천간법(納天干法)으로 경락과 십간(十干)을 배속하면서 심, 소장과 심포, 삼초를 군화와 상화로 하여 동등하게 병화(丙火)와 정화(丁火)로 배당하였다.

장경악의 납천간법

天干	甲	乙	丙		丁		戊	己	庚	辛	壬	癸
經絡	膽	肝	小腸	三焦	心	包絡	胃	脾	大腸	肺	膀胱	腎
五行	木		火				土		金		水	

자율신경

전통 한의학에서는 장부(臟腑)로서 심포와 삼초가 있고, 역사적으로 두 장기의 실체에 관한 다양한 논란이 있었다. 두 장기는 경락도 있다. 8체질론에서는 심포와 삼초가 무형이며 인체에는 그에 대응하는 실질적인 장기가 없다고 규정한다. 하지

---

11) 〈火有君相之二〉
　　五行各一其性 惟火有二 曰君火人火也 曰相火天火也 〈東垣〉
　　君火者 乃眞心小腸之氣所爲也 相火者 乃心包絡三焦之氣所爲也 〈丹心〉
　　〈火爲元氣之賊〉
　　人身有二火 曰君火猶人火也 曰相火猶龍火也 〈河間〉

만 심포경(心包經)과 삼초경(三焦經)은 인정한다. 실질적인 장기는 없는데 경락은 있다니 무슨 말인가. 심포경과 삼초경이 우리 몸에서 가진 고유하고 특별한 임무가 있다는 뜻이다. 경락과 경혈은 우리 몸에서 에너지의 흐름을 담당하는 기관이다. 에너지의 흐름이란 바람처럼 눈에 보이지 않는다. 심포경과 삼초경은 우리 몸을 몸 밖 외부와 연결하는 노선이다.

권도원 선생은 『동의보감』의 〈화문〉에 있는 세 의가의 논의를 그대로 가져왔는데, 상화가 생명의 근원과 닿아 있다고 보았다. 군화와 인화는 자화이고, 천화와 용화는 상화이다. 그리고 단계(丹溪)의 아이디어에 따라 이것을 네 화경락(火經絡)[12]과 자율신경에 연결했다. 심경과 소장경은 자화를 심포경과 삼초경은 상화를 표상한다. 자화의 명령은 부교감신경을 통하는데, 자화는 심경과 소장경으로 조절한다. 그리고 상화의 명령은 교감신경을 통하는데, 상화는 심포경과 삼초경으로 조절한다.[13] 생명활동은 자율신경을 통해서 유지되고 있으므로, 자율신경을 조절함으로써 불(火) 즉 생명에 대한 자극(조절)이 된다는 원리이다.

『동의수세보원』의 「사단론」에서 심(心)을 태극(太極)으로 규정한 것[14]이 또 다른 근거가 되었다. 여기에서 심의 개념은 폐비간신보다 상위구조로 마치 자율신경 같은 역할인 것이다.

사상인의 폐비간신 대소

권도원 선생이 체질침을 고안했을 때 기본은 '체질' 즉 동무 이제마의 사상인론이다. 나아가 폐비간신과 (자율신경과 연관하여) 심소장/심포삼초가 갖고 있는 길항적인 관계의 구조이다. 이런 관계를 조절하기 위한 도구로서 사암도인의 장부허실보사법이 차용되었다. 그리고 이 길항관계를 생극(生剋)의 오행적인 원리로 실현시키

---

12) 심경 소장경 심포경 삼초경
13) "인체에는 자율신경이라는 생물화리기구가 있어, 자화의 명령은 부교감신경을 통하고, 상화의 명령은 교감신경을 통하여 모든 장기에 전달된다."
　　권도원, 「화리」 『과학사상』 범양사 1999. p.263
14) 《壽世保元》의 「四端論」 조문 3-3
　　五臟之心 中央之太極也 五臟之肺脾肝腎 四維之四象也

기 위해서 폐비간신의 구조에 심의 위치를 정해서 넣는 조치가 필요했다. 그 아이디어는 『동의수세보원』의 「확충론」 조문 5에 있었다. 태양인은 폐대(肺大)하여 애성원산(哀性遠散)한다. 그리고 노정촉급(怒情促急)한 것으로 역으로 추리하면 비대(脾大)가 된다. 그러면 자연히 신(腎)은 작은 쪽이 된다. 태양인은 폐 〉비 〉신 〉간의 순서가 성립하는 것이다. 태양인의 경우를 참고하여 태음인과 소양인 그리고 소음인의 사장(四臟) 대소(大小)도 도출할 수 있다.

《수세보원》의 사장 대소

사상인	대	소
태양인	폐 비	신 간
태음인	간 신	비 폐
소양인	비 폐	간 신
소음인	신 간	폐 비

동무 공은 오장(五臟)에서 폐비간신(肺脾肝腎)과 심(心)의 자리를 다른 차원으로 구별했지만, 권도원 선생은 폐비간신의 구조 안에 심이 들어갈 자리를 새로 정했다. 폐췌간신(肺膵肝腎)[15]과 동일한 준위(準位)에 심을 배치하였던 것이다.

「62 논문」의 내장구조

Viscera	So-Um Figure	So-Yang Figure	Tae-Um Figure	Tae-Yang Figure
The liver viscera	strong	weak	extra-strong	extra-weak
The heart viscera	weak	strong	strong	weak
The pancreas viscera	extra-weak	extra-strong	weak	strong
The lung viscera	moderate	moderate	extra-weak	extra-strong
The kidney viscera	extra-strong	extra-weak	moderate	moderate

N.B. The heart viscera consists of heart and small intestine.

---

15) lung pancreas liver kidney

자율신경조절법

생명체가 생명을 유지한다는 것은 자화와 상화의 균형과 조화가 계속 유지된다는 뜻이다. 그러니 생명체의 죽음이란 바로 상화와 자화의 단절이다.

권도원 선생은 체질침 치료법의 체계를 구성하면서 『동의보감』의 〈화문〉과 『동의수세보원』의 「사단론」을 참고했다고 짐작한다.《사암정오행》의 「화열문」에 나오는 군화방과 상화방, 그 적응증[16]도 보았을 것이다. 그런 결과물이 체질침에서 독창적인 자율신경조절법이다.

「62 논문」의 자율신경조절법

四象人	證	상태	자율신경조절방	내용
소음인	1證	心弱	陰谷 少海 a	水(−)
		三焦强	中渚 a	木(−)
	2證	小腸弱	通谷 前谷 a	水(−)
		心包强	中衝 a	木(−)
소양인	1證	心强	陰谷 少海 f	水(+)
		三焦弱	中渚 f	木(+)
	2證	小腸强	通谷 前谷 f	水(+)
		心包弱	中衝 f	木(+)
태음인	1證	小腸强	商陽 少澤 f	金(+)
		心包弱	大陵 f	土(+)
	2證	心强	經渠 靈道 f	金(+)
		三焦弱	天井 f	土(+)
태양인	1證	小腸弱	商陽 少澤 a	金(−)
		心包强	大陵 a	土(−)
	2證	心弱	經渠 靈道 a	金(−)
		三焦强	天井 a	土(−)

---

16)《舍巖正五行》火熱

內經曰 瞀瘈 暴瘖 狂越 罵詈 驚駭之君火 冒昧 躁擾 腑腫疼酸 氣逆之相火 上衝 禁慄如喪神守 嚔嘔 瘡瘍之隱熱 耳聾 鳴嘔 目昧 暴注之發熱 是故 丹溪曰 老陽動而生天火 少陰靜而生人火 熱極而爲地火 以此激旺水而制離 引枯木而平熱

君火 丹田迎 陰谷少海補 大敦少衝瀉

相火 中脘正 大都陰谷補 支溝崑崙瀉

壯熱 中脘正 臨泣後谿補 三里沖陽瀉

위 내용은 김달호의 논문, 「사암침법 교정에 관한 연구」를 참고하였다.

1962년 9월 7일에 탈고된 「62 논문」[17]의 말미에 나오는 표.7은 '체질관리표'로 이 논문이 제시하는 치료체계를 총 정리한 것이다. 사상인을 1증과 2증으로 나누고, 각각 주증과 부증의 증상(특징)과 치료처방이 별도로 제시되어 있다. 여기에서 부증 치료처방은 심경과 소장경 그리고 심포경과 삼초경을 이용하는 자율신경조절방[18]이다.

주증의 증상 이외에 부증에 해당하는 징후가 있을 때 부증 치료처방이 추가되는 것인데, 그 징후들은 불안, 발한과다, 심계항진, 말초냉증, 호흡곤란, 흉민, 수장열 등 통상적으로 자율신경실조증상이라고 판단되는 것이다.

「62 논문」의 부증 징후

부증	sign 징후
心弱	불안, 상복부통(소음인) 불안(태양인)
三焦强	두부발한과다(소음인) 소변이상(태양인)
小腸弱	말초냉증, 이명
心包强	감염(소음인) 피부이상, 감염(태양인)
心强	심계항진
三焦弱	안화(소양인), 호흡곤란(태음인)
小腸强	발한과다
心包弱	흉민, 수장열

처방의 연결

「62 논문」에서 주증에 대한 치료처방이 제시되었고 부증을 목표로 하는 치료처방도 있다. 장부방과 자율신경조절방의 체계가 별도로 존재했던 것이다.[19] 그리고 이 두 종류의 처방을 결합해서 운용할 수도 있다고 하였으므로, 이것은 현재의 치

---

17) Dowon Gwon, 「The Constitutional Acupuncture」 1962. 9. 7.
18) 「62 논문」에서는 사상인에서 심장부(心臟腑)가 모두 차강(次强) 또는 차약(次弱)의 위치이므로 심장과 소장을 직접 조절하려고 했다.
19) 이후에 8체질의 내장구조가 두 번 변화를 겪으면서 장부방 체계는 크게 두 번 변했다. 장부방 체계의 변화와 별개로 자율신경조절법도 변화했다.

료체계로 보면 2단방인 정신방[20]과 비슷하다.

자화방과 상화방

현재 운용하고 있는 체질침 처방체계는 1992년 말(末) 쯤에 성립된 것으로 추정한다. 체질침 처방은 장부방(臟腑方)과 자율신경조절방으로 구분되어 있다. 장부방은 송혈〉수혈〉송혈〉수혈의 순서로 네 개의 장부혈로 조직되어 있다. 심경.소장경.심포경.삼초경의 장부혈로 구성되는 자율신경조절방은 송혈은 없이 수혈 두 개로만 구성되는 처방이다. 자율신경조절방에서 두 수혈은 에너지를 받거나(+) 받지 않거나(-) 하는 선택만을 한다. 심방(心方)과 소장방(小腸方)은 자화를 조절하는 자화방(自火方)이고 심포방(心包方)과 삼초방(三焦方)은 상화를 조절하는 상화방(相火方)이다. 자율신경조절방은 신경방이라고도 불린다. 자율신경조절법은 체질침의 위대한 인식이며 성취이다.

다양한 단계의 처방들

키노시타 하루토(木下晴都)가 남긴 자료[21]로 유추해 보면, 권도원 선생은 「62 논문」 이후에 장부방을 여러 개 연결하고, 후미에 수혈 두 개로 구성된 자율신경조절방을 결합하는 시도를 했던 것 같다. 「2차 논문」을 통해 보고한 2단방인 정신방 뿐만 아니라 여타의 다른 배합 처방에서도 자율신경조절방을 넣어보는 실험이었다. 1973년 9월에 「2차 논문」으로 2단방의 체계를 보고하기 이전부터, 대원한의원의 진료실에서는 다양한 단계의 처방들이 실험되었다[22]는 것이다. 아마도 난치병에 대한 치료법을 연구하는 과정에서 이루어졌을 것이다.

---

20) 기본방 + 정신부방
21) '韓國의 鍼灸' 木下晴都, 『日本鍼灸治療學會誌』〈21권 1호〉 1972. 1. 15.
22) 이런 실험의 성과와 실패를 통해서 내장구조의 변화에 대한 깨달음도 함께 얻었을 것이다.

전구 갓 전기

그런 실험 과정 중에 1973년의 어느날 특별한 깨달음을 얻는 계기가 찾아온다. 이것은 체질침의 역사에서 가장 중요한 사건이었다고 평가할 만하다. 선생은 닫힌 공간 안에서 홀로 빛을 내는 전등을 보고 있었다. 전구는 소켓에 끼워져 있고, 소켓 위에 갓이 있으며, 소켓으로부터 천정까지 전선이 이어지며 전등이 매달려 있다. 어두운 공간인데 전구에 불이 들어오면 불이 켜진 곳으로 집중하게 된다. 그리고 소켓 위에 갓을 씌우면 원하는 방향으로만 전구의 빛을 보낼 수 있다. 이 전등 빛은 전구의 용량에 맞는 적당한 전압의 전기가 지속적으로 공급되어야만 유지된다.

그런데 그 전기는 전선을 통해서 먼 곳으로부터 온다. '먼 곳으로부터 온다.'가 이 아이디어의 포인트이고, 권도원 선생이 그런 깨달음을 그때 그곳에서 얻었으리라고 추측한다. 전등을 켜는 사람이 전기가 오는 곳을 통제할 수는 없다. 다만 스위치를 통해서 전기를 받을지 말지를 선택하는 것이다.

체질침 3단방은 기본방, 치료목표방, 신경방으로 구성된다. 기본방은 전구, 치료목표방은 갓, 신경방은 전기이다. 신경방은 자화 또는 상화를 조절하는 처방이다. 송혈이 없이 두 개의 수혈로만 구성된다. 지구 위의 모든 생명체는 우주의 큰 불과 늘 연결되어 있다. 그것을 체질침에서 구현하는 것이 바로 신경방이다.

1973년은 체질침의 역사에서 매우 중요한 시기였다. 외형적으로는 「2차 논문」을 9월에 발표했다. 그런데 밖으로 드러나지 않은 것이 있다. 두 번째의 내장구조 변화가 암묵적으로 이루어졌다. 그리고 수혈 두 개로만 이루어진 신경방이 3단에 오는 체질침 3단방이 이때 처음 성립한 것이다.

자율신경조절법의 변화

위에서 「62 논문」을 통해서 체질침에 자율신경조절법이 도입된 역사적 배경에 대하여 말하였다. 그런 후에 「1차 논문」에서는 처음 수정된 내장구조를 바탕으로 체질침의 기본방 체계를 보고하였다. 논문의 본문에서는 심포와 삼초에 관한 설명을 생략하였다. 다만 각주에서 내부적인 화와 외부적인 화에 따른 보조적인 치료가 있다고 하였다.[23] 이것은 「62 논문」에서 부증(副證) 치료처방을 제시한 것과 유사한 개념이었다고 판단된다. '보조적(assistant)'이라고 표현한 것이 그렇다.

「2차 논문」

「2차 논문」[24]에서는 '8체질이란 바로 4종의 부교감신경긴장형과 4종의 교감신경긴장형을 의미하는 것'이며, '체질침 치료가 지적하는 자율신경불안정(Vegetative Stigmate)은 여덟 가지 중에 하나를 선택하여 분류되는 8종의 불안정상태'라고 하였다.

기본방과 정신부방이 조합된 2단방 정신방은 간질을 제외한 정신질환과 자율신경 이상을 개별적인 목표로 가지고 있다. 정신부방은 네 양체질에서는 심방과 심포방으로 장방(臟方)을, 네 음체질에서는 소장방과 삼초방으로 부방(腑方)으로 구성하였고, 자율신경조절방(정신부방)은 각 체질당 하나의 처방만 있다.

「2차 논문」의 비밀

체질침 체계에서 내장구조가 두 번째로 변화된 시기는 1973년이다. 「2차 논문」에 이에 관한 비밀이 숨어 있다. 『명대논문집』 제7집에 실은 국역문[25]의 각주에서, 체질 사이의 상관성과 유사성을 설명[26]하였다. 그런데 이 내용은 「1차 논문」의 내장구조에서 변화가 있었다는 것을 수용하지 않고서는 이해하기가 곤란하다. 1973년의 어느 날 권도원 선생의 머릿속에서는 이미 내장구조가 변화했지만, 변한 내

---

23) Dowon Kuan, 「A Study of Constitution-Acupuncture」
『國際鍼灸學會誌』 醫道の日本社 1966. 6. p.164
(8) Besides these 8 there are assistant therapies concerning both the internal and the external ignis. However, they are omitted in the present thesis.

24) Dowon Kuan, 「Studies on Constitution-Acupuncture Therapy」
『中央醫學』 중앙의학사 1973. 9. p.327~343

25) 權度沅, 「體質鍼 治療에 關한 硏究」 (國譯文) 『明大論文集』 〈제7집〉 1974. 1. p.583~625

26) "금양체질과 금음체질은 선천적으로 완전히 독립된 두 체질이며, 상관성을 비교하면 이 두 사이보다 금양체질과 토음체질이, 그리고 금음체질과 수양체질이 더 가까운 내장구조로 되어 있다."

장구조를 「2차 논문」에 실은 장부방 체계에는 미처 반영하지 못했던 것이다. 체질침 신경방의 선혈은 8체질의 내장구조를 고려한 것인데, 「2차 논문」에서 상대되는 체질의 신경방이 정반대라는 것은 내장구조가 변했다는 또 다른 증거라고 할 수 있다.

두 종류의 신경방

1992년 말에 현재 사용되는 체질침의 장부방과 신경방의 치료체계가 완성되었다(고 짐작한다). 이후에 각 체질에 각각 장방(심방/심포방)과 부방(소장방/삼초방)으로 신경방을 두 종류[27]로 운용하게 되었다. 신경방에 선택된 두 수혈의 오행 속성은 네 양체질은 토(土)와 수(水)이고, 네 음체질은 금(金)과 목(木)이다. 이런 선혈 원칙은 「2차 논문」부터 그대로 유지되었다.

「2차 논문」과 현재(1992년말 이후)의 신경방 비교표

체질	「2차 논문」	1992년말 이후	내용
금양체질	心包瀉	心包瀉 三焦瀉	土(−) 水(+)
금음체질	小腸補	心補 小腸補	金(−) 木(+)
토양체질	心瀉	心瀉 小腸瀉	土(−) 水(+)
토음체질	三焦補	心包補 三焦補	金(−) 木(+)
목양체질	心包補	心包補 三焦補	土(+) 水(−)
목음체질	小腸瀉	心瀉 小腸瀉	金(+) 木(−)
수양체질	心補	心補 小腸補	土(+) 水(−)
수음체질	三焦瀉	心包瀉 三焦瀉	金(+) 木(−)

새로운 시도

그러다가 2006년 후반기에서 2007년 전반기에 금양체질과 목양체질의 신경방

---

27) 고단방을 운용할 때 1단에 장방(K/D/F/Z)이 오면 심방과 심포방을, 1단에 부방(K/D'/B/V)이 오면 소장방과 삼초방을 운용한다.

과 토음체질과 수음체질의 신경방을 바꾸어서 시도한 때가 있었다. 즉 신경방을 운용하는 오행 속성을 금양체질과 목양체질은 토와 수에서 금과 목으로, 토음체질과 수음체질은 금과 목을 토와 수로 바꾸었던 것이다. 권도원 선생이 이렇게 일정 기간 바꾸어서 운용하다가 원상태로 복귀하였다고 전하는데 그 연유를 정확하게 파악할 수는 없다. 다만 해당 체질의 고단방 운용에서 무엇인가 만족스럽지 못한 결과들이 도출되었던 것이 아닌가 추측만 할 뿐이다. 권도원 선생은 체계를 만들고 수정하고 또 있던 것을 어느 순간 갑자기 없앨 수도 있었다. 선생은 체질침의 창시자이니 당연히 그런 권능을 가졌다.

신경방의 쓰임

현재 체질침의 체계에서 신경방의 쓰임은 2단방 정신방에서는 기본방과 결합하여 정신부방이 된다. 3단방에서는 3단에 위치하여 자화 또는 상화를 조절하는 신경방이 된다. 5단방에서는 처방의 중앙인 3단에 위치한다. 「기준5단방」을 난치병 치료에 운용할 때는 5단이 자체로 set이 된다. 이것을 기본방으로 하여, 임상방에서는 1단과 2단을 반복하면 7단방이 되고, 1단과 2단, 4단과 5단을 함께 반복하면 9단방이 된다. 이때 처방 중에서 신경방을 반복하는 방법은 없다. 이런 의문을 제기할 수도 있다. 만약에 9단방이라면 장부방은 8회가 시술되는 동안 신경방은 1회를 쓰는 셈인데 자극량이 너무 적은 것이 아닌가. 신경방이 우주에 충만한 생명의 근원과 연결된 처방이라고 했다. 신경방의 자극 회수보다는 처방 중에서 쓰이는 위치가 중요하다.

19

처방의 배합

체질침과 사암침

사람들은 종종 체질침과 사암침을 비교해 주기를 원한다. 체질침은 사암선사의 장부허실보사법이 사상의학의 장부관계론과 결합한 것이다. 가장 중요한 문제는 '체질' 즉 사람의 다름에 관한 인식이다. 체질이란 내장구조이고 이것을 조절하는 도구로서 사암침법의 방법론을 차용한 것이다. 그런 후에 처방을 배합하여 운용하는 방식이 독특하고, 또 체질침의 독창적인 신경방이 있다. 그러니 체질침의 특징은 1) 체질 2) 처방배합 3) 신경방[1]이라고 할 수 있다. 권도원 선생이 1962년 9월 7일에 탈고한 체질침의 첫 논문인 「62 논문」에는 이 세 요소가 모두 들어 있었다.

「62 논문」의 치료처방 체계

「62 논문」의 맨 마지막에 들어간 No.7 체질관리표[2]는 이 논문을 통해서 도출한 체질별 치료체계가 총 정리된 것이다. 이 중에서 소양인 2증(證)을 보자. 「62 논문」에서 소양인의 내장구조는 췌(土) 〉 심(火) 〉 폐(金) 〉 간(木) 〉 신(水)이다.

---

1) 자율신경조절방
2) The Table of Constitution Management

소양인 2증(2nd Synd.) 치료처방 체계

體質	Main Syndrom 主證		治療處方			Dependent Synd. 副證		治療方
			速效方	根治方				
少陽	2nd	腎最弱	太白 太谿 a	太白 太谿 a	陰谷 f	2nd	小腸强	通谷 前谷 f
		膵最强	經渠 商丘 a	陰谷 陰陵 f	太白 a		心包弱	中衝 f

이 표에 제시한 치료처방을 순서대로 모두 시술한다면 아래처럼 된다. 물론 소장강(小腸强)과 심포약(心包弱)의 징후가 모두 표출되었을 때이다. 여러 가지 목표를 가진 처방이 구조적으로 배합되어 있고, 부증의 징후가 있으면 자율신경조절방을 추가하여 쓸 수 있다. 이것이 전부 시술된다면 장부혈을 사용하여 13회의 자극이 이루어진다.

속효방	태백 태계(−) 경거 상구(−)	土(−) 金(−)
근치방	태백 태계(−) 음곡 음릉(+)	土(−) 水(+)
	음곡(+) 태백(−)	水(+) 土(−)
소장강	통곡 전곡(+)	水(+)
심포약	중충(+)	木(+)

체질침 치험례

체질이란 내장구조이다. 「62 논문」의 내장구조는 1년 후에 변화를 맞는다. 권도원 선생이 1963년 10월에 탈고한 「체질침 치험례」를 분석해 보면 내장구조가 변화했음을 알 수 있다. 변화한 것은 태양인 1증(금음체질), 태양인 2증(금양체질), 소양인 1증(토음체질), 소양인 2증(토양체질)이다. 여기에 소개한 치험례는 모두 다섯 사례인데 소양인 2증은 없다. 태양인 1증 환자를 치료한 처방은 다음 쪽 표와 같다. 자극하는 회수가 「62 논문」에 비해서 감소하기는 했지만 처방이 배합된 것은 여전하다. 장부혈이 자극된 것은 7회이다. 이 「체질침 치험례」에는 자율신경조절법이 없다.

양곡 양계(+) 통곡 이간(−)	火(+) 水(−)
상양 규음(−)	金(−)
곤륜(+)	火(+)

8병근 치료처방

체질침의 체계는 「1차 논문」에서 중대한 전환점을 맞는다. 체질의 감별법으로서 체질맥이 발견되었고 그것을 체계화한 체질맥진법이 성립한 것이다. 그리고 「1차 논문」을 통해서 보고한 체질침의 체계도 대폭적으로 변화하였다. 8개의 병근에 치중한 치료처방을 새로 제시한 것이다. 이것은 나중에 「2차 논문」에서 기본방이라는 이름을 얻는다. 이 처방은 병근에 대한 단일적인 조치이므로 「1차 논문」의 체질침 체계는 '처방 배합'이라는 개념에는 어울리지 않는다.

처방의 내용 중에 송혈이 생략[3]된 곳이 있다. 금상인 장질에서 경거(VII_7), 금상인 부질에서 통곡(X'_{10}), 토상인 부질에서 상양($VIII'_8$), 수상인 부질에서 임읍(II'_2)이 생략되었다. 송혈의 생략은 「2차 논문」의 기본방 체계에도 이어져서 금양체질에서 경거, 토음체질에서 상양이 생략된 것이 「1차 논문」과 같다.

그리고 「1차 논문」에는 동일한 혈위를 반복하여 시술하는 방법이 도입되었는데 시술하는 방법에 일관성은 없다. 이러한 반복법은 「2차 논문」부터 일정한 체계를 갖추게 된다.

다음 쪽의 표는 1963년 「체질침 치험례」에 사용된 치료처방과, 「1차 논문」의 8병형 치료처방, 「2차 논문」의 기본방을 비교한 것이다.[4] 이 처방들은 동일한 내장구조를 바탕으로 하고 있다. 권도원 선생의 머릿속에서는 1973년에 내장구조가 두 번째로 변화되었지만, 「2차 논문」의 처방 체계에는 변화된 내장구조를 반영하지 못했다.

---

3) '송혈의 생략'은 아마도 부작용과 연관되어 있을 거라고 짐작한다.

4) 「체질침 치험례」에서 소양인 2증, 태음인 2증, 소음인 1증 소음인 2증에서 4혈로 구성한 처방은 공개된 치험례 처방을 통해서 내가 복원한 것이다.

「1차 논문」과 「2차 논문」의 처방 내용에서 밑줄이 있는 것은 해당하는 부분을 반복한다는 표시이다.

체질침 처방의 변화

병증	「체질침 치험례」 1963	「1차 논문」 1965	「2차 논문」 1973	체질
태양 2증	음곡 곡천(+) 경거 중봉(−) 음릉(+) 대돈 소상(−)	중봉(−) 음곡 곡천(+)	중봉(−) 음곡 곡천(+)	금양
태양 1증	양곡 양계(+) 통곡 이간(−) 상양 규음(−) 곤륜(+)	이간(−) 양곡 양계(+) 이간 이간(−)	통곡 이간(−) 양곡 양계(+)	금음
태음 1증	경거 중봉(+) 소부 행간(−) 어제(−)	경거 중봉(+) 소부 행간(−)	경거 중봉(+) 소부 행간(−)	목양
태음 2증	삼리 곡지(+) 양곡 양계(−)	삼리 곡지(+) 양곡 양계(−) 삼리 곡지(+)	삼리 곡지(+) 양곡 양계(−)	목음
소양 2증	경거 부류(+) 태백 태계(−)	태백 태계(−) 경거 부류(+)	태백 태계(−) 경거 부류(+)	토양
소양 1증	상양 여태(−) 임읍 함곡(+) 삼리 위중(−)	여태(−) 임읍 함곡(−) 여태 여태(−)	여태(−) 임읍 함곡(−)	토음
소음 1증	대돈 용천(−) 태백 태계(+)	태백 태계(+) 대돈 용천(−)	태백 태계(+) 대돈 용천(−)	수양
소음 2증	양곡 해계(+) 임읍 함곡(−)	양곡 해계(+) 함곡(−) 양곡 해계(+)	양곡 해계(+) 임읍 함곡(−)	수음

키노시타 하루토

권도원 선생이 체질침의 「1차 논문」을 발표했던 국제침구학회[5]에서 조직위원장을 맡았고, 일본침구치료학회의 이사장이었던 키노시타 하루토[6]는 경희대학교의 초청을 받아 1971년 5월에 한국에 와서 한의계를 탐방한다. 그러면서 자연스럽게 권도원 선생의 진료실도 방문하게 되었는데, 대원한의원에서는 마침 토양체질 간경변 환자를 치료하는 현장을 참관하였다. 키노시타는 그때의 상황을 상세하게 기록하였다. 그가 기록한 처방을 순서대로 정리하면 아래 표와 같다.

---

5) 일본침구치료학회(日本鍼灸治療學會/JAMS)가 주관하여 1965년 10월 18일부터 20일까지 도쿄에서 열렸다.
6) 木下晴都(Kinoshita Haruto, 1915~1997)

처방 내용	의미	결과
태백 태계(−) 경거 부류(+)	土(−) 金(+)	腎補
삼리 위중(−) 상양 지음(+)	土(−) 金(+)	膀胱補
대도 해계(−)	火(−)	
신문(−) 소해(+)	土(−) 金(+)	心瀉

이 처방은 마치 4단으로 배합된 것처럼 보인다. 처방의 구성을 보면 1단은 토양체질의 병근을 조절하는 신보방이다. 2단은 병근장기인 신과 표리관계인 방광을 조절하는 방광보방이다. 이 자료에서 흥미로운 것은, 3단에 온 처방으로 대도(V'3)와 해계(VI4)가 사용된 부분이다. 두 혈은 모두 화혈(火穴)이다. 두 혈을 함께 쓴 것은 해당 체질에서 최강장부인 췌(膵, V)와 위(胃, VI)에 대한 공통적인 조치라는 뜻이다. 즉, 췌경과 위경의 화혈을 함께 영(−)하므로써 보수(補水)의 효과를 극대화시키려는 시도라고 생각한다. 그리고 화혈을 함께 영(−)한 것은 아래 4단에 온 자율신경조절방인 심사방과도 연관지어 생각해 볼 수 있다. 3단과 4단 모두 송혈은 사용되지 않았다.

처방 배합

1971년의 방식으로 배합된 처방 자료를 「62 논문」의 치료처방 자료와 비교해 보자. 물론 1963년 이후에 내장구조가 변화[7]했으므로 실제 처방의 내용은 많이 다르다. 하지만 처방을 배합하고 배열하는 아이디어는 일관되게 유지되고 있음을 볼 수 있다.

「62 논문」		키노시타 자료 1971년	
태백 태계(−) 경거 상구(−)	土(−) 金(−)	태백 태계(−) 경거 부류(+)	土(−) 金(+)
태백 태계(−) 음곡 음릉(+)	土(−) 水(+)	삼리 위중(−) 상양 지음(+)	土(−) 金(+)
음곡(+) 태백(−)	水(+) 土(−)	대도 해계(−)	火(−)
통곡 전곡(+)	水(+)	신문(−) 소해(+)	土(−) 金(+)
중충(+)	木(+)		

---

7) 특히 간과 폐의 순서가 바뀌었다.

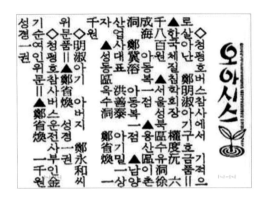

『동아일보』 1971년 5월 19일자 기사

한국체질침학회

한국체질침학회는 권도원 선생의 학회[8]이다. 그런데 학회의 창립일에 관한 정보는 명확하게 드러나 있지 않다. 염태환과 박성수가 함께 펴낸 『현대한방강좌』에 '체질침의 날(C-A Day)'에 관한 내용이 있다. 한국체질침학회에서는 권도원 회장의 생일인 10월 23일을 체질침의 날로 정해서 기념하고 있었다는 것이다.[9] 제1회 체질침의 날은 1970년 10월 23일이었다. 그러니 학회 창립은 이보다는 빨랐을 것이다.

그리고 한국체질침학회가 명확하게 드러난 자료가 있다. 1971년 5월 19일자 『동아일보』에 실린 기사가 있다. 당시에 청평호 속으로 버스가 빠진 사고가 있었는데 그 참사에서 기적적으로 살아 난 아기가 있었다. 이 아기의 구호를 위한 금품 모금에 권도원 선생이 회장 자격으로 참여[10]했던 것이다.

『체질침의학』

한국체질침학회 초창기에 총무를 맡았던 유호성 씨는 동덕여고의 수학교사였다. 그는 한의학 쪽에 관심이 많아서 시중의 한의학 강좌를 찾아 다녔다. 강좌에서 낯을 익힌 사람들과 그룹이 만들어졌고 리더가 된다. 동양의대 6기 졸업생인 염태환 선생은 시중에서 유명한 강사였다. 그리고 경희대학교 대학원에서 체질의학을 전공하게 되는데 지도교수가 권도원 선생이었다. 염태환 선생은 「토상인 제2병태의 임상학적 관찰」이라는 논문으로 1968년에 석사학위를 받는다. 그를 이어 대학원에서 권도원 선생의 지도를 받은 김정선, 이기태 두 분이 있고, 유호성 씨가 이

---

8) 초창기 한국체질침학회는 회장 권도원, 부회장 염태환, 고문 이명복, 총무 유호성이었다.
9) 염태환. 박성수,『현대한방강좌』 대한한방의학회 1971. p.22.23
10) 한국체질침학회장 權度沅 6,800원

끌던 그룹이 함께 한국체질침학회의 회원이 되었을 거라고 짐작한다. 그리고 1971년에는 권도원 선생의 임상특강을 들은 강명자[11], 최병일, 김기창 등이 학생 회원[12]으로 합류했다.

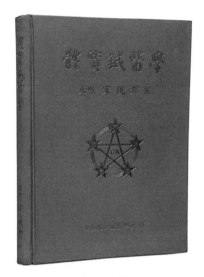

송광수, 『체질침의학』 1981.

1981년 3월에 나온 『체질침의학』이라는 책이 있다. 가장 뒷장에 저자소개 부분에 보면 이 책의 초판은 1975년 6월 16일이라고 되어 있다. 저자는 송광수(宋珖秀)이다. 나는 이 분이 한국체질침학회의 초창기 회원이었을 거라고 확신한다. 그는 꽤 오래도록 권도원 선생의 진료실에서 참관했던 것 같다. 그만큼 권도원 선생과의 관계가 어색하지 않았다는 뜻이다. 송광수 씨가 관찰한 시기가 키노시타 하루토가 대원한의원을 방문했던 1971년 5월과 비슷할 수도 있고 조금 이를 수도 있다. 그는 권도원 선생이 다양한 방법으로 처방을 배합하여 시술하는 현장을 직접 목격했다. 그런데 권도원 선생은 절대 자상한 분이 아니다. 처방을 알려주거나 설명해 주지 않는다. 참관자는 그저 볼 수 있을 뿐이다.

송광수 씨는 체질침 체계를 모방하여 16상체질을 만들고 침치방(鍼治方)을 제시했다. 이 중 8체질에서 토양체질의 내장구조[13]에 해당하는 부분의 처방을 오른쪽에 옮긴다.[14] 처방은 기본방과 부방으로 구분되어 있다. 나는 이 처방 내용이 송광수 씨가 만든 것이 아니라 권도원 선생의 진료실에서 본 것을 그대로 옮겨 놓은 것[15]이라고 생각한다. 그는 처방을 보기는 했지만 그 처방 내용이 의미하는 바를 알지는 못했던 것이다.

'기본방'과 '부방'이라는 구분은 1973년 9월에 나온 「2차 논문」 이전에는 논문

---

11) 강명자는 동덕여고를 다녔다. 그가 경희대학교 한의학과에 가도록 강권한 사람이 바로 유호성 씨다.
12) 경희대 한의대 19기 졸업이다.
13) 腎〈肺〈肝〈心〈膵
14) 송광수, 『체질침의학』 한국체질침의학회 1981. 3. p.166
15) 그래서 『체질침의학』 속의 이 자료는 마치 화석(化石)과도 같다.

을 통해서 알려지지 않았던 정보이다.[16] 다만 1972년 6월 8일자 『경향신문』 기사에 기본방과 부방에 대한 소개[17]가 있다. 송광수 씨는 이 내용을 참고했을 가능성이 있다.

基本方	副方
태계 −	소해 +
부류 +	신문 −
태백 −	어제 −
경거 +	태연 +
은백 +	
상구 −	

송광수 씨가 제시한 것과 키노시타 하루토가 기록한 처방을 비교해 보자. 키노시타의 자료처럼 송광수 자료도 처방이 배합된 것을 알 수 있다. 4혈로 구성된 신보방 말고, 2혈로 구성한 췌사 심사 폐보하는 처방은 송혈이 생략되어 있다. 키노시타 자료에서는 심사방이 4단에 왔지만 송광수 자료에서는 3단에 왔다. 이때 심사방은 물론 자율신경을 조절하는 신경방으로 쓰였을 것이다. 처방의 배합에서 신경방의 위치도 다양한 시도가 있었을 거라고 짐작해 본다.

송광수 자료		키노시타 하루토 자료	
腎補	태계(−) 부류(+) 태백(−) 경거(+)	태백 태계(−) 경거 부류(+)	腎補
膵瀉	은백(+) 상구(−)	삼리 위중(−) 상양 지음(+)	膀胱補
心瀉	소해(+) 신문(−)	대도 해계(−)	
肺補	어제(−) 태연(+)	신문(−) 소해(+)	心瀉

---

16) 송광수 씨는 「2차 논문」을 보지 못했다고 추정한다. 「2차 논문」이 발표되기 전에 한국체질침학회에서 탈퇴했던 것 같다.
17) 고칠 수 있는 병들, 『경향신문』 1972. 6. 8.
   "病이 다르더라도 체질이 같으면 치료법이 같다는 體質鍼을 놓고 있다. 이것을 基本方으로 하여 별도로 副方이 있는데"

임상에서 요청

권도원 선생은 임상의였다. 1960, 70년대에 결핵은 흔하고 무서운 병이었다. 그리고 중풍[18]도 높은 사망률을 기록하던 시대였다. 임상의는 대중의 요청에 부응해야 한다.

이명복[19] 선생은 서울대학교 의과대학 해부학교실의 교수였다. 선생은 1970년 봄에 권도원 선생에게서 맞은 체질침으로 놀라운 경험을 한다. 10대 후반부터 40여 년을 괴롭혔던 만성소화불량에서 해방된 것이다. 58세의 봄날이었다. 그는 권도원 선생의 진료실에서 권도원 선생이 진료하는 것을 등 뒤에서 보면서 체질침을 배웠다.

이명복 선생은 1993년 4월에 한국자연건강학회에서 펴낸 학회지에 실은 '체질의학, 식사법과 치료법'에서 자신이 폐결핵 환자를 치료했던 경험을 소개하였다.[20] 일곱 번째로 폐결핵 환자 치험례를 소개하였는데, 이 사람은 폐결핵을 앓은 지 30년 된 상태였다. 이 환자에게 체질침을 30회 시술하고 식이요법을 시켜서 완치시켰다. 1971년이었다. 그런 후에 이 사람이 소개한 환자를 두 명 더 고쳤다. 용기를 얻은 이명복 선생은 당시에 폐결핵 환자를 전문적으로 치료하던 서대문시립병원으로 찾아 가서 병원장을 만나 교섭했다. 그리고 의사들에게 체질침법을 교육하고 입원환자를 치료했다. 2개월간 70명을 치료했는데 좋은 소견이 있었다. 선생은 더욱 자신감을 얻어서 폐결핵 치료를 전문으로 해 볼 생각을 품은 적도 있다는 것이다.

이명복 선생은 1970년 4월경부터 체질침을 배웠다. 그리고 1971년에 폐결핵 환자를 치료

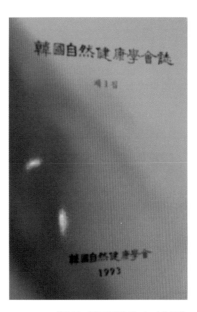

『한국자연건강학회지』〈제1집〉
1993. 4.

---

18) 뇌졸중(腦卒中) : 뇌출혈과 뇌경색
19) 李明馥(1913~2004)
20) 이명복. 체질의학 식사법과 치료법, 『한국자연건강학회지』〈제1집〉 1993. 4. p.27

했다. 1970년과 1971년 사이에 권도원 선생이 완성해 놓은 폐결핵 치료법이 있었던 것이다. 과연 무엇인가. 우리가 지금 알고 있는 바로 그 살균방이 아니겠는가.

권도원 선생은 여러 가지 처방을 배합하는 실험을 통해서 일정한 규칙과 치료효과를 발견했던 것이다. 특별히 결핵은 확실하게 체계를 갖추어 두었었다는 짐작이 생기는 것은 이명복 선생이 보고한 내용을 통해서 증명이 된다.

살균방

권도원 선생은 1973년 9월에 「2차 논문」을 통해서 체질침 2단방 체계를 보고했다. 이것은 각 체질에서 조직된 장방(場方)을, 기본방을 중심으로 배합한 것으로 활력방, 살균방, 마비방, 정신방, 염증방이다. 「명대 논문」에서 살균방의 효과를 설명한 부분을 옮긴다.

"1) 모든 세균성 질환

경우에 따라 다른 처방의 병용이 필요하다. 예를 들면 폐결핵에 소화기 질환의 치료처방을 교대로 사용한다."[21]

---

10 明大 論文集 제 7 집

C. 殺菌方(Bactericidal Formula—Table 4)

效　果

1) 모든 細菌性 疾患

境遇에 따라 다른 處方의 倂用이 必要하다 例를 들면 肺結核에 消化器 疾患의 治療處方을 交代로 使用한다.

---

21) 權度沅, 「體質鍼 治療에 關한 硏究」『明大論文集』〈제7집〉1974. 1. p.616

20

체질침관

體質鍼管

체질침을 시술하는 모양은 특이하다. 우선 침을 몸에 찔러두지 않는다. 8체질의 사는 체질침을 시술하는 도구를 들고 환자의 팔과 다리에서 위와 아래로 방향을 바꾸면서 마치 봄날 논에 모내기를 하는 모양으로 부지런히 양손을 움직이는데, 침을 놓는다고 하면서 침은 보이지도 않고 대신 경쾌한 금속성이 손가락의 움직임을 따라 울린다. 옆에서 이 광경을 지켜보는 보호자들이, '선생님이 무용을 하는 것 같다.'던가 '마치 태극권을 수련하는 장면 같다.'던가 '검술 고수 같다.'는 반응을 보이는 경우가 종종 있다.

장부혈

8체질의학을 창시한 권도원 선생은 경락을 "각 장기가 생체 전체에 전달하는 그 경락만이 갖는 고유한 영향력을 운반하는 길"이라고 정의하고, 따라서 "모든 장기는 고유의 경락을 갖는다."고 하였다.[1] 그리고 내장의 상관관계는 바로 경락을 통하여 이루어지고 있고, 경락에서 이러한 장기간의 연락은 장부혈(臟腑穴)이 담당하고 있다는 것이다. 체질침은 바로 장기(臟器) 사이의 관계를 조절하는 침법

---

1) Dowon Gwon, 「The Constitutional Acupuncture」 1962. 9. 7. p.8
"Ching Lo, or Meridian, is the road for conveying the peculiarly influential power of each organ which gives the former one to the whole living body. Therefore, all of the organs have their own Ching Lo's."

으로 장부혈에만 시술하게 된다. 장부혈은 사람의 팔과 다리에 있는 오수혈(五兪穴)이라고도 부르는 경혈로 팔의 팔꿈치 아래와 다리의 무릎 아래에 있는 특별한 혈자리이다.

체질침의 이론에서 장부혈은 영향력을 보내는 송혈(送穴)[2]과 다른 장기의 영향력을 받는 수혈(受穴)[3]로 구분된다. 그리고 장부혈은 장경(臟經)과 부경(腑經)에 각기 다른 오행(五行)이 배속되어 있고, 오행이 서로 생(生)하고 극(剋)하는 원리를 응용하여 체질침 처방을 구성한다.

Energyhole

'맨홀(manhole)은 도시의 경혈'이라고 말한 사람이 있다.[4] 그의 관심은 도시의 맨홀 뚜껑인 것 같다. 맨홀은 도시의 지하를 흐르는 관로의 점검이나 청소, 파이프의 연결이나 접합을 위해 사람이 출입하는 시설을 말한다. 관로에서는 맨홀을 기점과 합류점 그리고 관의 지름·방향·구배가 변하는 곳이라든가 긴 관로의 중간점 등에 설치한다.

관로도 여러 종류가 있으니 경락이 어떤 관로와 비슷한지 특정할 수는 없겠지만, 경락과 경혈의 관계를 설명하기 위한 비유로는 적절하다고 생각한다. 관로가 경락이라면 맨홀은 경혈인 것이 맞다. 이 중에도 장부혈은 경락을 통해서 장부와 직접 연결되는 아주 중요하고 민감한 경혈이다. 장부혈은 장기의 상호 영향력을 교환하는 에너지홀(energyhole)이라고 할 수 있다.

---

2) 5개의 장부혈 중에 자기 경락(自經)의 번호와 똑같은 번호를 가진 혈로, 자혈(自穴)이라고도 한다. 자혈은 자기 장기의 영향력을 나머지 4장기에 보내는 작용만을 가지고 있다. 출처 : 「1차 논문」

3) 장부혈 중에서 송혈을 제외한 4개 혈들은 단지 다른 4장기, 즉 자기 혈 번호와 동일한 장기 번호를 가진 장기로부터 영향력을 받아 그 혈 자신이 속한 자기 장기에 그 영향력을 받아주는 역할 만을 가지고 있다. 출처 : 「1차 논문」
「62 논문」에도 송혈과 수혈의 개념에 해당하는 내용이 있다. 하지만 송혈과 수혈이라고 이름을 붙이지는 않았다.

4) 신인섭. '맨홀 뚜껑에 남은 도시의 역사', 『중앙선데이』 2022. 5. 21.
"지하 시설의 유지·보수를 위해 사람이 드나드는 통로인 맨홀(manhole)은 주로 기점과 합류점, 변곡점, 긴 구간의 중간 등에 설치돼 있다. 한의학의 인체 경혈(經穴) 같은 지점이다."

체질침 처방

체질론적인 치료 이론에 의해 시술되는 체질침 처방은 장부혈을 송혈과 수혈의 순서로 조합한 것이다. 송혈로 영향력을 보내면 수혈이 받는다. 이것이 반복된다. 장부의 관계를 조절하는 장부방(臟腑方)은 기본적으로 '송혈〉수혈〉송혈〉수혈'의 순서로 네 개의 장부혈로 구성되어 있다. 그리고 인체의 자율신경을 조절하는 처방은 송혈은 없이 '수혈과 수혈' 두 개로 구성된다. 처방의 단계와 운용법에 따라 장부방과 자율신경조절방을 계통적으로 적절하게 조합한 것이 체질침 처방이다. 그리고 실제적인 체질침 시술에서는 장부혈의 순서 규칙에 추가해서, 숫자적인 원리인 수리(數理)와 자침의 방향성인 영수침자법(迎隨鍼刺法)[5]이 포함된다.

정리하여 말하자면 체질침을 시술하는 모양의 특이성은, 팔꿈치와 무릎 아래에 위치하는 장부혈을 선택해서, 경락이 흐르는 방향을 고려해서 단자(單刺)로 자침하고, 송혈과 수혈의 순서에 맞고 수리도 맞추면서 반복[6]하는 과정에서 기인하는 것이다. 처방의 단계가 높고 복잡할수록 팔과 다리의 한쪽이 아니라 양쪽으로 시술할 수도 있고, 더 많은 단위방의 반복이 필요하기도 하다.

앱

체질침 처방은 개인의 조건과 질병의 상황에 맞게 장부혈을 가장 효율적이고 적확한 순서와 회수로 조직하고 조합한 것인데, 이것은 마치 컴퓨터를 위한 코딩 (coding)과 같다. 즉 체질침 처방은 인체의 내장구조와 면역시스템인 자율신경을 조절할 수 있도록 인체 외부에서 주입되는 프로그램으로, 스마트폰을 위해 애플리케이션이 존재하듯이 체질침 처방은 인체를 위한 1회용 앱(app)인 셈이다.

---

5) 영(迎)과 수(隨)는 자침의 방향에 관한 것이다. 영(-)은 con-puncture로서 경락의 흐름에 거스르는 것이고, 수(+)는 pro-puncture로서 경락의 흐름에 따르는 방법이다. 그런데 장부혈에 자침할 때 수법을 보(補)라 하고, 영법을 사(瀉)라고 부르는 것은 잘못이다. 흔히 영수보사법이라고 부르는 것이 잘못이라는 것이다. 개개의 장부혈에 영 또는 수한 결과가 장부방에서 보방(補方)이거나 사방(瀉方)으로 나타나는 것이기 때문이다. 그러니 영수침자법이라고 부르는 것이 합당하다.

6) 「1차 논문」에 반복 자침법에 대한 첫 언급이 있다. 그러나 반복 회수에 대한 언급은 없다. 이후에 「2차 논문」에서 C P M으로 구분하여 반복법을 수리와 결합하였다. 하지만 이때는 처방별로 반복하는 방식이나 기호를 다르게 적용하였다.

체질침관

　제4대 사상체질의학회 회장을 지내기도 했던 고(故) 최병일 원장은 경희대학교 19기 졸업생으로 학부생이던 1971년에 권도원 선생이 진행한 임상특강을 들었다. 그리고 동기생인 강명자 김기창과 함께 한국체질침학회의 학생 회원이 되었다. 당시에 부회장은 염태환 총무는 유호성이었는데, 유호성은 강명자의 동덕여고 시절 은사이기도 했다.

　나는 2010년 가을에 수유동에 있던 인수한의원으로 최병일 원장을 찾아갔고 이후에도 몇 번을 더 뵈었다. 처음 만난 날, 40년 가까이 오래 보관하고 있던 1971년에 처음 제작된 체질침관과 1974년에 두 번째로 제작한 것을, 사진에서처럼 전동베드 위에 올려서 보여주셨다.

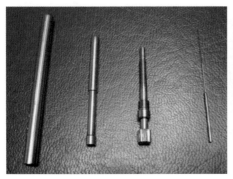
최초의 체질침관 CA 1971

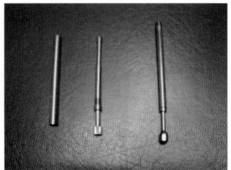
CA 1971 & CA 1974

반자동식 장치

　권도원 선생은 1974년 1월에 『명대논문집』 제7집에 실은 「체질침 치료에 관한 연구」에서 논문을 위해 사용한 재료에 대하여 아래와 같이 설명하였다.

> "Acupuncture needle은 일본 Ido no Nipponsha제 Super needle의 길이 30mm의 3번과 4번을 체질침을 위하여 필자가 특별히 고안한 반자동식 장치에 부설하여 사용하였다."

최병일 원장은 1971년에 세운상가 주변에 있던 재료상과 제작소에서 CA 1971을 제작했다고 내게 말해주었다. 그런 후에 1974년에 두 번째로 CA 1974를 제작했다고 하였다.

침 시술용 침관

이 반자동식 장치는 권도원 선생의 명의로 1996년 3월 6일에 실용실안 출원이 되어 1999년 2월 25일에 등록되었다. 아래는 등록실용신안공보에 들어 있는 침 시술용 침관 도면이다.

체질침을 시술할 때는 한 사람에게 침 한 개면 되니 아주 간편하고 경제적이다. 침은 1회용이라 사용 후에는 의료폐기물로 배출한다. 침관은 분해해서 고압멸균기를 통해서 멸균소독 처리한 후에 침을 장착하고 조립하여 사용한다.

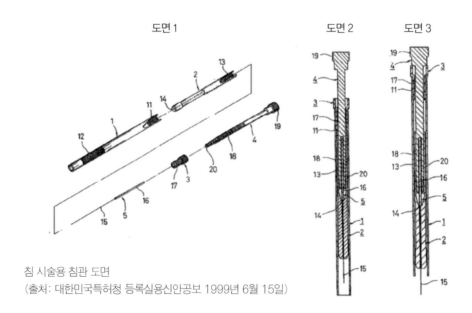

침 시술용 침관 도면
(출처: 대한민국특허청 등록실용신안공보 1999년 6월 15일)

체질침관 體質鍼管

21

「체질침 2단방 구성표」의 재평가

　권도원 선생의 차남인 권우준 씨는 미국 캘리포니아주에 있는 사우스 베일로 한의과대학[1]을 졸업하고, 1986년 6월 2일에 캘리포니아주 침구면허를 취득한다. 그리고 임상을 시작한다. 그런 후의 어느날, 아들에게 새로 알려주어야 할 내용이 생긴 권도원 선생은 손수 표를 만든다. 권도원 선생이 이 표를 만든 때는 8체질의 국제명이, 금양체질이라면 Pulmotonia로 변경된 이후이다. 이 표에는 8체질의 명칭이 국제명의 약어(略語)로 기재되어 있다.[2] 해당 체질에서 가장 강한 장기로서 지칭하는, 즉 ~tonia의 형식으로 된 8체질의 국제명[3]이 처음 알려진 것은 『빛과 소금』을 통해서였다. 1994년 4월에 나온 〈109호〉에 Pulmotonia가 등장했고 〈110호〉에는 여덟 체질의 국제명이 모두 소개되었다. 그런데 『빛과 소금』 〈109호〉보다 이 표의 시기가 빠르다. 그러니 새로운 국제명이 성립한 날이 이 표가 작성된 시기를 알려줄 수 있는 기준점이 된다. 하지만 애석하게도 ~tonia의 형식으로 된 국제명의 성립일에 대한 정보는 밝혀진 것이 아직 없다.

　내가 이 도표를 얻은 것은 2013년 11월 29일이다. 권우준 씨가 보관하던 원본

---

1) South Baylo University
　 1126 N Brookhurst St, Anaheim, CA
2) 8체질 국제명의 약어
　 Pul. / Hep. / Col. / Cho. / Pan. / Ren. / Gas. / Ves.
3) 목양체질의 국제명인 Hepatonia는 간이 가장 강한 사람이라는 뜻이며, Pulmotonia인 금양체질은 폐가 가장 강한 사람이라는 의미이다.

체질침 2단방 구성표

을 미국에서 조재의 씨가 복사했고, 조재의 씨가 관여하던 한의원에 근무하던 이 OO 원장이 사진으로 찍어서 내게 전해 주었던 것이다. 나는 이것을 표로 옮겨 정리하고 분석한 후에 「체질침 2단방 구성표」라고 규정했다. 그리고 『민족의학신문』을 통해서 발표[4]했다.

처음 이 표를 정리했을 때는, 8체질의 국제명, 기본방의 세부내용 변화, 기본방과 부방의 조합 방식 변화, 상중하 치료법의 변화, 수리의 변화, 장염방의 주치에서 폐렴이 빠진 것, 정신방의 운용법, 지혈방의 등장 등이 눈에 띄었다.

체질침 2단방 구성표

「체질침 2단방 구성표」에 대한 개괄적인 설명과 분석이다.

각 체질의 기본방이 병근장기를 조절하는 처방이다. 즉 음체질의 기본방이 부방(腑方)으로 되어 있다. 이것은 1973년의 「2차 논문」 때와 같다.

처방구조가 Pul./Hep. Pan./Ren. Col./Cho. Gas./Ves.의 네 쌍이 정반대이다. 이것은 상대되는 체질들은 내장구조가 정반대라는 뜻이다. 그러므로 「2차 논문」

---

4) 허공을 향해 검 휘두르기, 『민족의학신문』〈1184호〉2019. 4. 11.
   이강재, 『시대를 따라 떠나는 체질침 여행』 행림서원 2019. 10. 20. p.146~151

때와는 내장구조가 다르다. 1985년에 이필자의 논문을 통해서 두 번째로 변경된 내장구조가 공식적으로 공개된 이후이므로 당연한 일이다.

살균방의 치료대상이 감기와 장티푸스로 구체화되었다. 감기의 경우에는 부방(副方)을 a방으로 운용하고, 장티푸스는 부방을 c방으로 운용한다고 적시하였다. 그러니까 살균방을 n방으로 운용하는 방식은 없는 것이다. 그리고 살균방의 수리가 4:2로, 5:1이었던 「2차 논문」과 다르다. 장계염증방의 수리는 5:1이고, 나머지 부계염증방, 살균방, 활력방, 정신방의 수리는 4:2이다.

장계염증방과 부계염증방은 부방에서 a/n/c법이 모두 있다. 그런데 활력방과 살균방은 부방에서 a법과 c법이 있고, n법은 없다. 그리고 정신방은 부방(副方)에서 a법만 있다.

어쩌면 위의 내용보다 더 중요한 정보인데 신경을 집중하지 않으면 자칫 그냥 지나칠 수도 있다. 「2차 논문」 때와 비교하여 네 음체질에서 부방(副方) 배치가 다르다. 위에서 음체질의 기본방은 병근장기를 조절하는 부방(腑方)이라고 했다. 「2차 논문」에서는 부염부방이 병근장기와 길항관계인 장기를 조절하는 부방(腑方)이었다. 목음체질을 예로 든다면 기본방은 대장보방이고 부염부방은 담사방이었다. 이 표에서는 음체질의 부염부방이 부방(腑方)이 아니고 장방(臟方)이다. 목음체질이라

구분	Pul.	Hep.	Col.	Cho.	Pan.	Ren.	Gas.	Ves.
기본방	I tn VII7a I 7a IX9c I 9c	I sn VII7c I 7c IX9a I 9a	VIIsn X 10aVIII10a II 2cVIII2c	VIIItn X 10cVIII10c II 2aVIII2a	IXtn V 5aIX5a VII7cIX7c	IXsn V 5cIX5c VII7aIX7a	VIsn VIII8a VI8a X 10cVI10c	VItn VIII8c VI8c X 10a VI10a
부염증방	I tnq V sa/n/c.	I snq V ta/n/c.	VIIsnq I ta/n/c.	VIIItnq I sa/n/c.	IXsnq III sa/n/c.	IXsnq III ta/n/c.	VIsnq IXta/n/c.	VItnq IXsa/n/c.
	부염증은 이비인후병, 안면염증, 위염, 장염, 방광염, 자궁염, 피부염, 다래끼 부방 끝의 a/n/c는 병의 위치표. a는 병이 명치 이상일 때, n은 병이 명치와 배꼽 사이일 때, c는 배꼽 이하일 때 a는 처방의 a part를 repeat, n은 non repeat, c는 처방의 c part를 repeat							
장염증방	I tno VIIsa/n/c.	I sno VIIta/n/c.	VIIIsno III ta/n/c.	VIIItno III sa/n/c.	IXtno V sa/n/c.	IXsno V ta/n/c.	VIsno I ta/n/c.	VItno I sa/n/c.
	오는 5 / .은 1 장염증은 간염, 췌장염, 신장염, 두통							
활력방	I tnq VIIsa/n/c.	I snq VIIIta/n/c.	VIIsnq IVta/n/c.	VIIItnq IVsa/n/c.	IXtnq VIsa/n/c.	IXsnq VIta/n/c.	VIsnq II ta/n/c.	VItnq II sa/c.
	저혈압 - 부방a / 다리신경통은 부방c / 노인무력증 등							
살균방	I tnq VIsa/c.	I snq VIta/c.	VIIsnq II ta/c.	VIIItnq II sa/c.	IXtnq IVsa/c.	IXsnq IVta/c.	VIsnq Xta/c.	VItnq X sa/c.
	감기는 부방a / 장질부사는 부방c							
정신방	I tnq III`sa.	I snq III`ta.	VIIsnq IVta.	VIIItnq IVsa.	IXtnq IIIsa.	IXsnq IIIta.	VIsnq IV`ta.	VItnq IV`sa.
	장염증방 부방n과 함께 쓸 것.(신경쇠약, 불면증)							
지혈방	I tnq.	q.는 4+2로 6회를 뜻함. 무슨 출혈이든지 멎는다.(1회만 사용)						
유아방	I tnq	5세 미만 유아는 이것으로 모든 병이 다 듣는다. 그러나 아이들은 맥을 보기가 어려우니 함부로 하지 말 것. 발 삘 때는 I tno을 할 것.						
당뇨방	좀 더 기다리라	◎ 체질이 불확실할 때는 치료를 하지 말고, 체질 확인 후에 한다.						

체질침 2단방 구성표

8체질의학

면 담사방이 아니라 간사방이 된 것이다. 장염부방이 장방인 심사방이 되고 활력 부방이 소장사방이 된 것도 「2차 논문」과 다르다.

권도원 선생은 변화된 내용을 알릴 필요가 있을 때 반드시 기록을 남긴다. 다른 어떤 내용보다 처방을 구성하는 실지 내용은 임상가에게는 무엇보다도 중요하다. 이 표는 체질침 치료 원리에서 장(臟)이 우선인가 부(腑)가 우선인가에 대한 권도원 선생의 고민이 이 무렵에 시작되었다고 짐작할 수 있는 자료라고 판단한다.

자료의 재평가

그런데 근래에 다른 깨달음이 생겼다. 우리는 평소에 1992년 말에 성립한 체질 침 장부방과 신경방의 최종 자료만을 보고 있으므로 그것이 당연하다고 생각하고 지낸다. 하지만 체질침의 장부방은 여러 차례 변화해 왔다. 권도원 선생이 직접 작 성한 「체질침 2단방 구성표」는 본래도 중요한 자료이지만 체질침의 역사에서, '장 부방 특히 기본방이 4혈 체계'[5]로 공개된 최초의 기록이었던 것이다.

1992년말 장부방 체계

종종 이런 생각을 가진 분들이 있다. '1992년 말에 완성된 체질침 장부방이 과 연 최종본인가.'하는 의문 말이다. 체질침 체계는 1959년쯤에 성립해서 1992년 말에 최종본이 확립되었다. 1959년으로부터 33년이 흐르는 동안 많은 변화를 겪 었다. 그리고 권도원 선생이 2022년에 별세했다. 1992년으로부터 30년이다. 변 화한 버전이 생길 시간으로는 충분하지 않은가. 1992년 5월에 열렸던 기독한의사 회 강의에서 기존의 병근 개념을 허무는 획기적인 내용을 발표한 적이 있었으므 로, 그러한 의구심을 갖게 되는 것이 별로 이상하지는 않다. 또 권도원 선생이 제 선한의원의 진료실에서 금양체질과 목양체질 그리고 토음체질과 수음체질의 신경 방을 서로 맞바꾸어 시도한 시기가 있었다. 외부에 알려진 것이 2006년에서 2007

---

5) 1973년의 「2차 논문」에서는 기본방이 특정한 형식으로 고정되지 않았고 반복법도 있었다. 송혈이 생 략된 경우도 있었다.

년 사이이다.

　권도원 선생은 체질침의 창시자이니 체계를 만들고 수정하고 또 있던 것을 어느 순간 갑자기 없앨 수도 있다. 선생은 당연히 그런 권능을 가졌다. 하지만 창시자가 만든 체계라고 해서 무조건 맹신해서는 안 되고, 한편으로 창시자가 가졌던 고민의 무게도 가늠해 볼 수 있어야 할 것이다.

　2023년의 나는 1992년 말에 완성된 체질침 장부방과 신경방이 최종본이라고 확신한다. 체질침 장부방의 완성 이전에 8체질에서 마주 보는 체질의 내장구조가 정반대로 확정되었다. 두 번째 내장구조 변화의 결과이다. 그리고 장부방을 실지로 구성하는 장부혈의 번호로부터 내장구조를 이루는 장부의 번호까지 이어지는 수리구조를 갖추게 되었다. 이런 수리구조와 조합원리를 실현한 것이 「기준5단방」 구성원리[6]이다.

당부

　나는 몸에 이상이 생기면 스스로 체질침을 시술한다. 그러면 내가 목적한 바가 달성된다. 체질식을 오래도록 유지했더니 마치 내 몸은 테스트베드(testbed) 같아졌다. 몸이 깨끗해졌다. 좋은 반응도 나쁜 반응도 선명하게 나타난다. 음식에서 특히 그렇고 체질침을 시술한 후의 반응도 그렇다. 혹시라도 체질침 처방을 잘못 선택하면 종종 나쁜 반응이 생긴다. 나는 어떤 약 종류이던 복용하는 약이 없다. 약 먹는 일을 몹시 싫어하기도 한다. 체질침이 있으니 더욱 그렇다. 나는 1997년에 입문한 이래로 오로지 할 줄 아는 것은 8체질 공부와 체질침 뿐이다. 그런데 1992년 체계보다 나은 체질침 버전은 도무지 상상이 안 된다. 그래서 어느 순간부터 의심하는 일을 거두었다. 그래야 그 믿음을 바탕으로 더 나은 단계로 나아가고 또 연구를 이어갈 수 있다고 생각했다.

　체질침의 체계를 지탱하는 또 하나의 원리는 계통성이다. 계통성이란 각 체질의 내장구조에서 병근(病根)을 기준으로 하여 동일한 위치에서 도출되었고 동일한 조합의 처방들이 각각의 체질에서 동일한 계통의 질병 영역에 동일한 치료효력을

---

6) 이강재, 『시대를 따라 떠나는 체질침 여행』 행림서원 2019. 10. 20. p.270.271

갖는다는 것이다. 사실 고단방의 영역에서는 기존의 병근이라는 개념이 희석된다. 그리고 「기준5단방」을 기본으로 다른 원리의 계통성이 있는 것 같다. 체질침에 계통성이 존재한다면 체질침 장부방을 기반으로 한 체질침 처방은 목음체질인 이강재에게만 유효해서는 안 된다. 다른 일곱 체질의 사람들에게도 유효해야 한다. 이것이 성립하지 않는다면 체질침을 잡고 있을 하등의 이유가 없다.

나는 이렇게 선언한다. 8체질을 위한 더 나은 장부방 체계와 신경방 체계는 존재하지 않는다. 이 글을 읽는 분들은 부디, 새로운 것을 만들어 보겠다는 시간 낭비 헛수고 하지 마시기를 바란다. 그리고 사상의학계에 계신 분들에게도 한 마디 해야만 하겠다.

이미 체질의학을 위한 체질침이 1959년에 성립했고 지금까지 충분히 발전되어 왔다. 사상의학과 사암침법을 결합해서 새로운 사상침법을 만들어보려는 시도를 이젠 좀 그만 하셨으면 좋겠다. 보기 참 딱하고 어떨 때는 한심하기까지 하다.

22

체질침 처방의 계통성과 3단방

부호

체질침의 체계를 이해하기 위해서는 체질침에서 사용되는 부호(符號)에 대한 이해가 먼저 필요하다. 8체질의학에서는 1973년에 발표한 「2차 논문」[1] 이후로, 전통적인 한의학의 음양개념과는 다르게 장부(臟腑)의 음양(陰陽)을 바꾸었다. 장(臟)이 양(陽)이고 부(腑)가 음(陰)이다. 그래서 장에 홀수 부호를 부에는 짝수 부호를 배정한다. 또한 오장(五臟)의 명칭에서도 토(土)에 해당하는 항목에 있던 비(脾, spleen)를 췌(膵, pancreas)로 바꾸었다. 아래는 장부의 부호와 오행의 관계 표이다. 장부는 로마자 숫자로 표기한다.

장부의 부호와 오행의 관계

I	II	III	IV	V	VI	VII	VIII	IX	X	III'	IV'
肝	膽	心	小腸	膵	胃	肺	大腸	腎	膀胱	心包	三焦
1	2	3	4	5	6	7	8	9	10	3'	4'
木		火		土		金		水		火	

그리고 장부혈의 부호와 오행의 관계 표이다. 경락은 장부기호에 어포스트로피(')를 붙인다. 간경은 I'이고 담경은 II'이다. 장경(臟經)의 장부혈은 목화토금수의 순

---

1) Dowon Kuan, 「Studies on Constitution-Acupuncture Therapy」
　『中央醫學』중앙의학사 1973. 9. p.327~343

222

8체질의학

서로 1.3.5.7.9이고, 부경(腑經)의 장부혈은 금수목화토의 순서로 8.10.2.4.6이다.

장부혈의 부호와 오행의 관계

肝經(Ⅰ')					膽經(Ⅱ')				
Ⅰ'1	Ⅰ'3	Ⅰ'5	Ⅰ'7	Ⅰ'9	Ⅱ'8	Ⅱ'10	Ⅱ'2	Ⅱ'4	Ⅱ'6
井	滎	俞	經	合	井	滎	俞	經	合
大敦	行間	太衝	中封	曲泉	竅陰	俠谿	臨泣	陽輔	陽陵泉
木	火	土	金	水	金	水	木	火	土

알파벳 기호

아래 표는 목양체질과 금양체질의 장부방 일람표이다. 두 체질은 내장구조가 정반대라서 장부방에 쓰이는 장부혈의 내용은 동일하다. 다만 처방을 시술할 때 개별 장부혈에 행하는 영법(−)과 수법(+)이 정반대이다.

두 체질의 병근(病根) 장기는 간(肝, Ⅰ)인데, 목양체질은 간이 최강장기라서 간이 점점 더 강해지려는 경향[2]을 가진 것이 병근이고, 금양체질은 간이 최약장기라

목양체질과 금양체질의 장부방 일람표

Hep.	木 水 火 / 土 金					Pul.
	Ⅰ K	Ⅸ D	Ⅲ	Ⅴ F	Ⅶ Z	
+	Ⅶ'7 Ⅰ'7	Ⅴ'5 Ⅸ'5	Ⅲ" P	Ⅲ"5	Ⅶ'7 Ⅴ'7	Ⅴ'5 Ⅶ'5	−
	경거 중봉	태백 태계		대릉	경거 상구	태백 태연	
−	Ⅸ'9 Ⅰ'9	Ⅰ'1 Ⅸ'1		Ⅲ"9	Ⅸ'9 Ⅴ'9	Ⅰ'1 Ⅶ'1	+
	음곡 곡천	대돈 용천		곡택	음곡 음릉천	대돈 소상	
	Ⅱ K'	Ⅹ D'	Ⅳ	Ⅵ B	Ⅷ V	
+	Ⅷ'8 Ⅱ'8	Ⅵ'6 Ⅹ'6	Ⅳ" P'	Ⅳ"6	Ⅷ'8 Ⅵ'8	Ⅵ'6 Ⅷ'6	−
	상양 규음	삼리 위중		천정	상양 여태	삼리 곡지	
−	Ⅹ'10 Ⅱ'10	Ⅱ'2 Ⅹ'2		Ⅳ"10	Ⅹ'10 Ⅵ'10	Ⅱ'2 Ⅷ'2	+
	통곡 협계	임읍 속골		액문	통곡 내정	임읍 삼간	

---

2) 최강장기의 과강화(過强化)

서 간이 점점 더 약해지려는 것[3]이 병근이다. 그래서 목양체질에서는 간사방(肝瀉方, I s)이 기본방이고 금양체질에서는 간보방(肝補方, I t)이 기본방이다. 기본방은 알파벳 표기로 K이다. 아울러 장염부방은 Z 부염부방은 F 살균부방은 B 활력부방은 V 정신부방은 P로 표기한다.

체질침 처방을 로마숫자가 아니고 알파벳으로 표기하는 방법을 처음 만든 사람은 김상훈 원장이다.[4] 그리고 이명복 선생도 비슷한 기호[5]를 사용하기도 하였다.[6]

김상훈式 기호

처방	기본방	장염방	활력방	부염방	살균방	정신방
기호	K	Z	V	F	B	P
처방	퇴행방	면역방	뇌신경방		정신방2	
기호	D	K'	D'		P'	

李明馥式 기호

처방	활력방	살균방	기본방	마비방	정신방	장염방	부염방
기호	A	B	本	M	火	Z	F

치료처방과 질병의 카테고리

권도원 선생은 「2차 논문」에서 질병을 치료처방의 카테고리에 따라 분류했다. (암종, 알레르기성 질환, 자가면역질환, 내분비계 대사성질환, 내장기능부전 등 난치성 질환은 별도로 언급하지 않았는데[7]), 그렇다고 해도 이것은 거의 모든 질병을 망라한 카테고리 분류라고

---

3) 최약장기의 과약화(過弱化)

4) 이강재, 『시대를 따라 떠나는 체질침 여행』 행림서원 2019. 10. 20. p.168

5) 팔상체질침법의 최신 치료법의 일람표, 『한국자연건강학회지』 〈제1집〉 1993. 4. p.58

6) 김상훈식, 이명복식 기호 표에서 장염방, 활력방, 부염방, 살균방, 정신방이라고 표기된 것은 사실은 장염부방, 활력부방, 부염부방, 살균부방, 정신부방이라고 해야 옳다.

7) 이런 질환은 2단방으로는 안 된다는 인식이 이 시기에 이미 있었다는 뜻이다. 그리고 키노시타 하루토(木下晴都)가 1971년에 대원한의원에서 목격하였듯이 2단방 이상의 처방을 사용하는 경험이 축적되고 있었다.

치료처방	질병
활력방	노인성변화, 저혈압, 무력증, 신경통
살균방	모든 세균성 질환
마비방	뇌졸중, 안면신경마비, 소아마비, 기타 마비성 질환
정신방	간질을 제외한 정신질환, 자율신경이상
장염방	전 장계의 염증, 관절염, 골수염
부염방	전 부계의 염증, 피부병, 순환기병, 부인병, 이비인후병, 간질

할 수 있다.[8]

　권도원 선생의 카테고리는 체질침과 8체질의학의 역사에서 아주 중요한 의미를 가진다. 체질침 처방이 가진 계통성의 표현이며 주장[9]이기 때문이다. 권도원 선생은 왜 이런 카테고리를 만들었을까. 이유와 근거를 찾기 위해 노력했지만 아직은 성공하지 못했다.

　그간의 궁리를 통해서 이렇게 추정해 보았다. 권도원 선생은 임상의 천재였다고 나는 평가한다. 그런 임상의라면 동시대 대중의 요구에 부응해야만 한다. 아마도 그런 사명감을 가졌을 것이다. 선생이 사람의 다름과 의학에 관심을 가졌고 임상의가 되었던 20여년간의 경험이 이 카테고리에 녹아 있다고 생각한다. 살균방에는 결핵 환자를 치료했던 자신감이[10], 마비방[11]에는 중풍 환자를 돌보던 긴장감이, 정신방에는 미친 사람을 고치려 했던 노력이 담겨 있을 거라는 추측이다. 활력방은 이른바 '보약'을 대신할 방법에 대한 모색이 아니었을까.

　개별 처방의 조합으로 보면, 이 카테고리의 첫 출발은 염증방(炎症方)이었을 것이

---

8) 장계염증방의 효과에서 '류마티스성 질환은 여기에 속하지 않는다.'고 하였다.

9) 나는 이 치료처방 카테고리가 기존에 어떠한 의학 영역에서도 존재하지 않았던 권도원 선생의 새생각(創意)이라고 믿는다. 하지만 권도원 선생이 온고지신(溫故知新)하였을 가능성은 얼마든지 있다. 나는 아직 옛것을 발견하지는 못했다.

10) 이명복 선생은 1970년 4월경부터 권도원 선생의 대원한의원에서 참관하면서 체질침을 배웠다. 이명복 선생은 1993년 4월에 한국자연건강학회에서 펴낸 학회지에 실은 '체질의학, 식사법과 치료법'에서 자신이 1971년 당시에 폐결핵 환자를 치료했던 경험을 소개하였다. 그 당시에 권도원 선생이 완성해 놓은 폐결핵 치료법이 있었던 것이다.

11) 「2차 논문」에서는 2단방으로서 마비방을 소개하였으나, 마비방은 나중에 2단방의 영역에서는 제외되었다.

다. 8체질에서 네 양체질[12]은 장질(臟質)이고, 네 음체질[13]은 부질(腑質)이다. 「1차 논문」에서, 장질은 장계(臟系)의 차이가 특징적으로 나타나고, 부질은 부계(腑系)의 차이가 특징적으로 나타난다고 하였다.[14] 권도원 선생은 염증이 질병의 표상이라고 생각했다. 「2차 논문」에서 양체질의 장계염증방은 '병근 장기(臟)'와 '길항관계에 있는 장기(臟)'를 조절하는 조합이다. 즉 목양체질의 장계염증방은 간사방(肝瀉方)과 폐보방(肺補方)의 배합이다. 반면에 음체질에서는 부계(腑系)가 중심이다. 음체질의 '병근 장기(腑)'와 '길항 관계에 있는 장기(腑)'를 조절하는 조합이 부계염증방이다. 즉 목음체질의 부계염증방은 대장보방(大腸補方)과 담사방(膽瀉方)의 배합이다. 그런데 이것은 1973년의 「2차 논문」에 한정된 개념이다. 기본방과 부방(副方)을 조합하는 방식은 이후에 여러 번 변화했다. 최종적[15]으로는 네 음체질의 기본방도 부방(腑

「2차 논문」의 장방 관계표

체질	金陰	金陽	土陰	土陽	木陽	木陰	水陽	水陰
병근	大腸實	肝虛	胃實	腎虛	肝實	大腸虛	腎實	胃虛
기본방	VIII	I	VI	IX	I	VIII	IX	VI
장염부방	IV	VII	II	V	VII	IV	V	II
활력부방	III	VIII	I	VI	VIII	III	VI	I
부염부방	II	X	X	III	V	II	III	X
살균부방	I	VI	IX	IV	VI	I	IV	IX
마비부방	VII	II	V	X	II	VII	X	V

---

12) 금양체질, 토양체질, 목양체질, 수양체질
13) 금음체질, 토음체질, 목음체질, 수음체질
14) And in each constitution there are the two classifications of Chang-temperament and Bhu-temperament. The former one has its characteristic in the differences of the Chang-system of heart, lung, liver, pancreas and kidney. And the latter one, its characteristic in those of the Bhu-system of gall bladder, stomach small intestine, large intestine and urinary bladder.
    Dowon Kuan, 「A Study of Constitution-Acupuncture」
    『國際鍼灸學會誌』醫道の日本社 1966. 6. p.154
    (번역) 즉 각 체질에는 臟質(Chang-temperament)과 腑質(Bhu-temperament)의 두 부류가 있다. 장질의 특성은 심, 폐, 간, 췌, 신의 장-체계가 갖는 편차에 있고 부질의 특성은 담, 위, 소장, 대장, 방광의 부-체계가 갖는 편차에 있다.
15) 1992년말이라고 추정한다.

8체질의학

方)에서 장방(臟方)으로 정해졌다.

계통성

체질침에서 계통성(系統性)[16]이란, 각 체질의 내장구조에서 병근(病根)을 기준으로 하여 동일한 위치에서 도출되었고 동일한 조합의 처방[17]들이 각각의 체질에서 동일한 계통의 질병 영역에 동일한 치료효력[18]을 갖는다는 것이다. 권도원 선생이 「2차 논문」에서 제시한 체질침의 2단방인 장계염증방, 부계염증방, 활력방, 살균방, 정신방, 마비방은 이렇게 계통적으로 적용 영역이 구분되어 있었다. 각 치료처방마다 독자적인 치료 영역을 가지고 있는 것이다. 이 점이 이 카테고리의 특징이다.

「2차 논문」에서는 체질침의 장방(場方) 개념, 개별 장부방(臟腑方)의 조합 방식, 조합된 처방의 자침 수리(數理), 질병의 위치에 따른 처방의 상하 운용법 등 체질침이 가지고 있는 특징을 뚜렷하게 강조했다.

체질침 3단방이 정식으로 성립[19]되었던 초기에는, 체질침 2단방이 가지고 있는 계통성을 그대로 유지했을 거라고 짐작한다. 즉 '초기3단방'[20]이라고 말할 수 있는 KZP KFP KVP KBP 이렇게 네 가지 형식의 3단방은, 각각 2단방 장계염증방(KZ) 부계염증방(KF) 활력방(KV) 살균방(KB)을 3단계로 확장한 처방이라고 할 수 있다는 것이다. 그런 후에 이 3단방들이 임상에서 사용되고 검증되면서 서서히 개념이 정립되어 왔다.

---

16) 국어사전에서 찾아보면 계통은 '일정한 체계에 따라 서로 관계되어 작용하는 부분들의 동일한 조직' 또는 '거쳐야 할 순서나 체계'라고 나오고, 계통성은 '순서를 따라 연결되어 통일된 성질을 갖는'이라고 나온다.

17) 이것은 동일한 형식이라고도 말할 수 있다. 체질침 2단방은 기본방과 부방이 배합되어 운용되는 처방으로서 반드시 기본방이 먼저 앞에 오고 부방이 뒤에 이어지는 순서로 연결된다.
예전 체질침 관련 자료 중에 2단방의 영역에서, 기본방의 자리에 다른 처방을 넣은 처방자료를 수록하고 있는 경우가 있다. 그것은 그 자료에 관계된 사람이 그렇게 실험을 해 보았다는 뜻이다.

18) 「2차 논문」에서 제시한 치료처방의 명칭에서 짐작할 수 있다.

19) 1973년의 어느날일 거라고 추정한다.

20) 이런 용어가 정식으로 존재하는 것은 아니고 말하자면 그렇다는 것이다. 본문에 나온 대로 KZP KFP KVP KBP 이렇게 네 가지의 3단방이다.

3단방의 구성

체질침 초기3단방은 1단 기본방, 2단 치료목표방, 3단 신경방으로 구성된다. 천정에 매달린 전등으로 비유한다면 기본방은 전구, 치료목표방은 갓, 신경방[21]은 전기라고 할 수 있다. 여기에 초기3단방의 통상 명칭이 제시되어 있는데 이것들은 이해와 소통의 편의를 위한 것이다. 처방의 명칭이 이 처방들이 가진 능력을 모두 포괄하지는 못한다. 때로는 생각을 제한할 수도 있다.

목양체질에서 초기3단방의 구성

3단방	1단	2단	3단	통상 명칭
	本方	치료목표방	神經方	
I VIIIII" KZP	I	VII	III"	관절염증방, 척추방, 통증방
	肝瀉方	肺補方	心包補方	
I VIIIIII" KVP	I	VIII	III"	활력응용방, 퇴행방, 신경염증방
	肝瀉方	大腸補方	心包補方	
I VIII" KFP	I	V	III"	궤양방, 부염응용방, 통풍방
	肝瀉方	膵補方	心包補方	
I VIIII" KBP	I	VI	III"	바이러스방, 면역방, 살균응용방
	肝瀉方	胃補方	心包補方	

카테고리는 가설

1973년에 「2차 논문」을 통해 보고한 이후에, 마비방을 제외하고 그대로 확립된 2단방 카테고리는, 활력방, 살균방, 정신방, 장계염증방, 부계염증방이다. 이 다섯 계통의 처방은 노인성(퇴행성) 변화 및 각종 무력증, 신경통, 세균감염 질환, 자율신경실조증, 정신병, 장계염증, 부계염증 등 질병의 거의 전 분야를 포괄하고 있다. 그래서 2단방의 영역에서 이 카테고리 자체를 변경시킬 특별한 이유는 없었다고 볼 수도 있다.

그런데 권도원 선생이 제시한 「치료처방의 카테고리」는, 결과적으로는 가설이었다. 무슨 말인가. 카테고리의 핵심인 '처방의 조합'이 계속 변했다. 좀 심하게 표

---

21) 신경방은 자화 또는 상화를 조절하는 처방으로 송혈이 없이 두 개의 수혈로만 구성된다.

현하자면 이렇다. 카테고리는 그대로다. 우리에게 친숙한 과자이름으로 풀어보자. 사실 처음 시작할 때는 새우깡[22]이라는 이름의 과자봉지 안에 새우깡 말고 감자깡이 들어 있었더랬다. 시간이 좀 지나고 감자깡 말고 고구마깡이 들어갔다. 봉지에 적힌 이름은 여전히 새우깡이면서 말이다. 그렇게 잠시 오징어깡이 들어있더니 최종적으로 진짜 새우깡이 들어 있는 새우깡이 되었다고 하자. 과자 포장지에 적힌 이름은 늘 동일하게 새우깡인데 내용물은 계속 바뀌어 왔다는 것이다.

처방 내용의 변화

환자에게 실제로 시술되는 처방의 내용이 계속 변했다.

체질이 목음체질인 어떤 한 사람이 자주 소화불량으로 고생을 하면서 권도원 선생에게 계속 치료를 받았다고 가정해 보자. 그는 1962년 4월에 처음 대원한의원에 갔는데 체질 감별을 바르게 받았고[23] 이후에 체질이 변경되지 않았다. 그리고 1965년 5월에 가고, 1973년 9월에도 치료를 받았다. 1988년 6월에는 신당동의 제선한의원으로 찾아 갔다. 1992년 5월과 1994년 2월에도 위염으로 불편했다.

假想의 내원	치료 처방	처방 내용
1962년 4월	VIIIS IIR 大腸補 膽瀉	삼리 곡지f 양곡 양보a 임읍 삼간a 상양 규음f 상양f 임읍a
1965년 5월	VIIIA 大腸補	삼리 곡지p 양곡 양계c 삼리 곡지p
1973년 9월	VIIIA IIR 大腸補 膽瀉	(삼리 곡지 삼리 곡지p 양곡 양계c)×4 (삼리 양릉천p 양곡 양보c)×2
1988년 6월	VIIIt Ⅰs 大腸補 肝瀉	(통곡 이간c 임읍 삼간a)×4 (경거 중봉c 소부 행간a)×2
1992년 5월	Ⅰs IXt 肝瀉 腎補	(경거 중봉c 소부 행간a)×4 (경거 부류c 소부 연곡a)×2
1994년 2월	VIIt IIIs 肺補 心瀉	(음곡 척택p 대돈 소상c)×4 (음곡 소해p 대돈 소충c)×2

---

22) 새우깡이 카테고리다.
23) 당시에는 체질맥이 발견되기 전이다.

이 사람은 30여 년간 앞의 표와 같은 내용으로 치료를 받았을 것이다.[24]

　이것은 가정이다. 실제로 일어난 일은 아니다. 하지만 이건 허구가 아니다. 처방의 내용이 변화해 온 자료들이 남아 있기 때문에 팩트를 분명하게 반영한다. 권도원 선생은 1992년 5월 9일에 있었던 대한기독한의사회의 학술집담회 강의에서, "이것이 제가 30년 동안에 처방들이 약간씩 바뀌고 있습니다. 처음의 처방과 지금의 처방이 맞는 것도 있고 안 맞는 것도 있습니다."라고 어려운 고백을 했다. 새우깡의 내용물이 바뀌어 왔다는 것 말이다. 그런데 정작 중요한 고백은 하지 않았다. 20년 동안 동일한 카테고리를 유지했던 근거와 이유 말이다.[25]

미완의 고단방

　체질침이 고안되었던 1959년에서 체질침의 장부방 체계가 확정된 1992년 말까지는 체질침의 기본 체계를 여러 각도로 실험한 시기였다. 체질침의 기본체계란 내장구조, 장부방의 구성과 조합, 계통성, 수리, 운용법 등이다. 여기에서 체질침의 계통성은 8체질의 내장구조가 확립되면서 비로소 완성된 셈이다. 1992년 말에 8체질의 장부방 구성과 장방(臟方) 중심의 체질침 운용체계를 확립하였다.

　체질침 처방은 개별 장부혈의 집합이면서 전체의 조화이다. 조합과 배합을 통해서 새로운 영역에서 치료효과가 발휘되는 것이다. 그러니 어떤 방식(체계/순서)으로 조화를 이루느냐가 관건이다. 체질침의 역사는 이런 최적의 조화(집합)을 찾으려는 시도와 실험의 연속이었다. 결국은 가장 효과가 높은 자극의 순서를 찾는 것이다.

　병근(病根)은 8체질 성립의 기반이었고 체질침의 계통성을 지탱하는 기둥이었다. 그런데 기독한의사회 강의에서 권도원 선생은 목양체질, 목음체질, 수양체질, 수음체질의 기본방이 변경되었다고 알렸다. 목양체질에는 폐방(VIIp), 목음체질에는 간방(I s), 수양체질은 췌방(Vp), 수음체질은 신방(IXs)이 기본방으로 제시되었다. 이것은 아주 체제전복(體制顚覆)적이었다. 왜냐하면 그 이전까지 확고하게 지켜지고 유

---

24) f는 follow(흐름을 따라서) a는 against(흐름을 거슬러)이고, p는 pro-puncture(隨法) c는 con-puncture(迎法)이며, c는 cata-puncture(下行하여) a는 ana-puncture(上行하여)이다.

25) 생각하면 할수록 놀라운 것은 이 카테고리 체계에 대한 권도원 선생의 강력한 믿음이다. 무엇이 권도원 선생으로 하여금 이런 믿음을 갖도록 만들었을까.

지되던 8체질의 병근 개념을 무너뜨리고 있기 때문이다.

1992년은 체질침 장부방이 성립된 시기이면서 그 체계를 탈피하려는 권도원 선생의 새로운 생각이 시작된 시기이기도 한 것이다. 그리고 1990년 중반부터 권도원 선생이 난치병 치료에 집중하면서 성립한 고단방 체계에서 병근이 차지하던 위상은 희석된다. 체질침 고단방의 세계에서는 병근 이론에 기반한 체질침 운용 원리와는 다른 새로운 원리와 형식 그리고 운용법이 필요해진 것이다. 결과적으로 권도원 선생은 1973년 이후로 새로운 체질침 논문을 내놓지 못했다. 자신의 새로운 체계를 정리하지 못했던 것이다.

초기3단방

아래에 쓰는 것은 체질침 3단방에 대한 나의 개념이다.

KZP

관절염증방, 척추방, 통증방이라고 부른다.

골관절(骨關節)은 구조물이므로 구조가 불균형해지도록 영향을 미치는 요소, 외력이나 충격, 사고, 노화로 인해서 구조의 안정성에 변화가 생긴다. (우선적으로는 척추의 불균형이다.) 그래서 골관절염이 발생한다. 그리고 염증이 2차적으로 신경전도장애를 유발하고 통증이 발생한다. 이것이 KZP가 적용되는 대상이다.

KZP는 내장구조에서 가장 근본적인 길항관계에 있는 장기를 조절하는 처방이다. 그래서 우리 신체 구조에서 기본적인 축인 척추와 연결된다. 척추 속에는 척수(脊髓, Spinal cord)가 있고 척추 양쪽으로 신경이 나온다. 그리고 모든 골관절염은 척추성이라고 할 수 있다.

KZP는 척추의 추간판탈출증, 이명, 현훈, 후두통, 두정통, 편두통, 턱관절통, 견통, 견배통, 늑간신경통, 요통, 슬관절통, 안면신경마비, 시신경 장애, 돌발성 난청, 안검하수, 골절상의 회복 촉진 등에 적용할 수 있다. 이때 기본적인 수리는 551이다. 저림이나 시림이 주된 증상이라면 442로 운용한다.

관절과 연관된 처방

ZKP : 외부의 충격이나 부하[26]로 인해서 발생한 국소 관절[27]의 염증과 통증이다.[28] 예를 들면, 탁구선수의 무릎관절염, 농구선수의 발목관절염 같은 경우이다.

ZBP : 외상성의 건(腱)이나 인대의 손상이다.

KFP : 관절낭의 염증이다.

KDP : 연골의 약화이다.

DVP : 퇴행성 관절염이다.

류마티스성 관절염, 강직성 척추염, 루푸스 관절염 같이 흔히 자가면역질환이라 불리는 것은 3단방의 대상이 아니다. 그리고 KBP가 적용되는 관절염은 없다.

KVP

활력응용방, 퇴행방, 신경염증방이라고 부른다.

신경의 장애는 기능의 장애 즉 신호 전달의 장애, 근육으로 이루어진 기관의 무력, 신경염과 신경통, 순환의 장애(鬱[29]의 발생)를 유발한다. 이것이 KVP가 적용되는 대상이다.

KVP는 신경염으로 인한 신경통, 좌골신경통[30], 견불거[31]에 551 수리로 운용한다. 위하수, 장하수 등 내장기관 무력이나 기능저하에는 442 수리로 운용한다.[32] 또한 저혈압, 무력증, 산후 관절통, 산후에 관절이 저리거나 시릴 때도 442 수리로 운용한다.

---

26) 손가락이나 발가락의 꺾임, 발목의 염좌, 팔꿈치의 비틀림, 높은 곳에서 뛰어내리는 충격, 반복적인 점프나 발 구름 등.

27) 손가락, 발가락, 손목, 발목, 무릎, 팔꿈치, 어깨, 고관절

28) 국소성의 통증을 목표로 할 때는 Z가 선두에 온다. ZKP는 국소의 관절염증에, ZBP는 국소의 건과 인대 손상에, ZFP는 삼차신경통에 운용한다.

29) 막힐 울, 답답할 울이다. 이것은 지극히 한의학적인 개념이다. 그런데 2단에 V방이 오는 모든 체질침 처방의 적용대상을 거론하는데 있어 이것보다 적절한 용어는 없다고 생각한다.

30) 골반을 잡아주고 있는 편측 근육에 신경 신호 전달 장애로 골반이 한쪽으로 비틀어지면서 좌골신경을 자극하여 통증을 유발한다.

31) 경추성의 증상은 없이 단지 어깨 관절 근육의 문제로 거상이 불편한 경우이다.

32) 주로 central한 내장기관의 무력증에는 KVP442를, 말초성의 무력증이나 순환장애에는 DVP442나 DVP442를 응용한다.

KFP

궤양방, 부염응용방, 통풍방이라고 부른다.

소화기계(G-I track)는 속이 비어 있는 관(管, pipe)이고 피부처럼 점막이 노출되어 있다. 점막이나 피부 표면이 손상되어 세포의 결손이 생긴 상태나 부계(腑系)의 질병이 심화된 것을 목표로 할 때는 KFP를 442 수리로 운용한다. 궤양방이다.

혈관이나 관절낭의 부종 등 부계의 기관이 팽창되어 압력이 증가된 것을 목표로 할 때는 KFP를 551 수리로 운용한다. 이른바 통풍방이다. 물론 명칭이 그렇다는 것이지 통풍에만 적용되는 것은 아니다.

KFP는 구내염 위궤양 십이지장궤양 궤양성 대장염 크론병 같은 궤양성 질환, 역류성식도염 만성위염 만성장염 만성피부염 만성두드러기 여드름 건선 같은 만성적인 부계(腑系) 질환, 혈관염 안면홍조증[33] 같은 혈관의 국소적인 부종, 조열 안면홍조 심계 등의 여성 갱년기 질환, 뇌전증에 442 수리로 운용한다.

관절낭 내부의 염증으로 인한 관절의 홍종열통(紅腫熱痛)[34], 관절염, 건초염, 결절종, 통풍, 근막이나 건막의 염증에 551 수리로 운용한다.

기타 고혈압에 551 수리로, 여성의 음부 통증에 551 수리로, 폐결핵 후유증으로 인한 통증에 442 수리로 운용한다는 자료가 있다.

KBP

바이러스방, 살균응용방, 면역방이라고 부른다.

KBP를 면역방이라고 부르는 것은 이 처방이 면역시스템 같은 역할을 하기 때문이다.

KBP는 감기 대상포진 사마귀 Herpes 뇌수막염 안면신경마비 이석증[35] 같은 바이러스(Virus) 감염성 질환, 근골격계의 국소적인 통증[36]이나 동작 제한, 인대나

---

33) 주사(酒齄)라고 한다.
34) 紅과 熱은 필수 조건은 아니다.
35) 3배방으로 응용
36) 운동부하가 있는 국소 통증은 ZBP이고, 운동부하가 없는 국소 통증은 KBP이다. 운동부하가 있는 국소 관절통증은 ZKP이다.

건의 염증 근막의 염증, 음식이나 약물 등의 외부 물질에 대한 알레르기 반응이나 항암제 부작용에 551 수리로 운용한다. 중이염 부비동염 같은 이비인후의 만성적인 염증에는 442 수리로 운용한다.

면역시스템의 이상으로 인한 루푸스 등의 자가면역성 질환이나 아토피성피부염, 알러지성비염에 551 수리로 적용할 수 있으나 이런 질환에는 더 높은 단계의 처방이 필요하다.

윤활유

KBP(바이러스방)는 치료의 윤활유 같은 역할을 한다. 예를 들어 오십견 환자의 경우에, 병의 진행과정이나 치료과정에서 면역계가 어지러워졌을 때 신경섬유에 바이러스가 침투하여 오십견으로 인한 증상이나 통증 이외에 부가적인 신경통증이나 대상포진을 유발할 수가 있다. 피부발진이 없더라도 증상과 상태를 잘 감별하여 KBP와 KZP를 조합[37]하여 통증에 대처할 수 있다. 그렇게 하면 치료 도중에 효력이 더디고 무언가 뻑뻑한 단계를 벗어날 수 있다. 물론 통증은 심하지 않고 발진으로 인한 피부증상이라면 KBP와 KFP를 조합[38]할 수 있다.

---

37) KBP×3 + KZP
38) KBP×3 + KFP

23

척추성의 통증질환에서
5단방 운용법의 제안

여기에서 내가 제안하는 '척추성의 통증 질환에서 5단방의 운용법'은 가설이다. 이것은 임상8체질연구회[1]가 2016년 5월 20일에 발간한 『임상 8체질의학 Ⅰ』에 수록된 「척추성 질환에 대한 체질침 처방 운용법」을 이은 것이다.

체질침 처방의 단계

8체질의학을 창시한 권도원 선생이 2022년 6월 30일에 별세하셨다. 그러므로 현재 체질침의 체계에 대하여 새로운 내용이 추가될 가능성은 거의 없다.

체질침은 기본방 하나를 쓰는 경우에 1단방, 기본방과 부방을 결합하면 2단방, 그리고 여기에 자율신경조절방[2]이 추가되면 3단방이라고 부른다. 4단방과 5단방에서 처방에 포함된 3단방은 자체로 set이 된다. 3단set에 장부방이 하나 더 붙으

---

1) 임상8체질연구회(약칭 臨八硏)는 이강재가 2013년 2월부터 2016년 3월까지 진행한 「의료인을 위한 체질학교」가 기반이다. 기초반은 여섯 번, 심화반은 다섯 번 총 173명이 수강했다. 강좌를 진행하면서 축적한 강의 동영상으로, 이강재는 2015년 1월에서 7월 사이에 세 차례, 「강의 동영상 메일링 서비스」를 했다. 메일링 서비스를 통해서 공부를 한 한의사들을 중심으로 2015년 여름에는 「체질맥진실습 집중과정」을 두 번 열었다. 이런 과정을 통해서 40여명이 모였다. 연구회를 창립하기 위해 2015년에 9월 20일, 10월 18일, 11월 22일에 세 번 예비모임을 가졌다. 그리고 2016년 1월 9일과 1월 10일에 창립모임을 진행하였다.

2) 신경방이라고 부르기도 한다. 심경/소장경을 이용하는 자화방과, 심포경/삼초경을 이용하는 상화방이 있다. 송혈이 없이 두 개의 수혈로 구성된다.

면 4단방, 두 개가 붙으면 5단방이다. 그런데 흔히 난치병 치료에 쓴다고 알려진 고단방이 있는데[3] 이 때는 5단 전체가 set이 된다. 그것을 내가 「기준5단방」이라고 이름 붙였다.[4] 이 처방에서 장부방 두 개를 반복하면 7단방이 되고, 네 개를 반복하면 9단방이 된다. 체질침 처방에서 6단방과 8단방은 없다.

4단방

사실 체질침이 변화한 역사에서 4단방은 애매한 위치에 있다. 일단 남아 있는 4단방 자료가 많지 않다. 아마도 5단방이 성립하면서 5단방과 치료목표가 중복되는 4단방은 용도 폐기된 것이 아닌가 짐작한다.

임상가에 흩어져 있는 자료들을 수집하고 분석해 본 결과 체질침의 고단방은, 3단방에서 4단방으로, 4단방에서 5단방으로, 이런 식의 단순한 변화과정을 밟은 것 같지는 않다. 공식적으로 1973년 9월에 체질침 2단방 체계를 발표하기 이전인 1970년대 초반부터 이미, 장부방을 여러 단계로 연결하는 다양한 방식들이 실험되었다.[5] 그리고 이후에는 각 체질의 중간장기를 조절하는 장부방[6]이 포함된 형식도 있었다. 그러다가 1996년에는 5단방에서 각각의 개별 장부방에 치료 목표를 설정한 고단방[7]이 있었다. 이런 복잡 다양한 시도와 실험이 있었다는 것을 상정하고 단순하게 추측한다면, 체질침의 역사 속에서 초기의 4단방은, 3단을 기본으로 하고 여기에 더 정밀한 치료효과를 낼 수 있다고 판단되는 장부방을 하나씩 가미해 보는 시도를 통해서 성립하였을 것이다.

4단방 운용법에서 특징적인 것은 동일한 질병이나 증상에서 양체질과 음체질의 처방 구분이 없다는 것이다. 그러다가 5단방 이상의 고단방 체계에서 양체질과 음체질의 처방을 구분해야 하는 필요성이 생겼을 것이다.

---

3) 8체질치료에 관하여, 『민족의학신문』 〈892호〉 2013. 3. 7.
4) 이강재, 『학습 8체질의학 Ⅱ』 행림서원 2013. 10. 5. p.125~132
5) 1971년 5월에 키노시타 하루토(木下晴都)가 대원한의원에서 목격한 간경화 처방이 한 例.
6) 이것을 자료에서는 M방으로 표기하고 있다.
7) M4pK4cM2cK2c

경락이라는 아이디어

「의료인을 위한 체질학교」제5기 심화반은 2015년 11월 7일에 1강을 시작했고, 2016년 3월 26일에 10강으로 종강했다. 12명이 등록했고 재수강 청강생이 4명 더 있었다. 이때의 심화반은 임상사례를 중점적으로 다루었는데, 박민학 원장이 기존의 체질침 원리와는 다른 4단방에 대한 새로운 아이디어를 제시했다. 토음체질 편두통 환자에게 '통처의 경락과 연관하여 4단방을 구성해 보았다.'는 내용이었다. 이 아이디어를 출발점으로 해서 김병철 원장이 '동작검사와 압통민감점을 탐색하는 방식'으로 4단에 올 경락을 선택하는 방법을 제안했다. 강의에 참여하는 다른 원장들이 자신들의 진료현장에서 운용해보고 다양한 검증 사례를 발표했다.

1차로 정리된 자료를 2016년 1월 10일에 열린 임팔연 창립 둘째날 모임에서 발표했다.[8] 완결된 내용은 2016년 4월 17일에 코레일 용산역 itx6실에서 열린 임팔연 정기모임에서 공개했다.[9] 그리고 『임상 8체질의학 Ⅰ』에 수록하였다.[10]

4단방 사례

환자	증상	처방	경과
Cho. 19세 여	요통 우하지방광경상 방사통	VIIo I oIII'oXo	2회 치료 종결
Hep. 43세 여	요추 4.5번 디스크 대퇴 방광경 담경 사이 통증	I oVIIoIII'oXo	6회 치료 7/10까지 호전
Gas. 69세 여	우측 率谷(담경) 부위 통증	VoIXoIII"oIIo	2회 치료 종결
Hep.	우측 率谷(담경) 부위 통증	I oVIIoIII"oIIo	
Gas.	대장경상 曲池 부위 방사통	VoIXoIII"oVIIIo	
Col.	좌골신경통 環跳 부근 담경상 통증	VIIo I oIII'oIIo	
Col. 36세 여	우편두통 觀骨 聽會 부위 압통	VIIo I oIII'oIIo	1회 치료 통증 현저 감소
Pul. 56세 남	골반통 우측 環跳부위 서혜부 통증	IXoVIIoIII"oIIo	1회 치료 후 통증 소실
Pan. 73세 여	턱이 떨림 10년 이상 지속 聽宮혈 압통 심	VIIoVIoIII'oIVo	2회 치료

---

8) 「근골격계질환에서 set처방과 4th formula의 선택 그리고 경락」
9) 「척추성 질환에 대한 체질침 처방 운용법」
10) 임팔연, 『임상 8체질의학 Ⅰ』2016. 5. 20. p.295~350

왼쪽의 표로 만든 '4단방 사례'는 당시에 보고된 수강자들의 임상례를 정리한 것이다.

4단방에서 4단에 통증과 관련한 경락을 배치하는 방법은 이때 검증되었다고 판단한다. 그래서 우리는 이것을 '4단방의 재발견과 재해석'이라고 자평하였다. 하지만 처방을 5단방으로 운용하고자 할 때, 5단에 서는 장부방을 어떻게 처리해야 할지 명확하게 논의하지 못하고 말았다. 그런 채로 7년이 지나온 것이다.

척추성의 통증질환에서 5단방의 운용법

아래에 '척추성의 통증질환에서 5단방의 운용'이라고 표로 정리한 것이 내가 제안하는 가설이다. 먼저 3단set을 정한 다음에 환자의 주된 통증(증상)이 발현하는 곳과 관련한 경락을 선택한다. 이것이 4단이다. 그리고 5단은 금양체질과 목양체질, 금음체질과 목음체질에서는 상지 증상이면 담방(II)을, 하지 증상이면 대장방(VIII)을 붙인다. 토양체질과 수양체질, 토음체질과 수음체질에서는 상지 증상이면 위방(VI)을, 하지 증상이면 방광방(X)을 붙인다. 그러면 환자에게 적용할 5단방이 완성된다.

척추성의 통증질환일 때 보통 3단set은, 양체질에서 좌측 통증이면 KZPset

척추성의 통증질환에서 5단방의 운용

구분	4단(痛處)		5단	
	上肢	下肢	上肢	下肢
금양체질 목양체질	대장경 방광경 위경 VIII X VI	방광경 담경 위경 신경 간경 X II VI IX I	膽方 II	大腸方 VIII
금음체질 목음체질	대장경 소장경 방광경 VIII IV X	담경 방광경 신경 간경 II X IX I		
토양체질 수양체질	대장경 소장경 방광경 폐경 VIII IV X VII	위경 췌경 VI V	胃方 VI	膀胱方 X
토음체질 수음체질	대장경 담경 방광경 폐경 VIII II X VII	위경 담경 췌경 간경 VI II V I		

8체질의학

을 우측이면 DZPset을 선택한다. 음체질은 우측 통증이면 KZPset을 좌측이면 DZPset을 선택한다. 그리고 침처방은 통처의 반대쪽에 시술한다.

각 체질에서 통증의 양상에 따른 체질침 5단방을, 아래에 표로 하나씩 예시하였다. 체질침 5단방은 정밀한 타격[11]을 목표로 하므로 보통은 치료회수가 많게 되지는 않는다. 그런데 치료가 되다가 다시 재발하는 등 장기적으로 여러 번 치료하게 되는 경우[12]에는 꼭 유의할 점이 있다. 치료가 잘 진행되다가 정체되는 느낌이 있거나, 국소의 통증이나 근육의 긴장 등이 발생하면 해당하는 체질에서 [KBP×3 + KZP]를 쓴다. 치료 과정에서 몸의 면역계가 어지러운 틈을 노려서 잠복해 있던 바이러스가 활성화된다고 짐작한다.

처방 예시

체질	통증 양상	체질침 5단방
금양체질	우측 하지 방광경상 통증	IXoVIIoIII"oXoVIIIo lt.
목양체질	좌측 상지 대장경상 통증	I oVIIoIII"oVIIIoIIo rt.
금음체질	우측 하지 담경상 통증	VIIo I oIII'oIIoVIIIo lt.
목음체질	우측 후두부 방광경상 통증	VIIo I oIII'oXoIIo lt.
토양체질	턱떨림 청궁혈(소장경) 압통	VIIoVoIII'oIVoVIo lt.
수양체질	우측 턱관절통	VIIoVoIII'oIVoVIo lt.
토음체질	우측 솔곡혈(담경) 부위 통증	VoIXoIII"oIIoVIo lt.
수음체질	좌측 환도혈(담경) 통증	VIIoIXoIII"oIIoXo rt.

선입견

체질침은 근골격계질환에 취약하다는 선입견이 있었다. 권도원 선생은 1990년대 중반 이후에는 거의 암을 비롯한 난치병 치료에 매달렸다. 그래서 사실 여타의

---

11) 통증 치료로 비유하여 표현한다면, 어떤 도시에 B-29 폭격기로 폭탄을 투하하는 경우와 자폭 드론을 이용해서 그 도시에 있는 특정한 타겟을 공격한다고 생각해 보자. 전자가 3단방이라면 후자는 5단방이다.
12) 주된 원인은 환자가 체질식을 제대로 지키지 않거나 심신의 피로 등 환자의 섭생 불량이다. 또한 양약의 복용도 큰 영향을 미친다.

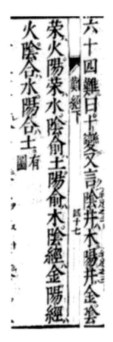

《난경》「64난」

일반적인 치료법을 시도할 기회가 상대적으로 적었고 결과적으로 그와 관련한 연구도 부족해질 수밖에 없었다. '체질침으로 근골격계질환은 잘 치료할 수 없다.'는 사실이 아니다. 다만 상대적으로 이쪽에 대한 치료법의 연구나 사례가 부족할 뿐이다. 체질침은 어떤 질병 영역에서도 가장 탁월한 침 치료법이다.

경락의 오수혈과 오행의 생극원리를 결합한 모든 침법은 《난경》의 「64난」에 근거하고 있다. 왜 이렇게 배합되었는지 후대에 많은 논란이 있지만 뚜렷한 정설은 없다. 체질침에서 원리와 근거를 따져야 한다면 근본적으로 이 부분이 먼저 해결되어야만 할 것이다. 인류가 구축한 학문의 시작은 모두 가설로부터 출발했다.

사람은 무언가를 믿고서 산다. 삶은 믿음과 선택의 연속이다. 무엇을 믿고 어떻게 살 것인지는 개개인의 자유이다. 나는 여러분에게 고수익창출을 행복극락을 사후천국을 발기지속을 보장하지 않는다. 그저 나의 믿음을 전할 뿐이다.

24

오십견

五十肩

오십견

오십견(五十肩)이라는 말은 일본에서 왔다.

학부 시절이었던 1980년대에, "한방 속어에 사십완 오십견(四十腕 五十肩)이라는 말이 있다."고 들었다. 그때 이것을 전한 교수님은 '40세에는 팔뚝병이 잘 생기고, 50세가 되면 어깨병이 잘 온다.'는 뜻이라고 했다. 근래에 이 말이 문득 떠올라, 출전이 궁금해서 진해에 있는 박병희 원장에게 자료를 좀 찾아봐 달라고 부탁했더니 답장이 왔다. 에도(江戶) 시대 서적인 《이언집람(俚言集覽)》[1]에 "대개 사람의 나이가 50세 남짓이 되면 수완(手腕)에 골절통이 생기는 일이 있는데, 어느 정도 지나면 약을 먹지 않아도 치료되는 경우가 있다. 이것을 속칭하기를 오십완(五十腕)이나 오십견(五十肩)이라고 한다. 또한 장수병이라고 한다."라는 구절이 있다고 한다.

박 원장은 사십완(四十腕)을 다시 검색해서 아래와 같이 알려 주었다.

"사십완은 1905년에 발간된 《家庭のしるべ》에 나온다. 또한 1906년의 《이언사전(俚諺辭典)》에도 나오는데, 이 책은 세간에 전해지는 속담 같은 말을 모아 놓은 사전이다. 아마 1900년대쯤에 세간에서 사용되었던 용어인 것 같다. 이 때에는 널리 사용되다가 점차 양방에서는 사용되지 않고 일본 한방계에서만

---

1) 오오타젠사이(太田全齋)가 저술한 것으로 26권으로 이루어진 국어사전이다. 에도시대 중기(1797년 이후)에 나왔다.

사용되는 용어로 변한 것 같다. 오십견은 여전히 자주 사용되고 있다."

출전의 내용에서 오십완이나 오십견은 '시간이 지나면 저절로 낫는 경우가 있다.'는 것이 핵심인 것 같다. 오십완이나 오십견으로 발생한 관절의 통증이나 불편한 증상이 어느 시점에서 뚜렷하게 사라진다는 것이다. 하지만 시간이 지나면 저절로 낫는 것처럼 보이는 질병이 비단 오십견만 있는 것은 아닐 것이다. 몸이 늘 변하듯이 질병도 변한다. 나는 '오십완 오십견'보다는 '사십완 오십견'이 이 질병의 병기(病期)를 이해하는데 더 합당하다고 생각한다. 팔뚝(腕)이 먼저고 어깨(肩)는 나중이다.

오십견에서 쉰 살이라는 나이는 고정된 개념은 아니다. 마흔일 수도 있고 예순일 수도 있다. 사람마다 삶의 경험이나 건강의 조건은 다르기 때문이다. 다만 쉰 살이 된 것은 젊은 나이에 발생하지는 않는다는 의미일 것이다.

동결견

동결견(凍結肩, frozen shoulder)은 말 그대로 어깨가 얼어붙은 듯이 굳었다는 뜻이다. 이렇게 되면 어깨 관절의 가동범위(ROM)는 모든 방향에서 제한된다. 등을 긁는 것도 세수를 하는 것도 머리를 빗거나 감는 것도 양산을 드는 것도 힘들게 된다. 어깨가 굳는 초기에는 통증이 극렬하지만 더 굳어질수록 통증은 점차 줄어든다. 이토록 굳어서 온갖 애를 먹이다가 어느 순간 마치 아무 일도 없었다는 듯이 어깨가 풀리는 경우가 있다는 것이다. 그러니까 동결견은 이렇게 되는 어깨병의 마지막 단계인 셈이다. 그렇다면 대체 이 어깨병은 어떻게 변화해 온 것인가.

유착성피막염

정형외과학에서는 동결견이 관절낭의 염증, 관절낭 피막(皮膜)의 유착(癒着)과 비후(肥厚), 유착된 관절낭의 경직(硬直) 순서로 진행된다고 한다.[2] 그러니 순서는 1)

---

2) EBS 명의, 오십견과 손목터널증후군 (296회) 2013. 2. 22.
　 KBS 생로병사의 비밀, 어깨 통증 (655회) 2018. 7. 18.

관절낭의 염증 〉2) 유착성피막염 〉3) 관절낭의 경직 〉4) 동결견이다.

임상에서 이 병이 환자에게서 발견되고 인지되는 때는 어깨 관절의 가동범위가 제한되고 어깨 통증이 심해지는 때인 경우가 많다. 이때가 유착성피막염이 발생한 때이다. 이런 이유로 오십견과 유착성피막염(癒着性皮膜炎) 그리고 동결견은 같은 병을 지칭하는 용어로 혼용되는 경우가 많다. 그런데 이 병의 시작이 관절낭의 염증이라는 사실은 그리 중요하게 다뤄지지 않는다. 왜냐하면 환자가 이 병을 알게 되었을 때는 이미 그 단계는 지나쳐 왔기 때문이다. 그리고 관절낭의 염증 시기일 때는 경추추간판탈출증, 흉곽출구증후군, 여타의 견관절 주위의 염증성 질환[3], 주관절이나 완관절의 터널 증후군, 테니스 엘보우, 수지관절염 등에서 나타날 수 있는 국소적인 증상들과 구별이 어려운 경우가 많아서 이들 질환들로 진단을 받을 수도 있다.

오십견의 특징

정형외과학에서는 동결견이 다른 관절질환과 구분되는 몇 가지 특징이 있다고 했다. 먼저, 오십세 전후로 잘 발생하기는 하지만 이 질병을 단순하게 퇴행성질환으로 보기에는 어려운 점이 있다. 왜냐하면 많이 사용하는 어깨가 아닌 반대쪽에 잘 발생하기도 하고 상대적으로 여성에게서 발생빈도가 높다. 둘째로는, 한쪽 어깨가 나아지면 별다른 이유 없이 반대쪽에 또 발생하기도 한다. 그리고 무엇보다도 중요한 특징은 어깨가 굳어져서 오래도록 고생하다가 별다른 치료를 받지 않았는데도 마치 아무 일도 없었다는 듯이 깨끗하게 나아지게 된다는 점이다. 그리고 한번 발생한 쪽에는 재발하지 않는다.

오십견의 시발

질병은 변한다. 사십완은 오십견의 시작이라고 말할 수 있다. 즉 마흔살인 어

---

3) 국소적인 문제로 들어가면 이런 질병들이 있다. 극상근건염(극상근건석회화), 견봉하활액낭염, 회전근개건염, 회전근개파열, 극상근염, 삼각근하점액낭염, 상완이두근건염 등이다.

떤 사람에게 팔뚝병이 오고 쉰살인 다른 사람에게 어깨병이 온 것이 아니라, 팔뚝병과 어깨병은 결국 한 사람에게 오는 질병이다. 질병이 변화하며 진행하는 도중에 치료되지 않는다면 사십완이 오십견이 되고 최종적으로는 동결견으로 된다.

오십견의 시발(始發)은 척추이다. 구체적으로는 경추하부와 흉추상부라고 나는 생각한다. 경추와 흉추에서 오랜 기간 서서히 진행되는 구조적 이상(뒤틀림)이, 2차적으로 쇄골과 견갑골 등 어깨관절을 이루는 구조에 영향을 미쳐서, 마침내 어깨 관절염과 유착성피막염이 유발된다고 궁리했다. 또한 돌발적인 사고나 외부적인 충격이나 손상에 의해서 비교적 단기간에 척추나 어깨 관절에 구조적 이상을 초래할 수도 있다. 이와 같은 조건들이 척추와 관절의 염증, 신경의 염증을 발생시키고, 그것이 신경의 전도장애, 근육의 운동성(수축/이완)에 영향을 주며, 혈행(血行) 장애를 일으켜서 질병이 진행되고 고착화되는 것이라고 판단했다.

오십견의 병기

나는 2018년 후반기에 『민족의학신문』 기고[4]를 통해서, 정형외과학에서 동결견을 보는 인식을 바탕으로 오십견의 임상 진행과 체질침 치료 방향에 관한 새로운 견해를 제시했다. 나는 오십견의 병기(病期)를 염증기, 유착기, 경직기 3단계로 나누었다. 그리고 오십견의 치료처방을 제안했다.[5]

---

4) 견비통의 체질침 자료, 『민족의학신문』 〈1162호〉 2018. 10. 25.
　　견비통의 체질침 처방, 『민족의학신문』 〈1164호〉 2018. 11. 8.
　　오십견의 체질침 치료, 『민족의학신문』 〈1166호〉 2018. 11. 22.
　　오십견의 단계별 감별, 『민족의학신문』 〈1168호〉 2018. 12. 13.
5) 그때로부터 5년이 지났다. 오십견에 대한 치료 경험이 늘었고, 내가 제시하는 체질침 처방도 약간 진보했다.

오십견의 3단계 구분

염증기(炎症期)	유착기(癒着期)	경직기(硬直期)
관절낭에 염증이 발생하는 초기이다.	관절낭의 피막이 유착되는 시기이다.	유착된 피막이 비후되고 굳어지게 되는 시기이다. 이 시기에 이르면 동결견이라고 한다.

염증기

염증기에는 환자 본인이 감지하지 못하는 시기를 어느 정도 보내게 된다.

처음에는 어깨가 뻣뻣하고 당기는 정도의 불편감만 있고, 어깨 관절의 한 부위(一點)에 통증이 있다. 그리고 어깨 관절을 움직이지 않아도 통증이 있다. 통증은 견봉(肩峰) 아래나 뒤쪽의 견정(肩貞)혈 부위에서 나타난다. 손가락(4,5지/1,2지), 주관절 주위, 상박부(소장경/대장경), 견갑부에 방사통(放射痛)이 나타나기도 한다. 통증과 별개로 손가락(4,5지/1,2지), 주관절 주위에 둔마감(鈍痲感)이 나타나기도 한다. 견정(肩井)혈 부위(승모근)나 견갑부의 근육, 또는 삼각근이 긴장되거나, 상박부(上膊部) 근육의 무력감이 있다. 그러면서 약간의 동작 제한이 있다.

염증기의 증상은 경추추간판탈출증과 감별되어야 하지만, 결과적으로 사용되는 체질침 처방에 차이는 별로 없다. 관절염증방 계통을 주방(主方)으로 사용한다. 다만 근육 무력감이 있을 때는 겸방(兼方)으로 활력방(KVa)이 필요하다.

유착기

ROM 장애가 점차 진행되어 질병을 구체적으로 인지하게 된다. 허리에서 허리

띠 위로 5cm 정도 올라가지 않는 상태의 장애가 올 때 인지하는 경우가 많다.

통증이 심해지고 특히 야간 통증[6]이 심해지며, 외부의 충격에 민감해진다.[7] 어깨가 굳어지는 과정 중에 있으므로 통증이 심하다. 바늘이나 송곳으로 찌르고 쑤시듯이 아프고 밤에 통증이 심하다. 누군가와 어깨가 부딪히게 되면 자지러지게 아프다. 방사통은 절절 끓는 듯한 심한 통증이다. 물건을 들어 올리거나, 어깨보다 높은 곳의 무언가를 집으려고 팔을 뻗었을 때, 당겨지는 느낌과 함께 갑작스럽게 통증이 온다.[8] 관절의 동작이 비틀릴 때 방사통과 함께 근육에 둔마감이 생기고 꼬이는 느낌이 오면서 순간적으로 힘이 빠지기도 한다.[9]

관절 피막의 유착이 시작된 경우에는 부계(腑系) 치료방이 주방이 되어야 한다. KFPset을 주방으로 사용한다.

경직기

어깨가 점차로 굳어지면서 어깨 관절의 모든 가동 영역에서 ROM 장애가 고정된다. 환측(患側) 어깨의 수동 외회전 검사 시 가동성이 현저하게 저하된다. 어깨를 안정할 때는 통증이 경감되고 어깨를 움직이면 통증이 발생한다. 동결견 상태로 고정되면 통증이 소실된다. 견관절 부위가 저리거나 시리게 되고 차갑게 느껴진다. 경직기 상태에서 외회전 각도가 20도 내외일 정도이면 반대편 어깨에 다시 발병할 가능성이 높다.

유착기에서 경직기로 넘어갈 때는 감별이 어려울 수도 있다. 이환기간과 외회전

---

6) '오십견의 통증은 주간보다 야간에 더 심하다.'고 받아들이는 것은 오해다. 낮에 서서 활동할 때는 어깨에 직접적으로 충격이나 부하를 주지 않는 이상 통증을 느끼지 못한다. 그러나 잠을 자는 동안에는 양쪽으로 자세가 바뀌면서 뒤척이게 된다. 이때 아픈 쪽 어깨가 바닥에 닿아 몸의 압력을 받게 되면 통증이 심하게 되고 잠을 깬다. 통증 때문에 수면이 불량해지므로 밤에 더 아프다고 받아들이는 것이다.
7) 외부로부터 충격 시 관절 부위에 통증이 심한데, 마치 관절 내부로부터 올리는 것 같은 통증이 있다. 예를 들면, 손바닥으로 짚는 자세, 어깨보다 높은 물체를 잡거나 미는 자세, 손바닥으로 물체를 타격하는 자세, 상지로 지탱하는 자세를 취할 때.
8) 예를 들면, 운전석에 앉아 안전벨트를 당기려고 팔을 뻗을 때, 낮고 깊숙한 곳에 있는 전기 콘센트에 플러그를 꽂으려고 할 때.
9) 어깨 관절을 움직일 때 발생하는 통증에는 근육무력감이 동반된다. 이는 근육에 대한 신경지배에 장애가 생기기 때문일 것이다.

오십견의 체질침 기본 처방

구분	염증기	유착기	경직기
주방(主方)	DZPset	KFPset	DVPset
부방(附方)	KFPset	DZPset	KFPset

의 각도 그리고 통증의 정도를 보고 판단한다. 경직기에 사용하는 주방은 DVPset 이다.

단계별 감별 요점

이상의 내용에 따라 오십견의 단계별 감별 요점을 표로 정리하였다. 질병은 변화하면서 진행되는 것이므로, 염증기이면서 유착기인 경우나 유착기이면서 경직기인 경우도 가능할 것이다. 이때에는 해당 병기에 주로 적용하는 처방을 적절하게 겸용할 필요가 있다.

오십견의 단계별 감별 요점

구분	염증기	유착기	경직기
특징	어깨 통증, 방사통과 둔마감	ROM 장애 인지, 심한 통증과 근육무력감	각 방향으로 ROM 제한 고정됨
통증	방사통, 삼각근하 통증	여러 부위, 여러 형태의 통증	안정 시에는 통증이 경감됨

오십견의 치료

오십견의 치료에 관련되는 경락은 대장경(Ⅷ), 소장경(Ⅳ'), 담경(Ⅱ')이다. 그리고 오십견의 증세를 살필 수 있는 중요한 경혈로는 대장경의 견우(肩髃), 소장경의 견정(肩貞), 담경의 견정(肩井)이 있다. 세 경락에서 가장 중요한 경락은 대장경이다. 그래서 오십견에 5단방을 운용할 때는 4단에 반드시 대장방이 와야만 한다. 대장경이 오십견의 주 목표 경락이 된다는 뜻이다. 그런 후에 5단에는 소장방이나 담방을 쓴다.

5단방을 쓰지 않고 4단방만으로 운용할 때는 4단에 대장방, 소장방, 담방을 모두 쓸 수 있다. 유착이 생긴 관절의 반대쪽에 먼저 KFPset이 들어간 처방을 4수[10]로 쓰고, 그 반대쪽에 DZPset이 들어간 처방을 5수[11]로 쓰는 것이 통상적인 치료 처방이다. 목음체질 처방을 예시하면 [VⅡqⅢqⅢ'qVⅢq + IXoⅠoⅢ'oVⅢoIVo] 이렇다. 혹은 [VⅡqⅢqⅢ'qVⅢq + IXoⅠoⅢ'oVⅢoⅡo] 이렇게 할 수도 있다. 목음체질이라면 환자의 통증 양상을 살펴서 대장방과, 소장방, 담방을 적절하게 조합할 수 있다. 목음체질의 처방을 참고하여, 각 체질별로 단계에 따라 운용할 수 있는 처방을 하나씩 예시해 본다.

체질별 오십견 처방 예시

구분	Pul./Hep.	Col./Cho.	Pan./Ren.	Gas./Ves.
염증기	IXoVⅡoⅢ''oVⅢoⅡo + ⅠqVqⅢ''qVⅢq	IXoⅠoⅢ''oVⅢoⅡo + VⅡqⅢqⅢ''qVⅢq	VⅡoVoⅢ''oVⅢoIVo + IXqⅢqⅢ''qVⅢq	VⅡoIXoⅢ''oVⅢoⅡo + VqⅠqⅢ''qVⅢq
유착기	ⅠqVqⅢ''qVⅢq + IXoVⅡoⅢ''oVⅢoⅡo	VⅡqⅢqⅢ''qVⅢq + IXoⅠoⅢ''oVⅢoⅡo	IXqⅢqⅢ''qVⅢq + VⅡoVoⅢ''oVⅢoIVo	VqⅠqⅢ''qVⅢq + VⅡoIXoⅢ''oVⅢoⅡo
경직기	IXoVⅢoⅢ''oⅡo + ⅠqVqⅢ''qVⅢq	IXoⅡoⅢ''oVⅢoIVo + VⅡqⅢqⅢ''qVⅢq	VⅡoVoⅢ''oVⅢoIVo + IXqⅢqⅢ''qVⅢq	VⅡoXoⅢ''oVⅢoⅡo + VqⅠqⅢ''qVⅢq

표에서 먼저 나온(윗줄) 처방이 주방(主方)이고 아래의 처방이 부방(附方)이다. 주방은 오십견이 발생한 어깨의 반대쪽에 먼저 시술한다. 그런 후에 부방을 주방을 시술한 반대쪽에 시술한다. 오십견 처방은 반드시 양쪽에 겸방(兼方)이 필요하다.

유착기 주방은 KFPset에 4단에 대장방(Ⅷ)을 쓴 것이다. 이 처방은 4단에 소장방(Ⅳ)이나 담방(Ⅱ)보다는 대장방으로 하는 것을 권장한다. 그리고 5단방은 그리 필요하지 않고 4단방으로 충분하다. 침의 효력을 단기간에 증대시키기 위해서 2배방으로 운용하는 것도 가능하다.

경직기에서 외회전 각도가 30도 미만이면 경직이 상당히 심한 상태이다. 주방

---

10) 유착성피막염은 부계(腑系)의 병이라는 의미이다.
11) 관절염증방 계통 처방은 당연히 5수로 쓴다.

은 DVPset이 필요하고 경직을 조속히 해소하기 위해서 3배방으로 시술하는 것이 좋다. 소위 '깁스 효과'란 오십견을 치료하면서 나타나는 통증으로, ROM이 개선되면서 오히려 방사통이 나타날 수 있다. 전에 없던 통증이 생겼다고 당황할 필요는 없다.

윤활유

KBP(바이러스방)는 치료의 윤활유 같은 역할을 한다. 바이러스방을 오십견에 응용한다는 자료가 있다.[12] 바이러스가 오십견의 병기에 직접적으로 관여하는 것은 아니다. 그러니 오십견에 KBP가 직접 적용된다고 오해하면 안 된다. 병의 진행과정이나 치료과정에서 면역계가 어지러워졌을 때, 신경섬유에 바이러스가 침투하여 오십견으로 인한 증상이나 통증 이외에 부가적인 신경통증이나 대상포진을 유발할 수가 있다. 피부발진이 없더라도 증상과 상태를 잘 감별하여 KBP와 KZP를 조합[13]하여 통증에 대처할 수 있다. 그렇게 하면 치료 도중에 효력이 더디고 무언가 빽빽한 단계를 벗어날 수 있다. 물론 통증은 심하지 않고 발진으로 인한 피부증상이라면 KBP와 KFP를 조합[14]할 수 있다.

ROM 장애와 회복의 순서

오십견은 초기 즉 염증기에는 증상의 발생과 완해가 반복되면서 오랜 기간에 걸쳐서 진행된다. ROM 장애가 뚜렷해지기 전에는 이 병인지 잘 알지 못한다. ROM 장애가 생기는 것은 일정한 순서가 있고, 회복되는 순서도 일정하다. 장애는 뒤로 올리기, 옆으로 올리기, 앞으로 올리기의 순서(뒤〉옆〉앞)로 진행되고, 회복은 앞으로 올리기, 옆으로 올리기, 뒤로 올리기의 순서(앞〉옆〉뒤)이다.

---

12) 권우준 씨는 2013년 3월 10일에 있었던 강의에서 "오십견으로 인한 환자의 50% 이상을 대상포진 처방으로 치료한다."고 하였다. 그런 후에 2014년 5월 10일에 있었던 '스승의 날 강의'에서는, "ROM 장애가 있는 오십견 같은 경우"에 궤양방과 바이러스방이 겸방(兼方)된 조합을 제시하였다.
13) KBP×3 + KZP
14) KBP×3 + KFP

예후의 판단과 치료 반응

병증의 상태(정도)와 예후(치료기간) 판단의 지표는 '외회전의 각도'이다.

외회전 각도는, 오십견이 발병한 팔을 차렷 자세에서 옆구리에 붙이고 팔꿈치를 90도가 되도록 하박(下膊)을 앞으로 들어 올린다. 이때 상박(上膊)은 옆구리에 붙인 상태여야 한다. 그런 후에 가볍게 주먹을 쥐고 주먹을 배꼽 부위에 댄다. 그 상태에서 주먹을 바깥으로 돌릴 때 생기는 각도를 말한다. 정상인의 경우 거의 180도로 돌아가지만 오십견 환자의 경우에는 진행 속도와 강도에 따라 각도가 줄어든다. 따라서 외회전 각도를 통해서 어깨가 얼마나 굳었는지 파악할 수 있고, 치료기간 또한 예측할 수 있다.

외회전의 각도가 20도 내외이면 반대편 어깨에 재발할 가능성이 높다. 아울러 통증의 양상과 양쪽 발생 여부도 영향을 미친다. 치료 기간을 결정하는 것은 외회전 각도의 폭이다. 50도 이내이면 치료기간이 길고, 140도 이상이면 치료기간이 짧다.[15]

발전 단계에 있는 오십견으로, ROM 장애가 진행되고 있고 통증의 강도도 증가하고 있는 경우에는 치료 반응이 늦다. 그리고 한쪽에 오십견을 앓은 후에 다른 쪽에 재발한 경우에는 치료 기간이 더 걸리고, 한쪽의 증상이 소실되지 않았는데 다른 쪽에 재발한 경우에는 더 어렵다. 또 외회전 각도가 30도 이내인 경우에도 치료가 더디다.

오십견과 회전근개질환 비교

오십견과 회전근개건염이나 회전근개파열 같은 회전근개질환과의 구분점은 능동거상과 수동거상에서의 반응이다. 회전근개질환은 능동거상은 안 되지만 수동거상은 가능하다. 하지만 오십견은 능동거상과 수동거상의 가동 범위가 같다. 능동거상과 수동거상에서 일정한 범위 이상으로는 올라가지 않는다.

---

15) 신광순, 『신광순 원장의 오십견 완치법』 느낌이 있는 책 2005. 2. p.187~206

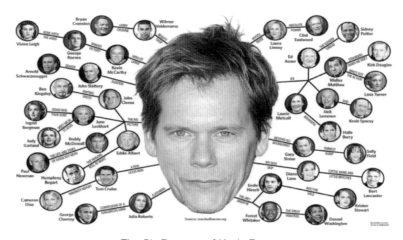

25

사례를 통한 5단방의 도출

The Six Degrees of Kevin Bacon

케빈 베이컨[1]의 6단계 법칙(The Six Degrees of Kevin Bacon)이라는 것이 있다. 지구에 있는 모든 사람들은 최대 6단계 이내에서 '서로 아는 사람'으로 연결될 수 있다는 사회 이론이다. 1976년에 하버드대학의 교수인 스탠리 밀그램(Stanley Milgram)이 '6단계 분리이론(6 degrees of Separation)'을 발표하였고 네트워크 이론의 시발점이 되었다고 한다. 이 법칙은 중요한 조건이 있다. 이 법칙의 연결다리는 '서로가 서로의

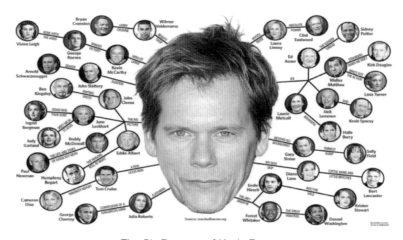

The Six Degrees of Kevin Bacon
(출처: https://markrobinsonwrites.com/the-music-that-makes-me-dance/2018/3/11/movie-morsel-six-degrees-of-kevin-bacon)

---

1) Kevin Norwood Bacon(1958. 7. 8. ~)

존재를 알고 있는 상태'라는 조건을 충족해야 한다. 마이크로소프트(MS)가 2006년에 무작위로 추출한 한 쌍의 사람들을 조사했는데 평균 6.6명을 거치면 서로 연결된다고 밝혀졌다.

위 그래표(graph)의 중심에 있는 사람이 케빈 베이컨이다. 그래프를 설명해 본다면 모든 배우들을 각각 꼭짓점으로 삼는다. 임의의 두 배우가 같이 출연한 작품이 있다면 두 배우를 변으로 잇는다. 임의의 배우의 베이컨 지수는, 해당 배우의 꼭짓점과 케빈 베이컨의 꼭짓점 사이의 최단 거리로 정의한다. 예를 들면 케빈 베이컨과 같은 작품에 출연한 적이 있는 배우라면 베이컨 지수는 1이지만, 베이컨과 작품을 함께 하지 않은 배우라면 해당 작품에서 베이컨과 가장 가까이 있는 배우를 지목해서 계속 이어나가는 식이다. 평균적인 케빈 베이컨 지수는 3.07인데, 세 다리만 건너면 대부분의 배우들이 케빈 베이컨과 연결되었다는 것이다. 이는 케빈 베이컨의 필모그래피(filmography) 특징에서 기인한다. 케빈 베이컨은 다작배우이고 커리어도 길다. 특정한 장르의 영화만 찍지도, 너무 상업적인 영화만 찍지도 않는다.

행림서원 100년

나는 2022년 8월 5일부터 9월 28일까지 경희대 한의약융합연구정보센터(KMCRIC)의 웹사이트에서 「행림서원 100년 특별편」을 10회에 나누어 연재했다. 이것을 모아서 2023년 1월 16일에 전자책인 『행림서원 100년』이 만들어졌고, 5월에 교보문고 온라인을 통해서 공개되었다. 평소 일제강점기에 행림서원의 출판활동에 관심이 많았던 강원대학교 국문학과의 유춘동 교수가 이 전자책을 발견했다. 그는 나를 검색했고 2023년 8월 7일에 나와 연락이 닿아 8월 11일에 직접 찾아왔다. 그리고 내가 공동저자로 참여한 그의 논문[2]을, 한국서지학회에서 9월 30일에 발행한 『서지학연구』〈95집〉에 실었다.

그와 만나면서 알게 된 사실이 있다. 그는 첫 번째 대입에 실패하여 대성학원에

---

2) 유춘동, 「한의학 전문 출판사 행림서원의 설립, 사세 확장에 대한 보론」 『서지학연구』〈95집〉 한국서지학회 2023. 9. 30.

다니면서 재수를 했는데 당시에 그와 함께 방을 썼던 친구가 있었다. 지금은 김천에서 중앙한의원을 개원하고 있는 김상열 원장이다. 나를 찾아오기 전에 김상열 원장에게 나에 대해서 물어 보았다고 한다. 세상이 참 좁다. 김상열 원장은 우리 임팔연(臨八硏)의 회원이다. 유춘동 교수가 나를 찾아옴으로 인해서 우리 세 사람이 삼각형의 꼭짓점이 되어 연결된 것이다.

유 교수가 자신이 관여하고 있는 『한국연구』[3] 〈13호〉를 주면서 다음호에 실을 원고를 요청했다. 학술지와 관련된 인물 소개를 보다가 낮익은 이름을 발견했다. 군산대학교 철학과의 박학래 교수이다. 유춘동 교수와 박학래 교수는 한국연구원의 회원이고 국가의 중요한 사업에 함께 참여하면서 친해진 사이라고 했다. 나와 박학래 교수의 부친(父親) 두 분은 모두 작고했다. 부친 두 분은 어릴 적부터 절친이었다. 같이 교회에 다니던 시절에는 매일 새벽종을 누가 먼저 치는지 겨루곤 했었다고 아버지가 말씀하신 적이 있다. 나와 유춘동 교수 그리고 박학래 교수가 또 다른 삼각형으로 연결되었다.

관계

세상은 관계로 묶여 있다. 체질침(體質鍼) 처방 또한 그렇다. 체질침 처방의 기본적이고 필수적이며 고정적인 조건은 체질이다. 체질이란 내장구조(內臟構造)이다. 내장구조란 강한 장기로부터 약한 장기의 순서로 배열된 서열이고 이런 위상 차이[4]가 관계를 만든다. 마치 고기압과 저기압 사이에서 바람이 생기듯이 말이다. 우리 몸에서 바람이란 바로 기(氣)의 흐름이다.

처방의 첫 단계인 장부방(臟腑方)은 장부혈(臟腑穴)의 관계에 따라 조직되어 있다. 송혈(送穴)과 수혈(受穴)의 관계이다. 이 관계를 이루는 원리는 오행(五行)의 상생(相生)과 상극(相剋) 법칙이다. 그런 후에 장부방끼리 서로 배합된다. 2단방은 기본방(本方)과 부방(副方)으로, 3단방은 기본방과 치료목표방 그리고 신경방(神經方)의 순서로 이어진다. 5단방은 처방의 중앙인 3단에 신경방이 위치하면서 다섯 개의 단위

---

3) 1956년에 설립된 (재)한국연구원에서 발행하는 학술지이다.
4) 불균형 구조

방이 결합한 것이다. 결과적으로 체질침 처방이란 개별적인 장부혈의 자극 순서를 정한 것이다. 그러니까 체질침 처방이 발전되어온 역사는 최적의 자극 순서를 찾아내려는 모색과 실험의 과정이었던 것이다. 즉 최선의 관계성을 찾아내려는 노력이었다.

단계

흔한 오해가 있다. 체질침 처방의 단계가 높으면 난치병이나 중증 질환에 운용하는 처방이라고 받아들이는 것이다. 일반적으로는 그러하지만 반드시 그러한 것은 아니다. 처방의 단계가 높은 처방은 상대적으로 더 정밀한 처방이라고 이해하는 것이 옳다. 예를 들어, 목음체질(Cho.)의 요각통에 담경(膽經, Ⅱ')에 나타난 통증을 목표로 5단방인 Ⅸo ⅠoⅢ'oⅡoⅧo을 썼다고 해서, 그의 허리병이 아주 심각한 상태인 것은 아닌 것이다. 통증이나 증상 또한 사소할 수도 있다. 그러니 꼭 내장기관이 기능부전 상태에 이르렀을 때만 5단방이 필요한 것은 아니다. 정밀하게 치료하고 싶을 때 목표를 정확하게 타격하기 위해서 5단방을 쓰는 것이다. 체질침 처방은 장기 사이의 관계를 조절한다. 그러니 처방에 단위방으로 동원된 장부방에 해당하는 장기가 특별히 어떤 문제가 있다고 이해해서는 안 된다.

사례 1

나는 2011년 11월 11일부터 2012년 11월 13일까지 알콜성 간염으로부터 진행된 간경변증(肝硬變症) 환자를 치료한 적이 있다.[5] 체질침을 총 135회 시술하였고, 약 7개월분의 한약을 투여하였으며, 환자는 2012년 1월 11일부터 11월 16일까지 스스로 실천한 체질식의 점검표를 제출하였다. 지금 당시의 치료과정을 되돌아보면 이 환자를 치료할 수 있었던 핵심적인 처방은 [ⅠoVoⅢ".+ⅠoⅦc.×3]이라고 판단한다. 이 처방이 시술된 회수는 모두 40회였다. 이 환자의 사례로부터 5단방을 도출한다면 어떻게 할까 생각했다. 이미 책에서 2017년 12월 31일이라는

---

5) 이강재, 『임상 8체질의학 Ⅲ』 행림서원 2018. 3. 30. p.90~137

단서를 달고 5단방을 지정하기도 했지만 결과적으로 그 판단[6]은 (처방의 형식이 비슷하기는 했지만) 옳지 않았다.

환자는 초진에서 복수(腹水)와 하지부종이 심한 상태였다. 복수 때문에 숨이 차서 바로 누워서 자지 못한다고 호소했다. 그 외에 기침, 잦은 코피, 설사, 짙은 색의 소변 등이 있다고 했고 고혈압도 있었다. 환자는 금양체질의 34세 남성이고 검찰공무원이었다. 업무상 음주량이 아주 많았고 2세와 관련하여 극심한 스트레스를 받았다.

체질침을 5단방으로 구성하자면 우선 3단set을 선택해야 한다. 위에서 말한 핵심적인 처방과 고혈압을 고려하여 KFPset을 선택한다. 그리고 5단에 오는 단위방은, 간경변증이니 간방(肝方, Ⅰ)이 되어야 한다. 그런데 이미 set에 간방이 들어가 있다. 그래서 5단에는 간과 길항관계인 폐방(肺方, Ⅶ)을 넣는다. 이제 4단에 넣을 단위방만 정하면 된다. 이 환자에게 가장 필요한 조치는 복수와 하지부종의 해소였다. 그래서 4단에는 신방(腎方, Ⅸ)이 필요하다. 이렇게 5단방이 완성되었다.

완성된 5단방은 [ⅠoⅤoⅢ"oⅨoⅦo KFPDZ]이다.

이 환자는 젊고 알콜성의 급성간경변증으로 완전히 터미널로 몰린 상황은 아니었으므로 내장기능부전에 해당하는 set을 적용하지 않아도 되는 상태였다고 판단한다. 복수와 하지부종이 모두 해소된 후에, 혈액검사에서 간 기능과 관련한 수치가 모두 정상범위로 회복되었고, 초음파 검사에서도 복수가 소실된 것을 확인하였다.

「기준5단방」

위에서 5단방인 KFPDZ를 도출하였다. 이 환자를 위하여 구상된 5단방은 3단 set을 먼저 정한 후에 4단과 5단에 오는 처방을 조합하여 결정한다. 「기준5단방」도 다섯 개의 단위방으로 구성된 5단방이다. 하지만 두 5단방이 도출되는 원리는 완전히 다르다. 「기준5단방」은 선두에 오는 단위방을 결정하면 나머지 처방들은 일정한 원리와 규칙[7]에 의해서 순차적으로 결정된다. 「기준5단방」의 다섯 단위방

---

6) 이강재, 『임상 8체질의학 Ⅲ』 행림서원 2018. 3. 30. p.105
7) '기준5단방 처방' 구성원리, 『민족의학신문』 〈889호〉 2013. 2. 7.

조합은 자체로 set이며 고정되어 있다. 고정된 형식 중 일부를 변경하는 것은 불가하다. 「기준5단방」은 난치병이나 중증 질환에 운용하기 위해 고안된 처방이다. 즉 난치성의 질병에 응용되는 처방의 기본방이 된다.

다만 체질침 처방의 발전 역사에서 기존의 5단방이 성립한 후에 「기준5단방」이 성립한 것이므로, 기존의 5단방이 「기준5단방」의 의미와 운용법을 해석하고 추정하는 단서와 아이디어는 제공할 수 있을 것이라고 생각한다.

「기준5단방」은 전체가 set이다. 그러니 기본적으로 해당하는 체질의 내장구조에서 장기를 모두 자극하는 것이 기본이다. 어느 하나를 빼거나 더할 수가 없다. 기본 구조 위에서 반복을 통해서 7단과 9단으로 변형된다. 그러니 이것은 진정한 난치병 중증질환 처방이다.

사례 2

토음체질인 60세 남자이다. 주소증은 왼쪽 발목과 발가락의 관절염, 하지무력감, 기관지천식이다. 하지무력감은 내원 1년반 전에 발생하여 한동안 지팡이를 짚어야만 했다. 발목과 발가락의 관절이 붓고 염증으로 관절 결합조직이 유착되어 나무의 옹이처럼 굳어서 발목을 돌리거나 발가락을 구부리는 것이 안 된다. 그러니 자연 보행에도 지장이 있다. 때때로 오른쪽 발등도 붓고 양손의 검지손가락 중절(中節)도 붓는다.

어릴 때 코피가 자주 났고 부비동염도 있었다. 치통도 자주 있었고 이명도 있다. 중학생 때 여드름이 심했고 급성사구체신염이 발생해서 이후에 만성신장염으로 발전했다. 원형탈모증도 앓았고 동상에 걸린 적도 있다. 고교 때 기관지천식이 생겼다. 치아도 많이 약해서 현재 임플란트를 여러 개 시술 중이다.

토음체질의 내장구조는 Ⅵ(Ⅴ) 〉 Ⅷ(Ⅶ) 〉 Ⅳ(Ⅲ) 〉 Ⅱ(Ⅰ) 〉 Ⅹ(Ⅸ)이다. 8체질 의학에서 질병의 전이규율인 '1강 〉 2강 〉 1약 〉 2약'의 원리를 적용한다면 2강장기(肺 기관지천식)와 1약장기(腎 만성신장염)을 지나 2약장기(肝 하지근육무력)까지 질병이 진행된 셈이다.

이 환자가 현재 가장 불편한 것은 관절의 염증과 부종으로 인한 왼쪽 발목과 발가락의 동작 장애이다. 그리고 하지무력감이다. 이 환자를 위한 5단방을 구상한다. 3단set은 관절종통을 목표로 KFPset을 선택한다. 그리고 5단은 신방(腎方, IX)이다. 토음체질에서 최약장기이다. 그런 후에 4단인데, 3단set에 이미 간방(肝方, I)이 포함되었으므로 4단은 폐방(肺方, VII)으로 결정한다.

완성된 5단방은 [VoIoIII"oVIIoIXo KFPDZ]이다. 그리고 이 환자에게는 처방이 하나 더 필요하다. 부방(附方)은 4단방으로 [VIIoIIoIII"oVo DBPK] 이렇게 정했다. DBPset은 관절의 결합조직인 인대의 만성염증을 목표로 하고, 4단에 췌방(膵方, V)을 넣은 것은 왼발의 엄지발가락과 발목관절의 안쪽(膵經, V')에 부종이 특별히 심한 것을 겨냥한 것이다. 최종적으로 이 환자를 위한 주방(主方)과 부방(附方)이 완성되었다.

[VoIoIII"oVIIoIXo rt. + VIIoIIoIII"oVo lt.][8]

금양체질 간경변증 처방

간경변증은 환자가 처한 현재의 상태(결과)에 대한 의학적인 규정(病名)이다. 서양의학적인 병리검사나 진단기를 통해서 진단한다. 환자는 피로, 복수(腹水), 황달, 소변적삽(小便赤澁), 안색흑(顔色黑), 지주상혈관종((蜘蛛狀血管腫) 비장종대(脾臟腫大) 등의 증상(표징)[9]이 있을 것이다. 이것은 결과적으로 간경변증으로 진단되는 질병이 신체를 통해서 나타내는 여러 가지의 사인(sign)이다.[10]

역대로 금양체질의 간경변증에 응용된 다음 표와 같은 처방들이 있었다. DZPset과 DFPset이 선택된 처방의 그룹이다. DFPset이 선택된 경우에는 아마도 고혈압이나 다른 부계의 질병들이 연관되어 있을 것이다.

3단set이 다르다는 것은 각 처방이 적용된 환자가 가진 질병 조건이 서로 다르다는 것을 의미한다. 현재 어떤 개인이 처한 상황은 그가 지나온 모든 시간의 총합

---

8) KFPDZ + DBPK
9) "루푸스(lupus)는 통치방이 없다. 증상에 개별적으로 대응해야 한다." 이런 말이 있다. 아주 중요하다. 결국 체질침도 대증요법이다.
10) 근골격계 질환에서는 통증과 동작 제한, 감각이상 등의 증상이 사인(sign)이다. 그래서 증상을 특정해서 목표에 집중하기 위해서 사인(sign)이 있는 부위를 지나는 경락을 선택하는 것이다.

알파벳기호	로마자표기	알파벳기호	로마자표기
DZPFK	IXVIIIII"V I	DZPFK'	IXVIIIII"V II
DZPBK	IXVIIIII"VI I	DZPBK'	IXVIIIII"VI II
DFPBK	IX V III"VI I	DFPBK'	IX V III"VI II
DFPZK	IX V III"VII I	DFPVK'	IX V III"VIII II

(總合)이다. 같은 체질이 동일한 질병을 가졌다고 하여도, 각자가 겪어온 병력(病歷)에 따라 현재 그가 가진 질병을 다르게 판단해야 할 것이다.

금양체질은 간이 최약장기이고 최약장기의 내장기능부전이므로 5단에는 간방(肝方, I)과 담방(膽方, II)이 왔다. 담방이 온 경우에는 아마도 이 병의 진행에서 담낭(膽囊)의 이상과 황달(黃疸)이 중요한 판단 요소였을 것이다. 금양체질로 보면 F는 췌방(膵方), B는 위방(胃方), K는 간방(肝方), K'는 담방(膽方), Z는 폐방(肺方), V는 대장방(大腸方)이다. 간경변증의 증상이 식욕부진, 복부 불편감, 복수(腹水), 메스꺼움, 무기력, 체중감소, 피로감, 황달 등이라면, 췌방은 식욕부진 당뇨병 췌장염, 위방은 오심 위염 위궤양, 폐방은 기침 천식, 대장방은 복통 대변의 이상 등을 특별히 목표로 했다고 추측할 수 있다.

「통상5단방」

「통상5단방」은 특정한 질환, 특정한 병소, 특정한 목적을 위해서 미리 규정된 5단방이다. 3단set과 4단과 5단의 형식이 고정되어 있고, 양체질(陽體質)과 음체질(陰體質)의 처방이 구분된다. 감기, 삼차신경통, 류마티스성 관절염, 알레르기성 비염,

질병	양체질	음체질
감기	K'BP'DZ	K'BP'DF
알레르기성 질환	K'BP'FZ	K'BP'FD
삼차신경통	ZFPD'K'	ZFPK'D'
류마티스성 관절염	KFPBV	KFPVD'

알레르기성 천식, 아토피성 피부염, 건선 등이다.

「통상5단방」은 3단set과 4단과 5단의 형식과 역할 구분이 명확하다. 표에서 보이듯이 이 처방들은 3단set이 장방(臟方)이면 4단과 5단은 부방(腑方)이고, 3단set이 부방(腑方)이면 4단과 5단은 장방(臟方)이다.

3단set	4단과 5단	처방 예시
장방(臟方)	부방(腑方)	KFPBV
부방(腑方)	장방(臟方)	K'BP'DZ

3단set이 포함된 5단방의 의미

체질침의 5단방이란 선두방에서 4개의 단계를 거쳐서 목표점에 도달하는 것이다. 이때 다섯 개의 단위방은 각각의 노드(node)라고 할 수 있다. 그리고 5단방의 중앙에는 반드시 신경방이 와야만 한다.

3단set이 포함된 5단방에서 3단set은 set 전체가 선두방이고 기본방인 셈이다. 왜냐하면 3단으로 구성된 set은 고정되어 있기 때문이다. 그리고 4단은 경유지이고 5단이 마무리이다. 척추관절질환에 사용되는 5단방에서 4단은 통처로 이끄는 처방으로 인경(引經)의 기능을 한다. 5단방에서 4단과 5단의 위치를 바꾸면 그 처방은 효과가 나지 않는다. 그러니까 5단방에서는 4단의 선택이 중요하다.

구분	4th	5th		金/木 체질	土/水 체질
척추관절질환 體 soma	통처와 관련한 경락의 장기	처방의 도착지	상부	II	VI
			하부	VIII	X

앞에서 소개한 간경변증 환자의 경우에 병명은 간경변증이지만, 당시에 가장 필요한 조치는 복수와 부종의 해소였다. 그래서 4단에 신방(腎方, IX)을 위치시켜야 한다. 복수과 부종이 해소된 후 간경변증이 치료되었다.

구분	4th	5th
내장질환 藏 viscera	가장 시급한 조치	목표장기(또는 길항장기)
	병소의 장기	병근장기
	더불어 필요한 조치	최약장기

3단set의 선택

3단set은 성격(캐릭터)이다. 5단방을 구성하고자 할 때 3단set의 성격은 「통상5단방」을 제외하고 미리 정해져 있지는 않다. 환자의 상황을 통해서 선택하는 것이다. 3단set을 선택한다는 것은, '지금 이 환자를 위해서 무엇을 해야 하는가?'를 정하는 것이다. 장계(臟系)와 부계(腑系)에서 무엇이 우선 중요한가. 치료하려는 목표가 근골격계질환인가 내장질환인가. 알레르기성 질환, 류마티스성 질환, 건선, 삼차신경통 등 특정한 질환인가. 질병이 내장기능부전 같이 특정한 단계에 있는가. 환자는 고혈압을 가지고 있는가. 뇌신경질환이나 자율신경과 관련한 질환인가.

3단set	성격
K'BP'set	알레르기성 질환, 뇌신경 관련 질환, 자율신경 관련 질환
KFPset	고혈압, 류마티스성 관절염, 통풍, 만성적인 부계 병증
DZPset	척추관절질환, 양체질(陽體質)의 내장기능부전
DFPset	고혈압, 관절염증
BK'P'set	아토피성 피부염, 내장기능 부전
FZPset	음체질(陰體質)의 내장기능부전
ZFPset	삼차신경통
DVPset	퇴행성 질환, 저혈압

3단set은 전체 5단방의 성격을 규정한다. 그런데 set도 결국은 1.2.3단의 순서에 의해 조합된 것이므로, 2단에 오는 단위방이 무엇인가가 성격을 따지는데 중요하다. Z라면 장계 장기 관절 기능 뼈 근육 이런 의미이다. F라면 부계 혈관 피부 세균 감염 위장관 압력 이런 의미이다. B라면 면역 시스템 바이러스감염 알레르기 건 인대 뇌신경 이런 의미이다. V라면 무력 기능저하 우울 퇴행 순환장애 이런 의미이다.

내장기능부전은 신부전(腎不全), 폐부전(COPD), 췌부전(糖尿病), 간부전(肝硬變) 등이다. 이와 같이 내장기능부전은 장(臟) 대상이다. 그래서 양체질은 DZPset 음체질은 FZPset이 기본적인 3단set이다. 3단set에서 2단이 Z인 것이다. 내장기능부전에 응용하는 5단방은 해당 체질에서 최약장기가 치료대상이다. 예를 들어, 금양체질에서 간(肝) 목양체질에서 폐(肺) 토음체질에서 신(腎)이다.

부비동염

감염성비염에서 진행하여 부비동염이 되어 후비루(後鼻漏), 노란 콧물, 두통, 관골부(觀骨部)에 통증이 있을 때 응용할 수 있는 처방이다. 내가 인생 처방이라고 소개했던 처방[11]의 개념을 다른 체질로 발전시킨 것이다.

체질	처방	
Pul./Hep.	IXoVIoIII"oVIIIoIIo	DBPVK'
Col./Cho.	IXoIVoIII'oVIIIoIIo	DBPK'V
Pan./Ren.	VIIoIVoIII"oVIIIoVIo	DBPD'V
Gas./Ves.	VIIoIIoIII"oVIIIoVIo	DBPD'K'

DBPset은 급성감염증에서 진행된 부계(肺系)의 만성염증에 해당하는 set이다. 오십견 처방에서 4단에 대장방(VIII)이 필요하듯이, 대장경의 영향혈(迎香穴)을 목표로 4단에 대장방을 쓴다. 그리고 5단에 오는 단위방을 금양체질 목양체질 금음체질 목음체질에는 담경(膽經)을, 토양체질 수양체질 토음체질 수음체질에 위경(胃經)으로 한 것은 척추관절질환의 운용법에서 빌어온 것이다.

꼭 부비동염이 아니더라도 누런 코가 나오는 만성비염에도 응용 가능하다. 코 질환 말고 눈이나 귀, 구강 질환에는 이 형식으로 안 된다.

---

11) 이강재, 『임상 8체질의학 Ⅲ』 행림서원 2018. 3. 30. p.418~422

궤양성 대장염 or 크론병(Crohn's disease)

KFPset이 기본이고 4단에 대장방(大腸方, Ⅷ)을 붙인다. 대장병이기 때문이다. 이 4단방을 주방(主方)으로 하고, 부방(附方)은 살균방을 하초방으로 한다. 이 질병은 주로 금양체질, 금음체질, 토음체질에 많이 발생한다. 이 처방은 KFP442 + KBc42의 변형처방이다. 부방으로 쓴 살균방 하초방이 침의 작용을 대장으로 이끈다.

체질	처방	
Pul.	I qVqⅢ"qⅧq rt. + I qVIc,×2 lt.	KFPV + KBc×2
Col.	ⅦqⅢqⅢ'qⅧq lt. + ⅦqIVc,×2 rt.	KFPK' + KBc×2
Gas.	Vq I qⅢ"qⅧq lt. + VqⅡc,×2 rt.	KFPD' + KBc×2

척추관절질환은 통증이나 증상의 부위나 발현이 비교적 명확하다. 하지만 내장질환은 그렇지 않은 경우가 많다. 그래서 증상이 발현되는 경락을 특정하기가 어렵다. 내장질환 고단방은 장기를 명확하게 지정해야 하는데 경락으로 지정하기가 애매한 것이다. 8체질의학에서 서양의학적인 병명이 중요한 이유이다.[12]

/ 20231106

---

12) 암(癌)이 어려운 것은 암종(癌腫)의 발생과 관련한 징후와 증상을 찾아내기가 어렵기 때문이다. 그래서 권도원 선생이 서양의학적인 검사와 진단결과에 많이 의존했던 것이다. 특히 암종의 원발(原發)과 전이 여부를 중요한 판단 요소로 삼았던 것 같다.

26

독점병

『빛과 소금』

하용조 목사는 평창동에 연예인 교회를 개척했고, 1980년 12월 12일에 두란노서원을 설립했다. 1985년 4월 1일에 기독교 계통 월간 잡지인 『빛과 소금』을 창간했고, 1985년 10월 6일에 서울 용산구 서빙고동에 온누리교회를 설립했다.

권도원 선생은 온누리교회의 장로로서 잡지 편집진의 요청을 받아, 1994년 3월부터 1999년 12월까지 총 27회에 걸쳐 8체질론과 관련한 글을 연재하였다.[1] 독자층이 기독교인으로 한정되어 있는 셈이었지만 권도원 선생이 대중을 위해 직접 쓴 글이라는 점에서 가치가 있다. 그리고 이후에 『8체질건강법』 등 8체질론과 관련한 저작들 다수는 이 기고문의 내용을 원용하였다.

체질을 알려주는 병들

1995년 7월에 나온 『빛과 소금』〈124호〉에 「체질을 알려주는 병들」이 실렸다. 권도원 선생은 이렇게 썼다. "8체질은 드물게 한 체질만이 독점하는 병이 있어 그것을 보고 그 체질이 무엇인지도 알 수 있다." 한 체질만이 독점하는 병이라니 너무 강렬하지 않은가. 그렇게 쓴 후에 금양체질로 시작하여 각 체질에 대한 설명이 이어진다.

---

1) 1999년에는 잡지의 제호가 『소금과 빛』이었다.

『빛과 소금』 수록 목록

발행년월	호수	제목	주요 내용
1994. 3.	108호	보리와 수음체질	분별감각, 보리의 독성
1994. 4.	109호	金과 체질	金의 해악과 치유력
1994. 5.	110호	중환자는 무조건 채식해야 하나	채식의 효과와 위험
1994. 6.	111호	포도당주사와 체질	목양체질과 포도당중독
1994. 8.	113호	8체질을 압시다	8체질이란?
1994. 10.	115호	체질에 따른 목욕방법	냉.온수욕, 겉열과 속열
1994. 12.	117호	체질과 호흡	체질에 맞는 호흡법
1995. 3.	120호	비타민과 체질	비타민의 유익과 해악
1995. 5.	122호	체질은 왜 여덟인가	8체질의학체계의 성립
1995. 7.	124호	체질을 알려주는 병들	체질의 특징, 독점병
1995. 9.	126호	알레르기는 체질적 방호(防護)신호	체취와 알레르기
1996. 2.	131호	전통음식이 건강을 지켜준다.	체질유전과 음식법
1996. 3.	132호	체질과 직업	知體質而知天命
1996. 5.	134호	체질과 식탁	타액을 안 섞는 식사법
1996. 6.	135호	체질과 결혼	역풍과 순풍, 몸의 만남
1996. 9.	138호	소아난치병과 체질	소아난치병과 대책
1996. 12.	141호	8체질의학은 8상의학이 아니다.	체질이란 8 개성
1997. 2.	143호	체질에 맞는 음식법이 건강비결이다.	8체질의학 全 체계
1999. 4.	169호	8체질의 논거(論據)를 성경에서 찾는다.	8체질의 조상
1999. 5.	170호	8체질에서 보는 생명의 신비(1)	목양체질과 금양체질
1999. 6.	171호	8체질에서 보는 생명의 신비(2)	여당과 야당 비유
1999. 7.	172호	8체질에서 보는 생명의 신비(3)	인력과 항력, 궁합
1999. 8.	173호	채식만 하는 나라, 육식만 하는 국민	음식법의 엄격성
1999. 9.	174호	스포츠와 예술로 알아보는 체질	체질과 재능
1999. 10.	175호	북향집은 흉가, 남향집은 복가?	체질론적 풍수
1999. 11.	176호	다른 체질끼리의 결혼	체질론적 결혼
1999. 12.	177호	육체적 개성론의 선구자	육체적 개성존중론

"그 첫째가 피부병 중에 불치병으로 알려져 있는 아토피성 피부염(atopic dermatitis)이라고 하는 것으로 다른 체질에는 없고 다만 금양체질(Pulmotonia)에만 있는 병이다. 금양체질도 누구나가 다 걸리는 것이 아니고 어려서부터 육식을 좋아하는 사람만이 걸리는 병이다. 따라서 그 병을 고치는 방법은 현재로는 없으며 (물론 8체질론적으로는 치료법이 연구되었다) 다만 육식을 완전히 끊음으로만 고쳐진다. 따라서 아토피성 피부염을 앓는 사람은 자기가 금양체질이라는 자가 판별도 될 수 있다는 것이다."

아토피성 피부염이 있는 사람은 체질맥진을 통해서 체질감별을 받을 필요도 없이 금양체질이라는 것이다. 이걸 보면 8체질 감별 너무 쉽지 않은가 싶다. 체질맥진은 필요도 없고 병만 보면 되는 게 아닌가. 이어서 다른 체질에도 독점병이 있다고 설명을 했다.

육식을 과하게 했거나 녹용이 든 한약을 먹었거나 갑작스럽고 심하게 화를 낸 금음체질(Colonotonia)에서는 진행성 근위축증(progressive muscular atrophy)의 한 형(型)이 생기고, 종종 위가 늘어져서 방광의 위치에까지 내려와 있는 위하수(Gastroptosis)는 수음체질(Vesicotonia)에서 볼 수 있다고 했다. 결혼 후 3년이 지나도록 별다른 이상은 없는데 임신이 안 되는 불임증(sterility)을 종종 보는데 이것은 토양체질(Pancreotonia)의 경우에 해당된다면서, 토양체질은 누구나 다 그렇다는 것이 아니며 불임자를 볼 때 그 대부분이 토양체질이라는 것이다. 또 백납(Vitiligo Vulgaris)도 다른 체질에서는 거의 볼 수 없다고 했다. 이어서 페니실린 중독(Penicillin shock)은 토음체질(Gastrotonia)의 경우라는 것이다.

목양체질(Hepatonia)은 대개가 본태성 고혈압의 소유자인데, 채식과 생선을 먹고 육식을 멀리할 때 피곤증과 함께 환청에다 피해망상과 과대망상을 겸한 환각증(hallucinosis)이 나타나게 된다고 경고하였다. 목음체질(Cholecystonia)은 소화에 큰 지장은 없으면서 하루에 몇 번씩 배변을 해야 하고 항상 배꼽 주위가 아프다고 호소한다고 했다. 그러면서 육식 위주의 식생활을 하면 불편감이 해소된다고 하였다. 위에 열거한 일곱 체질의 경우는 질병이고 불편함이다.

수양체질(Renotonia)의 경우는 좀 다르다. 이 체질은 오랜 기간 대변을 보지 않아도 별다른 불편이 없는 상습성 변비(habitual constipation)가 있다고 했다. 이것은 질병은 아니고 수양체질에게는 지극히 정상적인 상태라고 했다.

독점병에 의한 오해

8체질의 독점병 개념은 대중에게도 8체질의학 입문자에게도 필요 없는 오해를 유발했다. 결론적으로 말한다. 어떤 한 체질에게만 고정되는 질병이란 없다. 권도원 선생이 밝힌 독점병이란 개념은 해당하는 체질에서 발생 빈도가 높다는 정도로만 이해하는 것이 옳다. 그러니 체질맥진에 의한 감별 없이 어떤 특정한 질병이 있다는 이유만으로 그 체질이라고 믿는 것 또한 옳지 못한 행동이다.

백납은 각 체질의 내장구조에서 신장이 약한 쪽에 있는 체질, 즉 토양체질 토음체질 금양체질 목음체질에서 다 발생할 수 있다. 아주 심각한 아토피성 피부염이 금음체질에도 토음체질에서도 발견된다. 그리고 피해망상과 과대망상 환각증은 조현병(schizophrenia)의 대표적인 증상들이기도 하다.

권도원 선생의 기고문을 보고, 자신은 하루에도 몇 번씩 대변을 본다면서 일방적으로 목음체질이라고 믿어버린 금음체질 환자가 있었다. 특히 금음체질은 건강하다면 수양체질처럼 대변을 자주 볼 이유가 없는데, 육식을 하거나 밀가루음식 유제품을 많이 먹으면 배에 가스가 많이 차면서 통증이 생기고 묽은 변을 자주 보게 된다. 또 목음체질이 해산물과 잎채소를 즐겨 먹으면 비슷한 증상이 생긴다. 증상만으로는 두 체질의 상황을 잘 구별할 수가 없다. 다만 목음체질은 평소에도 배에 불편감을 자주 느껴왔으므로, 상대적으로 금음체질보다는 대변이 불편한 증상을 그다지 심각하게 여기지 않는다.

변비

나는 『빛과 소금』〈124호〉 기고문에서 중요한 대목은, 질병이 아니고 오히려 수양체질의 변비를 말한 부분이라고 생각한다. 사실 변비라는 용어는 생리적인 현상을 표현하는 데는 적절하지 않다. 여기서는 다만 '오랜 기간 대변을 보지 않아도 전혀 불편하지 않다.'는 의미로 쓰인 것이다. 그런데 진료실에서 건강한 수양체질을 만나는 것은 흔하지 않다. 그러니 수양체질에 대해서 이런 내용을 알고 있다고 해도, 의사 자신이 건강한 상태의 수양체질이 아닌 이상, 실지로 그런 사람이 존재하는지 확인할 수 있는 기회가 별로 없다는 것이다.

박찬욱 감독이 만든 영화 「공동경비구역 JSA」에 이런 장면이 나온다. 배우 이병헌이 분한 이수혁 병장은 비무장지대를 수색하던 중에 갑자기 변의를 느꼈고, 갈대숲에서 대변을 해결하려고 앉았는데 지뢰를 밟고 만다. 이 상황에 대해서 나중에, 배우 김태우가 분한 남성식 일병이 이렇게 표현한다. '소식이 왔을 때 참지 않는 것이 참된 변비 환자의 자세'라고 이수혁 병장이 평소에 말했다는 것이다.

이것이 건강한 수양체질의 배변활동이다. 3일이 되건 5일이 되건 1주일이 되더라도 소식이 없다면 대변을 볼 필요가 없다. 다만 소식이 왔을 때 참지 않고 바로 해결하면 된다. 대변을 정기적으로 언제 보아야 한다는 기본적인 개념이 필요없는 것이다. 건강한 수양체질에게는.

27

체질섭생

體質攝生

모든 생명체에는 기본적인 본능이 있다. 바로 생존과 번식이다. 생존하려면 영양이 공급되어야 한다. 동물이라면 먹어야 한다. 그런데 자연계의 동물에게는 분별능력이 있다. 무슨 말인가. 코끼리는 풀을 먹고 사자는 고기만 먹는다. 자연 생태계의 먹이사슬 속에서 육식동물 초식동물 잡식동물이 엄격하게 구별되어 있는 것이다.

권도원 선생은 이렇게 생각했다. '사람도 그런 식으로 나뉘어 있지 않을까.'[1] 그래서 육식을 해야 할 사람, 고기를 먹어서는 안 되는 사람, 고기도 생선도 여러 가지 잘 먹는 사람, 먹기에 소극적인 사람으로 나누어 보았다. 이것이 바로 체질식과 체질섭생의 바탕이다. 하지만 이것은 그가 독창적으로 떠올린 생각은 아니었다.

「62 논문」

체질마다 해로운 음식과 이로운 음식을 나누고 그리고 해당하는 체질에게 생활 속에서 주의해야 할 섭생법을 지정해서 환자들에게 알려준 것은, 권도원 선생이 세계에서 최초라고 알려져 있다. 무엇보다 권도원 선생이 기회가 있을 때마다 적

---

1) "이와 같은 식품법이 동물계에서는 육식동물, 초식동물 또는 잡식동물 등 종별로 분류되지만 영장으로 불리는 인간에 있어서만은 동종 안에서 8체질로 분류되며, 동물계의 식품법의 엄격성은 인간 8체질 음식법의 엄격성을 시사하기도 한다."
채식만 하는 나라 육식만 하는 국민, 『소금과 빛』〈173호〉 두란노서원 1999. 8. p.158

268

8체질의학

극적으로 주장하였다.[2] 반면에 사상의학의 출발에서는 그런 자료가 없었다는 것이다. 과연 그런가. 권도원 선생이 1962년 9월 7일에 탈고한 체질침 논문에 아래의 내용이 나온다.[3]

Case 1.

On the following day the patient came again; and she told that after the treatment she had not the bleeding even once, and could eat well. Hence, the same treatment was done for her; and the present writer told her what are the foods both adequate and inadequate to So-Um Figure.

다음날 환자가 다시 내원하여, 치료 후 한 번도 출혈이 없었으며 먹기도 잘한다고 말했다. 따라서 같은 치료를 시술하고 필자는 <u>소음인에게 맞는 음식과 맞지 않는 음식을 말해 주었다.</u>

Case 5.

After he had drunken too much in an inescapable situation, he had diarrhea again. Hence the present writer made him know the foods adequate to his constitution and gave him warnings. After that, while his receiving acupunctural treatment for about five days the patient himself began to possess such a confidence as, if he were careful of his eating, his disease could be cured completely by this constitution-acupunctural treatment.

피치 못할 사정으로 너무 과음을 한 후에 그는 다시 설사를 시작했다. 따라서 필자는 <u>그의 체질에 맞는 음식을 알려주며 조심할 것을 당부했다.</u> 그 후로 약 5일 동안 침 치료를 받는 동안 환자 자신이 만약 자기가 음식을 주의만 한다

---

2) "8체질론은 세계 최초로 8체질의 음식을 분류하여 30년 전부터 환자들에게 권장하여 왔으며 20년 전인 1974년 명지대학 논문집 제7집에도 발표되었다."
   중환자는 무조건 채식해야 하나, 『빛과 소금』〈110호〉 두란노서원 1994. 5. p.102
3) Dowon Gwon, 「The Constitutional Acupuncture」 1962. 9. 7. p.27.33

면 그의 병은 이 체질침 치료로 완치될 수 있겠다는 자신감을 얻기 시작했다.

아쉽게도 이 논문이 작성되었던 시기에 환자에게 음식지도를 한 실제 자료는 남아있지 않다. 그러다가 염태환 선생이 1967년에 펴낸 『동의사상처방집(東醫四象處方集)』에 권도원 선생의 자료를 실어놓은 것이, 인쇄된 자료로는 가장 앞선 것이다. 이 중에 Saturna II 부분[4]을 보자.

당신의 조급한 성품은 건강에 크게 영향합니다. 만사에 한발 후퇴하여 한번 생각하여 보고 행동하는 여유 있는 성품이 요구됩니다. 술은 당신에게 해가 많습니다.

먹으면 해가 되는 음식

찹쌀, 차조, 닭고기, 노루고기, 개고기, 양젖, 감자, 조기(굴비), 파, 미역, 참깨, 참기름, 겨자, 벌꿀, 사과, 복숭아, 귤, 술

먹어서 유익한 음식

쌀, 보리, 팥, 녹두, 배추, 양배추, 오이, 돼지고기, 쇠고기, 계란, 생굴, 청어, 새우, 오징어, 참외, 감, 배

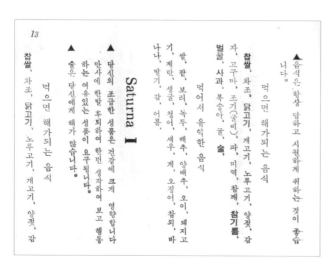

염태환, 『동의사상처방집』
행림서원 1974.

---

4) 염태환, 『동의사상처방집』 행림서원 1974. p.13.14

최린

기미년의 독립선언서에 민족대표 33인으로 영광스럽게 이름을 올렸지만 이후 변절하였다는 낙인이 찍혀 반민특위의 포승에 묶이기까지 했던 최린(崔麟)이 있다. 그는 1878년 1월 25일에 함흥에서 출생했다. 아버지는 중추원의관(中樞院議官) 최덕언(崔德彦)이다. 최린은 일제강점기에 보성학교 교장, 천도교 도령, 중추원 참의, 매일신보사 사장 등을 지냈다. 한국전쟁 중에 납북되어 1958년 12월에 평안북도 선천에서 사망한 것으로 전해진다.

동무 이제마 공은《수세보원》을 고쳐 쓰던 시기에 함흥에 있을 때 1898년에, 동향(同鄕)인 스물한 살 먹은 청년 최린을 만난다. 그리고 병으로 고생하는 최린에게 약 처방을 알려주면서, 생활 속에서 지켜야 할 섭생법도 함께 일러준다. 동무 공은 최린을 소음인으로 보았다.

이것이 함께 적혀 있는 종이에는 향부자팔물탕이라는 제목이 선명하게 눈에 띄는데, 이 처방전이 동무 공의 친필이라고 잘못 알려진 적이 있다. 하지만 이것은 동무 공이 불러주는 것을 최린이 받아 적은 것이다. 약 처방 쪽보다는, 소략하지만 나는 아래의 두 줄짜리 내용이 더 중요하다고 생각한다.

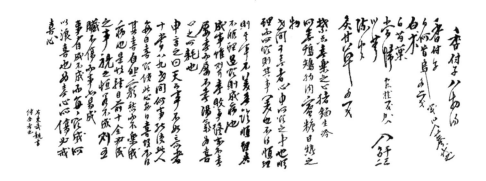

향부자팔물탕 처방전

禁忌 喜樂之心 猪 麵 生冷
所喜 鴈 鳩 狗肉 蜜 糖 甘熟之物

동무 공이 최린에게 알려준 섭생법은 세상을 살면서 희락지심(喜樂之心)을 어떻게 관리해야 할지에 중점이 있다. 위에 보이듯이 식이법은 상대적으로 분량이 적다.[5] 하지만 동무 공이 임상에서 식이법을 구체적으로 적용한 실례로서 치료와 섭생에서 먹는 음식을 중시했다는 증거로는 부족하지 않다고 생각한다. 시기적으로도 권도원 선생보다 60년이 앞선다.

성운

또 다른 소음인 계문이 있다.

보건성본 〈동무유고〉에 「계소음인(戒少陰人)」 챕터가 있다.[6] 여기에 "對診成雲病而言 然少陰人皆然"이라고 나와 있다. 〈보건성본〉의 번역자인 량병무와 차광석은 실지로 '성운병(成雲病)'이라는 병증이 있는 것으로 보았는데 그건 엉뚱한 인식이다.

'계소음인'은 성운의 병을 진찰한 것에 대하여 말한 것인데, '소음인이라면 모두 그러하다.'는, '모두 아래의 계문을 따르라.'고 한 것이다. 성운이 받은 계문은 1898년에 동무 공에게 처방전과 훈화를 받았던 최린의 것과 비슷한데 분량은 좀 적다.[7]

2023년 4월 2일에 작고한 김주[8] 선생은 자신의 책에 이런 말을 남겼다고 한다.[9]

"이 책을 초(草)하게 하여주신 은사 성운(成雲) 할아버지와 아버님의 영전에 감

---

5) 〈香付子八物湯 處方箋〉
　禁忌 喜樂之心 猪麵生冷 所喜 鷹雉狗肉蜜糖 甘熟之物
　世間可喜者 心中所欲之事也 順理而所欲則其事美也 不得順理則其事不美 無論順理 與不順理 過欲則成病也 成事雖則可喜 敗事終 或不喜屢喜而屢不喜 陽氣爲喜心之所耗也
　申言之曰 天下事 不如意者十常八九 世間何事 能使此人每日喜 欲使此心 每日喜 故不得其喜 自然窮愁而不樂成病也 是故雖目前 十全必成之事 視之恒若不成則 五臟不傷而事亦易成
　事有成不成而每每欲成 所以浪喜也 爲喜心所傷 必戒喜心
6) 국역한의학대계 15,『동무유고』해동 1999. 3. 30. p.140
7) 〈東武遺稿〉
　戒少陰人
　對診成雲病而言 然少陰人皆然
　成事雖則可喜 天下不如意者十常八九 人間何事能使 此心每日喜 欲使此心每日喜 故此心恒窮愁而不樂 雖目前十分必成之事 恒若不成 則其事無害於成脾陽不耗也
8) 金洲(1936. 8. ~ 2023. 4.)
9) 정용재,『이제마, 인간을 말하다』정신세계사 2013. 9. 13. p.376

사를 드리면서."[10]

김주 선생이 떠올린 성운 할아버지는 자신의 집안에 초빙되었던 사상의학 선생님이다. 성운 할아버지가 자신의 부친을 가르쳤고 선생은 아버지에게서 배웠다.

내가 김주 선생과 성운 선생에 관한 이야기를 책에 썼다.[11] 동무 공에게 진찰을 받고 소음인 계문을 받은 성운은 성씨(姓氏)가 성(成)이고 이름은 외자로 운(雲)이다. 그리고 김주 선생의 집안에 와서 사상의학을 가르쳤던 바로 그 성운이기도 하다.

사상인식물류

중요한 것은 권도원 선생의 식이법이 공중에서 뚝 떨어진 것이 아니라는 데 있다.

북한에 남은 〈동무유고〉를 량병무와 차광석이 번역하여 1966년 7월에 보건성에서 펴냈다.[12] 여기에 사상인식물류(四象人食物類)[13]가 있다. 한두정(韓斗正) 선생은 1941년에 『상교현토 동의수세보원』을 발간하면서 보유(補遺)에 이와 거의 같은 자료(食物類)를 넣은 바 있으니, 출판시기로는 한두정 선생의 《수세보원》7판본이 〈보건성본〉보다 앞선다. 이런 자료들을 중심으로 동무 공 관련 저술에 나오

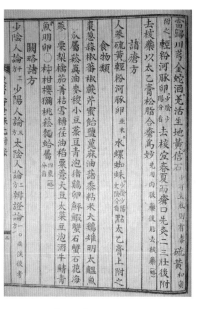

『상교현토 동의수세보원』1941.

---

10) 김주,『성리임상론』대성문화사 1997.
11) 이강재,『수세보원 들춰보기』행림서원 2021. 7. 27. p.80~82
12) 량병무/차광석,『동무유고(東武遺稿)』보건성 1966. 7.
13) 〈東武遺稿〉
　　四象人食物類
　　少陰人宜 棗蔥蒜椒蕨芹蜜飴鹽茋麻油諸黍粘米犬鷄雉明太鮸魚
　　少陽人宜 瓜菘眞油麥小麥小豆稷菜豆淸泡猪生鷄卵鮃鰕蟹石蟹石花海蔘
　　太陰人宜 栗茄梨檎菁桔梗雪餹荏油稻粟薏豆泡大豆太菜酒牛鯖明卵
　　太陽人宜 柿柑櫻獼猴桃茋麵蚌蛤屬

는 음식물을 종합하고 분류하여 표로 정리하였는데, 아래 표는 정용재 원장의 논문[14]에 있다.

동무 이제마의 사상인 식이법

四象人	食物(宜)	忌(금기)
少陰人	棗(대추), 蔥(파), 蒜(마늘), 椒(후추), 蕃椒(고추), 蕨(고사리), 芹(미나리), 蜜(꿀), 飴(엿), 鹽(소금), 萆麻油(피마유), 藷(감자), 黍(메기장), 粘米(찹쌀), 犬(개고기), 鷄(닭고기), 鴈(기러기고기), 雉(꿩고기), 明太(명태), 鰛魚(정어리)	猪(돼지고기), 麵(메밀국수), 生冷(날 것과 찬 것)
少陽人	瓜屬(오이종류), 菘(배추), 眞油(참기름), 麥(밀), 小麥(보리), 麥芽(엿기름), 小豆(팥), 稷(기장), 菉豆(녹두), 淸泡(녹말묵), 猪(돼지고기), 猪肝(돼지간), 生鷄卵(날계란), 鮮(광어), 鰕(새우), 蟹(게), 石蟹(가재), 石花(굴), 海蔘(해삼)	鷄(닭고기), 蒜(마늘), 生薑(생강), 胡椒(후추), 酒(술), 糖(엿), 蜜(꿀), 蛇(뱀), 狗(개고기), 鹿血(사슴피), 獐肝(노루간), 辛熱等屬(맵고 뜨거운 음식류)
太陰人	栗(밤), 茄(가지), 梨(배), 檎(사과), 菁(무), 桔梗(도라지), 雪糖(설탕), 荏油(들기름), 稻(벼), 粟(조), 薏(율무), 蓮根汁(연근즙), 豆泡(두부), 大豆(콩), 太菜(콩나물), 酒(술), 牛(소고기), 鯖(청어), 明卵(명란)	麵(메밀국수)
太陽人	柿(감), 柑(귤), 櫻(앵두), 獼猴桃(다래), 菘(배추), 麵(메밀국수), 蚌蛤屬(조개류), 木瓜(모과), 蓴(순), 蕎麥(메밀), 鯽魚(붕어), 菜果屬(야채과일종류)	酒(술), 厚味(기름진 음식)

정리된 표를 보니 음식물이 꽤 많다. 이처럼 사상인식물류는 사상인식이법이 동무 공에 의해 체계적으로 연구되었고 생전에 정립되어 있었음을 보여준다. 위에 염태환 선생이 책에 실은, 권도원 선생의 자료에 나열된 음식들이 상당 부분 사상인식물류에서 유래하고 있음도 알 수 있다. 물론 약간, 이로운 것과 해로운 것, 혹은 다른 체질 사이로 출입이 있긴 하지만 말이다.

여기까지 이어온 글의 진행으로 보면 '권도원 선생의 세계 최초' 주장은 다소 과장되었다는 것을 알 수 있다. 권도원 선생은 사상인식물류를 참고하면서 동물계의 법칙에 주목했다. 육식동물과 초식동물이 뚜렷하게 구분되는 점 말이다. 그래

14) 정용재, 「사상인식이법이 8체질식이법의 형성에 미친 영향에 대한 고찰」 2011.

서 태양인인 금양체질과 금음체질은 육식을 일절 금지시키고, 태음인인 목양체질과 목음체질에게는 해산물을 제한하는 원칙을 세웠다. 권도원 선생이 조직한 8체질식이법은 그런 원칙 아래에서 동무 공이 남긴 자료를 재배치한 결과물이라고 짐작한다. 그리고 임상에서 환자들을 통해 확인하면서 수정되고 보완되었다.

먹다

사람이 자신의 감정을 조절하고 통제하는 일은 먹고 싶은 것을 참는 일보다는 훨씬 어렵고 힘들다. 동무 공은 깊은 병의 근원이 감정(哀怒喜樂)과 욕심임을 알았고 그것을 강조했다. 권도원 선생은 대중에게 그것을 강조하는 일이 어려운 것임을 일찍 깨닫고 '먹는 것에 대한 절제' 쪽으로 방향을 선회했다고 생각한다. 하지만 이 방법도 그리 녹록하지는 않다.

먹는 것은 기본적으로 생존을 위한 본능이다. 유튜브(YouTube)는 현 시대의 창(窓)이다. 그리고 대세는 먹방이다. 그런데 한편으로 연합뉴스가 2023년 7월 13일에 보도한 '지구촌 식량난 악화' 기사에서, 「2023 세계 식량안보 및 영양 현황(SOFI)」 보고서에 따르면, 기아에 직면한 인구는 평균 7억 4천만 명 정도이며, 식량을 지속적으로 공급받지 못한 인구도 24억 명 정도라고 한다. 2022년 11월 15일에 세계 인구가 80억 명을 돌파했는데, 세계 인구 중 9.3% 정도는 기아에 직면해 있고 30%에게는 정상적으로 식량이 공급되지 않는다는 것이다. 글로벌 지구의 중요한 특징인 양극화는 이곳에서도 여지없이 통한다.

탐욕스러운 먹보들에게 절제하고 또 가려서 먹으라고 참견하기도 어렵고, 눈앞에 절박한 생존문제에 직면한 사람에게 체질식을 권고한다는 것은 애당초 시도해 보기가 쉽지 않으며 욕먹을 일인지도 모른다.

말과 문화

다음 쪽의 문장들을 보고, 괄호 안에 들어갈 말을 생각해 보자.

아편을 (   ).

연탄가스를 (   ).

그는 벌써 여러 여자를 (   ).

나는 마음을 독하게 (   ) 그녀를 외면하였다.

네 살 (   ) 아이.

솜이 물을 (   ) 무겁다.

하루 종일 욕만 되게 (   ).

체육 대회에서 우리 반이 일 등을 (   ).

남은 이익은 모두 네가 (   ).

뇌물을 (   ) 탈세를 눈감아 주다.

상대편에게 먼저 한 골을 (   ).

경리 직원이 회사의 공금을 (   ).

사과에 벌레가 많이 (   ).

이 고기에는 칼이 잘 (   ) 않는다.

약속을 잊어 (   ).

얼굴에 화장이 잘 (   ) 않고 들뜬다.

노예처럼 부려 (   ).

공사에 철근이 생각보다 많이 (   ) 걱정이다.

야구공으로 유리를 깨 (   ).

그 노릇도 이젠 해 (   ) 힘들다.

부모님의 유산으로 사업을 시작하니 내가 너보다는 한 수 (   ) 들어가는 셈이지.

내가 시키는 대로만 하면 적어도 천만 원은 (   ) 떨어질 수 있을 거야.

음식을 배불리 (   ).

우리가 익히 알고 있듯이 괄호 안에 들어갈 말들의 기본형은 '먹다'이다. 먹는다는 말을 이렇게 다양한 의미로 쓰는 민족은 아마도 우리 한민족 말고는 없을 것 같다. 들어가고 삼키는 유형 무형의 모든 행위에 쓰는 것도 모자라, 차지하고 정복하고 심지어는 망치는 행위까지도 먹다를 쓴다.

왜 그럴까? 어떤 학자는 이런 현상의 원인을 보릿고개로 표현하는 우리 민족의 오랜 배고픔의 역사에서 찾았다. 그리고 그것을 보편적인 한국인들의 식탐 경향과 연결 지어서 말한다. 즉, 옛날에 지지리도 못 먹고 살아서 대리만족 삼아서 먹다와 유사한 행위를 무조건 먹다로 표현하고, 오랜 배고픔의 기억이 유전자로 남아서 이것저것 먹을 것을 탐한다는 것이다. 제법 그럴싸한 해석이다. 과연 그럴까? 사실 인류의 역사 속에서 어떤 민족, 어느 나라든지 소수의 지배층을 제외하고 배불리 먹고 산 서민들은 없었을 것이다. 유독 한반도에 정착한 우리 민족만 배고팠던 건 아니라는 말이다.

체질학은 역사와 문화 속에서 체질이 남긴 단서를 잡는다. 우리의 언어 속에서 먹다가 '음식을 먹다'라는 기본적인 의미를 넘어 다방면에 광범위하게 쓰이는 현상에는, 우리 민족의 구성원 중 다수가 먹는 것을 대단히 즐기는 사람들이라는 의미가 숨어 있다고 생각한다. 배가 고팠기 때문에 먹다에 목을 맨 게 아니라, 늘 잘 먹기 때문에 먹다와 연관된 것이라면 무심코 먹다를 붙여서 이해했다고 추측할 수 있다. 즉 우리 민족은 넘치는 섭취 욕구를 지닌 사람들의 분포가 많다는 뜻이다.

무엇이든지 잘 먹고 소화를 잘 시키는 사람들은 비교적 여유롭고 너그러운 반면에 음식에 탈이 잘 나는 사람들은 비교적 까칠하고 까다롭다. 여기에서 주의해야 할 것은 잘 먹고 소화를 잘 시키기 때문에 너그러워졌다거나, 먹는 것마다 탈이 잘 나서 까칠해졌다고 이해해서는 안 된다는 것이다. 잘 먹고 여유로운 경향이나, 먹는 것에 탈이 잘 나고 까다로운 특징은 그런 사람들이 본디 지닌 성질이다. 바로 그런 사람들의 체질이다.

일침이약삼식

한의학에 일침이구삼약(一鍼二灸三藥)이라는 말이 있다. 이 말은 해석하는 사람에 따라 여러 가지 의미로 푼다. 질병을 치료할 때 선택하는 순서로 보기도 하고, 급한 병과 만성병에 대처하는 방법의 순서이기도 하며, 침과 뜸 약이 하늘과 땅 그리고 사람을 상징한다는 천지인(天地人) 사상을 동원하기도 한다. 나는 침과 뜸 그리고 약이 치료 효과를 나타내는 신속함의 순위를 매긴 것이라고 이해한다.

8체질의학의 치료 도구는 체질침과 체질한약 그리고 체질영양 이렇게 세 가지이다. 그래서 나는 일침이구삼약을 변형해서 일침이약삼식(一鍼二藥三食)이라고 해 보았다. 물론 이것은 각각의 치료법이 나타내는 치료효과의 빠르기 순서이다. 하지만 세 번째에 놓인 체질영양(법)이 세 번째로 중요하다는 의미는 아니다.

체질침을 시술하는 행위는 우리 몸에 대한 가장 적극적인 개입이다. 우리 몸의 면역체계를 조절하기 때문이다. 체질침은 우리 몸이 처한 불균형을 해소하는 방법인 억강(抑强)과 부약(扶弱)을 동시에 수행할 수 있다. 즉 보법(補法)과 사법(瀉法)의 두 가지 치료가 가능한 것이다.

체질약물이나 체질영양법에는 사법이 없이 보법만 있다. 그러므로 체질침에 비해서 치료 속도가 상대적으로 느리다. 그런데 우리는 침을 맞지 않고도, 약을 먹지 않아도 살 수 있지만 영양을 섭취하지 않고는 살 수 없다. 8체질 치료에 있어 영양법은 선택이 아니라 필수인 것이다. 침과 약으로 제 아무리 훌륭한 치료를 한다고 해도 체질영양법 즉 체질식사법을 잘 지키지 않으면 그 치료효과를 지속시키기가 어렵다. 장기적인 치료가 필요한 만성병, 난치병일수록 체질식사법을 철저하게 지켜야 한다.

만약 체질식사법을 잘 지키는 바탕 위에서 체질침과 체질약물 치료를 받으면, 침과 약과 밥이 삼위일체가 되어 그의 몸을 근본적으로 변화시키게 된다.

체질영양

8체질의학에서 보는 영양은 서양과학의 영양과는 개념이 다르다. 체질이란 내장구조이고 내장구조에서 각각의 내장은 강약의 순서에 따라 배열된다. 그리고 모든 음식은 몸 전체와 전 내장을 하나로 보는 영양공급이 아니고, 위의 영양이 되는 음식, 간의 영양이 되는 음식, 폐의 영양이 되는 음식 등 각 장기별 영양의 공급이라는 것이다. 즉 사람이 섭취하는 음식물은 그 음식물을 필요로 하는 장기가 각각 정해져 있다는 뜻이다.

권도원 선생은 "영양분은 인간의 내장기능을 돕는 역할을 한다는 인식과 인간의 내장은 8체질별로 강약의 배열에 의해서 각각 다르다는 것을 인식해야만 한다. 약한 장기에는 영양소를 공급해야 하고, 강한 장기에는 영양소를 공급할 필요가 없다."[15]고 하였다. 또 "선천적으로 위를 강하게 타고난 체질은 위의 영양이 되는 음식을 단절하고, 폐를 강하게 타고난 체질은 폐의 영양이 되는 음식을 단절하는 반면에, 그 체질들이 약하게 타고난 장기들의 영양이 되는 음식을 공급함으로 병의 원인이 되는 후천적인 과불균형을 미연에 막아야 된다."[16]고 하였다.

그런데 이렇게 실천한다면 혹 영양이 결핍되지 않을까 염려할 수 있겠지만, "체질적인 영양공급이 지속될수록 오히려 균형 짜인 영양이 될 뿐 결핍이 될 수 없으며 환자의 경우에도 치유속도가 가속화하게 된다."고 하였다. 이런 체질영양법을 위해서 각 장기별로 음식분류가 선행되어서, 각 체질이 먹어야 하는 음식과 먹어서는 안 되는 음식이 결정되어 있다.

체질식

체질식(體質食)이란 체질별로 분류된 유익한 식품과 해로운 식품에 따라서 유익한 방향으로 식생활을 하는 것이다. 이것은 일반적인 영양법에서 보면 아주 극단적인 편식이다. 그렇다. 체질식은 매우 적극적인 편식이다.

먹는 것은 생존을 위한 본능이고, 한민족은 본디 먹는 것에 관심을 가진 사람들의 비율이 높다. 그러니 어떤 목적 어떤 이유로 먹는 것을 억제해야 하는 것은 쉬운 일이 아니다. 설사 그것이 자신의 건강과 질병 치료를 위해 중요하다고 설득한다 하여도 실천해야 하는 당사자에게는 대단히 어렵다. 체질침은 의사가 직접 시술하고 체질약물도 치료하는 사람이 준비해서 준다. 하지만 체질식은 오로지 치료를 받는 사람의 몫이다. 의사가 관여할 수 있는 영역이 상대적으로 좁다. 그러니 의사는 환자를 만날 때마다 계속 잔소리를 할 수밖에는 없다. 8체질의학을 기반으로 해서 환자를 치료하려고 할 때 가장 어려운 부분이 체질식 지도라고 생각한다. 많은 환자들이 이것을 견디지 못하고 치료과정에서 탈락한다. 그래서 8체질의학

---

15) 8체질의학과 음식③,『자연의학』1996. 6.
16) 8체질의학론 개요,『동방학지』〈106집〉연세대학교 국학연구원 1999. 12.

치료를 표방하는 의사들이 체질식 지도를 적극적으로 하지 않는 경우도 많다. 참 애석한 현실이다. 8체질 의사는 질병과도 싸워야 하지만, 기존에 구축된 '상식이라 는 거대한 벽'과도 싸워야만 하는 것이다. 8체질의학 치료는 의사에게도 환자에게 도 어려운 길이다.

체질섭생

섭생(攝生)이란 건강관리를 잘하여 병에 걸리지 않고 오래 살기를 꾀하는 일이다. 체질섭생이란 체질식이라 불리는 체질영양법에 생활과 환경 속에서 주의하거나

토음체질 섭생표 예시

토음체질(GASTROTONLA)
○○ : 반드시 필요한 음식　　　○ : 유익한 음식 △ : 자주 먹으면 해로운 음식　　　× : 해로운 음식　　　×× : 절대 금해야 할 음식

○○	돼지고기, 복어
○	우유(冷), 치즈, 계란 흰자, 흰살생선, 조개류, 굴, 새우, 게(갑각류), 완두콩, 강낭콩, 팥, 백미, 보리, 메밀, 메조, 녹두, 호밀, 카놀라유, 올리브유, 포도씨유, 푸른잎 채소(배추, 양배추, 상추 등), 고사리, 오이, 무청, 취나물, 미나리, 애호박, 아보카도, 두릅, 수박, 메론, 캠벨포도(한국포도), 청포도, 참외, 딸기, 바나나, 파인애플, 키위, 석류, 블루베리, 감, 복분자, 크랜베리, 영지버섯, 산수유, 알로에, 비타민E, 포도당가루, 포도당주사, 찬물(음용), 알칼리성 음료수, 얼음, 은(銀), 내쉬기를 길게 하는 호흡
△	쇠고기, 버터, 계란 노른자, 민물생선(장어, 미꾸라지), 붉은살 생선, 메주콩, 청국장, 수수, 옥수수, 밀가루, 율무, 귀리, 콩기름, 옥수수유, 무, 당근, 연근, 우엉, 시금치, 깻잎, 부추, 파프리카, 노란 호박, 가지, 일반 버섯류, 설탕, 김, 배, 파파야, 오디 열매, 복숭아, 자두, 체리, 앵두, 살구, 구기자, 모과, 스쿠알렌, 비타민C, 카페인 음료, 녹차, 율무차, 모과차, 코코아(초코렛), 맥주, 와인, 금(금니), 옥(玉), 수영(냉수욕), 사우나탕(땀내기), 일광욕, 등산(자연림)
×	도토리, 누룽지, 들기름, 참기름, 마, 비트, 토마토, 마늘, 상황버섯, 유자, 매실, 오미자, 칡, 비타민A · B · D, 국화차, 더운 물(음용), 산성수, 가공 음료수, 위스키, 데킬라, 보드카, 막걸리, 청주, 소주, 들이마시기를 길게 하는 호흡
××	닭고기, 오리고기, 개고기, 염소고기, 은행, 호두, 밤, 잣, 현미, 찹쌀, 감자, 고구마, 도라지, 토란, 더덕, 고추, 파, 양파, 생강, 계피, 겨자, 후추, 카레, 미역, 다시마, 사과, 귤, 오렌지, 자몽, 레몬, 라임, 망고, 산삼, 인삼(홍삼), 꿀, 대추, 부자, 생강차, 대추차, 쌍화차, 인삼차(홍삼차), 술, 담배

실천해야 할 사항들을 추가한 것으로, 음식뿐만 아니라 사람의 삶에 있어서 취미, 운동, 주거환경, 약물, 직업, 배우자, 자녀 등의 요인들도 서로 맞거나 맞지 않는 것이 있다. 이런 모든 관계 속에서 맞지 않아 해로운 인자는 우리 몸에 불균형을 유발하게 되고 질병을 발생시키는 중요한 원인이 된다.

8체질론에 따라 진료하는 곳에서는 환자의 체질을 감별한 후에 체질섭생표를 준다. 각 체질의 체질섭생표에는 기본적으로 먹어서 해가 되는 음식과 먹어서 유익한 음식이 분류되어 있다. 그리고 추가적으로 실천해야 할 사항들이 권고되고 있다.

3000배

가야산호랑이라 불린 성철(1912~1993) 스님이 입적하기 전에 해인사 백련암에 계실 때, 스님을 만나고 싶은 사람들에게 "먼저 절돈 3000원을 내고 오라."고 했단다. 해인사 대웅전에서 3000배를 올리고 오라는 뜻이었다. 이 이야기를 듣고서, 108배도 어려운데 3000배라니 과연 어떤 의미일까 혼자 생각해 보았다.

먼저, 그 정도로 정성을 쏟을 수 있는 사람이라면 아주 절박한 고민이 있을 것이다. 그러니 만나준다. 다음으로, 그 정도로 정성을 쏟는 사람이라면 우선 자신을 낮추는 자세가 되어 있다. 그러니 만나준다. 또 하나, 몸과 마음을 집중해서 3000배를 하다가 보면 자신의 문제에 대한 해법을 스스로 찾게 된다. 큰스님 뵐 필요가 없다.

8체질의학에서 체질식이란 성철 스님의 3000배 권고와 비슷하다. 먼저, 질병의 고통에서 탈출하고 싶은 절실한 마음을 품은 사람에게 필요하다. 다음, 욕심을 버리고 정성을 기울여서 절제하는 삶으로 자신의 태도를 변화시켜야 한다. 그렇게 충실하게 열심히 체질식에 전념하면 어느 순간 자신의 몸이 건강한 상태로 변하고 있음을 깨닫게 된다. 의사를 만날 필요가 없어지는 것이다.

믿음

사람이 행하는 모든 일에는 그 바탕에 믿음이 있다. 이 믿음이 사람을, 위대한 것을 이루도록 이끌고 또한 사람을 추악하게 만들기도 한다. 그렇게 사람들은 저마다의 수준과 처지에 따라 갖게 된 신조에 따라서 산다. 그것은 삶을 지탱하는 일종의 종교 같은 것이다. 제도화된 것이든 형체가 없는 것이든 말이다.

가치란 항상 상대적이니 무엇이 좋은 믿음이고 또 나쁜 믿음인지 단정할 수는 없을 것이다. 결국 삶을 살아간다는 것은 '무엇을 믿고 사느냐, 어떻게 믿고 사느냐.' 믿음의 문제이다. 그런데 다른 사람이 가진 믿음에 간섭하지 않는 것, 가진 믿음이 다르다고 싸우지 않는 것, 인류의 역사에서 이런 덕목은 잘 실천되지 못했다. 대중은 개구리밥 같이 쉽게 한쪽으로 쏠리고, 선동가들은 이 점을 늘 이용하기 때문이다.

유비빔 씨

2022년 5월 17일 화요일, 채널S의 예능 프로그램인 「진격의 할매」에 전주에서 올라온 유비빔 씨와 김연수 씨 부부가 등장했다. 부인인 김연수 씨의 고민 토로인데, 남편인 유비빔 씨는 비빔이라는 이름에 큰 애착을 가져 2015년에 원래 이름인 유인섭에서 유비빔으로 개명을 했다고 한다. 그런 후에는 큰아들의 이름을 비빔의 한자어인 융합으로 개명시켰고, 딸은 영어 버전으로 퓨전이라고 바꿔주려고 했으나 이미 출가를 해서 실패했다는 것이다. 아들과 딸도 비빔으로 바꾸고 싶었으나 법적으로 부모와 자녀의 이름이 같을 수는 없어서 다른 방법을 찾았다는 것이다.

그러다 이제는 부인을 비빔으로 개명시키려고 괴롭히고 있다는 것인데, 김연수 씨는 부모님이 지어준 이름이 마음에 든다며 남편의 개명 제안을 거부하고 있다. 그럼 유비빔 씨는 왜 비빔이라는 이름에 꽂혔던 것일까. 10년을 원인 모를 병으로 고생하다가 비빔으로 이름을 바꾼 후에 눈에 띄게 건강이 좋아졌다는 것이다.

채식

유비빔 씨 이야기를 접하고 나는, 1988년 무렵에 TV 프로그램에 등장해서 육식을 금지하고 채소와 과일 그리고 잡곡 위주의 식사에 대한 중요성을 설파하던 이

상구 박사 생각이 났다. 그는 안식교에 입교하여 육식을 멀리하게 되면서 건강이 좋아졌던 자신의 경험을 바탕으로 채식 전도사로 나섰던 분이다.

또 한 분이 있다. 현미 채식 전도사로 유명한 황성수 박사다. 그는 식이요법을 통해 성인병을 예방할 수 있다는 것을 홀로 깨닫고, 1991년부터 채식을 시작했는데 채식을 하면서 힘이 솟고 머리가 맑아졌다. 그래서 환자들에게도 현미 채식을 권유해왔다는 것이다. 이 분의 슬로건에는 '현미'가 앞에 나온다. 물론 이 분도 핵심은 채식인데 이상구 박사와 다르게 보이고 싶었던 것 같다. 두 분 모두 의학박사이므로 대중이 갖는 관심이 더 각별하다고 생각한다.

그런데 8체질론을 바탕으로 본다면 이 두 분의 경험을 이해하기가 쉬워진다. 두 의학박사님은 본디 육식을 하면 안 되는 체질일 것이다.

결론적으로 말한다. 모든 가치는 상대적이다. 채식주의가 누구에게나 보편적으로 옳다는 학문적인 근거는 없다고 본다. 순전히 개인적인 경험에서 출발한 것일 뿐이다. 오히려 위 두 분의 가르침을 맹목적으로 따랐던 많은 사람들이 건강을 잃었고, 각종 알레르기 질환을 얻어 고생했다는 것을 잘 알고 있다.

체질학교

2011년 7월에 의료협동조합의 일원이 되었을 때, 우리 조합은 어떤 특징과 차별성을 가져야 할 것인지를 제일 먼저 고민했다. 나는 좀 조심스럽고 한편 걱정이 있었는데 조합의 경영진이 '8체질'이란 아이템에 대해서 쉽게 공감해 주었다. 그래서 한의원을 개설하기 전에 먼저 조합원을 위한 '체질학교'를 시작했다. 그런데 체질학교를 하면서 황성수 박사가 우리 조합에 이미 다녀갔다는 것을 알게 되었다. 참 난감했다. 나중에 보니 황성수 박사는 의료협동조합 연합회에 속한 회원 조합들을 순회하며 강연을 했던 것이다.

2013년 3월부터는 「의료인을 위한 체질학교」를 시작했는데, 그때 수원조합에 근무하는 동료가 강의를 들으러 왔다. 그가 내 강의를 들으러 온 이유는 이랬다. 황성수 박사의 현미 채식 강의를 듣고 열심히 실천했는데 몸과 얼굴 두피에 피부염이 생겼다는 것이다. 그냥 일이 바빠 피로가 쌓이고 또 스트레스가 많아 그렇거

283

체질섭생 體質攝生

니 생각하고 지냈는데, 강의 공고를 보고 문득 자신의 몸이 궁금해졌다는 것이었다. 그는 토음체질(Gastrotonia)이었다. 채식은 그에게 맞았지만 현미밥을 매일 해 먹었으니 탈이 생겼던 것이다.

빵

나는 어릴 적부터 빵을 좋아했다. 그리고 1991년 여름에 군에서 제대한 이후부터 지금까지 아침으로 빵을 먹는다. 그러니 아침에 빵을 먹은 것이 32년째이다. 빵과 우유이거나 빵과 커피이다. 물론 아침의 빵이 처음부터 체질을 고려한 선택은 아니었다. 그러다가 1998년에 체질을 스스로 확정하고, 해산물과 잎채소를 삼가고 육식과 뿌리채소를 먹는 것이 중심인 목음체질(Cholecystonia) 체질식을 엄격하게 지키기 시작한 것이 20년을 넘었다. 소화와 배출 그리고 건강검진의 혈액검사 수치에 별 이상이 없다. 물론 현재 복용하는 약도 건강보조식품도 전혀 없다. 나는 양약이든 한약이든 약 먹기를 아주 싫어한다. 그래서 내가 체질침을 한다는 것이 얼마나 다행인지 모르겠다. 몸에 이상스런 징후가 생기면 체질침을 자가 시술해서 해결한다.

만약 나의 경험을 토대로 밀가루빵과 육식 전도사로 나선다면 두 의학박사님의 태도와 같은 것이다. 하지만 내 배경에는 8체질론과 체질의학이 있다. 사람의 다름을 안다는 것이다. 아는 동료 한 사람이 한의대 학생일 때, 원래와 정반대의 체질로 감별을 받고 열심히 육식을 했다. 그랬더니 한 3년 후에 아토피성 피부염이 생겼다고 한다. 결과적으로 너무 어리석은 실험이 된 셈이지만 그는 좀 특이한 방법으로 자기의 체질을 제대로 찾게 되었던 것이다.

신조어

영어 사전에서 우리나라의 소주를 찾아보면 있을까? 어떻게 검색해야 할까? 'korean liquor'로 해야 하나? 아니면 소리 나는 대로 'soju'로 찾아보면 될까? 2008년에 미국의 메리엄 웹스터(Merriam-Webster) 영어사전에 'soju'가 공식적으로 올라갔다. 이렇게 사전에 새 단어들이 추가되는 것은 국지적인 문화가 보편성을 획득하는 과정이기도 하고, 또는 복잡하게 변화하는 현대 사회문화 현상의 반영이기도 하다.

페스카테리언(pescatarian)이라는 신조어가 있다. 이 단어는 '물고기(pesca)'와 '채식주의자(vegetarian)'의 합성어로 '채식주의자 중에서 해산물을 먹는 사람'이라는 뜻이다. 채식주의자라면 채식만 먹는 사람들이 아닌가?

채식주의

동물성 단백질을 일절 먹지 않는 엄격한 채식주의자를 '비건(vegan)'이라고 한다. 이들은 우유나 달걀도 먹지 않고, 어떤 이들은 실크나 가죽같이 동물에게서 원료를 얻는 제품도 사용하지 않는다.

그런데 채식주의(菜食主義, vegetarianism)도 하위 분류로 가면 여러 다른 형식과 방법의 채식주의들이 있다. 예를 들면 유제품, 동물의 알, 생선, 꿀, 흰 살코기, 붉은 살코기, 열매와 씨앗 등에서 몇 가지를 추가로 더 먹을 것인지 말 것인지의 차이로 분류하는 방법이다. 이런 여러 채식주의의 근거는 생태주의, 반자본주의, 자연보호, 정신수양, 종교적 신념, 건강목적 등 다양하다.

동물성 단백질을 거부하는 채식주의를 들여다보면 이렇다. 잎채소도 먹고, 뿌리채소도 먹고, 버섯도 먹고, 콩도 먹고, 현미도 먹고, 보리도 먹고, 두부도 먹고, 토마토도 먹고, 바나나도 먹고, 사과도 먹고, 포도도 먹는다. 그렇다면 단지 고기만을 거부하는 이런 방식의 식사법이 과연 적절한 것일까? 그리고 채식주의자들이 왜! 우유도 먹게 되고, 계란도 먹고, 바닷물고기도 먹고, 흰 살코기도 먹고, 붉은 살코기까지 골라서 먹게 된 것일까?

음식의 쓰임

8체질론에 따른 체질영양법에 근거하여 보면 위에 예를 든 '해산물 채식주의자'의 처지를 잘 이해할 수 있다. 채식을 하면서 동물성 단백질을 단절했던 사람들 중에서 자신들의 몸에는 해산물이 해롭지 않음을 경험을 통해 스스로 깨닫기 시작했고 그런 인식을 지닌 그룹이 생겼다는 것이다.

사실은 동물성 단백질 말고, 채소나 곡류도 저마다의 쓰임이 다르다. 8체질론에 따르면 소고기는 폐(肺)를 보강하고 돼지고기는 신(腎)을 돕는다. 고등어는 간(肝)을 이롭게 하고 굴은 신장(腎臟)으로 간다. 상추는 간(肝)을 보하고 무는 대장(大腸)을 돕는다. 보리는 위열(胃熱)을 식히고 메밀은 대장(大腸)의 힘을 억제한다. 육류와 해산물, 곡류와 채소류로 같은 카테고리에 들어있다 하여 동일한 성질을 가지지는 않았다는 것이다.

먹기천국

양파가 풍년이 들면 양파즙이 유행한다. 밭을 통째로 갈아엎으려니 너무 화나고 슬프고 아깝고, 탕제원의 솥에 집어넣는다. 양파재배 농민들의 친척들이 영업요원이 된다. 방송 프로그램에 나오는 패널들도 가세한다. 그렇게 유행이 한 차례 지나간다. 우리 한반도에서는 이렇게 먹을 것과 관련한 유행이 잦다. 장사치들의 상술도 한몫 거든다. 쇳가루가 섞였든지 어쨌든지 비싼 놈은 비싼 대로 싼 것은 싼 맛에 사람들의 목구멍으로 들어간다. 음식도 그렇고 약도 그렇고 보양식도 그렇고 건강식품도 그렇고 정력제도 그렇고 줄기차게 먹어댄다. 현대의 한반도는 단연 먹기천국이다.

체질을 알고 싶어서 오는 사람들도 그렇다. 자기의 체질을 안 후에 무엇을 잘 먹고 살아야 하는지가 궁금하지, 무엇을 먹지 말아야 할 것인지에 대해서는 아예 관심이 없거나 짐짓 무시하려고 든다. 체질식의 근본원리는 자기절제이다. 즉 금지(禁止)가 기본이다. 우리 한민족 중 높은 비율을 차지하는 사람들이 음식에 대한 절제력이 몹시 약하다. 먹고 싶은 욕구가 강해서, 반대로 먹지 말아야 할 것을 실천하는데 어려움을 겪는다. 이것이 체질의학 임상의가 진료실에서 매일 부딪히는 현실이다.

토마토 처방 뽕 처방

해독 쥬스가 유행했다. 당근 양배추 브로콜리 토마토에 사과 바나나를 함께 갈아서 마시라는 것이다. 그런데 해독한다는 주장만 있을 뿐 이 쥬스가 어떻게 몸 안의 독소를 없애주는지 명확한 근거가 있는 것 같지는 않았다.

과일이나 열매를 이용하는 처방이 한의서에 있다.

과일을 이용하는 대표적인 처방은 이붕고(梨硼膏)이다. 배와 꿀을 이용해서 만든 약으로 오래도록 낫지 않는 기침에 쓴다. 체질론으로 보면 이것은 폐가 약한 목양체질에게 아주 적합한 약이다.

매실의 껍질을 벗기고 짚불 연기에 그을려 말리면 오매(烏梅)가 된다. 기침이나 설사를 멈추게 하는 효능이 있다. 이것은 폐와 소화기가 약한 수음체질에게 좋은 약이다.

뽕나무 열매인 오디를 상심자(桑椹子)라고 부른다. 영화배우 이대근 씨는 영화 「뽕」으로, 탤런트 조형기 씨는 「뽕 2」에 출연해서 남자배우로서 특별한 이미지를 얻었다. 오디를 우유나 요구르트와 함께 갈아서 먹으면 목음체질 남자에게 아주 좋다고 적극 추천하던 동료가 있었다. 전북 정읍에 계신 분이다.

남자에게 좋긴 좋은데 설명할 도리가 없다던 산수유는 구기자와 생김새나 효능이 비슷하다. 그런데 산수유를 약으로 쓸 때는 씨를 빼야 하고 구기자는 씨째로 쓴다. 산수유는 예로부터 용인산을 으뜸으로 쳤다. 임금님 진상품이었는데 용인 산수유는 씨를 빼는 독특한 방법이 있었다. 관내의 처녀들을 모아서 일일이 산수유를 입에 머금었다가 씨를 빼냈던 것이다. 산수유는 모든 남성에게 좋은 것이 아니고, 신장을 약하게 타고난 토양체질과 토음체질에게 좋고 금양체질에게도 도움이 된다.

세종대왕은 앵두를 즐겼다고 한다. 그래서 맏아들인 문종이 세자 시절에 아버지를 위해 궁궐 후원에 앵두나무를 많이 심었다고 한다. 앵두는 동무 이제마 선생이 새로 만든 태양인을 위한 처방에 들어있다. 세종대왕은 어려서부터 고기를 무척 좋아했다고 한다. 마치 고기에 미친 것처럼 밥은 먹지 않고 고기만 먹는 때도 많았다는 것이다. 세종대왕은 당뇨와 합병증으로 30대부터 고생했다. 54세로 일찍 생을 마친 것은 육식 습관도 크게 영향을 미쳤을 것이다. 세종대왕이 지녔던 재능으로 본다면 세종대왕은 아마도 금양체질이거나 금음체질이었을 것이다.

8체질의학은

8체질의학은 절제와 금지의 의학이다. 8체질의학은 삶의 조건에서 특별히 음식에 집중한다. 이것은 8체질의학을 다른 의학 유파와 구분하는 뚜렷한 특징 중의 하나이다. 먹는 것에 대한 탐닉이 심한 한국사회에서 먹을 것을 권장하기보다 우선적으로 금지시키는 데 치중하는 8체질의학은 그 방면으로 독보적이다. 하지만 이것이 환자들에게 오히려 큰 부담이 되고, 치료를 지속하지 못하게 하는 요인으로 작용하기도 한다. 그렇다고 치료자는 식이지도를 포기해서는 안 된다. 체질식이는 모든 체질치료의 기본이기 때문이다.

나는 2013년 겨울의 초입에 아토피성 피부염으로 고생하던 초등학생 강OO 군에게 이렇게 말했다. '스무 살이 넘어 어른이 되었을 때도 아토피성 피부염을 가지고 있다면 그것은 평생을 이 병의 고통 속에서 살아야 한다는 뜻이다. 아토피성 피부염은 원래 고치기 어려운 병인데, 특히 성인이 된 후에도 남아 있는 아토피는 만성화되고 고질이 된 것이기 때문에 아주 어려운 병이 된다. 그러니 오늘 나를 만났고, 또 피부를 드러내지 않는 겨울철이니 이번 겨울방학을 통해서 열심히 치료해보자. 내가 꼭 고쳐주겠다.'

금양체질은 근본적으로 수줍음이 많고 노출되는 것을 꺼리며 고집이 세고 자존심이 강하다. 그래서 자신의 인식 속으로 새로운 체계를 들여놓기가 힘들다. 자신의 인식체계 밖에 있는 것들에 대한 문턱이 높다는 뜻이다. 하지만 일단 그 체계를 수용하겠다고 마음만 먹으면 그 다음에는 밖에서 별다른 참견을 하지 않아도 스스로 잘 통제하고 실천하는 경향이 있다. 나는 이 아이가 지금까지 받았을 상처와 아이의 자존심을 고려해서, 치료의 경과를 관찰하기 위해 필요한 사진촬영을 하지 않았다.

내원 첫날에 식이점검표를 주었다. 세 번째 내원하여 금양체질 섭생표를 주기 전까지는 체질에 맞지 않는 음식을 먹었지만 금양체질 섭생표와 식단을 준 이후에는 식사를 철저하게 잘 지켰다. 이런 기반 위에서 체질침 치료가 더욱 큰 효력을 발휘했다.

8체질의학은 새로운 길이다. 이 아이는 이때 두 달동안 음식을 절제하는 경험을 통해서 앞으로의 삶은 지난 십여 년과는 전혀 다른 새로운 길을 선택해야 한다는 깨달음이 생겼을 것이다. 육류와 밀가루음식과 유제품을 절대로 먹지 않겠다는 굳은 신념을 지니고 살아가야만 한다. 그것을 치료기간에 자신의 몸이 변화하는 것을 느끼며 관찰하고 겪었고 배웠다. 피부염의 거칠고 딱딱한 딱지로 덮였던 흉한 자신의 몸을 뽀얗고 부드러운 새살이 올라온 매끄러운 몸이 되도록 스스로 구원한 것이다. 8체질의학은 구원의 의학이다.

8체질의학은 성찰의 의학이다. 영양사인 엄마는 아이와 반대로 고기를 먹어야만 하는 체질인데 아이를 자극하게 될까봐 고기를 계속 먹지 않았다고 한다. 그랬더니 힘이 없고 쉽게 지쳐버린다고 했다. 아이뿐만 아니라 곁에서 지켜본 부모에게도 잘못된 식생활의 폐해에 대한 성찰의 계기가 되었을 것이다. 그리고 이 세상이 이렇게 서로 다른 개성을 지닌 사람들이 서로 다름에 대한 이해를 통해서 함께 조화를 이루며 살아가야 한다는 이치에 대해서도 알게 되었을 것이다. 8체질의학은 조화의 의학이다.

마음 바꿔먹기

권도원 선생이 체질식을 열심히 하라고 강조한 것은 체질식 열심히 해야 장수한다는 이야기는 아니다. 체질식을 잘 실천하면 건강해진다는 것은 맞지만, 환자에게 이렇게 권고하는 것이 편하고, 환자들이 듣고 싶어 하는 이야기이기 때문이라고 생각한다. 권도원 선생은 삶에서 실천의 방도를 구체적으로 제시했던 것이다.

체질식을 열심히 하면, 장수라는 목표에 앞서서 몸이 먼저 변하는 것을 느끼게 된다. 질병에 빠진 상태였다면 병을 이겨낼 힘이 생기고 병세가 호전된다. 병이 없었다면 몸과 마음이 깨끗해졌다는 것을 깨닫게 된다. 그 바탕은 바로 절제를 실천한 힘이다. 먹고 살아야 하는 본능을 넘어선 성취인 것이다. 그렇게 자신의 몸을 변화시킨 건 바로 마음의 변화였다는 것도 알게 된다. 그건 바로 애초에 품은 체질식 실천의 의지였던 것이다. 그리고 또 그에 앞섰던 것은 믿음이었다. 체질식이 자신을 건강하게 해줄 거라는 믿음 말이다.

먼저 믿었다. 이것이 시작이다. 믿지 않으면 실천할 수 없기 때문이다. 그리고 욕심을 참으며 버텼다. 그리고 반드시 먹어야 할 것을 지켰다. 그 일을 지속했다. 그런 다음에 자신의 몸이 깨끗하게 변한 것을 느끼게 된다. 또 체질식을 더 지속할수 있다는 자신감이 충만해진다. 그런 후에는 몸과 마음이 건강한 삶이다. 장수는 그 다음이다. 체질식의 근본원리는 자기절제이다. 아울러 출발은 '마음 바꾸기'[17]였다.

체질식을 철저히 하면 할수록 당연히 몸은 건강해진다. 그런데 체질식을 철저히 하면 할수록 삶은 좀 불편해진다는 아이러니가 있다. 내가 편하게 먹을 수 있는 음식의 영역과 범위는 점점 더 축소되고, 잘못 섭취한 음식으로 인한 민감(敏感) 반응은 더욱 더 선명해지기 때문이다. 하지만 이것은 내 몸의 면역이 제 할 일을 제대로 하고 있다는 증거이다.

체질한약

체질한약이 8체질의학의 주요한 치료도구[18] 중 하나이지만, 현재 8체질에 적합하게 조직된 한약 처방 체계는 별도로 없다. 체질한약은 사상의학 처방에서 원용(援用)해서 쓴다. 8체질의학의 출발이 체질침이었으므로 체질침이 다른 치료도구에 비해서 상대적으로 더 부각되기도 하였다. 그리고 무엇보다도 권도원 선생이 8체질에 적합한 한약을 적극적으로 연구하지 않았다. 8체질의 뿌리는 사상(四象)이고, 어차피 체질한약은 보약(補藥)의 개념[19]이므로 사상의학 처방에서 원용하는 것에 큰 무리는 없다고 생각한다.

조재의 씨가 주도한 신기회(新紀會)는 2000년 1월 15일에 상신한의원에서 공식적으로 출범했다. 권도원 선생의 차남인 권우준 씨가 서울과 부산 대구 등에

---

17) 체질식이 몸을 변화시킨다. 하지만 더 중요한 것이 있다. 체질식을 해야겠다고 결정하는 믿음, 결심, 의지이다. 의지가 체질식을 추동하는 에너지다. 그래서 몸이 변화하는 것이다. 결국 핵심은 '마음 바꾸기'인 것이다.
18) 체질침, 체질한약, 체질영양
19) 체질한약과 체질영양법으로는 보법(補法)만 할 수 있다.

서 회원들을 대상으로 강의를 했다. 그러다가 조재의 씨의 부탁을 받은 권도원 선생이 신기회 회원들에게 직접 강의한 것이 2001년 3월 3일과 3월 4일 이틀이다. 토요일과 일요일이었다. 권도원 선생은 첫날에는 체질침 1단방과 2단방에 관한 내용을, 둘째날은 14가지의 3단방 처방에 대하여 강의했다. 둘째날에 삼차신경통 처방[20]을 설명하면서 아래의 내용을 말했다.

것은 침으로 체질이 확정되기 전까지는 약을 쓰시지 말라는 거에요. 그리고 약을 쓰더라도 복잡하게 쓰지는 말아요. 그리고 지금 이야기 하는 약들은 치료제는 아니고 쓰시면 도움이 될 것입니다.

- 木陽體質 - 淸心蓮子湯
- 木陰體質 - 調胃升淸湯
- 土陽體質 - 獨活地黃湯
- 水陽體質 - 十全大補湯
- 水陰體質 - 十二味寬中湯

이것들이 가장 흠이 안 되는 처방들입니다.

권도원 선생 신기회 강의 / 2001년 3월 4일(일)

목양체질에 청심연자탕(淸心蓮子湯), 목음체질에 조위승청탕(調胃升淸湯), 토양체질은 독활지황탕(獨活地黃湯), 수양체질은 십전대보탕(十全大補湯), 수음체질은 십이미관중탕(十二味寬中湯)이다. 이렇게 다섯 체질의 처방만을 말했다. 금양체질과 금음체질은 한약 투여를 하지 말라고 직접적으로 권고하고 있고, 토음체질은 희소하다고 판단해서 빠진 것 같다. 이것이 창시자의 견해이긴 하지만 여기에 얽매일 필요는 없다고 생각한다.

사상인의 병증론에서 한증과 열증으로 구분한 것으로부터 8병근의 아이디어가 출발했다. 그리고 그것은 8체질로 이어졌다. 하지만 8체질에서 어떤 한 체질의 병증이 열증이나 한증으로 고정된다고 단정하거나 그렇게 이해하면 곤란하다. 그 체질의 경향성 정도로 받아들이는 것이 옳은 방법일 것이다.

소음인의 경우에 수양체질은 열증(熱證) 경향이고, 수음체질은 한증(寒證) 경향을 보인다. 다른 체질에 비해서 비교적 분명하게 구분되는 편이다. 그래서 수양체질

---

20) 목양체질에서 Ⅶ o Ⅴ o Ⅲ".이다. 알파벳 표기로는 ZFP이다.

에게는 팔물군자탕(八物君子湯)이나 십전대보탕을, 수음체질에게는 향사양위탕(香砂養胃湯)이나 십이미관중탕을 운용한다.

그런데 태음인의 경우에는 목양체질은 열증이고 목음체질은 한증이라고 파악하기가 애매하다. 평소 대변이 단단한 편이고 마황제보다는 갈근해기탕(葛根解肌湯)[21]이 늘 필요한 목음체질도 있는 것이다. 그리고 문제의 청심연자탕이 있다. 태음인 병증론에 등장한 청심연자탕은 근본도 없이 어디에서 뚝 떨어진 것처럼 보였다. 처방에 대한 구체적인 설명이 없던 것이다. 언뜻 처방의 구성이 조위승청탕과 비슷하기도 하다. 그래서 체형사상학회를 이끄는 허만회 원장은 '청심연자탕의 뿌리가 조위승청탕이라는 견해'를 한때 표명하기도 하였다.[22] 2000년에 〈함산사촌 동의수세보원 갑오구본〉을 통해서 구본의 내용이 알려지면서, 청심연자탕이 〈동의수세보원 사상초본권〉에 나오는 청심산약탕(淸心山藥湯)과 연관되어 있다는 것이 밝혀졌다. 그렇다고 청심연자탕의 운용법이 명쾌하게 해결된 것은 아니다.

염태환 선생이 엮어서 1975년에 펴낸 『동의처방대전』[23]에서 사상방편을 보면 '(27) 청심연자탕'이 나온다. 주치가 태음인의 사담열제(瀉膽熱劑)라고 되어 있고, 태음인의 목상인(木象人) 제2병태에 해당한다는 것이다. '목상인 제2병태'는 바로 목음체질이다. 목음체질은 담이 최강장기이니 담열을 해소하는 목표를 갖게 된 것이다. '목상인 제2병태'라는 용어를 통해서 보면 이건 염태환 선생이, 경희대학교 대학원에서 지도를 받았던 때에 권도원 선생의 가르침을 옮겨 놓은 것이라고 추론해볼 수 있다. 그러니까 1960년대 초중반부터 1970년대 초중반까지는, 권도원 선생이 사상방 청심연자탕을 목음체질에게 응용할 수 있는 처방으로 선택하였다는 것이다.

토양체질의 병근은 신허(腎虛)이고, 토음체질은 위실(胃實)이다. 그래서 보통 토양체질에게는 숙지황이나 산수유가 들어간 처방이 적합하고, 토음체질은 생지황이나 석고가 들어간 처방이 맞다. 그런데 토음체질은 양약이든 한약이든 아주 민감하게 반응하는 경우가 있다. '한약을 한 제 지었는데, 며칠 먹다가 다 먹지를 못하

---

21) 『동의사상신편』에 나오는 갈근해기탕이다.
　　갈근 3돈, 승마 2돈, 황금 행인 각1돈반, 산조인 길경 대황 백지 각 1돈
22) 2002년에 사상체질의학회에서 주관한 「임상강좌반」 강의에서 그렇게 말하였다.
23) 염태환, 『동의처방대전』 행림서원 1975.

고 늘 냉장고에 쟁여두고 있다.'는 사람들이 있다. 아마 토음체질이 그런 경우가 많을 것이다. 또 꼭 그렇지만은 않은 것이 십이미지황탕(十二味地黃湯)을 오래 쓰고 있는 토음체질도 있다. 토음체질은 모든 약에 민감하다는 것을 항상 염두에 두면서, '케이스 바이 케이스'로 대응해야 한다.

금양체질과 금음체질에게 체질한약을 주지 못하는 것은 아니다. 몇 가지 되지는 않지만 태양인에게 쓸 수 있는 처방이 있다. 대표적으로 미후등식장탕(獼猴藤植腸湯)과 오가피장척탕(五加皮壯脊湯)이다. 나는 금양체질에게는 숙지황과 산수유를 첨가해서 쓴다. 금양체질은 2약장기가 신장이니 그렇게 했다. 그리고 금음체질에게는 간혹 수양체질에게 주는 팔물탕 계통을 써보기도 한다. 동무 공에게서 향부자팔물탕(香附子八物湯) 처방을 받고 병을 고쳤던 최린의 경우도 있고 해서 말이다. 동무 공은 최린을 소음인으로 보고 계문(戒文)도 주었지만, 나는 최린이 금음체질이었을 거라고 생각한다.[24]

---

24) 최린은 소음인이 아니다. 『민족의학신문』〈1261호〉 2020. 11. 26.

28

8체질의학에서 면역

면역치료법

8체질의학의 치료는 면역치료라고 알려져 있다. 그런데 8체질 임상의가 '면역치료'라는 말을 사용할 때 개념이 저마다 다른 듯하다. 그렇다면 창시자는 이 용어를 어떻게 규정했는지 확인해 보면 될 것 같아서 자료를 찾아보았다. 권도원 선생은 『빛과 소금』 1997년 2월호에 실은 「체질에 맞는 음식법이 건강비결이다」에서, 8체질의학의 체질침이 원인치료이며 면역치료법이라고 하였다.[1]

> "세상에서 사는 동안 음식, 운동, 습관 등 무엇인가에 의하여 강하게 타고난 장기가 지나치게 강하여지거나 약하게 타고난 장기가 지나치게 약하여져서 과불균형이 될 때, 그 치료는 바로 과강한 장기를 억제하고 과약한 장기는 촉진하여 타고난 적불균형 상태로 돌려놓는 것이다. 그것은 8체질 침법으로 장기구조의 과불균형으로 감소되었거나 죽어버린 면역을 다시 복구시키는 원인치료 또는 면역치료법을 사용하면 된다."

생전에 사석이나 진료실에서는 어떻게 말했었는지 알 수는 없으나, 권도원 선생이 8체질의학을 면역과 연관하여 밝힌 자료는 이것이 유일했다. 이 내용은 8체질

---

1) 체질에 맞는 음식법이 건강비결이다, 『빛과 소금』〈143호〉 두란노서원 1997. 2. p.107

의학의 생리[2]와 병인[3]과 병리[4] 그리고 질병상태와 치료법[5]에 관한 설명이다. 선생은 8체질의학적인 치료법이 '죽어버린 면역'을 복구시키는 '면역치료법'이라고 했다. 단적으로 말한다면 체질침은 질병에 작용하는 것이 아니고 '면역에 작용하는 치료법'인 셈이다.

면역

면역(免疫, immunity)이란 용어는 물론 서양의학에서 왔다. 면역이란 병원균 등 외부의 적에 대비하여 생체가 갖추고 있는 체내 방어기구로서, 감염성 질병으로부터 보호한다는 의미다. immunity의 어원은, 중세시대에 페스트(pest, 흑사병)에 감염되지 않고 살아남은 사람들을 '신의 가호를 받은 사람'이라고 인식하고 로마 교황이 과세를 면제하였는데, 과세(munitas)를 면제(im-)받은 사람이라는 뜻이다.

그러니까 서양의학적인 의미에서 면역은 감염성 질병과 밀접하게 관련된 것으로, 감염성 질병에 대한 인체의 방어시스템이라고 할 수 있는데, 의학적 지식과 인류의 경험이 축적되면서 면역이라는 용어에 담기는 영역이 확대되었다. 면역학에서는 선천면역 적응면역 수동면역 면역관용 자가면역 면역결핍 등이 중요한 카테고리이다. 그리고 알레르기는 과민반응인데, 면역반응과 과민반응은 본질적으로 동일한 반응이다.

자율신경

8체질론에서 생명이란 바로 불(火)이다. 그리고 생명체가 나타내는 생명활동의 주인공은 자화(自火)와 상화(相火)이다. 자화란 생명체 자체에 있는 불이고 상화는 생명체 밖에 있는데, 생명이 유지된다는 것은 자화와 상화가 연결되어 균형을 이루고 있다는 뜻이다. 이것을 몸 안에서 구현하는 시스템이 바로 자율신경이다. 자

---

2) 적불균형(適不均衡)
3) 음식, 운동, 습관 등
4) 과불균형(過不均衡)
5) 억강부약(抑强扶弱)

화의 명령은 부교감신경을 통하고 상화의 명령은 교감신경을 통해서 모든 장기에 전달된다.

우리 몸에는 10장부의 경락에 심포경 삼초경이 더해져 12경락이 있다. 이 중 심경과 소장경, 심포경과 삼초경의 오행 속성이 모두 화(火)이다. 심경과 소장경은 자화를 심포경과 삼초경은 상화를 표상(表象)한다. 각 경락에는 장부를 직접적으로 조절할 수 있는 장부혈이 있다.

8체질이란 10장부와 자율신경의 강약배열이 여덟 가지 다른 구조로 나뉜 것이다. 8체질의학에서 질병이란 이 구조에서 강약배열의 불균형이 심화된 상태를 말한다. 체질론적 치료원리(抑强扶弱)에 따라 장부혈을 조작하면 불균형이 심화된 상태를 원래의 적당한 구조로 복원시킬 수 있다. 그것이 체질적인 치료이다.

면역의학

권도원 선생의 아들인 권우준(權佑浚) 씨는 1986년부터 미국 캘리포니아에서 임상을 시작[6]했고, 1997년부터 체질침에 관심을 가졌던 한의사들과 만났으며 하와이 등지에서 강의를 했다. 그리고 2000년에 조재의(趙載宜) 씨가 중심이 되어 신기회(新紀會)가 출범[7]한 후에는 한국에서 활동[8]하기도 했다. 이 무렵에 면역과 관련하여 권우준 씨가 남긴 자료들이 몇 있다.

권우준 씨는, 면역이란 치유하는 능력 회복의 능력으로, 인체에 부담과 소모를 주게 되는 모든 것에 대한 반응이 면역체계이며 인체를 다시 평안하고 자연스러운 상태로 되돌리기 위한 기능이라고 했다. 이런 우리 몸의 면역체계는 자율신경과 연계되어 있으며, 8체질적인 치료는 몸으로 하여금 스스로 상황을 인식할 수 있도록 깨워주는 역할을 한다는 것이다. 그래서 8체질치료는 면역치료이며 8체질의학은 면역의학이라고 말했다.

서양의학에서 면역이 감염에 치중되어 있는 개념이라면, 8체질의학에서 면역은

---

6) 1986년 6월 2일에 캘리포니아주 침구면허 취득.
7) 2000년 1월 15일
8) 이강재, 『시대를 따라 떠나는 체질침 여행』 행림서원 2019. 10. 20. p.242

인체에 부담과 소모를 주게 되는 모든 것에 대한 반응이다. 위험한 환경은 피해서 보호해야 하고, 해로운 물질은 거부하고 경고[9]해야 하며, 감염원에 노출되면 싸워서 이겨내야 하며, 몸과 마음에 쌓이는 피로도 해소시켜야 한다. 건강한 상태라면 이런 면역체계가 정상적으로 작동되면서 별다른 부하나 손상을 남기지 않는다.

자가면역질환

권우준 씨는 2017년 5월 28일에 그랜드 하얏트 서울에서 열린 '스승의 날 행사'에서, 옥토한의원 문성환 원장의 질문에 답하면서 "모든 질병은 자가면역질환"이라고 말했다. 8체질의학적으로 보면 모든 병이 자가면역질환이라면서, 외상은 제외하고 감기도 루프스도 자가면역질환이고 관절염 우울증 불면증도 다 자가면역질환이라는 것이다. 그러면서 면역에 연결되지 않은 질환은 단 하나도 없다고 했다. 어떤 특정한 질병을 증상을 통해서 자가면역질환이라는 개념으로 한정해서 볼 것이 아니라, 모든 환자를 자가면역질환 환자라고 생각한다면 사람이 가진 증상이 아니라 그 사람의 몸을 볼 수 있는 시각이 넓혀진다는 것이다.[10]

사람에게서 면역을 떼어내면 자꾸 증상을 쫓게 된다면서 그럴수록 원인과 멀어질 수밖에는 없다는 것이다. 원인을 알려면 몸을 봐야 하고 그 사람의 내장구조가 어떤지가 명확하게 드러나야 한다고 말했다. 환자가 드러내는 증상이 내장구조와 연관되어 도출되어야 하고, 그 사람의 상태가 어떤 장부와 결부되어 있는지 그림으로 보는 것처럼 선명하게 판단될 수 있어야 한다는 것이다.

면역시스템

8체질치료는 면역치료이며 8체질의학은 면역의학이기 때문에, "모든 질병은 자가면역질환"이라는 언급은 자연스럽게 연결된다. 면역이라는 시스템이 손상을 받

---

9) "알레르기는 무엇이 해롭고 무엇이 이로운 것을 분별 못하는 인간에게 피해야 할 것과 개선해야 할 것을 알게 하고 촉구하는 체질적인 방호신호라는 것이다."
   알레르기는 체질적 방호신호, 『빛과 소금』〈126호〉 두란노서원 1995. 9. p.163
10) [스승의 날 행사 권우준 강연 녹취록] 2017. 5. 28.

거나 이상이 생기면 질병이 발생한다. 그런데 이 면역시스템을 떠받치는 구조는 8체질로 각기 다른 내장구조라는 것이다. 이 내장구조는 적당히 불균형한 구조를 유지하고 있다. 그러다 다양한 인자에 의해서 내장기관 사이의 관계가 틀어지면서 이 구조에 이상이 발생한다. 불균형한 구조가 심화되는 것이다. 그렇게 되면 면역 시스템에 혼란이 발생하면서 반응기능의 저하나 과잉반응의 형태로 다양한 증상이 표출된다. 의학의 역사는 이런 것들의 범주를 만들고 일정하게 구분을 지어서 이름을 붙여 놓았다. 그것은 표준화된 병명이거나 증후군들이다. 또한 아토피, 알레르기, 류마티스 등 '잘 모르겠다.'고 표현된 것들도 많다.

알레르기

알레르기(Allergie)의 어원은 "allos(다른)+ergos(반응)"으로, '직접 관련이 없는 증상'이라는 뜻이다. 현대에 와서 알레르기는 흔한 질병이다. 모든 암을 합친 발생률이 1000명당 4, 5명인데, 알레르기성 비염은 1000명당 300~400명이고, 만성두드러기는 1000명당 50명이다.[11]

"과거에 먹고살기 어려웠던 시절에는 알레르기가 흔치 않았는데 이제 알레르기는 흔하다."고 하는데 이 말 속에 알레르기에 대한 중요한 시사점이 있다. 인류가 다양한 먹을 것에 쉽게 노출된 것이 알레르기 발생률이 증가한 원인이라는 것이다. 그리고 서양의학계도 알레르기에 체질적인 소인[12]이 있고, 쌍둥이 연구를 통해서 유전적인 요인이 있음을 인정했다.

사람의 몸에서 표출되는 모든 반응과 증상은 신호이다. 즉 몸의 호소인데, 알레르기도 면역체계가 나타내는 경계 경고 방호 신호이다. 그리고 알레르기는 면역의 균형이 깨지면서 점막이 벌이는 방어 투쟁이 주요 증상이 된다.

지금 서양의학에서 알레르기내과의 목표는 알레르기 질환의 원인 탐색과 제거라기보다는 증상의 관리이다. 왜냐하면 원인을 규명하는 것이 어렵기 때문이다.

---

11) 조상헌 외 8명,『알레르기입니다』지식너머 2019. 12. 10.
12) 이때 사용된 '체질적'이라는 용어는 체질의 존재를 인정한 것은 아니며, '특정한 반응을 나타내는 그룹'이라는 의미이다.

즉 '삶의 질 향상'에 중점을 둔다. 그러므로 지속적으로 스테로이드와 항히스타민제 같은 약을 복용하거나 사용해야 한다. 약을 사용하는 것은 일시적인 증상의 억제일 뿐 치료라고 할 수는 없다. 진정 먹는 것이 문제라면, 원인치료법인 8체질의학에 근본적인 해결책이 있다는 점을 강조하고 싶다.

면역강화라는 허울

면역체계란 해당하는 체질에서 그의 몸이 가진 최적의 최대치가 있다. 거기에서 균형이 조금씩 깨지고 어긋나기 시작하면서 질병상태로 진행되는 것이다. 그러다가 원래 지녔던 최적의 조건으로 복구되도록 돕는 것이 체질적인 치료행위이다. 그러니 '면역을 강화한다.'는 개념은 병가(病家)를 향해 펼쳐놓은 일종의 상술이라고 나는 생각한다.

29

질병 그리고 암

세계 최고봉인 에베레스트산(Mount Everest)의 이름은 1852년에 영국인들이 붙였는데, 영국의 측지학자인 조지 에베레스트의 측량업적을 기리기 위해서이다. 그 전에 티베트어로 초모랑마(대지의 여신이란 뜻)라는 이름이 이미 유럽에 알려져 있었다. 네팔어로는 사가르마타(네팔어: सगरमाथा अञ्चल)이다. 중국에서는 티베트 발음을 따서 한문으로 珠穆朗瑪라고 쓴다. 에베레스트산에 오르는 길은 여러 루트가 있다. 주요 등반루트는 17개가 있고, 그 주변에 부분적으로 개척한 4개의 변형루트가 있다고 한다.

셰르파

네팔에서 히말라야 고산을 오르는 등반가를 전문적으로 돕는 셰르파(Sharpa)가 있다. 이들은 보수를 받고 길 안내와 짐 나르기, 텐트 설치, 로프 설치 등을 맡는다.

셰르파는 원래 티베트어로 동쪽의 사람이라는 뜻인 샤르 빠(Shar Pa)에서 왔다. 그리고 동시에 네팔의 종족 이름이기도 하다. 셰르파족은 16세기 때 티베트 동부 캄 지방에서 네팔의 산악지대로 이주했다. 티베트 고산족의 일부인 셰르파족은 고지대에 비교적 잘 적응하는 편이다. 하지만 이들도 사람인지라 고산병에 걸리기도 하고 베테랑이라고 해도 폐수종으로 사망하기도 한다.

질병

보건과 의학과 의료는 사람의 건강과 질병에 관심을 둔다. 임상의학은 병이 든 사람을 치료하는 데 목적이 있다. 치료란 '병이나 상처 따위를 고쳐서 이전의 상태로 복귀시키는 것'이라고 정의되어 있다. 어떠한 의학의 영역이라고 해도 의학은 사람 그 자체를 연구하는 학문이라고 할 수 있다. 그리고 사람의 '질병'이라고 하면 다양한 관점과 정의와 약속이 존재할 것이다.

산

질병에 대한 나의 생각이다. 사람이 병을 앓는 일은 산에 오르는 것과 같다. 즉 병이 산이다. 오르고 내려오는 길이 어렵지 않은 동네 뒷산은 가벼운 병이다. 깊고 어렵고 위태로운 병은 오르기 힘든 높고 험한 산이다. 질병이 산이라면 의사는 가이드이다. 어려운 산에 가려면 전문적인 가이드가 필요하다.

산에 오르는 사람들은 저마다의 방식으로 오르고 또 내려온다. 산악회에 들어 리더를 따라 동일한 산에 가서 한 코스로 함께 다녀오기도 하고, 혼자만의 독창적인 루트를 즐길 수도 있다. 같은 질병이라도 사람의 여러 조건에 따라 나타내는 증상의 양태나 회복되는 정도는 다양하다.

사람들은 산에 올랐다가 내려왔지만 산이 없어진 것은 아니다. 사람은 산을 경험한 것뿐이다. 이처럼 질병은 사람의 몸을 지나간다. 사람이 산을 경험하듯이 지나가는 질병을 경험하는 것이다. 등반 중에 다쳐 장애를 얻기도 하듯이 질병은 사람의 몸에 후유증을 남기기도 한다.

사소한 것이든 중대한 것이든 질병에 지면 사람은 죽는다. 질병이란 궁극적으로 사람을 죽이기 위해 존재한다. 그것이 질병의 임무이다. 또 사소하든 중대하든 모든 질병은 치료되어 사라지는 것이 아니다. 질병은 사람의 몸을, 혹은 급박하게 혹은 완만하게 혹은 지긋하게 혹은 지루하게 지나간다. 질병의 증상이란 사람이 질병을 경험하면서 드러내는 것이다. 그러면서 질병에 져서 죽지 않는다면 사람의 몸은 질병을 겪어내는 것이다. 그런 후에 몸에는 질병의 흔적이 오롯이 남는다. 마치 컴퓨터에 접속할 때마다 로그기록(log記錄)이 남듯이 말이다.

유명한 등반가라도 종종 산에서 죽는다. 산악인이 산에서 죽지 않는다면 자신이 선택한 루트와 코스를 통해서 그 산을 경험하고 나오는 것이다. 질병은 몸에 흔적을 남기고 산악인에게는 경력이 쌓이게 된다. 환자가 질병을 겪어내는 동안 가이드인 의사도 옆에서 그 질병에 대한 경험이 쌓이는 것이다. 알피니스트들이 히말라야의 고봉들을 정복하였노라고 떠들어대지만 산은 여전히 거기에 존재하듯이 인간은 질병을 정복할 수 없다. 사람들은 그저 산을 경험하고 나온 것일 뿐이고 질병 또한 그렇다.

죽음

동무 공은 "세상에 공평한 이치는 목숨(公道世間有壽命)"이라고 했다. 이 세상에서 단정할 수 있는 거의 유일한 한 가지는 모든 생명체는 정해진 수명이 있다는 사실이다. 모든 생명체는 반드시 죽는다. 이것은 자연의 질서이다. 예수도 석가모니도 공자도 마호메드도 진시황도 나폴레옹도 칭기즈칸도 소크라테스도 다빈치도 스티브 잡스도 모두 죽었다. 모든 생명체는 죽음 앞에서 평등하다.

암

누구든지 생명의 끝이 있다. 죽음이다. 암(癌)을 기생체로 인체를 숙주로 보는 태도는 잘못이다. 세균이나 바이러스는 감염시킨 생명체에서 다른 생명체로 옮겨 간다. 그러나 암은 전염되지 않는다. 암은 인체의 생명활동에 적합하지 않은 신생물이긴 하지만, 그건 분명히 내 몸의 바탕에서 어떤 기전에 따라 내 몸의 시스템이 스스로 생성한 것이다.

암에게는 분명한 목적과 역할이 있다. 바로 몸을 죽음으로 이끌려는 것이다. 즉 암은 생명체의 죽음이라는 자연의 질서 안에서 기능한다고 생각한다. 더욱 철저하고 적극적인 '죽음의 프로그램'인 것이다. 암은 생명의 끝에 있는 죽음이 지금의 나에게 보낸 전령이다. 암은 내게 남은 생명의 힘을 빼앗으러 왔다. 그리고 암은 누구에게나 마지막에 죽음을 예비하고 있다.

조난

암이 험한 산이라면 이 때 의사는 히말라야에서 등반가를 돕는 셰르파와 같다. 셰르파는 가이드이면서 짐꾼이다. 환자가 병을 잘 헤쳐 나가도록 돕고 또 환자의 고통을 덜어주거나 불안을 대신 져주기도 해야만 한다.

에베레스트 첫 등정(1953년 5월 29일)이라는 영예를 역사에 남긴 힐러리 경(Sir Edmund Persival Hillary)이 등정 중에 크레바스에 빠진 적이 있는데, 같이 자일로 연결되어 있던 텐징 노르가이가 끌어내어 살려준 일이 있었다고 한다.

환자가 질병의 수렁에 깊이 빠졌다. 이건 등반가가 등반 중에 조난을 당한 것

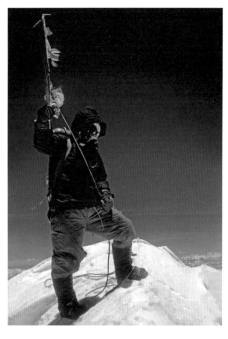

에베레스트 첫 등정(1953년 5월 29일). 힐러리 경이 촬영한 텐징 노르가이(『THE PICTURE OF EVEREST』 존 헌트, 1954년)

과 같다. 산에서 빠져나가지 못할 수도 있다. 셰르파는 그를 구하기 위해 자신이 할 수 있는 모든 노력을 해야만 한다. 직접 도와서 구할 수 없는 상황이 되었다면 그가 자신을 구할 수 있도록 조언이라도 해야 한다.

내일이 없다면

8년 전에 식도암인 걸 알았고 수술 대신 방사선 치료를 받았다. 그러다가 올해 다시 재발하였는데 또 수술을 거부하고 방사선 치료만 받았다. 지금은 식도가 거의 막혀서 액상형태의 음식을 겨우 넘기고 있다. 병원에서는 배에 위루관을 설치해야 한다고 압박하고 있다.

이 분은 속에 분노가 가득 차 있는 게 느껴졌다. 내 동료의 소개로 왔는데 세 번 치료받은 후에 오지 않는다. 그 분께 이 말을 하고 싶었는데 하지 못했다. '내일을 알 수 없는 날이 온다면 어떻게 하시겠습니까.' 당장 내일이 있을지 없을지 확실히

알 수 있는 사람은 아무도 없다. 밤을 지나면 자연스럽게 오는 내일이 우리 중 어느 누구에게는 오지 않을 것이다. 그럴 가능성은 누구에게나 그렇다.

오늘의 나에게 내일이 없다면 어떻게 해야 할 것인가. 당장 지금 무엇을 할 것인가. 내일이 없는 날은 언제든지 온다. 다만 오는 때를 미리 알지 못할 뿐이다. 그러니 이 순간을 오늘을 슬기롭게 잘 버텨내야 한다. 그렇게 하루하루를 쌓아가면서 버티는 것이다. 지금 내게 남아 있는 생명의 힘을 가능한 한 암에게 적게 빼앗기면서 버티는 것이다.

암이 생명과는 반대쪽에서 왔듯이 암을 알게 된 그 순간 지금까지의 나와는 전혀 다른 생각과 마음과 태도, 행동과 실천으로 나를 변혁시켜야만 한다고 생각한다. 진정 그렇게 할 수 있다면 암에게 쉽게 지지 않고 오래오래 암을 경험하며 버틸 수 있을 거라고 굳게 믿는다. 암 역시 치료나 정복의 대상이 아니다. 보건과 의료 분야에서 '삶의 질'이 강조되고 있지 않은가.

30

왜 8체질의학인가

2019년 5월 26일에 서울역 4층 대회의실에서 열린, '한국의사·한의사복수면허자협회'의 제21차 춘계학술대회에 강연자로 초대되어 간 적[1]이 있다. 그때 내가 선택한 강연 제목이 '왜 8체질의학인가'였다.

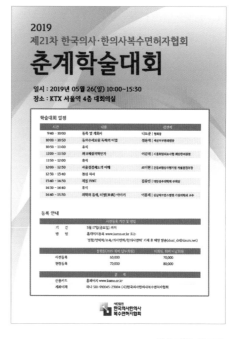

학술대회 포스터

천하제일침

이것을 풀면 '당신은 왜 8체질의학을 하고 있습니까?'가 되는데, 8체질의학에 입문한 이후에 여러 만남과 모임의 자리에서 계속 들어 왔던 질문이다. 하지만 질문 이후에 이어지는 대화는 종종 싸움으로 변해버리기 일쑤여서, 번번이 내가 꼭 전달하고픈 대답을 건넬 수는 없었다. 마치 8체질을 하는 사람들은 당연히 공격을 받아야 할 대상인 것처럼, 내가 꺼내

---

1) 강연 시간은 50분으로 길지는 않았다.

는 대답의 실마리는 무시하면서 곧바로 치고 들어오기 때문이다.[2] 그러다가 내 쪽에서 답변이 없으면 지레 자신들의 공격이 먹힌 거라고 판단하고 더 황당한 것을 가지고 들어온다. 포털사이트의 한의사 커뮤니티에서는 정도가 더 심했다.

　그래서 점점 다른 분야에 관심을 가진 한의사 동료와 만나는 것, 지역 한의사 모임에 나가는 것을 피하게 되었다. 지금 돌이켜 보면 그들의 공격은 미지의 대상에 대한 동경과 한편으로 시기심 같은 것이 복합적으로 반영되지 않았었나 생각한다. 자신은 하지 않고 잘 알지 못하는데, 8체질의학이 훌륭하고 뛰어난 치료법이라는 풍문에 따른 막연한 호기심과 질투 말이다.

　혹시 그런 소문을 들었다면 정확하게 들었다. 왜 8체질의학인가, 환자의 병이 쉽게 낫고 잘 치료되기 때문이다. 임상의로서 어떤 치료법을 바라볼 때 이보다 우선되는 이유가 또 있을 수 있겠는가. 8체질의학의 치료도구는 체질침, 체질약물, 체질영양 세 가지이다. 이것이 모두 다른 치료법보다 우수하다. 특히 체질침은 '천하제일침(天下第一鍼)'이다. 하지만 말과 글을 통해서는 실지를 제대로 전달할 수가 없다. 그런데 단 한 번만 직접 경험해 보면 바로 그 자리에서 유레카를 외칠 것이다. 지금 내가 행하고 있는 치료법이 다른 것보다 열등하다면 이것을 쥐고 있을 필요가 없지 않은가. 여기까지는 국가면허를 지닌 직업인으로서 나의 태도이다.

구원

　왜 8체질의학인가, 생명을 받은 한 사람으로서 답변한다면 8체질의학은 '내가 나를 고칠 수 있는 의학'이기 때문이다.

　8체질의학은 서른다섯 이후의 내 삶과 몸을 구원했다. 서른다섯이 될 때까지 나는 제대로 된 삶의 방향도 전공에 대한 흥미도 없었다. 그저 가정의 경제를 해결해

---

2) 제일 대책 없는 것이 '8체질에서는 왜 맨날 하나님 타령이냐.'는 공격이다. 사실 '하나님(God)'은 창시자인 권도원 선생의 신앙과 관련된 것이지, 실제적인 체질 치료에서 하나님이 중요한 요소는 아니다. 그러니 잘 알지도 못하면서 무조건 공격하는 사람들에게는 무시하는 것 외에 별다른 대책이 없다. 8체질론의 기반은 기독교적 창조론과 종말론이다. 쉽게 말한다면 진화론을 배경으로 두고 8체질론을 바라볼 수는 없다. 그렇다고 8체질론을 공부하기 위해 꼭 기독교도가 될 필요는 없다. 학문적 바탕이 그렇다는 것을 받아들이면 그만이다.

야 할 직업으로서 한의사란 면허를 가진 사람이었다. 1997년에 만난 8체질론은 내 삶을 통째로 바꾸었다. 나는 체질의학 공부에 깊이 빠졌다. 다른 사람의 도움 없이 내 체질을 찾았고, 공부를 하면서 무엇을 하고 어떻게 살아가야 하는지 점차 깨닫게 되었다.

8체질론이 내게 가르쳐 준 가장 중요한 점은 '사람은 자신의 체질에 따라 가장 잘 할 수 있는 것을 하면서 살아야 한다.'는 것이다. 그래서 체질론과 관련하여 내 처지에서 할 수 있는 모든 것을 성실하게 열심히 하면서 살았다. 공부, 진료, 8체질 커뮤니티[3] 개설, 체질학교 운영, 대학과 대중 강의, 저술과 서적 발간, 임상연구회[4] 창립 등이다. 이 중에 핵심은 글을 쓰고 책을 만드는 일임을 알게 되었다. 삶이란 결국 '자신을 알아가는 길'이다.

동무 이제마 공으로부터는 노심초사(勞心焦思)를 배웠다. 8체질의학에서는 질병과 치료에서 음식이 중요하게 여겨지는데, 동무 공은 마음을 어떻게 써야 하는지를 더 강조했다. 나의 체질식 수련(修鍊)은 20년 넘게 진행 중이다. 마음은 훨씬 어려운 과제인데 그간 체질식을 통해 얻은 경험과 믿음 그리고 자신감이 마음을 다루는 데 큰 도움이 된다.

나는 2019년 후반기부터 1주일에 다섯 번 정도 늘 침을 맞는다.[5] 처방은 그날의 상황과 필요에 따라 다르다. 체질식으로 깨끗해진 내 몸은 마치 테스트베드 (testbed) 같다. 체질침 처방 선택이 정확하면 반응과 효과는 늘 빠르고 좋다. 혹시라도 처방을 잘못 고르면 간혹 나쁜 반응이 온다. 나는 지금 어떤 종류이든 복용하는 약도 건강기능식품도 없다. 약 먹는 일을 몹시 싫어하기도 하거니와 체질침이 있으니 더욱 그렇다.

권도원 선생은 1980년대 초반에 신촌세브란스병원에서 상악동상피세포암 진단을 받았다. 선생의 연세는 60세쯤이었고 장남이 연대의대생이던 때다. 당시에 수술을 받으라는 권고를 거부했고, 2022년 6월에 별세했다. 나는 선생이 1980년 대에 스스로 자신의 암종을 해결했다고 짐작하고 그렇게 믿는다. 물론 혼자서 체

---

3) Onestep8.com
4) 임상8체질연구회(臨八研)
5) 체질식을 열심히 한다고 해서 몸이 별 탈 없이 늘 건강한 상태로 유지되지는 않는다. 사람들 사이에서 살아간다는 것은 몸과 마음의 피로 그리고 스트레스로부터 벗어날 수 없는 것이기 때문이다.

질침을 맞았을 것이다. 자신의 몸을 구원한 것이 아닌가. '중이 제 머리 못 깎는다.' 는 말은 절간과 세간의 구차한 변명과 오해일 뿐이다.

내 몸과 장기는 늙고 낡아가고 있다. 노화는 생명을 가진 모든 것들에게 지워진 굴레이다. 하지만 언제나 새로운 생각을 일으키고 그런 생각들 속에서 미처 몰랐던 깨달음을 발굴할 수 있다면 혹여 그날 바로 죽음을 맞이한다고 해도 즐거울 것이다. 8체질론이 내 삶과 몸을 이미 구원했기 때문이다.

지기지인 지인치인

삶은 결국 자신을 알아가는 길인데, 체질의학 임상의가 되려고 한다면 가장 중요한 공부의 출발은 바로 자신의 체질을 아는 일이다. 지기(知己)이다. 우선은 자신의 몸을 통해서 해당하는 체질에 대한 개념을 세운다. 그러다 보면 차차 그 체질에 대한 이해가 깊어진다. 자기 속에 있는 것이기 때문에 알아먹기가 쉽다. 그런 후에 다른 일곱 체질에 대한 이해로 확장해 가는 것이 다음 단계일 것이다. 바로 지인(知人)이다. 자기에게는 존재하지 않는 것을 배워야 하므로 무척이나 어렵다.[6] 사람을 늘 주의 깊게 관찰하고 또 상상해보아야 한다. 나에 대한 이해와 그리고 다른 체질에 대한 이해를 토대로 여덟 체질에 대한 개념이 생기면 사람을 치료할 수 있다. 비로소 치인(治人)이다. 그리고 임상을 통해서 체질론에 대한 인식이 깊어진다. 다른 사람을 통해서 배우는 것이다.

환경

내가 한의사가 되었던 1988년, 8체질에 입문한 1997년, 그런 시대를 되돌아보면 한의사를 향한 대중의 요구도 한의 진료실의 환경도 그동안 많이 변화해 왔다. 한의사들의 치료도구에 대한 관심도 그러했다. 그런데 권도원 선생이 체질침을 창

---

6) 나와 정반대의 체질은 내 속에 없는 것으로 판단하면 좀 쉽고, 나와 비슷한 체질은 오히려 비슷한 성향 쪽으로 비교하면서 생각하면 더 흥미롭다. 예를 들면, 토양체질의 급함과 목음체질의 급함은 어떻게 다를까, 이런 식으로 말이다.

안했던 1950년대 말부터 지금까지 8체질의학 임상의의 기본적인 진료 형식과 내용은 별로 변하지 않았다.[7]

8체질의학적인 치료도구 만으로 진료한다면, 그때나 지금이나 진료실의 전동베드 위에서 모든 절차가 가능하다. 상담하고 진단하고 치료하고 지도하는 내용 말이다. 나는 8체질의학 진료환경의 이러한 단출함이 더 오랜 세월을 버텨낼 힘이라고 생각한다. 단출해서 오히려 변화하고자 하는 욕구를 별로 유발하지 않기 때문이다.

운 (運)

체질의학은 과연 인류 사회의 주류가 될 수 있을까. 이런 생각을 품었던 적이 있다. 그런 시대가 올 거라는 믿음을 퍼뜨리기도 했다. 하지만 참 부질없는 짓이었다. 지구촌에 사는 80억 명의 사람들은 저마다 다른 처지 수준 태도 관심 믿음 욕심에 따라 산다. 나는 지금 80억 개의 운(運) 속에 섞여 있다. 나는 그저 내 운으로 족하다. 나는 사후의 천국도 내세도 환생도 윤회도 믿지 않는다.[8] 생명이란 1회성일뿐 재활용되지 않는다. 그러니 내 운이 종료된 이후의 일을 어쩔 것인가.

---

7) 물론 임상의의 개인적인 취향과 목적에 따라 다른 형식과 환경을 꾸리는 경우는 있을 것이다.

8) 이것은 믿음의 문제이다. 종교인은 자신이 속한 종교의 교리를 믿을 것이다. 나는 '내가 받은 지금 이 생명'이 중요하다고 생각한다. 그리고 '이 생명 이후'는 알 수 없다. 체질론을 공부하다가 이런 생각과 믿음이 더 공고해졌다.

31

삶과 체질

　모든 생명체는 저마다의 위치에서 제 나름의 방식으로 삶을 버텨낸다.

　올해 회갑을 맞았다.[1] 내가 정리하는 이 글은 내가 삶을 버텨내 온 기록이다. 25년 전에 체질론을 만났다. 정확하게 말하자면 체질론과 함께 살아온 배움과 깨달음에 관한 글이라고 할 수 있다. 내 갑자(甲子)가 60년을 돌았고 곧 다른 순환을 향해 출발할 것이다. 그리고 내 몸은 나의 두 번째 시대[2]를 살아갈 것이다. 그러면서 내가 여기에 쓴 생각과 말을 증명할 것이다. 그런 후에 이 글을 수정하고 보완하는 때가 또 있을 것이다.

삶

　삶이란 공부(功扶)[3]이다. 물론 세상을 향한 공부이겠지만 결국에는 나를 아는 일(知己)이다. 나를 아는 것으로부터 다른 개체를 향한 앎(知人)으로 나아갈 수 있다.[4]

---

1) 불혹(不惑)의 40에는 오히려 유혹이 많았다. 그러니 불혹은 '유혹에 흔들리지 않는다.'라기보다는 '유혹에 휩쓸리지 말라.'는 경고인 것 같다. 흔들리다가 결국은 늪에 빠져 허우적거렸다. 그 시절을 거친 후에 지천명(知天命)이라는 50의 의미를 알게 되었다. 내가 어떻게 살아야 하는지 길이 보였다. 이 삶에서 내게 맡겨진 임무가 무엇인지 깨달았다. 60은 이순(耳順)이라고 한다. 이제는 내 신념이 확고해졌으므로 주위에서 들리는 소리에 그리 큰 영향을 받지 않는다는 뜻이 아닐까 짐작해 본다.
2) 흔히 노년(老年)이라고 부르는 시기이다.
3) '학문이나 기술을 배우고 익히는' 공부의 한자어는 工夫이다. 하지만 내가 말하는 공부에는 功扶로 쓰는 것이 더 어울린다.
4) 8체질의사는 반드시 지기지인(知己知人) 이후에 지인치인(知人治人)의 단계로 나아가야만 한다.

삶은 혼자서 가는 길(道)이다. 그래서 삶을 통해서 배우고 깨달은 것을 도(道)라고 한다. 모든 생명체는 각자의 길(道)이 있다. 삶이란 나의 도(道)를 세상에 남기는 일이며, 그런 것들이 모여서 역사를 이룬다. 생명체가 존재하는 이유이다.

길

삶은 도(道)이다. 그 길을 따라가면서 배운다. 어차피 삶은 혼자서 가는 길이니 내가 경험하여 쌓은 판단과 믿음과 개념을 남에게 강요할 수는 없다. 그에게는 그의 도(道)가 있다. 누구는 0을 믿고, 누구는 4를 5를 8을 16을 64를 주장한다. 삶에서 누가 정답을 지녔는지 결정할 판정관은 존재하지 않는다. 다툴 필요도 없다.

남은 내가 나를 생각하는 것만큼 나에게 관심을 기울이지 않는다.[5] 그도 자신에 대해 신경 쓰느라 나를 생각해 줄 여유가 없다. 그러니 남의 생각과 남의 반응에 휘둘리지 말고 내 생각대로 헤쳐 나가야 한다. 삶은 결국 혼자 걷는 길이다.

외길

삶은 외길[6]이다. 이것이 삶의 핵심이다. 다른 길, 다른 선택, 다른 기회란 없다.

당신의 뒤를 돌아보라. 누구든지 밟고 지나온 길은 오로지 한 길이다. 그렇게 과거는 고정되어 있다. 어떤 날로 다시 돌아가서 다른 길 다른 선택을 할 수는 없다. 과거가 고정되어 있듯이 우리의 미래 또한 고정되어 있다. 그것이 운(運)이다. 당신이 살면서 통과해야 할 길이다. 그리고 그 끝에 죽음이 있다.

내가 오늘 선택하거나 결정하지 않아도 나의 내일은 온다. 오늘 정하지 못했다고 괜스레 마음 졸일 필요는 없다. 내일이 온다.

---

5) [김지수의 인터스텔라] 이어령 마지막 인터뷰, 『조선일보』 2019. 11. 1.
6) Only One Path

인연

모든 생명체는 저마다의 운(運)에 따라서 산다. 생명체의 운이 서로 만나면서 엮이는 것이 인연(因緣)이다. 인연이 모이면 역사가 된다.

생명의 근원

생명체는 자기의 근원에 대해서 알지 못한다. 혹 어떤 이가 '자신의 근원에 대해서 안다.'고 한다면 그건 짐작이요 추측일 뿐이다. 체질이란 것도 그렇다. 사람에게 체질이 생긴 원리는 사람이 스스로 알 수는 없다. 그저 상상만 할 뿐이다. 어느 누가 확실하게 안다고 우긴다면 그건 오만한 것이고 억지이다. 동무 공은 《수세보원》의 「사단론」에서 "천품으로 이미 정해진 것은 진실로 가히 논할 바가 없다."[7]고 했다.

목숨과 불

목숨이란 고개를 쳐드는 힘이다. 동물은 숨을 더 편히 쉬기 위해서 고개를 가누게 되고, 식물은 태양을 향해서 떡잎을 일으켜 세우는 것이다.

체질론에서는 생명을 불이라고 했다. 불은 빛(光)과 뜨거움(熱)과 힘(力)의 3요소[8]를 모두 가지고 있고, 이것은 생명체가 나타내는 속성이기도 하다.

평등

아메바에서 인간까지 모든 생명이 있는 것들은 생명 자체로 평등하다. 저마다

---

7) 《壽世保元》「四端論」
　　天稟之已定固無可論
8) 「화리」, 『과학사상』 〈30호〉 범양사 1999. p.272
　　화삼위일체(火三位一體:Pyrotrinity)
　　; 광(光)과 열(熱)과 력(力)이 하나로 되는 것을 초감성적인 화삼위일체라고 하며, 그것이 광과 열과 역으로 현상하는 것을 화삼현(火三現:three phenomena of fire)이라고 한다.

유일하다는 평등이다. 그런데 아이러니(irony)하게도 삶은 죽음을 향해 가는 길이다. 이 세상에서 단정할 수 있는 거의 유일한 한 가지는 모든 생명체는 정해진 수명이 있다는 사실이다.

동무 공은 "세상에 공평한 이치는 목숨"[9]이라고 했다. 모든 생명체는 반드시 죽는다. 예수도 석가모니도 공자도 마호메드도 진시황도 나폴레옹도 칭기즈칸도 소크라테스도 다빈치도 스티브 잡스도 모두 죽었다. 모든 생명체는 죽음 앞에서 평등하다. 자연의 질서이다.

삶의 의미

생명체가 세상에 온 이유는 당연하지만 자신의 흔적을 남기기 위해서이다. 첫째는 후손을 남기는 것이며, 다음은 자기의 목소리를 남기는 것이다. 후손을 남기는 것이 제1임무이고, 자기의 목소리를 남기는 것이 제2임무이다. 물론 생명체가 가진 이런 임무가 개별 생명체에게서 모두 온전히 실현되는 것은 아니다. 제2의 임무가 무엇인지조차도 알지 못한 채 삶을 마치는 생명들이 대부분인 것 같기도 하다.

제1임무

연어는 상류로 거슬러 올라와 알을 낳고 정액을 뿌리고 죽는다. 가시고기 수컷은 부화한 새끼를 위해 제 살점을 먹인다. 사마귀 수컷은 교미 후에 암컷에게 먹힌다. 수벌은 여왕벌과의 결혼비행에서 생식기가 끊어져 죽는다. 매미는 땅속에서 오랜 애벌레 기간을 견디고 나무 위로 올라와 몇 주간 짝짓기를 하고 죽는다.

인류를 제외하고 생물은 종족보전이라는 본능에 따라 살아가고, 천적에 먹히거나 사고를 당하거나 굶어 죽지 않는다면 본능으로 정해진 제1의 임무를 다하고 죽는다.

인간에게는 본능에 더하여 자유의지가 있는데, 식욕이나 색욕 등 본능과 연장된

---

9) 公道世間有壽命

쾌락에 몰두하는 사람은, 인간으로서 삶의 의미를 고민하고 궁리할 여유도 필요도 없을 것이다. 본능을 넘어설 수 있는 사람에게만 또 다른 삶의 의미가 뚜렷하게 다가온다.

제2임무

제1임무에 더하여 사람에게는 제2임무가 더 있다. 나는 무엇을 하러 태어났는가. 자기의 목소리를 세상에 남기기 위해서이다.

내가 체질론을 공부하면서 얻은 깨달음의 핵심은 '사람은 자기가 가장 잘하는 바를 하면서 살아야 한다.'는 것이다. 그것을 통해서 그 만의 도(道)가 생기고, 말과 글과 몸짓을 통해서 그것을 외침으로써 그의 목소리를 세상에 남기는 것이다.

음악가는 연주를, 화가는 그림을, 작가는 글을, 기술자는 기계를, 법률가는 판단을, 발명가는 창의를, 회계사는 수지를, 사업가는 경영을, 몽상가는 상상을, 철학자는 인생을, 탐험가는 도전을, 경기인은 나이스플레이를, 학자는 연구를, 방송인은 오락을, 요리사는 맛을, 마술사는 빠른손을, 종교인은 반성을, 활동가는 정성을, 교섭가는 침착을.

자기의 재능을 잘 발휘할 수 있는 일과 분야에 몰두하는 것이 삶의 제2의 임무이다. 그런 재능은 체질로부터 나온다. 체질 속에 삶의 제2의 임무에 대한 단서가 들어 있는 것이다. 그의 재능과 그의 일이 제대로 맞았을 때 당사자에게는 성과와 보람과 희열이 있고, 그와 인연을 맺은 다른 사람에게는 편의와 감동을 줄 수 있는 것이다. 설혹 당대에 대중이 알아보거나 알아주지 못할 수는 있다. 빈센트 반 고흐처럼 말이다.

아이러니

생명체는 다른 생명체에게 이 세계의 다양함을 보여주기 위해서 존재하는 듯하다. 태어나자마자 죽는 아이도, 요절하는 사람도, 스스로 생명을 끊는 사람도, 철면피를 가진 지독한 악인도, 큰 죄를 짓고도 떵떵거리고 잘 사는 사람도, 깊은 아품을 오래도록 품고 버티는 사람도, 고통 속에서 언제나 그저 허허 웃는 사람도 있다. 세상을 움직이는 유일한 법칙은 아이러니인지도 모르겠다.

악인과 성자

왜 지독한 악인이 세상에 존재하는가. 그것은 악인의 존재가 고 이태석 신부 같은 이의 삶을 더 도드라져 보이도록 해주기 때문이다. 물론 반대의 경우도 그렇다. 고 이태석 신부는 내가 사는 동시대에 내가 아는 유일한 성자(聖者)이다.[10]

삶의 미션

사람이 할 일을 어쩌면 평균적인 사람보다 더 잘 수행하는 챗GPT 같은 AI가 등장했고, 첨단 물류센터에서는 로봇이 물품을 찾고 나른다. 이런 시대에, 문명과 단절된 삶을 유지하는 아마존 정글에 원시 부족의 일원으로 태어나는 사람이 있다. 과연 그의 삶의 미션(mission)은 무엇일까. 세상을 향해 삶의 다양성에 대해 증명해주는 것일까.

체질이 다르고 동일한 체질 내에서도 다양성이 존재하듯이 사람은 저마다 다른 삶의 미션을 가지고 태어난다. 그런데 자기의 미션을 알거나 깨닫지 못하고 삶을 마치는 사람들도 아주 많을 것이다. 바꾸어 말하면 삶을 통해서 자신의 미션을 깨닫고 그것을 실천하는 사람은 아주 드물다는 뜻이다. 희소성(稀少性)[11]이란 이런 의미로 쓸 때 가치가 있다고 생각한다.

---

10) 「울지마 톤즈(Don't Cry for Me Sudan)」 KBS미디어 2010. 9. 9.
11) 동무 이제마는 태양인이 지극히 적다고 했고, 동호 권도원은 토음체질이 희소하다고 했다.
　　《壽世保元》「四象人辨證論」
　　太少陰陽人 以今時目見 一縣萬人數大畧論之 則太陰人五千人也 少陽人三千人也 少陰人二千人也 太陽人數絶少 一縣中或三四人十餘人而已
　　[상지대학교 강연 녹취록] 1999. 6. 10.
　　"아까 말한 페니실린 중독으로 죽었다. 20만 중에 하나가 있는 아주 드문 체질인 토음체질이에요."
　　나는 두 분의 생각이 영 엉뚱하다고 생각한다. 이것은 태양인인 이제마와 금양체질인 권도원이 공통적으로 품고 있는 판타지(fantasy)적인 욕구의 표출이다. 자신들이 만든 체계 안에서 (의식적이든 무의식적이든) 신비로움을 추구하는 것이다. 인간에게 특별히 희소한 체질은 없다.

동무 이제마 공은 삶의 미션을, 몸을 통해서 얻는 자업(資業)과 마음을 통해서 깨닫는 혜각(慧覺)으로 나누었다. 자업은 도(道)이고 혜각은 덕(德)인데 혜각은 다른 사람과 나눌 수 있다고 했다.[12] 동호 권도원 선생은 체질을 아는 것으로부터 천명(天命)을 알 수 있다[13]고 했다.

일회성

애석한 판단이지만 생명은 재활용되지 않는다. 생명이 끝나면 마음과 몸이 지녔던 나(ego)란 아이덴티티(identity)는 소멸된다. 모든 생물에게서 생명이란 일회성이다. 그래서 나는 사후의 천국도 내세도 환생도 윤회도 믿지 않는다. 내 운(運)이 종료된 이후의 일을 어쩔 것인가.

이것은 믿음의 문제이다. 종교인은 자신이 속한 종교의 교리를 믿을 것이다. 나는 '내가 받은 지금 이 생명'이 중요하다고 생각한다. 그리고 '이 생명 이후'는 알 수 없다. 권도원 선생은 기독교적인 창조론과 종말론을 바탕에 두고 논문 「화리」[14]를 집필했다. 이 '불(火)의 이론'이 8체질론의 기본 원리이다. 그런데 오히려 나는 체질론을 공부하다가 '생명이란 일회성'이란 생각과 믿음이 더 확고해졌다.

우주의 주재자

우주가 돌아가는 질서를 보면 그 질서의 주재자로서 신(神, God)을 떠올리지 않을 도리가 없다. 우주의 주재자는 온 우주 생명체가 지닌 생명의 근원이기도 하다.[15]

---

12) 《壽世保元》「性命論」
　　天生萬民 性以慧覺 萬民之生也 有慧覺則生 無慧覺則死 慧覺者 德之所由生也
　　天生萬民 命以資業 萬民之生也 有資業則生 無資業則死 資業者 道之所由生也
　　仁義禮智 忠孝友悌 諸般百善 皆出於慧覺 士農工商 田宅邦國 諸般百用 皆出於資業
　　慧覺欲其兼人而有敎也 資業欲其廉己而有功也
　　慧覺私小者 雖有其傑巧如曹操 而不可爲敎也 資業橫濫者 雖有其雄猛如秦王 而不可爲功也
13) "知體質而知天命"
　　체질과 직업, 『빛과 소금』〈132호〉 두란노서원 1996. 3. p.162
14) 1983년 10월 24일 완성. 『과학사상』 1999년 가을호를 통해서 공식적으로 처음 발표함.
15) 이에 관해서는 8체질론의 원리적 배경이라고 할 수 있는 권도원 선생의 논문 「화리」에 담겨 있다.

자유의지

인류를 제외하고 생명체는 본능에 따라 생존하고 번식한다. 인류만이 본능에다 자유의지를 지녔다. 자유의지는 바로 욕심이다. 자유의지는 또한 본능을 다스리는 도구라고 생각한다. 그러니 본능을 제어할 수 있게 된 후에는 '자신에게 맡겨진 사명을 개척해야 한다.'는 것이 삶의 제2의 임무이자 주재자의 명령이다.

마음

1988년에 경북 영천에 있는 육군제3사관학교에서 장교후보생일 때다. 유격 훈련을 받기 위해 유격장이 있는 화산(華山)까지 야간행군으로 가야 한다. 화산으로 오르는 초입에 개천이 있다. 행군대열은 여기에서 잠시 쉬면서 개천 물을 떠서 마시고 수통에도 물을 채운다. 완전군장을 메고 헉헉거리며 화산을 오르는 동안 수통의 물은 꿀맛이었다. 유격 훈련을 마치고 그 길을 되짚어 돌아오면서 우리는 보았다. 개천 주변이 온통 축사(畜舍)였던 것이다. 훈련을 함께 했던 동기들은 그때 너나 없이 잠시 원효대사가 되지는 않았을까, 그런 생각이 든다. 과연 '모든 것이 오로지 마음의 조화(一切唯心造)'이다.

그렇다고 이 말로부터 '모든 현실이 허상'이라고 인식하는 것은 너무 과하다. 일체유심조는 대상에 대한 판단과 인식의 문제인 것이다.

마음의 행로

마음의 행로는 여러 갈래이다. 기본적으로 본능의 표출이다. 식욕과 성욕 그런 후에 성취욕이다. 식욕은 생존을, 성욕은 번식을, 성취욕은 발전을 향한 표현이다. 이것은 자기 자신을 향한다. 다음은 감정의 표현이다. 이것은 상대에 의한 그리고 상대를 향한 표현이다. 전통 동양학에서는 칠정(七情)이라고 했는데, 동무 공은 애

「화리」,『과학사상』〈30호〉 범양사 1999. p.273
우주 원인화(宇宙 原因火:Cosmoetiopyr)
; 우주에 편재하는 전 우주화의 존재 원인이 되는 본체로 창조신의 절대 자존을 상징하는 명칭이다.

노희락(哀怒喜樂)으로 압축했다. 다음은 인의예지(仁義禮智) 같은 도덕의 표현이다. 도덕은 사회활동과 교류를 위한 조건이다.

다른 동물과 달리 인간에게는 자유의지가 있는데, 자유의지란 결국은 삶에서 무엇을 선택하는가이다. 인간 세상은 서로의 선택이 충돌하면서 조화와 부조화가 발생한다. 이것이 인간사를 복잡하게 형성한다.

마음의 창

구호(口號)로는 절대 구호(救護)할 수 없다. 하지만 정치인은 구호가 허울이란 사실을 알면서도 구호하겠다는 구호를 외친다. 그리고 대중은 그런 외침을 믿어준다. 그게 선거판이다. 결국 뛰어난 정치인이란 대중이 잘 믿어줄 만한 아이템(item)을 잘 외치는 사람일 것이다.

좋은 의사라고 하면 무엇보다 환자의 마음을 움직일 수 있어야 한다. 의사뿐만 아니라 모든 상담자에게 꼭 필요한 덕목이기도 하다. 8체질의사에게는 체질침이라는 훌륭한 도구가 있다. 이것을 통해서 의사에게 집중하도록 유도할 수 있다. 내게 집중하지 않는 사람의 마음을 움직일 수는 없지 않은가. 그리고 그의 눈을 보라. 눈은 마음의 창(窓)이다.[16] 그의 마음이 지금 평화로운지 건강과 평화를 향해서 나를 믿고 움직일 준비가 되었는지 알 수 있을 것이다.

사람의 말

믿음이란 무엇인가. '믿다'는 '그렇게 될 것이라고 여기다'이다. 명사형은 믿음이고 '어떤 사실이나 사람을 믿는 마음'이다. 종교에서의 믿음은 신자의 태도로서 신앙이라고 한다. 한자는 신(信)인데 이 글자는 사람(人)과 말(言)의 회의자이다. 《설문해자》에는 '信 誠也'라고 했다. 정성 성(誠)인데, 이 글자의 구성은 '말(言)이 이루어진다(成)'가 된다. 한자(漢字)를 만든 사람들은 믿음에 '사람과 말'을 연결했

---

16) 얼굴 표정은 감추거나 위장할 수 있지만, 눈은 그렇게 할 수 없다. 그래서 마음의 창이라는 것이다. 마음이 흔들리는 사람은 눈빛도 흔들린다.

던 것이다.

한자 신(信)은 처음에는 소식(消息)이란 의미였다. 글자가 만들어지기 전에 멀리 있는 다른 사람에게 소식을 알리는 건 처음에는 말 자체였을 것이다. 어떤 사람을 불러서 자신이 전하고 싶은 말을 그에게 말하면, 그가 그 말이 전해질 사람에게 가서 그 말을 전한다. 처음 그 말을 뱉은 것도 '사람의 말'이고, 전한 사람이 전달한 것도 '사람의 말'이다. 그러다가 신(信)은 정보의 뜻이 되고 또 믿음이 되었다.

나중에 글자가 만들어지고 또 글자를 기록하는 도구와 물건이 생기면서 서간(書簡)의 형태를 갖추었을 것이다. 그래도 그 안에 담긴 것 또한 여전히 '사람의 말'이다. 그러니 믿음이란, 사람이 뱉은 말을 통해 전해진 그 내용을 받아들인다는 뜻이다. 그것이 이루어질 거라고 생각한다는 것이다.

믿음

사람이 행하는 모든 일에는 그 바탕에 믿음이 있다. 삶이란 믿음과 선택의 연속이다. 선택한 후에는 불안과 안심이 교차한다. 믿음과 선택, 불안과 안심이 시간을 따라 전진한다. 살아가는 일은 결국 무엇을 믿고 살아가는 것이다. 엄마를 믿고, 친구를 믿고, 선생을 믿고, 버스기사를 믿고, 배우자를 믿고, 내 목에 면도칼을 들이미는 이발사를 믿어야 한다.

사람의 믿음에는 힘이 있다. 믿음의 힘은 위대하고 또 위험하다. 그래서 사람을 위대한 것을 이루도록 이끌기도 하고 또한 사람을 추악하게 만들기도 한다. 가치란 항상 상대적이니 무엇이 좋은 믿음이고 또 나쁜 믿음인지 단정할 수는 없다. 그런데 다른 사람이 가진 믿음에 간섭하지 않는 것, 가진 믿음이 다르다고 싸우지 않는 것, 인류의 역사에서 이 덕목은 잘 실천되지 못했다.

광신(狂信)과 자기 확신의 오류, 과대망상을 가진 지도자들이 있었다. 그리고 믿음이 다른 집단을 혐오하도록 대중을 선동한다. 대중은 개구리밥[17] 같아 헛된 구호에도 한꺼번에 한쪽으로 쉽게 쏠린다. 그렇게 믿음이 충돌해서 전쟁이나 학살 등 인간사의 비극이 발생했다. 수많은 종교 분쟁과 전쟁이 지나갔고 현재도 진행

17) 부평(浮萍)

형이다. 종교가들이 주장하듯이 그들 종교가 받드는 신이 인간과 소통하는 존재라면 최소한 종교전쟁이라는 것은 일어나지 말아야 옳다. 믿음이 다른 집단은 모두 죽여야 한다고 부추기는 신이 있다고 나를 반박한다면, 그렇다면 할 말이 없다.

욕심

오늘을 건강하게 잘 살면 건강하게 내일을 시작할 수 있다. 오늘에 충실하면 그뿐 내일 이후를 미리 욕망할 필요는 없다. 그렇다면 어떻게 건강하게 살 수 있는가. 이것이 너 나 없이 삶의 화두이다. 마음이 건강해야 몸도 건강해진다. 그리고 건강한 몸에서 건전한 생각이 나온다. 마음과 생각이 건강하지 못한 채 단지 오래 사는 것은 별 의미가 없다. 그런데 마음은 자유분방하다. 생각은 한계가 없고 욕심은 끝을 알 수가 없다. 그래서 동무 공은 《수세보원》 「성명론」에서 존기심(存其心), 책기심(責其心)[18]이라고 강렬하게 말했던 것이다.

인간은 욕심에 따라서 산다. 기본적으로 식욕과 성욕은 본능의 영역이다. 생존과 번식이다. 그리고 성취욕이 있다. 이것이 인류사를 이룬다. 욕심이 없다면 사람이 아니다. 그러니 사람이라면 욕심이 없이 살 수는 없다. 하지만 욕심 때문에 삶이 지질해진다.[19] 얼마나 적당하고 얼마나 절제하느냐의 문제인 것이다. 그것이 건강을 좌우한다.

인류가 아닌 다른 생명체의 삶은 무조건 본능을 따른다. 그들에게는 욕심이 없다. 그래서 지질하거나 천박해 보이지 않는다. 동무 공은 태소음양인(太少陰陽人)이 욕심에 따라 인의예지(仁義禮智)를 버린 삶에 대해서 규정했다. 바로 비박탐나인(鄙薄貪懦人)[20]이다. 비인(鄙人)은 태양인이고, 박인(薄人)은 소양인이며, 탐인(貪人)은 태음

---

18) 《壽世保元》 「性命論」
　　存其心者 責其心也 心體之明暗雖若自然 而責之者淸不責者濁
19) 지질함 : 명품매장에서 불만을 표출하려고 바닥에 눕는 사람이 있다. 어느 쪽의 잘못인가 따질 필요도 없이 그가 보여주는 행동은 지질하고 천박하다. 사실 세상의 명품이란 그런 족속들의 허영심을 위해 존재하는 것이긴 하다.
20) 동무 공이 《수세보원》의 「사단론」에서 제시한 비박탐나인의 아이디어는 《영추》의 「통천」에서 왔다.
　　《靈樞》 「通天」
　　太陰之人 貪而不仁 下齊湛湛 好內而惡出 心和而不發 不務於時 動而後之 此太陰之人也

인이고, 나인(儒人)은 소음인이다. 동무 공은 《수세보원》에서 시종일관 사람의 욕심, 그것의 나쁜 점을 부각시켜서 강조하고 경계했다.

마음가짐

자신의 병을 인정하고, 그 병이 생긴 원인을 깨닫는 자만이 진정으로 그 병을 이겨낼 수 있다. 30년 이상의 임상경험을 가진 가정의학 전문의인 웨인 조나스(Wayne Jonas)는, "대부분의 만성질환은 의사의 치료가 아니라 환자 자신, 특히 마음가짐에 의해 낫는다."고 말했다고 한다.[21]

자신이 살던 근거를 벗어나서 산으로 들어가 암을 고쳤다는 사람들의 병이 치료된 원리는, 그들이 새롭고 특별한 무엇인가를 먹었기 때문이 아니다. 헛된 욕심을 버렸고 자신의 마음가짐을 바꾸고 자신의 몸에 대한 태도를 바꾼 것이다.

욕심의 절제

삶의 도를 깨우친 사람들은 '삶의 모든 방면에서 욕심을 줄여야 한다.'고 공통적으로 말한다. 그것은 그들 자신의 반성문과도 같다. 나는 《수세보원》이 동무 공의 긴 반성문이라고 생각한다. 그런데 '욕심을 줄여야 한다.'고 말한 뒤에는 '그 깨달음이 이미 늦었다.'고 고백하는 경우가 많다. 조금 더 일찍 알거나 깨닫지 못한 것을 후회하고 있는 것이다. 이것도 삶의 아이러니인가. 나 역시 얼마 전까지는 '늦었다'는 쪽으로 기울어 있었다. 하지만 나는 그런 반성과 후회로부터 새로운 의지

少陰之人 小貪而賊心 見人有亡 常若有得 好傷好害 見人有榮 乃反慍怒 心疾而無恩 此少陰之人也
太陽之人 居處於於 好言大事 無能而虛說 志發乎四野 舉措不顧是非 為事如常自用 事雖敗而常無悔 此太陽之人也
少陽之人 諟諦好自貴 有小小官 則高自宜 好為外交 而不內附 此少陽之人也
태음지인(太陰之人)을 묘사하면서 "탐욕스럽고 어질지 못하다. 겉으로는 겸손하고 단정한 듯 보이는데 자신의 생각을 깊이 감추고 있다.(貪而不仁 下齊湛湛 好內而惡出)"고 했다. 「사단론」에서 탐인(貪人)은 "인을 버리고 욕심을 추구하는 사람(棄仁而極慾者)"이라고 했다. 「사단론」에 태소음양인과 비박탐나인이 왜 함께 등장하는가. 비박탐나인이 원초적인 사람의 모습이기 때문이다.

21) [한의사 안세영의 도서비평] 질병의 치유는 어떻게 이루어지는가, 『민족의학신문』〈1198호〉 2019. 7. 26.

를 일으킬 수 있다는 한 희망을 보았다. 이미 늦었다고 깨달은 그 시점에서 새로운 삶의 의지를 일으키면 된다. 삶에서 '늦은 때'란 없다.

잘못된 믿음

숙주 어미새는 탁란한 새가 다 자랄 때까지 자신의 새끼인 줄 알고 먹이를 가져다 먹인다. 뻐꾸기나 두견새는 새끼 때부터 크기가 꽤 큰 편이라서 다 자라지 않았는데도 어미새보다 몸집이 서너 배는 커다랗고 외형도 확연하게 달라 보이는데 어미새는 남의 새끼의 양육을 멈추지 않는다. 왜 그럴까. 우선 부화한 뻐꾸기 새끼는 숙주 새의 새끼와 같은 소리를 낸다. 그리고 조류는 자기 새끼를 검증하기 어렵고, 먹이를 달라고 새끼가 붉은 입 안을 보이면 먹이를 주도록 되어 있는 조류의 본능적 습성이 그렇게 만들었다는 것이다.

새끼 뻐꾸기는 자기의 부모 새가 어떻게 생겼는지 알지도 못한다. 그런데 숙주 어미새의 양육을 받아 성장해서 둥지를 떠나면 숙주 새의 소리는 잊어버리고 뻐꾸기 소리로 운다고 한다. 본능이 그렇게 이끄는 것이다. 숙주 어미새가 자신보다 훨씬 커버린 새끼 뻐꾸기를 먹여 키우는 것도 본능이다.

자연 상태의 생태계는 철저하게 본능에 의해서 움직인다. 영양물질을 흡수하고 섭취하여 생존 성장하고, 후세를 잇기 위해서 번식하며 번식의 임무가 끝나면 죽는다. 생존 욕구는 본능이므로 생존에 대한 본능은 선과 악의 판단을 초월한다. 내가 살기 위해 남을 해칠 수도 있고 뻐꾸기의 탁란처럼 위장하고 속이기도 한다.

조류의 탁란 행위는 또한 믿음의 문제이기도 하다. 잘못된 믿음 말이다.

이기적인 인간

예수께서 '서로 사랑하라'고 강조한 것은, 인간은 근본적으로 이기적이라서 남을 보편적으로 사랑할 수는 없는 존재라는 것을 간파했던 것이다. 이기적인 지향이 자유의지이며 욕심이다.

혁신가와 리더

인간 세상은 소수의 혁신가와 리더에 의해 움직인다. 혁신가는 예를 들면 갈릴레오 갈릴레이, 토머스 에디슨, 스티브 잡스 같은 인물이고, 리더는 마하트마 간디, 넬슨 만델라, 아돌프 히틀러, 윈스턴 처칠 같은 인물이다. 혁신가와 리더를 두고 그가 좋은지 나쁜지 가치판단을 할 수는 없다. 가치란 항상 상대적이기 때문이다.

동무 이제마 공과 동호 권도원 선생도 혁신가이다. 두 분에 의해 발상(發祥)되고 체계를 갖춘 체질론과 체질의학은 사람의 몸과 마음을 보는 의학의 패러다임을 전환시켰다. 그런데 동무 공의 사상인론은 근대에 주변 열강의 압력에 한민족이 매우 초라한 처지로 전락하던 시기에 세상에 나왔다. 『동의수세보원』[22]이 세상에 알려지던 시기는 일제의 야욕이 노골적으로 드러나던 시대였다. 권도원 선생의 8체질론도 한국전쟁으로 사회의 모든 기반이 무너져 내렸던 시절에 잉태되었다. 치욕과 혼란과 고통과 절망의 바닥에서 체질론과 체질의학은 싹을 틔웠던 것이다. 또한 이런 혼란의 시대를 사는 사람들은 저마다 치열하게 살아남아야 했다. 20세기 초중반의 한반도는 가장 빈곤한 땅이었고, 대중이 혁신적인 이론에 눈 돌릴 여유는 상대적으로 부족했다. 그리고 동무 공이 역설한 욕심의 절제나, 권도원 선생이 강조한 가려먹기의 실천은 의료전문가나 대중 모두에게 매우 어려운 주제이다.

계몽

어떤 시대라도 대중은 계몽되지 않는다. 이것은 역사적 진실이다. 엉터리 정치가들이 득세할 수 있는 이유이기도 하다. 인류의 역사에서 현자들은 이구동성으로 언제나 역사 속에서 배워야 한다고 역설해 왔다. 하지만 인간은 절대로 역사를 통해서 배우지 않는다. 여전히 세계 도처에서 비슷한 유형의 전쟁과 학살이 일어나고 있는 것만 보아도 그렇다. 역사는 되풀이된다. 그러니 공룡의 시대처럼 지구에서 인류의 시대도 종말을 맞게 될 날이 반드시 올 것이다.

---

22) 『동의수세보원』 율동계 1901.

판타지

수양체질에게 이간(離間)의 욕망이 있듯이 태양인과 금양체질에게는 판타지(fantasy)[23]의 욕망이 있다. 이 때 판타지란 자신만의 세계 구현이라고 할 수 있다. 예를 들면, 「해리포터 시리즈」나 「반지의 제왕」 같은 작품 말이다. 제임스 카메론의 「아바타」도 있다.

후학들이 사상인 판별에서 헤매는 것은 동무 공의 탓도 크다. 동무 공은 자신이 만든 개념 안에 스스로를 가두었다. 그래서 후학들도 자연스럽게 동무 공의 개념 안에 갇힌다. 소양인도 아니고 태음인도 아닌 것 같은데, 태양인은 아주 적다고 하니 나는 소음인인가 봐. 이러던가. 태음인도 아니고 소음인도 아니면 소양인이겠네. 이런 식이 된다. 8체질에서 금음체질이나 금양체질인 사람들은 소음인이거나 소양인으로 들어가 버리는 경우가 많다. 간혹 몹시 차분하고 반응이 느린 듯한 금양체질은 목양체질로 볼 수도 있다. 나는 '태양인의 수는 지극히 적다.'는 개념은 사상인론을 주창한 동무 공의 판타지라고 생각한다.

8체질론에서는 토음체질이 그렇다. 이 또한 동호 선생의 판타지다.[24] 태양인은 소양인, 태음인, 소음인보다는 적지만 그렇게 아주 적지는 않다. 임상가에서 만나는 숫자는 오히려 소음인보다 많을 수도 있다. 토음체질도 그렇다. 태양인과 토음체질을 '만나기 힘들다.'로 치부해 버리면 바로 자신의 눈앞에 와 있어도 모른다. 그것이 동무 공과 동호 선생의 판타지라고 나는 주장하는 것이다.

나는 사람의 초능력이라는 것을 믿지 않는다. 초(超)라는 글자 속에는 현실을 벗어났다는 의미가 들어 있다. 그건 바로 판타지이다. '생이지지 생이능지(生而知之 生而能之)'하는 것 같은 천재는 세상에 분명히 있다. 그런데 그들의 재능은 그들의 몸에 기반을 둔 현실이지 초능력은 아니다. 그런 천재는 그가 속한 체질그룹에서 첨단(尖端)에 위치하는 존재다. 하지만 그의 재능과 능력도 체질이라는 한계 안에서 가능하다.

금양체질이라면 자신 속에 분명히 있는 판타지적인 경향성을 적절하게 조절하

---

23) 판타지란 현실이란 뿌리를 잃은 것이다.
24) 동무 공은 태양인이 절소(絕少)하다고 했고, 동호 선생이 토음체질이 희소하다(매우 드물다)고 한 건, 체질론에 대한 신비주의 포장이다. 태양인과 금양체질은 기본적으로 그런 성향을 가지고 있다. 판타지나 신비주의에 어울리는 것이다.

여, 마치 비현실일 것 같은 상상 속에서 구체적인 현실감을 구축해 낼 수 있느냐가 그의 참 능력이 될 것이다. 판타지를 잘 써먹는 것이 종교집단이다. 교주는 판타지를 통해서 스스로를 신비화하고 천박하고 우매한 대중을 현혹시킨다. 현실 속의 불안과 공포를 과장하고 판타지 속의 복락을 약속한다. 신앙이란 기실 일방적인 것이다. 하지만 종교로 포섭된 대중은 그것이 쌍방향이라고 오해한다. 그가 믿는 신(神)은 그에게 직접 복락을 약속한 적이 없는데도 말이다.

가까이에 있는 죽음

사람의 생존을 위협하는 요소가 너무 많다. 죽음은 인간의 삶에 항상 직면해 있다. 예측할 수 없는 사고, 불가항력적인 재난과 재해, 기상이변에 의한 기아(飢餓), 전염병과 전쟁 학살 등이다. 이건 착하게 살고 열심히 살고의 문제와는 별개이다. 내가 통제할 수 없는 대상에 대한 두려움은 언제나 존재한다. 또한 삶은 부조리를 품고 있다. 이렇게 삶에 처한 사람들의 조건과 상황은 매우 다양하다. 그러니 평균적이거나 표준적인 삶의 방식을 제시하는 것은 불가능하다.

창조된 신

초기 인류는 야생동물과 경쟁해야 했다. 기후 등 환경변화에도 적응해야 했다. 밤에는 안전하게 잘 수 있어야 했다. 육식성인 동물은 주로 야행성으로 먹잇감이 취약한 상태를 노린다. 그래서 추위를 피하고 상대적으로 안전한 곳인 동굴을 거주지로 선택했다.

자연계에서 인류가 취약했던 시대에는 곰도 받들고 호랑이도 모셨다. 그러다 돌에도 빌고 큰 나무에도 빌고 산(山神)과 물(河伯) 바다(龍王)에도 빌었다. 그 일을 맡은 매개는 무당이었다. 무당[25]은 제사장이고 영매였으며 예언자이며 점술가이자 치료자였다.

그런 다음에 신령(神靈)이나 하늘(天) 같은 미지의 능력자를 추상했다. 그렇게 여

---

25) shaman 당골네

러 갈래 다양한 형태의 신들이 탄생했다. 그러다 동일한 신화(神話)에 기반을 둔 신을 받드는 집단의 전통이, 추상화된 개념으로 조직된 것이 종교이다. 삶에서 직면하는 위험과 삶이 품고 있는 부조리가 인류가 신과 종교를 만든 이유인 것이다. 그런데 인간에 의해 탄생한 종교는 그 부조리를 역이용하면서 역설적이게도 인간 위에 군림하게 되었다.

제정일치

어떤 사회 어떤 집단에서건 제일 처음 인간을 초월하는 신을 상정했던 사람은 그 자신이 신과 통할 수 있는 유일한 존재라고 주장했을 것이다. 단군이 환인과 환웅의 자손이듯이 말이다. 이것이 이른바 제정일치(祭政一致)이다. 단군은 당골네이기도 한 것이다. 그리고 그 유일한 존재는 세습되었다.

신과 기복

나는 종교와 짝을 맺은 신(神)을 믿지 않는다. 사람과 쌍방향으로 소통하는 신을 믿지 않는다는 뜻이다. 기도를 들어주는 신, 복을 내려주는 신, 위험에서 구출해주는 신, 내 병을 낫게 해 줄 신, 우리 편을 전쟁에서 이기도록 만들어 줄 신 등등 말이다. 그런 신은 인간의 창조물이다.

종교 집단에서 숭배하는 신은 사람에 의해 창조되었으므로, 당연하게도 기복(祈福)하는 사람의 무리를 위해 아무 것도 해줄 수가 없다. 인간은 그저 존재한다고 가정된 신을 향해 일방향으로 빌고 원하고 있을 뿐이다. 천국이나 극락은 종교가 주는 사탕발림이며 지옥은 종교의 협박이다. 모든 신앙생활은 일방적이다. 그것이 쌍방향일 거라고 믿는 건 신자들의 판타지일 뿐이다. 그러므로 이 세상에 존재하는 모든 종교는 허울이다.

천국과 지옥

천국과 지옥은 사후에 존재하는 것이 아니다. 삶 속에 있다. 천국과 지옥은 현세에서 부당함과 억울함과 아픔과 두려움과 아쉬움을 가진 사람들을 보상하거나 위협하고자 만든 가상의 세계다. 그런데 그것이 현세가 아닌 내세에 자리 잡게 된 것은 역사 속에서 권세를 누렸던 집단의 의도가 깔려있다. 죽은 자를 현세로 소환하여 그것에 관해 증언하게 할 도리는 전혀 없기 때문이다.

역사책 속에, 종묘(宗廟) 안에, 족보 속에, 오래된 무덤 안에 있는 조상들은 이미 소멸되었다. 영혼과 귀신은 없다. 다만 후손들의 마음속에 존재할 뿐이다. 내가 오늘 낫을 들고 조상이 잠든 산에 오르는 것은, 내 기억창고 속에 웃자란 풀을 자르려는 것과 같은 행위다. 그분들이 내 마음 속의 천국에 머물기를 바라는 것이다.

신앙의 힘

종교는 사람이 가진 믿음의 바탕에서 존재한다. 고대는 제정일치의 사회였다. 이집트의 피라미드와 잉카와 마야의 유적[26], 그리고 세상의 모든 종교적 건축물이 신앙의 위대함을 증명하고 있다. 그건 바로 그들이 공통으로 지녔던 믿음의 기초 위에서 건축되었다.

그런데 이런 숭고한 신앙의 이면은 맹종이기도 하다. 강력한 힘을 가진 지도자의 후세를 위해 또는 집단적인 목적이나 유력자의 영광을 위해, 주체적으로 자신의 삶을 개척하지 못하고 노동력을 바쳤던 것이다. 이게 신앙이란 힘이 지닌 아이러니다.

종교의 지배

종교의 시작은 결국 삶에서의 고통과 죽음에 대한 두려움이다. 그러니 물질적 풍요를 누리고 권력을 가진 지배층에게 종교는 그리 중요한 이슈는 아니었을 것이

---

26) 엄청난 양의 정보와 에너지가 공중으로 날아다니는 시대에 살고 있다. 이런 기술의 시대에 고대 문명을 두고서 '외계인의 소행' 운운하는 태도는 시대착오적이다.

다. 대중의 입장에서 종교는 삶의 고통과 죽음에 대한 공포를 지탱해주는 역할을 했지만, 지배층의 입장에서 종교는 결국 고통 받는 대중을 효율적으로 통제하기 위한 도구로서 작용했을 것이다. 종교가 사람을 지배하는 상황에 빠졌다.

인간이 만든 종교는 결국 신에 대한 제사와 기도가 기본이다. 그리고 신에 대한 제사권을 소수의 지배층이 독점하고 있다. 인간의 역사에서 주류 종교에서는 권력을 독점한 소수의 지배층이 대다수의 신자들을 지배하고 있다. 그리고 종교는 정치와 깊게 연관되고 유착되어 있다. 로마제국이 기독교를 승인한 후 전 유럽에 빠르게 전파된 것은 이런 점을 시사한다.

신흥종교단체 만들기

각기 다른 재능을 지닌 네 사람이 모이면 신흥종교단체 하나를 만들어내고 유지할 수 있다.

먼저 존재하지 않는 것을 상상하고 잘 지어내는 사람이 있다. 카리스마도 있다. 그의 옆에 거짓말을 그럴듯하게 포장하고 부풀리며 사람을 설득하는 재능을 가진 사람이 있다. 또 한 사람은 다른 사람이 가진 욕망을 읽어서 자신의 탐욕을 채우는 사람이다. 그리고 집단 내에서 잘 드러나지 않으면서 기본적으로 사람들을 이간시키려는 욕구를 가진 사람이 필요하다.

세상의 평상적인 도덕률을 초월한 듯이 행동하는 어떤 한 사람이 새로운 교리를 만들고 떠벌인다. 교주이다. 그의 교리가 꼭 자기의 것일 필요는 없다. 그의 곁에 찰싹 붙은 사람은 별난 것에 늘 호기심을 가지고 있고 말주변이 좋으며 사교성이 뛰어난 사람이다. 그가 나서서 교주와 교리를 선전하며 퍼뜨린다. 선전부장이다. 그는 대체로 실속이 없다. 실속이 있는 사람은 따로 있다. 그가 사람들을 조직하고 사업을 기획하고 신자들이 그들의 재산을 가져다 바치도록 이끈다. 헌금관리인이다. 신흥종교단체라면 다음 사람의 역할이 꼭 필요하다. 벌려 놓은 일을 마무리하고 배후에서 활동하면서, 친척 가족 간이라도 이간시켜서 신자들이 그들의 친족들과 단절되도록 만든다. 신도이탈관리자이다. 그는 철저하게 자신을 위해 움직인다.

질병

　보건과 의학과 의료는 사람의 건강과 질병에 관심을 둔다. 사람이 삶을 영위하는 동안 질병의 고통이 없이 편하고 건강하게 살도록 하는 것이 의학과 의술의 목표이다. 임상의학은 병이 든 사람을 치료하는 데 목적이 있다. 치료란 '병이나 상처 따위를 고쳐서 이전의 상태로 복귀시키는 것'이라고 정의되어 있다. 어떠한 의학의 영역이라고 해도 의학은 사람 그 자체를 연구하는 학문이라고 할 수 있다.

　사람이 생을 살아가는 모든 단계 모든 요소에서 질병 발생의 인자가 있다. 그러니 질병이란 결국 삶의 진전을 막으려는 역할을 지니고 있다. 사소한 것이든 중대한 것이든 질병에 지면 사람은 죽는다. 질병은 사람을 죽이려고 존재한다. 그것이 질병의 임무다. 그리고 사람의 '질병'이라고 하면 다양한 관점과 정의와 약속이 존재할 것이다.

산

　질병에 대한 나의 생각이다. 사람이 병을 앓는 일은 산에 오르는 것과 같다. 즉 병(病)이 산(山)이다. 오르고 내려오는 길이 어렵지 않은 동네 뒷산은 가벼운 병이다. 깊고 어렵고 위태로운 병은 오르기 힘든 높고 험한 산이다. 질병이 산이라면 의사는 가이드이다. 어려운 산에 가려면 전문적인 가이드가 필요하다.

　산에 오르는 사람들은 저마다의 방식으로 오르고 또 내려온다. 산악회에 들어 리더를 따라 동일한 산에 가서 한 코스로 함께 다녀오기도 하고, 혼자만의 독창적인 루트를 즐길 수도 있다. 같은 질병이라도 사람의 여러 조건에 따라 나타내는 증상의 양태나 회복되는 정도는 다양하다.

　사람들은 산에 올랐다가 내려왔지만 산이 없어진 것은 아니다. 사람은 산을 경험한 것뿐이다. 사소하든 중대하든 모든 질병은 치료되어 사라지는 것이 아니다. 질병은 사람의 몸을 지나간다. 사람이 산을 경험하듯이 지나가는 질병을 경험하는 것이다. 질병은 사람의 몸을, 혹은 급박하게 혹은 완만하게 혹은 지긋하게 혹은 지루하게 지나간다. 질병의 증상이란 사람이 질병을 경험하면서 드러내는 것이다. 또 그러면서 질병에 져서 죽지 않는다면 사람의 몸은 질병을 겪어내는 것이다. 그런 후에 몸에는 그가 경험한 질병의 흔적이 오롯이 남는다. 마치 컴퓨터에 접속할 때마다 로그기록(log記錄)이 남듯이 말이다.

등반 중에 다쳐 장애를 얻기도 하듯이 질병은 사람의 몸에 후유증을 남기기도 한다. 등반가가 산을 정복할 수 없듯이 인간은 질병을 정복할 수 없다. 그러니 삶이 끝나는 날까지는 어떻게든 살아남아야 하는 것이 생명체가 지닌 생존의 본능이다.

암

암(癌)을 기생체로 인체를 숙주로 보는 태도는 잘못이다. 세균이나 바이러스는 감염시킨 생명체에서 다른 생명체로 옮겨 간다. 그러나 암은 전염되지 않는다. 암은 인체의 생명활동에 적합하지 않은 신생물이긴 하지만, 그건 분명히 내 몸의 바탕에서 어떤 기전에 따라 내 몸의 시스템이 스스로 생성한 것이다. 암은 변이로부터 시작한다고 추정한다. 변이란 정상적인 시스템의 오작동이다.

암에게는 분명한 목적과 역할이 있다. 바로 몸을 죽음으로 이끌려는 것이다. 즉 암은 생명체의 죽음이라는 자연의 질서 안에서 기능한다고 생각한다. 더욱 철저하고 적극적인 '죽음의 프로그램'인 것이다. 암은 생명의 끝에 있는 죽음이 지금의 나에게 보낸 전령이며 집행관이다. 암은 내게 남은 생명의 힘을 빼앗으러 왔다. 그리고 암은 누구에게나 공평하게 마지막에 죽음을 예비하고 있다.

암은 손(客)이 아니다. 또 다른 나(我)다. 나의 다른 모습이다. 온갖 욕심의 덩어리(趣心慾)요, 내 감정을 함부로 쓴(哀怒喜樂의 暴浪) 결과물이다. 암은 이제 죽음과 친해진 내 몸이다. 그것을 바라보는, 생명과 좀 더 친해 보려는 내가 있다. 죽음과 친해진 몸이 더 우세해지면 죽고, 생명 쪽으로 더 기울면 더 버틸 수 있다. 생명 쪽으로 더 버티고 싶다면 그럴 여지와 희망이 있다면, 결국 내 욕심과 애노희락이 바로 보이는 그때로 돌아가야 한다.

죽음의 전령

사람이 태어나서 평생 밟고 경험해 가는 길은 오로지 하나다. 그 길에서 사람의 몸은 끊임없이 변화하고 일정한 시기부터는 누구든지 늙는다. 질병이 생기는 것과 별개로 머리부터 발끝까지 늙어 간다. 늙음의 내리막길을 되돌아 오를 수는 없다. 또 내리막길에서는 점점 가속된다. 그리고 그 끝에 죽음이 있다.

질병이란 건강하던 삶의 행로에서 보면 잘못 들어선 곁길 같은 것이다. 곁길로 샜다가 금방 바로 잡히기도 하고 어쩌면 영영 수많은 곁길로만 헤맬 수도 있다. 암(癌)은 삶의 강력한 장애물인데 내가 알게 모르게 선택한 곁길에 있다. 암은 내 몸으로 내가 가는 길의 밖에서 온 것이 아니다. 내 길의 끝에 있는 '내 죽음'이 미리 보낸 전령이라고 할 수 있다. 내 삶을 죽음으로 이끄는 것이 암의 임무이기 때문이다.

삶과 죽음이 싸움의 상대라면 최후의 승자는 죽음이다. 삶과 죽음의 대결은, 전후반 내내 높은 점유율을 유지하면서도 골은 넣지 못하다가 추가시간에 역습 한 번으로 한 골을 먹고 지는 축구 경기와 같다. 암이 죽음의 전령이라면 암은 우리 편 내부에 이미 그렇게 도사리고 있었을 것이다.

암은 일정한 단계에서 뚜렷한 징후를 표출하지 않는 경우가 많다. 그래서 대처가 어려운 것이다. 암종의 발전단계에서 암세포가 우리 몸에서 커지고 세력이 확장되면 주변의 면역시스템을 교란시킬 수 있는 능력이 생긴다. 암세포에게 면역세포를 죽일 수 있는 특별한 방어능력이 생긴다는 것이다. 면역세포가 암세포를 공격할 때 암세포와 밀착 결합한 후 암세포 쪽으로 죽음의 신호체계를 활성화시켜 암세포를 죽이는 방법이 정상적인 현상인데, 암조직의 세력이 왕성한 경우 역으로 암세포 쪽에서 죽음의 신호전달체계를 면역세포에게 내보내 오히려 면역세포가 죽게 된다는 것이다. 그런 후에 다른 곳으로 암세포를 전파한다.

즉 암세포를 공격해야 할 면역세포가 제 역할을 하지 못하는 '태세의 전환'이 일어나는 순간이 있다는 것이다. 삶의 바통(baton)이 죽음에게 넘겨지는 순간 말이다.[27]

선천성 장애

흔히 소아 선천성 질병이나 유전자이상 질환이라고 불리는 것들이 있다. 뇌성마

27) 홍기웅, 『암의 일생』 행림서원 2019. 12. 16. p.89~92

비, 자폐증, 다운증후군, 소아 혈액암, 소아 당뇨 등을 들 수 있겠다. 나는 이런 질환들은 질병이라기보다는 장애의 범주로 접근하는 것이 필요하다고 생각한다. 이런 선천적인 장애는 '장부의 불균형'이라는 8체질의학의 병리로 설명하기 어렵고, 기존 동서의학의 이론으로도 치료법을 모색하는 것이 쉽지 않다.

출생이란 조건은 저마다 다양하게 다르다. 장애는 있는 그대로 그 자체로 인식되어야 한다. 여기에서 장애는 차별을 의미하는 것이 아니다. 표준이나 평균은 편의를 위한 것일 뿐 정상적이란 절대적인 기준은 애초에 존재하지 않기 때문이다. 나는 위와 같은 선천성 장애는 체질과 깊이 관계되어 있다고 믿는다. 장애란 치료보다는 훈련을 통해서 상태를 개선시키는 것이다.

면역시스템

면역시스템이 취약해지는 것은 필요이상으로 바빠짐(긴장)과 필요이상으로 느려짐(둔화)의 양면을 모두 고려해야 한다. 전자는 알레르기성 질환이고, 후자는 감염성 질환이다. 이 상태를 틈타서 세균과 바이러스에 감염되는 것이다.

스트레스

박서보 화백은 '현대인이 가진 스트레스를 해소시켜주는 것이 21세기 예술가의 책무'라고 했다.[28] 중세는 전염병의 시대였고, 현대는 스트레스와 알레르기의 시대이다. 예술가나 의사의 책무가 똑같다.

의사의 임무

의(醫)의 출발이 무당(巫)인 것은 당연하다. 그리고 그 역할은 현재에도 변함이 없

---

28) 그림은 치유의 예술이야,『한국일보』2021. 9. 26.
'단색화의 거장' 박서보 별세,『세계일보』2023. 10. 14.
＊이 책의 원고 작업을 하는 도중에 박서보 화백이 2023년 10월 14일에 별세하셨다는 소식을 접했다.

다고 생각한다. 그렇다면 무당의 역할은 무엇인가. 결국은 안심이라는 믿음을 심는 일이다. 의사의 임무도 그렇다. 질병을 퇴치하는 일이 아니라 질병을 겪는 사람에게 안심을 주는 일이다.

서양의학의 가치

전염병에 대한 백신의 발전은 신생아 및 영유아 사망률의 감소 등 예방의학적인 면에서 공헌했다. 마취술을 동반한 외과술의 발달은 전쟁터에서 혹은 상해를 당한 사람의 목숨을 구했고 원활한 사회 복귀를 도왔다. 항생제의 개발로 세균성 감염병에 효율적으로 대처할 수 있게 되었으며, 수액제제는 감염병에서 나타나는 탈수증으로부터 환자를 구했다. 이런 것들은 서양의학이 상대적으로 월등한 영역이다.

그런데 어두운 면도 많다. 항생제에 내성을 가진 슈퍼박테리아의 출현, 무분별한 약물의 교차투여와 약물 부작용, 미용 목적을 좇는 외과술과 약물의 남용, 필요성이 충분하지 않은 절제술의 성행 등인데, 서양의학은 근본적으로 대증요법이라는 한계가 있다. 대표적인 것이 알레르기성 질환에 대한 대처라고 생각한다. 또한 백신이 전염병의 위험에서 벗어나게 해주었지만, 영유아기에 접종하는 백신이 성장한 이후에 몸에 유해한 부하를 주는 것은 아닌지에 대한 고민은 의학자들 사이에 존재한다.

약

8체질의사는 환자가 앓는 질병과 싸우는 것 외에도 환자가 먹는 양약과도 싸워야만 한다. 약을 환자로부터 떨어뜨려 놓아야만 한다. 물론 양약을 체질별로 구분해서 사용해 보면 위해(危害)보다는 도움이 되는 경우도 있다는 의견이 있다. 하지만 약이란 보편적으로 인체의 기능을 대신하거나 증상이 발생하는 기전을 억제하는 역할을 한다. 그러므로 약이 투여되기 시작하면 그에 대응하는 인체의 기능은 자연스럽게 쉬게 된다. 우렁각시가 등장해서 매번 궂은 일을 대신해준다고 생각해 보자. 그런 상태가 반복된다면 내 스스로 하려는 의지나 자세는 취약해지기 마련이다.

나는 인체에 투여되는 모든 화학제제를 반대한다. 이것이 나의 태도이다.

대증요법

동서양의학의 모든 치료법은 질병의 원인에 대응하는 것이 아니다. 증상에 대응한다. 우리는 서양의학을 향해 대증치료라고 폄하한다. 체질침은 근본치료이고 원인치료라는 것이다. 하지만 나는, 이미 질병이 발생한 사람의 몸을 향해서 근본치료 혹은 원인치료라고 하는 것 자체가 적합하지 않다고 생각한다. 다만 8체질의학은 상대적으로 질병이 발생한 원인에 좀 더 노력하고 집중하는 것뿐이다. 원인이 있었고 질병의 증상이 이미 생겨난 이상 그 원인을 제거한다는 것은 무의미하다. 다만 원인을 잘 규명해서 차후에 더 심한 상태로 나아가지 않도록 막거나, 원인을 차단해서 나중에 동일한 증상이 재발하지 않도록 방지하는 효과는 있다.

모든 발생인자에 의해 생기는 질병은 몸을 지나서 통과한다. 그러면서 증상을 표출한다. 서양의학이든 전통한의학적 방법이든 8체질의학이든 그 증상에 대응하는 것이다. 즉 몸이 그 증상을 잘 겪도록 돕는 것이다. 다만 체질의학은 사람을 체질로 구분하여 체질마다 다른 방법으로 대처한다는 것이 특징이다. 그리고 사람의 체질에 따른 원인의 차이에 더 집중하고 그것을 제거하거나 예방하는 방법을 다르게 모색하는 것이다.

의료시스템

사람이 삶을 영위하는 동안 질병의 고통이 없이 편하고 건강하게 살도록 하는 것이 의학과 의술의 목표이다. 그런데 현대 서양의학 중심의 의료시스템은 이미 산업이다. 그리고 철저하게 헬스 케어 비즈니스(health care business)이다. 대중은 이 시스템 안으로 들어가는 순간 환자로 규정되면서 시스템에 갇혀 버린다.

8체질의학이 과연 견고한 이 의료체계를 혁파하거나 대체할 수 있을 것인가. 죽지 않는 삶이 아니라 건강하게 사는 삶이 목표라면, 나는 질병과 의료를 바라보는 패러다임이 바뀌어야 한다고 생각한다. 그렇게 하면 분명히 전혀 다른 질병의 세계를 볼 수 있는 길이 열릴 거라고 믿는다. 이런 믿음이 내가 체질론과 체질의학을 공부하는 동력이다.

환자의 생산

시골에는 의료기관이 부족하고, 도시에는 너무 많다. 새 건물만 지으면 병의원이 들어간다. 병의원은 환자를 생산한다. 아이들의 알레르기 질환이나 틱(Tic) 장애 같은 경우를 보자. 조금만 세밀하게 살피면 군이 이 아이들을 환자로 만들 필요가 없다. 먼저 그 부모에게 묻고 싶다. 당신의 아이에게 '너는 병든 아이야.'라고 말하고 싶은가. 하지만 의사는 그 아이에게 약을 먹여야 자신이 살아남는다. 알레르기나 틱 증상을 약으로 눌러서 시간을 끌면서 결국에는 만성 환자로 만든다. 서울대학교병원 알레르기내과에서 펴낸 책[29]에 '알레르기는 오래도록 약을 먹어야 한다.'고 적혀 있다. 원인을 찾아내면 오히려 쉬운데 그들은 그럴 생각이 추호도 없는 것이다. 그러니 등에다 찌르는 알레르기 원인 물질 테스트는 수가를 높이기 위한 요식행위일 뿐이다.

약을 먹여서 일상이 불편한 알레르기 증상들을 없앴으니 삶의 질이 개선된 것이 아니냐고 그들은 항변할 것이다. 원인을 찾아내어 제거하거나 삼가기만 하면, 병의원에 가는 수고, 시간의 소요, 약을 먹는다는 부담, 의료비용의 지불, 환자라는 좌절감 이런 것 등은 애초에 생기지 않는다. 과연 그것이 삶의 질을 개선시킨 것인가.

봉준호 감독의 영화 「기생충」에서 배우 이정은 씨가 연기한 국문광 캐릭터가 있다. 국문광이 꼬마일 적에 그의 알레르기 증상이 복숭아 때문이라는 것을 몰랐다고 가정해 보자. 국문광 꼬마를 진료한 의사가 복숭아를 찾아내지 못한다면 계속 약물을 복용하면서 오래도록 버텨야만 한다. 체질의학에서는 치료에 앞서 먼저 체질을 감별하고, 무엇보다도 먹는 것에 집중하기 때문에 알레르기 원인이 되는 음식물을 탐색하는 데 집중한다. 국문광 꼬마와 복숭아의 관계를 찾아내기가 상대적

---

29) 조상헌 외 8명, 『알레르기입니다』 지식너머 2019. 12. 10.

으로 쉽다는 것이다. 그러니 국문광과 복숭아의 관계를 차단한다면 최소한 복숭아로 인한 알레르기 증상이 발생할 일은 없을 것이다.

여러 가지 틱 증상을 가진 초등학교 1학년 아이가 왔다. 이 아이는 이미 틱 장애와 ADHD로 진단을 받고 1년 넘게 약을 먹고 있다. 나는 아이와 두 손을 잡고 관찰하면서 오래도록 이야기를 나누었다. 특별한 이야기는 아니고 어느 초등학교에 다니는지, 같은 반 아이들은 몇 명인지, 그중에 이름을 아는 친구는 몇이나 되는지, 뭐 이런 내용이다. 그러는 중인데 아이의 엄마가 지켜보다가 혼자서 계속 운다. 아이를 잠시 밖으로 보내고 엄마에게 왜 그러는지 물었다. 자신과 남편과의 관계가 조화롭지 못하다는 것이다. 그러면서 다른 문제들이 더 있다는 것도 듣게 되었다. 나는 아이를 치료하지 않고 그냥 보냈다. 대신 자주 와서 내가 아이와 더 친해진 다음에 치료를 시작하겠다고 말했다. 이것이 아이에 대해서 내가 알게 된 전부이다.

틱 장애는 기본적으로 불안장애라고 생각한다. 아이에게 생긴 답답함(鬱)이 신체 증상으로 표출되는 것이다. 나는 아이를 답답하고 불안하게 한 요소 중에 아이 엄마와 아빠의 불화가 큰 부분을 차지할 거라고 추정했다. 만약 나의 추측이 맞는다면 아빠와 엄마는 자신들의 문제를 '병든 아이'라는 상황으로 치환한 셈이다.

COVID-19

코로나19 사태는 여러 방면에서 신속하게 다양하게 교류하는 세계화(Globalization)된 지구에 대한 경고이다.[30] 민족이 가진 고유성은 희석되고 경제적 문화적 양극화는 확대되고 심화된다. 또한 현재의 의료시스템에 관한 경고이기도 하다. WHO의 주도로 이루어진 각국의 코로나19 대응을 보면, 이건 의료 파시즘(fascism)이 아닌가 하는 생각이 든다. 국가 권력은 획일적인 이론을 강요했다. 반론이나 문제제기는 수용되지 않았다. 묘하게도 결론적으로 이 사태를 통해 이익을 취한 집단은 거대 제약업체와 병원기업이다. 그리고 정작 코로나19에 감염되기도 전에 백신

---

30) 각국은 외국에서 들어오는 인원에 대한 장벽을 치는 것으로 대응했지만 그것이 적절했다고 보긴 어렵다.

접종 부작용으로 수많은 사람이 조용히 세상을 떠났고 후유증에 시달리는 사람도 많다. WHO도 각국의 정부 어떤 곳에서도 이에 관해 코멘트하거나 책임을 지지 않았다.

체질의 증명

8체질론이 보편성을 가지려면 무엇보다 8체질이 객관적으로 증명되어야만 한다. 그래서 권도원 선생은 평생을 체질맥진의 기계화 연구에 매달렸다. 국내외 유수한 대학의 학자들에게 의뢰하여 다양한 시도를 했지만 뚜렷한 성과는 없었다. 그리고 유전자 분석 방법을 체질감별에 응용해 보려는 노력도 있었다.

그런데 이러한 연구에는 체질이 확정된 집단이 먼저 필요하다. 8체질로 나눈 각각의 표준을 먼저 설정한 후에 그것을 바탕으로 연구를 진행할 수 있을 것이다. 그렇다면 선택된 표준에 대한 검증은 어떤 기준과 방식으로 할 것인가. 문제와 과제가 꼬리에 꼬리를 문다.

우리 동양의학자들은 서구를 향해서 아직 경락을 증명해 보이지 못했다. 체질의 존재를 입증하는 것 또한 실현될 수 있을지 예측할 수 없는 일이다. 그런데 '생명'을 들어서 보자. 서양이든 동양이든 생명을 정의했거나 증명한 학자는 없다. 생물이 살아서 숨 쉬는 것, 생장하는 것 자체가 생명의 증명인데, 생명을 우리의 감관 안에서 인지할 수는 없는 것이다.

이처럼 경락이나 체질은 증명의 대상이 아닐 수도 있다. 그래서 나는 체질의 존재를 증명하겠다는 시도가 헛된 노력이라고 생각한다. 보편성의 획득을 원한다면 체질의 증명보다는 다른 쪽으로 발상을 전환할 필요가 있다는 것이다.

체질

체질이 왜 중요한가. 체질론은 사후가 아니라 지금 나의 삶에 집중하도록 만드는 원리이기 때문이다. 현재 이 삶은 유일한 하나의 길이다. 그리고 내 삶 뒤에 존재하는 것은 없다. 전생이나 후생은 존재하지 않으며, 천국이나 지옥 혹은 극락은 지금 현재 내 삶 속에 있다.

삶은 모순덩어리이고 정답은 없다. 착하게 산다고 오래 건강하게 잘 살게 되지는 않고 악인이 천벌을 받고 일찍 급사하지도 않는다. 그래서 사람들은 이런 삶의 아이러니를 위로받고 싶어서 신을 만들고 또한 종교를 만들었다. 신과 종교는 사람의 머리에서 나온 것이다. 체질론은 지금 나의 삶을 위한 것이다. 그래서 중요하다. 지금 이 삶 말고 다음 기회란 결코 없기 때문이다.

8체질론으로 본다면, 인류가 다른 생명체와 크게 다른 점은 인간에게는 체질의 구분이 있다는 것이다. 그리고 왜 체질이 중요한가. 체질 속에 삶의 의미에 대한 단서가 들어 있기 때문에 그렇다. 권도원 선생은 그것을 "자신의 체질을 알게 되면 어떻게 살아야 할 것인가에 대해 하늘이 내린 명령을 알게 된다.(知體質而知天命)"[31]고 했다.

나는 무엇을 하러 태어났는가. 사람에게는 저마다 고유한 임무가 있다. 체질론을 통해서 이렇게 삶의 의미를 먼저 파악하고 규명할 수 있다면, 나는 왜 아프고 왜 질병에 걸리게 되는지도 더 잘 알 수 있다고 생각한다. 8체질론을 공부하는 사람은 항상 자신을 향해야 한다. 반성과 절제이다.

삶은 전체적으로 체질적인 조건에 한정된다. 체질은 재능 성격 기호 음식 질병 취미 직업 등 삶에 관한 정보를 알려 준다. 그러므로 체질을 안다는 것은 나에 대한 공부를 제대로 할 수 있다는 뜻이다. 그리고 건강하게 더 오래 더 잘 살 수도 있다. 그러므로 삶에서 체질을 아는 것이 우선이다.

재능

체질론을 공부하면서 얻은 가장 중요한 깨우침은, 내가 가장 잘하는 것을 하면서 살아야 한다는 것이다. 잘하는 것이란 바로 타고난 재능이다. 그리고 이것은 자연스럽게 체질과 연결된다. 내 체질이 무엇인가 먼저 알아야만 한다. 그런 후에 내게 맞고 내가 잘하는 것을 찾아낼 수 있다.

동무 공은 신분의 구별과 직업적 귀천이 존재하는 사회에 살았다. 하지만 사람

---

31) 체질과 직업, 『빛과 소금』〈132호〉 두란노서원 1996. 3. p.162

마다 다른 자질을 받아 태어난다는 것을 알았다. 그 자질에 따라 갖게 되는 일이 도(道)라고 했다.[32] 사람의 능력이나 재능의 차이, 그에 따른 사회의 직업적 기반이나 경제적 기반의 차이를 말했고, 이것이 개별적이며 독자적인 길(道)이라는 것이다. 도(道)란 자신이 받은 재능에 따라 일을 택하여 삶을 살아가면서 얻고 깨닫게 되는 것이다.

사실 나는 임상의에 썩 어울리는 사람은 아니다. 먼저, 모르는 사람을 만나는 것에 대한 부담과 두려움이 있다. 어린아이처럼 낯가림이 있는 것이다. 그리고 차분하지 못하고 감정의 기복도 심하다. 환자보다 지나치게 흥분해서 곤혹스러울 때도 많다. 또 손재주도 없는데다가 겁이 무척 많아서, 손을 가지고 하는 과감하거나 세밀한 치료 술기를 익히는 데도 지장이 많다. TV에 누가 주사를 놓는 장면만 나와도 심장이 견디지 못하는 정도다. 다행스럽게도 8체질론을 접하여 체질의학으로 임상을 하게 되면서, 체질맥진이나 체질침관을 통한 체질침 시술같이 필수적인 기술만으로 지난 25년간을 버틸 수 있었다. 다른 치료 분야는 전혀 알지도 못하면서 말이다.

한의사 면허를 따고 의업이 생계가 되었으니 전업할 수는 없고, 그 대신 내가 잘할 수 있는 것을 찾아냈다. 체질론에 흥미가 생기고 난생처음 공부하는 재미를 느낀 덕분이다. 먼저, 공부한 것을 생각하고 정리하는 것에 재능이 있음을 알았다. 그렇게 여러 다른 사람들의 생각과 개념이 내 안에 들어왔다. 그런 후에 나는 그것들을 익히고 삭였다. 그러자 그것들이 차차 나만의 개념으로 체계가 생겼다. 정리하고 쓰고 고치고 책으로 엮었다. 책을 낸 이후에는, 말하는 재주가 지독히 없는데도 강좌를 열었다. 남들 앞에서 말을 하게 되면 내가 모르고 있었던 부분과 잘못 잡았던 개념이 더 도드라진다. 그러면 다시 생각하고 고치고 정리하고 썼다. 그러는 사이 내 체질 공부는 독학이 된 셈인데 나는 혼자 공부가 너무 편하다. 내게는 다른 사람의 지적을 감당하는 완충장치가 없다. 사소한 지적이라도 바로 상처를 입는다.

흥미 있는 분야를 공부하고 생각하고 정리하고 쓰고, 어눌한 언변이지만 가르치

---

32) 《壽世保元》「性命論」
　　天生萬民 命以資業 資業者道

고, 또 책으로 만드는 것이 내가 잘하는 일이고 내 재능이다. 8체질론을 접하면서 그렇게 살 수 있었다.

약골

체질과는 상관없이 부모로부터 받은 기운이 센 사람과 약한 사람이 분명히 있다. 후자는 평생 활기가 별로 없다. 늘 골골하는 지경이다. 나도 무척 약하게 태어났다. 체질론을 만나기 전에는 병치레가 잦았다. 체질론을 만나지 못했다면 의업을 가졌다고 해도 이 나이라면 많은 질병 목록을 목에 걸고 있었을 것이다. 나는 늙어가고 있지만 예전보다는 비교적 수월하게 헤쳐 나가고 있다. 무엇보다 내가 체질론을 통해서 닦아온 20여 년의 시간이 내 몸에 대한 믿음을 갖게 한다. 마음을 다스리는 일은 늘 어려운 과제이지만 말이다.

관계

인류가 자신의 몸에 대해 알고 있는 것은 지극히 제한적이다. 알고 있다고 판단하는 부분 말고, 모르는 부분을 떠올려보면 그렇다. 사람의 몸을 치료하는 기술과 학문인 의학도 이런 제한적인 지식에 기대고 있다. 8체질의학이라고 특별히 더 발전된 것은 없다. 다만 8체질의학은 기존의 의학체계가 보지 않은 다른 세계를 본다. 그런 점에서 특별하다. 그 중 하나는 바로 '관계'다. 이 세계를 이루는 구조는 모든 관계의 그물이다. 이 그물 망(網) 속에서는 모든 개체의 단위들이 서로 연결되어 있고 영향을 주고받는다. 이 관계를 벗어나서 순수하게 독자적인 것은 없다. 체질론은 바로 관계를 보는 학문이다. 이 그물 안에서 가치가 절대적인 것은 없다. 모든 가치는 상대적이다. 모든 관계로 얽힌 이 세계의 정밀한 체계를 인간은 아주 일부분만 알고 있다는 것이다.

존중

남녀 사이의 연애는 함께 놀이동산에 들어가는 것과 같다. 우선 제한 시간이 있다. 설레고 궁금하고 가슴이 뛰고 흥분되고 즐겁고 마음껏 상상하고 두렵고 짜릿하고 아쉽고 실망스럽고 놀랍고 지루하고 황홀하고 절망적이고, 또 돈도 많이 든다. 그리고 식는다. 사람 사이의 모든 관계는 어느 한 편에서 의심이 싹트는 순간 끝이다. 그리고 스포츠 브랜드 Kappa의 로고처럼 등을 돌리게 된다. 등 돌림이 바로 배신할 배(北)이다. 그러므로 배신이란 아주 친밀한 사람이 등 돌린다는 뜻이다. 그래서 상처가 깊다. 하지만 배신이 어느 일방의 잘못만은 아니다. 모든 관계란 서로이기 때문이다. 나아가 모든 만남에는 반드시 헤어짐이 있다(會者定離). 연애가 혹 결혼으로 연결되고 오래도록 좋은 관계를 지속하려면 필요한 요소가 있다. 바로 상대에 대한 존중이다.

연애를 예로 들었지만 다른 인간관계에서도 존중은 가장 중요한 가치이다. 체질론에서 체질을 차별로 오해하는 사람들이 있다. 체질론은 우열(優劣)을 규정하는 원리가 아니다. 사람 사이의 다름을 인정하고 그 다름을 존중하자는 것이다.

8체질의사

챗GPT가 글 쓰는 솜씨를 보라. AI가 더 정교하게 발전한다면 의료분야에서 제일 먼저 도태될 곳은 한국의 정신과 개원의들일 것이다. AI가 오은영의 얼굴과 목소리로 상담해준다고 상상해 보라. 환자들이 미치기 전에 정신과 개원의들이 생계문제에 직면해서 먼저 돌아버릴 것이고, 정신과 병동을 관리할 일부 인력만 살아남을 것이다. 아마도 위험한 수술을 잘 해낼 수 있는 과감한 외과의, 고난도의 수술을 맡을 손재주가 뛰어난 의사들만 업계에서 우대를 받을 것이다. 일찍이 한국의 성형외과 의사들이 앞날을 미리 보지 않았겠는가. 인류가 멸망할 때까지도 그들은 누구보다 빠르게 건물을 수집하면서 번성할 것이다.

8체질의사가 하는 진료행위는 완전히 매뉴얼(manual)이다. 그러니 맥진실력이 뛰어나고 체질침이 훌륭한 8체질의사는 AI가 지배하게 될 시대에서도 결코 도태되지 않고 오히려 더 높은 경쟁력을 갖춘 것이다. 지구는 더 오염될 것이며 만약에 약과 물을 믿을 수 없는 시대에 직면한다면, 비로소 사람의 몸과 마음을 고칠 수 있는 자가 누구인지 외치지 않아도 저절로 드러나게 될 것이다.

드롭테이블과 약침주사기를 필수품으로 여기기 시작하던 대다수의 한의사들은, 또 초음파를 필두[33]로 여러 진단기계의 맛을 즐기다가 이도 저도 아닌 자신을 문득 발견하게 될 것이다. 작금의 한의학이 맞이할 운명이다.

체질침

체질침 처방은 우리가 사용하는 경락에 있는 오수혈을 조합하는 일인데 마치 코딩(coding)과 같다. 가장 효율적이고 적확한 순서와 횟수를 조직하는 것이다. 즉 체질침 처방은 인체의 면역시스템을 조절할 수 있는 프로그램이다. 체질침은 근본적으로 자율신경을 조절한다. 자율신경은 인체의 면역계이다. 체질침이 면역치료법이라고 불리는 것은 면역계가 잘 기능하도록 돕는다는 의미이다.

증상을 치료

"체질침이 질병이 아니라 증상을 치료한다.(The constitutional acupuncture is to cure not diseases but syndroms.)"[34]는 문장이 품은 뜻은, 체질침은 생명력의 균형을 조절해서 결국 사람의 몸이 질병을 잘 겪어내도록 돕는다는 것이다. 체질침은 겉으로 표현되는 증상을 없애는 방법이며, 또한 장기적으로는 내부적인 조직이나 구조의 변성도 회복시킨다. 밖으로 뚜렷하게 드러나지는 않지만 그것들도 증상이므로 그렇다.

그런데 면역기능에 의해서 몸이 스스로 회복하여 질병이 발생하기 이전보다 나은 컨디션이나 신체적 활동 상태를 갖게 될 수는 있다. 하지만 이것이 몸에 기록된 시간의 경과를 되돌린 것은 아니다. 모든 치료는 몸이 질병에 져서 죽지 않도록 생존을 연장시킨 것일 뿐, 그것이 발생하지 않았을 때로의 완전한 복귀는 아니다. 왜냐하면 모든 질병은 몸에 흔적을 남기기 때문이다. 그 어떤 방법이나 혹은 기계장

---

33) 한의사의 초음파 진단기기 사용은 합법하다. 『한의신문』 〈2419호〉 2023. 9. 18.
34) Dowon Gwon, 「The Constitutional Acupuncture」 1962. 9. 7. p.24.25

치를 통해서 경과한 시간은 절대로 되돌릴 수 없다. 늙은 사람의 몸을 젊게 한다거나 과거를 향한 시간여행은 사람이 지어낸 판타지일 뿐이다.

프리스타일

100명의 환자에게는 100개의 체질침 처방이 필요하다. 이 말만 들으면 마치 체질침에는 운용 원리가 정해져 있지 않은 것 같다. 하지만 이것은 마치 스포츠나 예술 분야의 프리스타일(freestyle)을 생각하면 쉽다. 프리스타일이 되려면 먼저 기본기가 충실해야 한다.

체질침은 정밀함을 추구한다.

체질의학에 대한 이해가 부족한 인사들은, 사람들의 체질을 나누어서 치료하는 것을 단순함 혹은 편리함의 추구라고 오해한다. 사람들을 일정한 카테고리 안으로 집어넣어서, 거기에 고정되어 있는 처방으로 치료하는 것처럼 보이니 그러는 것이다. 그들은 체질을 감별하는 행위가 어떠한지 그 중요성을 깊이 알지는 못하기 때문에 그 부분은 쉽게 흘려버리는 것이다. 마치 레일이 달린 미닫이문이 별 어려움 없이 스르륵 열리듯이, 체질의학 임상을 하는 임상의는 체질감별이란 문을 쉽게 여는 것처럼 생각한다. 그러다가 체질의학을 비판할 때는 '왜 임상의마다 체질감별이 제각각이냐.'고 소리를 높여 성토하는 것이다.

체질감별은 체질의학 임상의 가장 중요한 단계이며 요체이다. 체질을 감별하는 일이야말로 정밀함의 시작이다. 체질감별을 통해서 탐구할 대상의 영역을 대폭적으로 축소하는 것이다.[35] 그런 다음에는 치료 행위에서 순차적으로 영역을 더 좁히면서 치료의 정밀도를 높여 나간다.

체질침 단위방인 장부방은 송혈과 수혈의 순서로 구성된다. 송혈이 영향력을 전송하면 수혈이 받아들인다. 체질침에서 송혈과 수혈의 순서는 바뀌지 않는다. 체질침 2단방의 구성은 기본방과 부방(副方)의 순서이다. 본방으로 기초공사를 하고 분위기를 조성하면 부방이 목표를 달성하면서 임무를 완수한다. 이때도 본방과 부방의 순서는 바뀌지 않는다. 처방을 겸방(兼方)으로 운용하면 주방(主方)과 부방(附方)

---

35) 체질을 제대로 감별하는 순간, 고려 대상에서 7/8을 단번에 제외시킬 수 있다.

의 순서로 시술된다. 치료의 주요 목표는 주방이 수행한다.

5단방은 3단으로 구성된 set에 4단과 5단에 처방이 결합한다. 3단set은 환자가 겪어온 삶에서 현재의 주요 질병 상태를 대표한다. 알레르기 증상이 심한 상태인지, 내장기능의 부전에 이르렀는지, 심한 척추관절질환을 가지고 있는지 등등이다. 4단에는 이 5단방을 가지고 어떤 장기를 치료 목표로 삼을지를 정한다. 4단과 5단을 잘못 정하면 처방이 목표하는 곳에 정확하게 도달하지 않는다. 철광석 원석을 실은 배가 호주에서 출발해서 한반도까지 왔는데, 제철소가 있는 포항으로 가지 못하고 영 엉뚱한 항구로 가버리는 꼴이다. 그러니 5단방에서는 5단에 서는 단위방이 화룡점정(Goal)이다.

체질침이 출발에서부터 점차 처방의 단계를 높여가면서 발전한 것은 정밀함의 추구였다. 정밀함이란 과녁을 더 먼 거리로 이동시키면서 적중(的中)하는 목표의 둘레는 점점 좁혀가는 것과 같다.

체질침 처방은 질병(disease)에 고정되는 것이 아니라 개인에게 고정된다. 이때 개인의 상황은 개인의 조건, 개인의 특성, 개인의 증후군(syndrome)을 의미한다. 개인이 가진 증후군은 개인이 가진 질병의 역사, 즉 병력의 일부이다.

이상과 같이 체질침은 프리스타일이다.

추상

당연한 얘기지만 병을 볼 때는 항상 체질이란 조건을 먼저 떠올려야 한다.

산(山)은 뫼의 추상(抽象)이다. 평지에서 불쑥 솟아오른 모든 지형을 추상한 것이다. 그러므로 세상의 모든 산을 산(山)으로 모두 설명할 수는 없다. 세계 인구가 80억 명이라면 한 체질에는 10억 명이 있는 셈이다. 8체질 각각의 이름도 추상이다. 폐비간신(肺脾肝腎) 또한 태소음양인(太少陰陽人)의 추상이다. 폐는 태양인, 비는 소양인, 간은 태음인, 신은 소음인의 추상이다. 추상이란 두드러지면서 대표적인 특징이며 엑기스인 것이다.

그런데 체질의학의 핵심은 이것이다. 같은 체질 같은 질병 같은 증상이라면 같은 체질침 처방으로 치료할 수 있다는 점이다. 이것이 체질침이 가진 위대성이다.

체질침의 병리 이론이나 치료처방 체계는 권도원 선생이 세운 가설이고 추상체계이다. 토양체질에 IXoⅢoⅢ'.으로 고혈압에 대응하는 것은 혈압이 오른 증상에 대처하자는 것이지, 토양체질인 그 사람이 고혈압이 된 원인을 제거하는 것은 아니다. 원인을 제거해야 한다면 원인을 제거하는 방법은 별도로 있다. 그것이 바로 섭생법이다. 8체질의학에서 섭생법이 제일 중요한 이유이다.

체질침의 위력

8체질의학의 핵심은 '잘 치료되는 것'이다.

현재의 의료시스템 안에서 우리가 체질침으로 버틸 수 있는 원동력은 체질침이 지닌 위력 덕분이다. 초진에서 바로 환자들에게 치료에 대한 믿음을 심어줄 수 있다. 그래서 환자와 함께 목표하는 바를 실현할 수 있는 시간적 여유를 얻게 되는 것이다.

치료 효과

몸이 침 자극을 지탱할 수 없는 지경이라면 체질침이 체질과 병증 상태에 맞게 제대로 시술되었다고 하여도 만족스런 효과가 나타나지 않을 수 있다. 환자의 심기(心氣)가 불편할 때도 침 효과가 잘 안 난다. 에너지를 엉뚱한 곳에 쓰고 있기 때문이다.

그리고 중요한 것 하나 더, 세상의 어떤 훌륭한 치료법도 몸과 마음을 혹사하는 것을 지속적으로 도와줄 수는 없다. 쉬어야 할 때는 쉬어야 하고, 쓰지 말 것은 쓰지 말아야 하며, 단념하고 중단해야 할 것은 확실하게 멈추어야만 한다.

먹기의 품격

먹방은 이 시대의 대세이다. 관찰 예능도 탐사 예능도 먹방이고, 토크쇼도 복고 인물(復古人物) 다큐도 결국은 먹방이 된다. 매체에서 품격은 사라졌다. 체질식은 가려 먹기이다. 체질식을 지킨다는 것은 체질이란 나의 정체성에 따라 내 몸과 내 생명의 존엄을 지키려는 행위이다. 그런데 가려 먹기는 시대의 대세로부터 밀리고 또 밀린다. 시대의 진정한 비주류이다.

체질식은 먹기의 품격을 되살리려는 노력이다. 체질식은 몸을 변화시킨다. 이전까지는 계속 졸고 있던 내 몸의 파수꾼을 깨운다. 몸을 깨끗하게 되돌린다. 체질식이 지속되어 익숙해지면 저절로 절제력이 길러진다. 먹는 것뿐만 아니라 다른 방면으로의 욕심도 조절할 수 있는 힘이 생기는 것이다. 먹으려는 욕심으로부터 자유롭게 되면 당연히 마음 또한 평안해진다.

욕심이 삶을 지질하게 만들고[36], 또 질병이 생기는 근원이라고 동무 공은 말했다. 식욕과 성욕 그리고 성취욕을 8체질론의 관점에서 보자. 함부로 먹고 싶은 욕구는 체질식이라는 필터를 통해 우선 조절해야 한다. 체질식은 가려 먹기이다. 이것이 익숙해지면 소화장애나 알레르기성 반응이 발생하지 않는다. 또한 한 단계 더 나아가 적게 먹기를 실천하면 자신의 체질적인 조건에 적합하고 적당한 체중을 유지할 수 있다. 좋은 짝을 만나는 조건이나 방법은 수없이 많을 것이다. 체질론으로 한정해서 보면 체질적으로 좋은 관계를 형성할 수 있는 짝이 있다. 이런 만남에서는 늘 서로가 기쁨이 되므로 가정생활이 안정된다. 성취의 바탕은 재능이다. 체질을 알게 됨으로써 드러나는 재능은 그 일에 대한 흥미와 재미를 주어 몰두하도록 만든다. 그래서 힘든 학습과 훈련의 과정도 잘 이겨내도록 이끈다. 그리고 그 재능이 직업으로 이어진다면 한층 충만한 만족과 보람을 얻을 수 있다.

체질식

체질식 열심히 한다고 병이 생기지 않고 건강하게 살 수 있을까. 내가 이렇게 쓰면, 지금까지 그렇게 열심히 떠들어오지 않았느냐며, 당장 나를 욕하고 나설 사람들이 여기저기 많을 것이다. 물론 8체질의학 치료법의 기본은 체질식 즉 체질영양법이다. 체질식을 제대로 하려면 무척 어렵다. 내가 20년 넘게 해보니 거의 종교적인 수행 수준이다. 가족 친척 친구 동료 지인 동네방네 적극적으로 소문을 내야 한

---

36) 비박탐나인(鄙薄貪懦人)

다. 그렇게 노력하는데 도리어 점점 먹을 수 있는 음식의 종류도, 만날 수 있는 사람의 범위도 적어지고 줄어들게 된다. 생활과 활동의 범위가 더 제한되는 것이다. 몸이 점점 깨끗해지니 맞지 않은 음식은 금방 나쁜 반응이 나오고, 그렇게 되니 만나서 같은 음식을 함께 먹을 수 있는 사람이 아니면, 사람 만나는 일이 영 부담이 되기 때문이다.

근래에 든 생각이다. 저 어려운 체질식도 체질치료 방법에서는 초급이다. 체질식이란 가려 먹기이다. 가려 먹기가 익숙해지면 그 다음에는 적게 먹기로 넘어 간다. 이건 중급 정도 되겠다. 이 단계는 절제하는 방식이 나에게 맞도록 익히는 것이다. 그리하여 식욕이라는 강력한 본능을 혼자서 다스릴 수 있는 힘이 생겨야 다음 단계로 넘어갈 수 있다.

고급 즉 심화(深化)는 마음을 다스리는 단계이다. 동무 공은《수세보원》의 첫 편인 「성명론」에서 불쑥 이런 고급단계를 바로 말해버렸다. 존기심(存其心), 책기심(責其心)이라고 말이다. 그러니 후세인들이 사상의학을 부담스럽고 어렵게 느낄 수밖에는 없다. 권도원 선생은《수세보원》을 누구보다 깊게 이해한 분이다. 권도원 선생은 자신의 체질의학을 시작하면서 어려운 도구 말고 환자들에게 좀 더 쉽게 다가가려고 마음을 먹었다. 그래서《동무유고》에 실린 동무 공의 '사상인식물류(四象人食物類)'[37]를 빌어 왔다. 그리고 자신의 개념과 체계에 맞게 여덟 가지로 새로 조직했다. 그리고 환자들에게 적극적으로 권고했다. 하지만 앞에서 말한 것처럼 체질식이 결코 쉬운 방법은 아니다.

마음 바꾸기

체질식이 몸을 변화시킨다. 하지만 더 중요한 것이 있다. 체질식을 해야겠다고

---

37) 四象人食物類
　　少陰人宜 棗蔥蒜椒蕨芹蜜飴鹽蒐麻油藷黍粘米犬鷄雉明太鰮魚
　　少陽人宜 瓜菘眞油麥小麥小豆稷菉豆淸泡猪生鷄卵鮮鰕蟹石蟹石花海蔘
　　太陰人宜 栗茄梨檎菁桔梗雪饐荏油稻粟薏豆泡大豆太菜酒牛鯖明卵
　　太陽人宜 柿柑櫻獼猴桃菘麵蚌蛤屬

결정하는 믿음, 결심, 의지[38]이다. 의지가 체질식을 추동하는 에너지다. 그래서 몸이 변화하는 것이다. 결국 핵심은 '마음 바꾸기'인 것이다.

체질식을 철저히 하면 할수록 당연히 몸은 건강해진다. 그런데 체질식을 철저히 하면 할수록 삶은 더 불편해진다는 아이러니가 있다. 내가 편하게 먹을 수 있는 음식의 영역과 범위는 점점 더 축소되고, 잘못 섭취한 음식으로 인한 과민반응은 더욱 더 선명해지기 때문이다.

환경

연합뉴스가 2023년 7월 13일에 보도한 '지구촌 식량난 악화' 기사에서, 「2023 세계 식량안보 및 영양 현황(SOFI)」 보고서에 따르면, 기아에 직면한 인구는 평균 7억4천만명 정도이며, 식량을 지속적으로 공급받지 못한 인구도 24억명 정도라고 한다. 2022년 11월 15일에 세계 인구가 80억 명을 돌파했는데, 세계 인구 중 9.3% 정도는 기아에 직면해 있고 30%에게는 정상적으로 식량이 공급되지 않는다는 것이다. 글로벌 지구의 중요한 특징인 양극화는 이곳에서도 여지없이 통한다.

탐욕스러운 먹보들에게 절제하고 또 가려서 먹으라고 참견하기도 어렵고, 눈앞에 절박한 생존문제에 직면한 사람에게 체질식을 권고한다는 것은 애당초 시도해 보기가 쉽지 않으며 욕먹을 일인지도 모른다. 또한 자신의 몸을 위해 쓸 시간적 경제적인 여유를 갖지 못한 사람에게 건강을 위한 운동 또는 휴식을 설득할 수는 없을 것이다.

오염

지구의 자연계 생물계는 먹이사슬에 의해 조직되어 있었다. 이 질서를 깨뜨린 것이 발전된 문명을 갖게 된 인류이다. 인류의 무차별적인 사냥에 의해 먹이사슬

---

38) '나이를 그렇게 많이 먹지도 않았는데 별다른 질병도 없이 시름시름 앓다가 죽었다.'면 삶의 의지를 잃은 것이다.

을 이루고 있는 특정한 동물 종들이 멸종되었고, 많은 동식물의 터전이 파괴되었다. 농업부문에서 유전자 조작의 문제도 심각하다. 지구의 생태균형은 무너졌고 회복이 불가능한 방향으로 치닫고 있다.

사람의 혈액 속에서 미세플라스틱이 검출되었다는 보고가 있다.[39] 플라스틱 쓰레기에 의한 환경 오염과 생태계 교란이 인류의 해결 능력을 넘어가 버린 것이 아닌가 하는 염려가 있다. 플라스틱 쓰레기는 어쩌면 지구 생물의 생존을 위협하는 가장 큰 재앙이 될지도 모른다. 만약에 그런 날이 온다면 '체질'이란 주제는 실로 하찮은 문제가 될 것이다.

석유로부터 유래한 화학물질 그 중에서도 약이란 이름의 화학물질은 이미 지난 100여 년간 인류의 몸을 지배했고 무수히 축적되어 있다. 미세플라스틱은 이제 막 그 위험성이 대두되고 있지만 화학제제의 해악에 대한 반성은 상대적으로 부족하다.

지구에서 인류가 섭취할 수 있는 모든 먹거리가 고유성을 잃고 오염되는 상황이라면 체질식을 하자고 외치는 것이 어떤 의미를 가질 수 있겠는가. 나는 지금 체질의학이 현대 의료체계에서 비주류라는 처지보다 이런 환경적인 압박이 8체질의학의 미래를 더 어둡게 할 수도 있다고 생각한다. 다행히 그래도 8체질의학에 희망이 있다면 그건 바로 체질침이다. 체질침이 오염에 노출된 인류를 구원하게 될지도 모를 일이다. 그때를 위해서라도 나는 궁리하고 또 기록해야만 한다.

체질의학의 평가

체질의학은 과연 인류 사회의 주류가 될 수 있을까. 이런 생각을 품었던 적이 있다. 그런 시대가 올 거라는 믿음을 퍼뜨리기도 했다. 하지만 참 부질없는 짓이었다. 지구촌에 사는 80억 명의 사람들은 저마다 다른 처지 수준 태도 관심 믿음 욕심에 따라 산다. 나는 지금 80억 개의 운(運) 속에 섞여 있다. 나는 그저 내 운으로 족하다. 아직 당도하지 않은 시대는 당대(當代)의 몫이다.

빈센트 반 고흐는 동시대 세상의 관심과 인정을 받지 못한 채로 죽었다. 체질의

---

39) "인간 혈액에서 '최초로' 미세 플라스틱 검출",『조선일보』2022. 3. 25.

학이 동시대의 인정을 얻지 못하는 것이 체질의학자의 문제는 아니다. 고흐도 그렇고 체질의학도 그렇고 그건 시대의 몫이다. 체질의학이 제대로 평가될 시대를 위해서 나는 글을 쓰고 또 책을 만든다.

8체질의학

8체질의학에서 서양의학적인 진단명이 활용되고 마치 8체질의학은 서양의학 용어에 친화적인 것처럼 보인다. 그것은 전통한의학적인 변증이론보다는 질병에 대한 개념을 잡기 쉽기 때문이다. 그렇다고 8체질의학이 서양의학적 개념에 종속되어 있는 것은 아니다. 8체질의학은 동과 서 어느 쪽에도 기대지 않은 독창적인 의학체계인 것이다.

8체질의사 중에 서양의학 지식과 개념 속으로 더 깊이 들어가려는 시도가 있다. 그건 아주 위험하다. 오히려 8체질의학은 눈을 돌려서 동무 이제마의 생각 안으로 더 가까이 진입해야할 필요가 있다고 생각한다.

노년

잘 살아간다는 것은 결과적으로 잘 죽게 된다는 것이다. 오래 살다가 잘 죽으려면 이른바 노년기를 잘 견뎌내야만 한다. 잘 늙어가야만 한다. 과연 잘 늙어간다는 것은 무엇일까. 이것은 이 글을 쓰고 있는 나의 향후 과제이다. 그에 관한 생각이다.

미리 고민했던 선배들이 남긴 자료를 보니, 욕심을 줄이고 세상을 향해 겸손해지고 타인을 향해서는 노여움을 줄이고 너그럽고 여유로워지는 것이라고 한다. 흔히 말하는 '세상의 노인'들은 정반대이기 때문이다. 고집이 세고 집착이 강해지고 자기 위주로 행동하고 노여움과 의심이 많아지고 반성을 모르고 점점 아이 같이 변한다. 여기가 왜 아프지. 이곳은 왜 문제가 생기지. 이건 또 왜 안 되지. 자신의 몸에 대한 의문투성이다. 의문은 짜증과 탄식으로 변한다. 그것이 지나온 세월동안 스스로 자기의 몸에 쌓은 부하와 저지른 잘못 때문이라는 생각은 하지 못 한다.

기계도 오래 사용하면 낡고 닳는다. 기계 부속은 새 부품으로 바꿀 수 있지만 인체는 그런 기계가 아니다. 받아들일 것은 우선 인정해야만 한다.

100세 시대

100세 시대라고 한다. 한국은 일본처럼 초고령 사회[40]로 빠르게 진입하고 있다. 통계청이 발표한 '2023 고령자 통계'에 따르면, 전체 인구 중 65세 이상 고령 인구가 950만 명으로 18.4%를 차지한다고 한다.[41] '노년'이라고 하면, 통증에 시달리는 노년, 거동할 수 없는 노년, 약에 찌든 노년, 판단력이 흐려지는 노년을 쉽게 떠올릴 수 있다. 그런 노년인구가 증가한다면 사회적 생산성은 크게 감소하고 사회적 비용은 젊은 세대가 감당하기 곤란한 정도로 늘어날 것이다.

삶의 질이 높은 노년을 담보해 줄 수 있는 보건과 의료체계가 절실하다. 그리고 노년이 이 사회에 기여할 새로운 영역의 창출이 시급하다고 생각한다. 물론 무척 어려운 과제이다.

노인

미국 미네소타주 의학협회가 내린 노인의 정의는 이렇다.[42]

늙었다고 느낀다. 배울 만큼 배웠다고 느낀다. '이 나이에'라고 말하곤 한다. 내일을 기약할 수 없다고 느낀다. 젊은이들의 활동에 관심이 없다. 듣기보다 말하는 것이 좋다. 좋았던 시절을 그리워한다.

그렇다면, 스스로 늙지 않았다고 생각하고, 호기심을 잃지 않고 끊임없이 배울 것을 찾고, 나이 따위는 잊어버리고, 오늘을 충분히 즐기고, 젊은이들과 대화하고 소통하고, 그들의 이야기에 귀를 열고 기울이고, 앞으로 다가올 시간과 날들에 대한 기대를 잃지 않는다면, 세상으로부터 노인이라는 말을 들을 필요는 없을 것이다.

---

40) 65세 이상이 전체 인구의 7% 이상이면 고령화 사회, 14% 이상 고령사회, 20% 이상은 초고령 사회로 정의하고 있다.
41) 2년 뒤 초고령 사회 진입한다, 『조선일보』 2023. 9. 26.
42) 10년 젊게 사는 법 '시계 거꾸로 돌리기', 『시사저널』 2022. 9. 6.

놀랍게도 노인의 정의에 나이는 포함되지 않는다. 실제로 나이는 숫자에 불과하다는 사실을 실제 사례를 통해서도 확인할 수 있다. 장 앙리 파브르가 10권짜리 곤충기를 쓸 때 그의 나이는 85세였다. 미켈란젤로는 90세에 「론다니니의 피에타」를 만들기 시작했다. 리들리 스콧 감독이 공상과학영화 「마션」을 제작한 것은 그의 나이 78세 때다. 프랑스 작가 베르나르 올리비에가 61세인 1999년부터 4년간 혼자 약 1만km의 실크로드를 완주하고 집필한 책인 『나는 걷는다』는 세계적인 베스트셀러가 되었다.[43]

2022년 6월에 작고한 고 송해 선생이 전국노래자랑의 MC가 되었던 때는 1988년으로 61세였다. 그리고 34년간 활동했다. 2022년 5월 23일에 그는 최고령 TV 음악 경연 프로그램 진행자[44]로 기네스북에 올랐다. 그의 마지막 TV 출연일이 2022년 5월 15일이었고, 24일 후인 6월 8일에 세상을 떠났다.[45] 세상을 떠나기 며칠 전에도 '송해길'에 있는 단골 백반집에 들러 식사를 했다고 한다.[46]

노년의 과제

나는 노년의 과제로, 욕심의 절제, 노심초사(勞心焦思)의 탈피, 마음의 평온, 이 세 가지가 중요하다고 생각한다. 노년을 건강하게 보내기 위해서는 본능을 통제할 수 있고, 삶에서 여유를 가지고, 공허감을 극복해야 하기 때문이다. 그래서 느긋해지고 너그러워져서 성 내지 않고 다른 사람에게 편한 존재가 되어야 한다. 그리고 지난 삶의 경험에서 우러난 현명함을 유지해야만 한다. 제일 어려운 일은 '노여움 줄이기'인 것 같다.

43) 10년 젊게 사는 법 '시계 거꾸로 돌리기', 『시사저널』 2022. 9. 6.
44) Oldest TV music talent show host
45) 나무위키 : 송해
   https://namu.wiki/w/송해
46) 종로 송해길 추모 물결, 『조선일보』 2022. 6. 9.

삶의 끝

삶의 끝에 대해서는 아무도 모른다. 수명을 다하고 맞이하는 죽음뿐만 아니라 여러 형태의 죽음이 인간의 삶 가까이에 늘 함께 있다. 태풍 홍수 지진 화재 이상기후 화산폭발 등 자연재해, 항공기 선박 열차 자동차 등의 사고, 그리고 기아(飢餓) 전염병 전쟁 학살 등이다.

목숨이 있을 때는 죽음을 알 수 없다. 살아 있는 모든 것들은 죽음을 절대로 알 수 없다. 알 수 없으므로 두려운 것이다. 수명을 다한 죽음은 순리이다. 죄 값도 아니고 처벌도 아니다.

삶의 질

삶의 끝, 즉 죽음으로 간 다음에 그곳에서 뒤돌아 지나온 삶을 바라볼 수 있다면. 결과적으로 나는 죽었다. '어떻게 죽었나.' 이 말은 '죽을 때까지 어떻게 살았나.'와 같다. 즉 어떤 '삶의 질'을 지닌 채로 살았나. 잘 살아간다는 것은 결과적으로 잘 죽게 된다는 것이다. 의료, 보건, 복지의 핵심은 수명의 연장이나 난치병의 정복이 아니고 '삶의 질'이다. 그러니 내 삶을 향해 이 질문을 먼저 던져야 한다. '어떻게 살아야 되나?'

내가 보는 체질론과 체질의학은 단순히 '오래 사는 것'을 목표로 삼지 않는다. 오래 살아남는 것보다는 '잘 살아가는 것'이 중요하다. 핵심은 '삶의 질'이다. 생명을 가지고 사는 동안 '즐겁고 평안하고 건강하고 보람 있게 잘 살자.'는 것이다.

왜 인류는 노화억제법, 수명연장술, 난치병의 정복에 골몰하고 있는가. 병은 병대로 두고 우리는 우리대로 잘 살 수 있지 않을까. 그리고 잘 살다가 보면 덩달아 오래 살 수도 있지 않겠는가. 노화와 질병, 건강과 의료 그리고 죽음을 바라보는 근본적인 패러다임을 바꾸어야 한다고 생각한다.

이 글은 나의 두 번째 시대를 향한 출사표(出師表)이다. / 20230930

부록

체질침 장부 경락 장부혈 약어(略語) 일람표

臟腑	肝	膽	心	小腸	膵	胃	肺	大腸	腎	膀胱	心包	三焦
	I	II	III	IV	V	VI	VII	VIII	IX	X	III'	IV'
	1	2	3	4	5	6	7	8	9	10	3'	4'
經絡	I'	II'	III'	IV'	V'	VI'	VII'	VIII'	IX'	X'	III"	IV"
五行	木		火		土		金		水		火	

臟經	木	火	土	金	水		腑經	金	水	木	火	土
	1	3	5	7	9			8	10	2	4	6
I'	대돈	행간	태충	중봉	곡천	臟腑穴	II'	규음	협계	임읍	양보	양릉
III'	소충	소부	신문	영도	少海		IV'	소택	전곡	후계	양곡	小海
V'	은백	대도	태백	상구	음릉		VI'	여태	내정	함곡	해계	삼리
VII'	소상	어제	태연	경거	척택		VIII'	상양	이간	삼간	양계	곡지
IX'	용천	연곡	태계	부류	음곡		X'	지음	통곡	속골	곤륜	위중
III"	중충	노궁	대릉	간사	곡택		IV"	관충	액문	중저	지구	천정

로마자 표기

권도원 선생이 체질침 논문에서 체질침 처방을 표기할 때 사용한 부호(符號)는 기본적으로 숫자이다. 장부(臟腑)의 부호는 로마자 숫자로, 장부혈(臟腑穴)은 로마자 숫자와 아라비아 숫자로 표기하였다.

납천간법

한자 문명권에서 10간(天干)과 12지(地支)를 조합한 60갑자(甲子)는 숫자(순서) 표기로 사용되어, 갑골문에도 새겨져 있을 정도로 역사가 깊다. 전통한의학에서 장부와 경락(經絡)에 숫자의 의미를 갖는 천간을 배속하는 방법을 납천간법(納天干法)이라고 한다. 장개빈은 『유경도익』 3권, 「경락」에서 납천간법으로 경락에 10간을 배속하였다.[1] 그러니 권도원 선생이 장부와 경락을 로마자 숫자로 표기한 것이 특별한 것은 아니다.

음양의 변화

전통적인 한의학에서 장(臟)은 음(陰)이고 음수(陰數)로, 부(腑)는 양(陽)이고 양수(陽數)로 표기되었다. 체질침에서도 「1차 논문」 시기까지는 이것을 따랐다. 그러다가 '8체질의 독립선언'이라고 평가할 수 있는 「2차 논문」에서 장부와 경락, 그리고 장부혈의 부호에서 음과 양을 전면적으로 바꾸었다.[2] 즉 장을 양수로, 부를 음수로 한 것이다. 위 일람표는 이것을 반영한 것이다.

---

1) 이강재, 『시대를 따라 떠나는 체질침 여행』 행림서원 2019. 10. 20. p.166
2) Dowon Kuan, 「Studies on Constitution-Acupuncture Therapy」 『中央醫學』 1973. 9. p.329

체질침 장부방(臟腑方) 일람표

Hep.	木 水 火 / 土 金						Pul.
	I K	IX D	III		V F	VII Z	
+	VII'7 I'7 경거 중봉	V'5 IX'5 태백 태계	III" P	III"5 대릉	VII'7 V'7 경거 상구	V'5 VII'5 태백 태연	-
-	IX'9 I'9 음곡 곡천	I'1 IX'1 대돈 용천		III"9 곡택	IX'9 V'9 음곡 음릉천	I'1 VII'1 대돈 소상	+
	II K'	X D'	IV		VI B	VIII V	
+	VIII'8 II'8 상양 규음	VI'6 X'6 삼리 위중	IV" P'	IV"6 천정	VIII'8 V'8 상양 여태	VI'6 VIII'6 삼리 곡지	-
-	X'10 II'10 통곡 협계	II'2 X'2 임읍 속골		IV"10 액문	X'10 VI'10 통곡 내정	II'2 VIII'2 임읍 삼간	+

Ren.	水 金 木 / 火 土						Pan.
	IX K	VII D	I		III F	V Z	
+	V'5 IX'5 태백 태계	III'3 VII'3 소부 어제	III' P	III'5 신문	V'5 III'5 태백 신문	III'3 V'3 소부 대도	-
-	VII'7 IX'7 경거 부류	IX'9 VII'9 음곡 척택		III'9 少海	VII'7 III'7 경거 영도	IX'9 V'9 음곡 음릉천	+
	X K'	VIII D'	II		IV B	VI V	
+	VI'6 X'6 삼리 위중	IV'4 VIII'4 양곡 양계	IV' P'	IV'6 小海	VI'6 IV'6 삼리 小海	IV'4 VI'4 양곡 해계	-
-	VIII'8 X'8 상양 지음	X'10 VIII'10 통곡 이간		IV'10 전곡	VIII'8 IV'8 상양 소택	X'10 VI'10 통곡 내정	+

Col.	金 水 土 / 火 木						Cho.
	VIII K'	X D'	VI		IV B	II V	
-	X'10 VIII'10 통곡 이간	VIII'8 X'8 상양 지음	IV' P'	IV'8 소택	X'10 IV'10 통곡 전곡	VIII'8 II'8 상양 규음	+
+	II'2 VIII'2 임읍 삼간	IV'4 X'4 양곡 곤륜		IV'2 후계	II'2 IV'2 임읍 후계	IV'4 II'4 양곡 양보	-
▷	VII K	IX D	V		III F	I Z	
-	IX'9 VII'9 음곡 척택	VII'7 IX'7 경거 부류	III' P	III'7 영도	IX'9 III'9 음곡 少海	VII'7 I'7 경거 중봉	+
+	I'1 VII'1 대돈 소상	III'3 IX'3 소부 연곡		III'1 소충	I'1 III'1 대돈 소충	III'3 I'3 소부 행간	-

Gas.	土 金 火 / 木 水						Ves.
	VI K'	VIII D'	IV		II B	X V	
-	VIII'8 VI'8 상양 여태	VI'6 VIII'6 삼리 곡지	IV" P'	IV"8 관충	VIII'8 II'8 상양 규음	VI'6 X'6 삼리 위중	+
+	X'10 VI'10 통곡 내정	II'2 VIII'2 임읍 삼간		IV"2 중저	X'10 II'10 통곡 협계	II'2 X'2 임읍 속골	-
▷	V K	VII D	III		I F	IX Z	
-	VII'7 V'7 경거 상구	V'5 VII'5 태백 태연	III" P	III"7 간사	VII'7 I'7 경거 중봉	V'5 IX'5 태백 태계	+
+	IX'9 V'9 음곡 음릉천	I'1 VII'1 대돈 소상		III"1 중충	IX'9 I'9 음곡 곡천	I'1 IX'1 대돈 용천	-

영문 알파벳 표기

체질침 처방을 영문 알파벳으로 표기하는 것은 공식적인 방법은 아니다. 하지만 로마자 표기보다는 처방의 개별적인 성격을 쉽게 파악할 수 있으므로 일람표에 포함하였다. 체질침 처방을 영문 알파벳으로 표기하려는 아이디어는 이명복 선생이 시작했고, 위 일람표에 넣은 것은 김상훈의 방식이다.[3)]

K : 기본방 / D : 퇴행방 / F : 부염부방 / B : 살균부방 / V : 활력부방 / Z : 장염부방

자침의 방향

+는 pro-puncture로서 경락의 흐름에 따르는 수법(隨法)이다.

−는 con-puncture로서 경락의 흐름에 거스르는 영법(迎法)이다.

장부혈에 자침할 때 수법을 보(補)라 하고, 영법을 사(瀉)라고 부르는 것은 잘못이다. 흔히 영수보사법이라고 부르는 것이 잘못이라는 것이다. 개개의 장부혈에 영 또는 수한 결과가 장부방(臟腑方)에서 보방(補方)이거나 사방(瀉方)으로 나타나는 것이기 때문이다. 그러니 영수침자법이라고 부르는 것이 합당하다.

본방(기본방)

Hep.(목양체질)과 Pul.(금양체질)은 간방(肝方, I)이, Ren.(수양체질)과 Pan.(토양체질)은 신방(腎方, IX)이 본방(本方)이다.

Gas.(토음체질) Ves.(수음체질) Col.(금음체질) Cho.(목음체질) 네 체질은 ▷로 표시된 처방이 본방(本方)이다. 즉 네 음체질(陰體質)은 병근(腑)에 해당하는 장방(臟方)이 본방이다.

중충의 정위

중충(中衝, III"1)은 심포경(心包經, III")의 정혈(井穴)이다. 기존의 경혈학에서 가운데 손가락의 끝(中指尖端)으로 위치를 정하는 경우가 있다. 체질침에서는 중지(中指) 조갑각(爪甲角)의 2지 쪽으로 한다.

---

3) 이강재,『시대를 따라 떠나는 체질침 여행』행림서원 2019. 10. 20. p.169,170

체질침에서 신경방의 구성

체질	Ren.	Ves.	Pul.	Col.	Cho.	Hep.	Gas.	Pan.
내장 구조 배열	腎	膀胱	肺	大腸	膽	肝	胃	膵
	肺	膽	膵	膀胱	小腸	腎	大腸	心
	肝	小腸	心	胃	胃	心	小腸	肝
	心	大腸	腎	小腸	膀胱	膵	膽	肺
	膵	胃	肝	膽	大腸	肺	膀胱	腎
自火	弱	弱	弱	弱	強	強	強	強
신경방	心補	心包瀉	心包瀉	心補	心瀉	心包補	心包補	心瀉
	小腸補	三焦瀉	三焦瀉	小腸補	小腸瀉	三焦補	三焦補	小腸瀉

신경방

심경(心經)과 소장경(小腸經)으로 자화를 조절하는 자화방(自火方)과 심포경(心包經)과 삼초경(三焦經)을 통하여 상화를 조절하는 상화방(相火方)을 통상적으로 신경방(神經方)이라고 부른다.

말의 고삐

권도원 선생은 1999년 6월 10일에 열린 상지대학교 강연에서 "우리 장기의 자율신경의 부교감신경과 교감신경은 모든 것을 통솔하고 있는 하나의 말의 고삐와 같은 것이다."라고 하였다. 부교감신경과 교감신경을 마차에 비유한다면 한 마리의 말에 연결된 양쪽의 고삐에 해당한다. 한쪽의 고삐가 부교감신경이면 다른쪽의 고삐는 교감신경이 될 것이다. 교감신경긴장체질이거나 부교감신경긴장체질인 체질의 경향성은 오른쪽의 고삐가 늘 긴장되어 있거나, 혹은 왼쪽의 고삐가 늘 긴장되어 있다는 것이다. 그대로 두면 오른쪽이거나 왼쪽으로 서로 다르게 진행할 수밖에는 없다. 그래서 부교감신경이 과도한 긴장상태가 되면 과도한 부교감신경의 긴장을 해소해야 하고, 과도한 교감신경의 긴장은 교감신경을 조절해야만 한다. 이런 자율신경의 불안정한 구조를 조절하는 것이 체질침의 신경방이다.

부교감신경긴장형과 교감신경긴장형

8체질을 크게 둘로 나누면, 목양체질(Hep.)과 목음체질(Cho.), 토양체질(Pan.)과 토음체질(Gas.)은 부교감신경긴장체질이고, 금양체질(Pul.)과 금음체질(Col.), 수양체질(Ren.)과 수음체질(Ves.)은 교감신경긴장체질이다. 8체질 간에는 자화의 양(量)이 상대적으로 편차를 보인다. 부교감신경긴장체질은 교감신경긴장체질에 비하여 자화가 강하고 상화의 영향력이 약하고, 교감신경긴장체질은 상대적으로 상화의 영향력이 강하고 자화가 약하다는 것이다.

8체질의 고향별

지구를 기준으로 해서 태양계 행성으로 상징한다면, 수성(水星)과 금성(金星)은 태양 상화를 향한 공전궤도가 가까워서 태양 상화의 영향력(引力, 구심력)이 강하며, 목성(木星)과 토성(土星)은 공전궤도가 멀어서 그만큼 행성 자체의 자화(抗力, 원심력)가 강하다. 8체질에서 수양체질과 수음체질은 수성을, 금양체질과 금음체질은 금성을, 목양체질과 목음체질은 목성을, 토양체질과 토음체질은 토성을 닮았다.

길항관계

자화와 상화의 관계는 '체질장기의 양단(兩端)'처럼 서로 길항(拮抗)한다.[4]

---

4) Dowon Gwon, 「The Constitutional Acupuncture」 1962. 9. 7. p.20
"However, the Sin-Pao viscera corresponds with the heart one, and both of them stand one another to antagonistic positions. For this reason, both So-Yang and Tae-Um Figures, whose heart viscera are strong, have weak Sin-Pao one; both So-Um and Tae-Yang Figures, whose heart viscera weak, have strong Sin-Pao one. The saying of the ancient that the heart viscera is the emperor fire(君火) or the man fire(人火), being the Sin-Pao one the mutual fire(相火) or the dragon fire(龍火), implies such a meaning."
(번역)
"심장부(심/소장)와 심포장부(심포/삼초)는 길항적 위치에 있다. 그래서 약한 심장부를 가지는 소음인과 태양인은 강한 심포장부를 가지며, 강한 심장부를 가지는 소양인과 태음인은 약한 심포장부를 갖는다. 심장부가 강한 소양인과 태음인은 큰 장부를 갖는 유형의 부교감신경긴장형에 가깝고, 소음인과 태양인은 심포장부가 강해서 작은 장부를 갖는 유형의 교감신경긴장형에 가깝다. 고대인은 심장부를 군화(君火), 인화(人火)라고 하고, 심포장부를 상화(相火), 용화(龍火)라고 하였다."
이것은 둘 중 어느 한쪽에 대한 조치만으로 자화나 상화를 조절하는 역할을 할 수 있음을 말한다. 예를 들어, 심사(心瀉)는 심포보(心包補)가, 소장사(小腸瀉)는 삼초보(三焦補)가 된다.
부를 군화(君火), 인화(人火)라고 하고, 심포장부를 상화(相火), 용화(龍火)라고 하였다."

자화방과 상화방

병근(病根)이 되는 장부가 신장(腎臟)인 토양체질과 수양체질, 대장(大腸)인 금음체질과 목음체질의 경우는 자화방인 심방과 소장방이 동원되고, 병근이 되는 장부가 간(肝)인 금양체질과 목양체질, 위(胃)인 토음체질과 수음체질의 경우에는 상화방인 심포방과 삼초방이 동원된다. 금양체질과 목양체질, 토음체질과 수음체질의 경우에는 내장구조에서 심장의 위치가 중간장기라서 심방과 소장방을 쓸 수가 없다.

최강장기

각 체질의 이름을 최강장기에 따라 정하는 것처럼, 이런 자화의 특성은 각 체질의 최강장기에 기인한다. 예를 들어, 토양체질(Pancreotonia)이라면 자화가 강하므로 그 신경방은 자화를 억제하거나 상화를 증강하여야 하는데, 토양체질의 병근장부는 신(腎)이므로 자화방으로 심사방(心瀉方)과 소장사방(小腸瀉方)을 응용한다.

최강장기의 영향력은 해당 체질에 있어, 교감신경긴장체질인지 부교감신경긴장체질인지를 규정하고 있다. 이런 8체질 각각의 자율신경 불안정구조 상에서 그 적당한 불안정구조를 유지하는데 자화방과 상화방이 동원된다.

이것은 둘 중 어느 한쪽에 대한 조치만으로 자화나 상화를 조절하는 역할을 할 수 있음을 말한다. 예를 들어, 심사(心瀉)는 심포보(心包補)가, 소장사(小腸瀉)는 삼초보(三焦補)가 된다.

3단set 변화표

KZP	KVP	KFP	KBP
ZKP	VKP	FKP	BKP
K'VP'	K'ZP'	K'BP'	K'FP'
VK'P'	ZK'P'	BK'P'	FK'P'
DZP	DVP	DFP	DBP
ZDP	VDP	FDP	BDP
D'VP'	D'ZP'	D'BP'	D'FP'
VD'P'	ZD'P'	BD'P'	FD'P'
FZP	BVP'	KDP	K'D'P'
ZFP	VBP'	DKP	D'K'P'

패스트푸드점에 햄버거와 콜라 감자튀김으로 구성된 세트메뉴가 있듯이, 3단 set이란 말 그대로 set이다. 이 3단set은 1단 2단 3단이 하나로 합체된 set으로서, 이런 set이 포함된 4단방과 5단방에서 특정한 성격(character)을 가지게 된다. 몸통과 엔진 그리고 방향타(舵)를 가진 큰 배(船)처럼 말이다. 배는 사용하려는 목적에 따라 여러 가지 종류가 있다. 여객선은 사람을, 화물선은 콘테이너나 다른 종류의 화물을, 유조선은 기름을, LNG운반선은 천연가스를 실어 나른다.

3단set의 기본적인 형식은 KZP KVP KFP KBP이다. 이 처방들이 3단방으로 운용될 때, KZP는 관절염증방 또는 척추방, KVP는 활력응용방 또는 신경염증방, KFP는 궤양방[5] 또는 통풍방[6], KBP는 바이러스방 또는 면역방으로 불린다. 해당 하는 명칭은 이 처방들이 3단방일 때 가지게 되는 성격이다.

이 네 종류의 set을 3단set의 기본으로 삼는다. 여기에서 장방(臟方)을 부방(腑方) 으로 바꾸거나, 1단과 2단의 위치를 바꾸는 방식을 통해서 set의 형식을 변화시킬 수 있다. 위 표는 이런 변화를 보여준다.

난치병 치료에 운용하는 고단방에서는 5단으로 구성되는 일명 「기준5단방」[7]이

---

5) 442 수리로 운용할 때이다.
6) 551 수리로 운용할 때이다.
7) 이강재, 『시대를 따라 떠나는 체질침 여행』 행림서원 2019. 10. 20. p.269.270

전체적으로 set이 된다고 할 수 있다. 5단방을 기본으로 하고 개별 단위방의 반복을 통해서 7단방 또는 9단방으로 구성할 수 있다. 체질침 처방에서 6단방이나 8단방은 존재하지 않는다.

8체질의 「기준5단방」 일람표

Pul. / Hep.		Pan. / Ren.	
臟方	腑方	臟方	腑方
I V III"VIIIX 153'79	II VIIV"VIIIX 264'80	IXIIIIII' V VII 933'57	X IVIV'VIVIII 044'68
V I III"IXVII 513'97	VIIIIV"X VIII 624'08	IIIIXIII'VII V 393'75	IV XIV'VIIIVI 404'86
IXVIIIII"V I 973'51	X VIIIIV"VIII 084'62	VII V III'IIIIX 753'39	VIIIVIIV'IV X 864'40
VIIIIXIII" I V 793'15	VIIIXIV"II VI 804'26	V VIIIII'IXIII 573'93	VIVIIIIV'XIV 684'04

Gas. / Ves.		Col. / Cho.	
臟方	腑方	臟方	腑方
V I III"IXVII 513'97	VIIIIV"X VIII 624'08	VIIIIIIIII' I IX 733'19	VIIIIVIV'II X 844'20
I V III"VIIIX 153'79	II VIIV"VIIIX 264'80	IIIVIIIIII'IX I 373'91	IVVIIIIV'X II 484'02
VIIIIXIII" I V 793'15	VIIIXIV"II VI 804'26	IX I III'IIIVII 913'37	X IIIV'IVVIII 024'48
IXVIIIII"V I 973'51	X VIIIIV"VIII 084'62	I IXIII'VIIIII 193'73	II XIV'VIIIIV 204'84

「기준5단방」

권도원 선생의 표현에 따르면 「기준5단방」은 '중환자 치료처방의 기본방'이라고 할 수 있다. 그리고 실제 환자의 치료에서는 이 처방에서 변화한 임상방이 운용된다고 한다.[8] 나는 2012년 12월에 얻었던 깨달음을 통해서 2013년 1월에 이 처방의 구조와 체계를 알게 되었고[9] 「기준5단방」이라고 이름을 붙였다. 그리고 위일람표를 만들었다.

---

8) 8체질치료에 관하여, 『민족의학신문』〈892호〉 2013. 3. 7.
9) 이강재, 『시대를 따라 떠나는 체질침 여행』 행림서원 2019. 10. 20. p.270

고단방

체질침의 고단방에서는 체질침 논문을 통해서 알려진 원리와는 다른 원리가 적용된다. 처방 구성원리도 다르고 물론 운용법도 다르다. 가장 중요한 구별점은 병근(病根)에 대한 관점이다. 체질침 2단방 체계를 받치고 있는 원리는 병근 이론이다. 이 병근을 조절하는 것이 체질치료법의 핵심이라는 것이다. 그리고 그것이 체질침에서 기본방의 역할이다. 그런데 고단방에서는 '병근의 조절'이라는 중요성이 희석된다. 질병을 바라보는 시각이 다양해지면서 또한 정밀해지는 것이다.

과제

한동안 체질침 처방 수집에 열중하던 시기가 있었다. 그렇게 쌓았던 처방에 대한 자료와 지식이 2012년 12월 12일에 문득 한순간의 번뜩임을 내게 안겨준 것이라고 생각한다. 이 책의 출간을 완료하고 나면 다음 과제는 「기준5단방」의 운용법에 대한 궁리가 되지 않을까 싶다. 이젠 권도원 선생도 돌아가셨으니 여전히 내 공부는 '홀로(獨)'이다. 오만한 표현이 될 수도 있지만, 나는 체질의학 임상의이자 학인(學人)으로서 다른 누구의 견해에 기대지 않고 내가 가진 안목과 개념을 가지고 「기준5단방」을 연구할 것이다. 권도원 선생이 이 처방을 대했던 방식이나 태도와는 다른 쪽의 길(道)에 내가 서 있다는 뜻이다.

8체질 특징표

수양체질 Renotonia

금음체질 Colonotonia

금양체질 Pulmotonia

토음체질 Gastrotonia

수음체질 Vesicotonia

목양체질 Hepatonia

목음체질 Cholecystonia

토양체질 Pancreotonia

토음체질 섭생표의 변화

8체질의학에서 체질섭생은 체질치료의 중요한 한 축이다. 8체질의학의 역사 속에 남아 있는 섭생표 자료를 통해서 섭생표가 변화된 과정을 살필 수 있다. 여기에 실은 것은 토음체질 섭생표 여덟 가지 자료이다. 권도원 선생이 진료한 제선한의원에서 공개된 섭생표는 2005년 8월[10]이 최종 버전이다. 이후에 권도원 선생은 2022년 6월에 별세할 때까지 새로운 버전을 내놓지 않았다. 권도원 선생의 차남인 권우준 씨[11]가 자신이 운영하는 웹사이트[12]를 통해서 내용이 대폭 확장된 섭생표를 공개하고 있는데 이것도 종종 업데이트된다.

섭생표 자료 개요

년도	출전 (출처)	비고
1967.	염태환, 『동의사상처방집』	Saturna I
1974.	『명대논문집』	토음체질(SATURNA)
1985.	이필자, 「영양학회 논문」	토음체질
1995.	자연의학회, 『자연의학』	토음체질(Gastrotonia)
1996.	8체질의학회, 『8체질건강법』	
2000. 7. 30.	미상	
2001. 5. 23.	신기회 권우준	
2005. 8.	제선한의원	

---

10) 조재의 씨가 주도하여 2000년 1월 15일에 신기회가 발족했다. 신기회는 2002년 가을까지 활발하게 활동했다. 신기회의 리더그룹이었던 십인회에 속했던 박OO 원장은, '섭생표의 2005년 8월 버전에는 신기회 회원인 특정한 인물의 의견이 많이 반영되었다.'고 주장하였다. 그래서 자신은 2001년 5월 버전을 환자들에게 배부하고 있다고 2011년 1월에 용산역 회의실에서 말한 적이 있다.

11) 이것은 지극히 개인적인 의견이다. 권우준 씨의 체질에 관한 것이다. 혹자는 금양체질이라고 하고, 스스로 금음체질이라고 말하는 것을 들었다는 소문도 있다. 나는 권우준이라는 인물에 대해서 2001년부터 듣고 알았다. 물론 그 당시에는 사람들이 금양체질이라고 하는 것을 먼저 들었다. 나는 권우준 씨가 금양체질이나 금음체질보다는 토음체질일 가능성이 높다고 생각한다. 물론 그 분의 체질맥을 직접 잡은 적은 없다. 권우준 씨가 8체질의학 웹사이트에서 대폭 확장된 섭생표를 공개하고 있는 것이 한 가지의 증거가 될 것이다.

12) http://ecmed.org/

1967. 염태환, 『동의사상처방집』

Saturna ㅣ ▶ 당신은 아침마다 꼭 대변을 보는 습관을 기르십시오.

▶ 음식은 항상 담하고 시원하게 취하는 것이 좋습니다.

먹으면 해가 되는 음식

찹쌀[13], 차조, 닭고기, 개고기, 노루고기, 양젖, 감자, 고구마, 조기(굴비), 파, 미역, 참깨, 참기름, 벌꿀, 사과, 복숭아, 귤, 술

먹어서 유익한 음식

쌀, 팥, 보리, 녹두, 배추, 양배추, 오이, 돼지고기, 계란, 생굴, 청어, 새우, 게, 오징어, 참외, 바나나, 딸기, 감, 얼음

1974. 1. 1. 『명대논문집』

토음체질(SATURNA)

당신은 약의 부작용이 나기 쉬운 체질이므로 항상 주의를 요하며 음식은 기름진 것보다는 신선하고 시원한 것이 좋습니다. 술과 냉수욕을 피하십시오.

해로운 것

감자, 미역, 닭고기, 염소고기, 개고기, 노루고기, 후추, 겨자, 계피, 카레, 파, 생강, 사과, 귤, 오렌지, 망고, 인삼, 벌꿀, 비타민 B군, 페니실린, 녹용, 담배.

유익한 것

쌀, 보리, 팥, 배추, 카베쓰, 오이, 쇠고기, 돼지고기, 게, 복요리, 생굴, 새우, 감, 배, 참외, 파인애플, 포도, 딸기, 바나나, 얼음, 쵸코렛, 비타민 E

1985. 이필자, 『영양학회 논문』[14)

토음체질(SATURNA)

해로운 음식

닭고기, 염소고기, 개고기, 노루고기, 미역, 사과, 귤, 오렌지, 찹쌀, 감자, 벌꿀,

---

13) 고딕체로 표시한 음식물은 특히 해로운 음식임을 지적한 것이다.

14) 이필자, 「체질의학의 체질분류법에 따른 식품기호도와 영양상태의 상관성에 관한 연구」 『한국영양학회지』〈제18권 제2호〉 1985. p.155~166

후추, 겨자, 계피, 카레

유익한 음식

생굴, 게, 새우, 조개류, 배추, 양배추, 오이, 배, 감, 참외, 포도, 딸기, 바나나, 파인애플, 쌀, 보리, 팥, 초콜릿

1995. 자연의학회, 『자연의학』

토음체질(Gastrotonia)

약물의 부작용이 많은 체질이기 때문에 약제를 사용할 때는 세심한 주의가 필요합니다. 음식은 기름기가 있는 것보다는 신선하고, 싱싱한 것이 좋고, 술과 냉수욕을 피해야 합니다. 페니실린 쇼크는 토음체질에서 자주 볼 수 있는 부작용입니다.

해로운 음식

감자, 미역, 닭고기, 양고기, 노루고기, 후추, 겨자, 계피, 카레, 파, 생강, 사과, 귤, 오렌지 주스, 망고, 고려인삼[15], 꿀, 비타민 B군, 페니실린, 녹용, 담배

이로운 음식

쌀, 보리, 팥, 배추, 캬베츠, 오이, 소고기, 게, 복어, 생굴, 새우, 감, 배, 파인애플, 포도, 딸기, 바나나, 얼음, 비타민 E

1996. 8체질의학회, 『8체질건강법』

토음체질

당신은 약의 부작용이 생기기 쉬운 체질이므로 항상 주의를 요하며, 음식은 기름진 것보다는 신선하고 시원한 것이 좋습니다. 술과 냉수욕을 피하십시오.

해로운 것

감자, 미역, 닭고기, 염소고기, 개고기, 노루고기, 후추, 겨자, 계피, 카레, 파, 생강, 사과, 귤, 오렌지, 망고, 인삼, 벌꿀, 비타민 B군, 페니실린, 녹용, 담배

유익한 것

쌀, 보리, 팥, 배추, 양배추[16], 오이, 쇠고기, 돼지고기, 게, 복요리, 생굴, 새우,

---

15) 일본에서 발표한 것이라 특별히 '高麗人蔘'이라고 지칭한 듯하다.
16) 양배추 : cabbage

감, 배, 참외, 파인애플, 포도, 딸기, 바나나, 얼음, 초콜릿, 비타민 E

2000. 7. 30.

토음체질

해로운 것

닭고기, 개고기, 염소고기, 현미, 미역, 다시마, 사과, 귤, 오렌지, 망고 ,고추 ,생강, 파, 비타민 B군, 인삼, 대추, 벌꿀, 남향집, 붉은색, 노란색, 찹쌀, 겨자, 후추, 카레, 토마토, 누른밥, 페니실린, 술, 담배, 계피

유익한 것

보리, 쌀, 팥, 돼지고기, 쇠고기, 모든 채소, 감, 참외, 딸기, 바나나, 모든 바다생선 및 어패류, 얼음, 알로에 베라, 비타민 E(토코페롤), 검은색, 푸른색, 오이, 파인애플, 포도, 초코렛, 녹두, 복요리, 북향집

2001. 5. 23. 신기회, 권우준

토음체질

약(藥)이나 음식(飮食)의 부작용(副作用)으로 인해 소화장애가 나기 쉬운 체질이므로 주의를 요하며, 음식은 늘 시원하고 신선한 것을 취하는 것이 유익(有益)합니다. 술과 냉수욕(冷水浴)은 해(害)가 됩니다.

해로운 것

현미, 찹쌀, 닭고기, 개고기, 염소고기, 겨자, 후추, 고추, 카레, 생강, 파, 사과, 귤, 오렌지, 망고, 토마토, 미역, 누른밥, 인삼, 대추, 벌꿀, 비타민 B군, 페니실린, 술, 담배, 계피, 다시마

유익한 것

보리, 쌀, 팥, 오이, 대부분의 푸른야채, 돼지고기, 모든 바다생선 및 어패류(魚貝類), 참외, 파인애플, 포도, 딸기, 바나나, 얼음, 초코렛, 비타민 E, 녹두, 복요리, 쇠고기, 감, 알로에 베라

2005. 8. 제선한의원

토음체질

약이나 음식의 부작용으로 인해 소화장애가 나기 쉬운 체질이므로 주의를 요하며, 음식은 늘 시원하고 신선한 것을 취하는 것이 유익합니다.

해로운 것

현미, 찹쌀, 닭고기, 쇠고기, 개고기, 염소고기, 겨자, 후추, 고추, 계피, 카레, 생강, 파, 사과, 귤, 오렌지, 망고, 토마토, 다시마, 미역, 인삼, 대추, 벌꿀, 비타민 A.B.D, 페니실린, 술, 담배

유익한 것

보리, 쌀, 팥, 녹두, 오이 및 대부분의 푸른야채, 모든 바다생선 및 패류, 복요리, 돼지고기, 수박, 감, 참외, 파인애플, 포도, 딸기, 바나나, 얼음, 초콜릿, 비타민 E, 아말감, 푸른색 안경

토음체질 섭생표에서 시기별 변화

쇠고기는 유익한 쪽에서 추가되고 삭제되다가, 2005년 8월 자료부터 해로운 쪽으로 추가되었다. 토음체질 관련 음식 중에서는 가장 극적인 변화를 보인 것이다. 1985년에는 돼지고기와 함께 유익한 쪽에서 제외되기도 했다. 쇠고기와 돼지고기는 토양체질의 섭생표에서도 1995년 『자연의학』 자료에서 제외되었다가 『8체질건강법』 자료에서 다시 추가되었다.

찹쌀은 1974년부터 2000년 7월까지 해로운 쪽에서 가감(加減)되었다.

배(梨)는 토양체질 섭생표에서는 줄곧 유익한 쪽에 포함되어 있는데, 토음체질에서는 1974년에 추가되었다가, 2000년 7월 30일 자료에서 삭제되었다.

알로에 베라는 2000년 7월 30일 자료에서 추가되었다가, 2005년 8월 자료에서 삭제되었다.

녹두는 1974년에 삭제되었다가, 2000년 7월 30일 자료에서 다시 추가되었다.

복숭아는 비교적 일찍(1974년) 해로운 것에서 삭제되었다. 그렇다고 이후에 유익한 쪽으로 추가되지는 않은 것으로 보아 토음체질에서 복숭아는 좋고 나쁜 반응이 명확하지 않은 듯하다.

시기	변화내용			
	해로운 것		유익한 것	
	삭제	추가	삭제	추가
~ 1974.	찹쌀, 차조, 양젖, 고구마, 복숭아, 참깨, 술, 참기름, 조기(굴비)	염소고기, 녹용, 후추, 페니실린, 겨자, 계피, 카레, 생강, 담배, 인삼, 망고, 오렌지, 비타민 B군	녹두, 계란, 청어, 오징어	쇠고기, 복요리, 배, 파인애플, 포도, 쵸코렛, 비타민 E
~ 1985.	파, 생강, 망고, 인삼[17)	찹쌀	쇠고기, 복요리, 돼지고기	조개류
~ 1995.	개고기, 찹쌀, 염소고기	양고기, 파, 생강, 망고, 고려인삼	조개류, 참외, 초콜릿	소고기, 복어
~ 1996.	양고기	염소고기, 개고기		돼지고기, 참외, 초콜릿
~ 2000.	감자, 노루고기, 녹용	현미, 다시마, 대추, 남향집, 붉은색, 노란색, 찹쌀, 토마토, 누른밥, 술, 고추	배	모든 채소, 모든 바다생선 및 어패류, 녹두, 알로에 베라, 검은색, 푸른색, 북향집
~ 2001.	남향집, 붉은색, 노란색		검은색, 푸른색, 북향집	
~ 2005.		쇠고기, 비타민 A.D	쇠고기, 알로에 베라	수박, 아말감, 푸른색 안경

복어는 토양체질에서도 2005년 8월 자료부터 유익한 음식에 추가되었다.

파인애플은 1974년에 추가되어 계속 유지되고 있는데, 토양체질에서는 1974년에 추가되었다가 1985년 이필자 논문에서 삭제된 후 추가되지 않았다.

토음체질은 매운 것에 아주 민감한데, 고추가 비교적 늦게 2000년 7월 30일 자료부터 해로운 것에 추가된 것은 의외다.

권도원 선생은 '토음체질이 희소하다.'는 개념을 설정한 후에 수정하지 않았다. 그래서 토음체질이 상대적으로 다른 체질에 비해서 자료가 빈약해질 수밖에는 없

---

17) 「영양학회 논문」 목록에서 인삼이 빠진 것은 음식이 아니라고 판단했기 때문인 것 같다. 이와 마찬가지로 비타민류와 페니실린, 얼음도 제외되었다.

었다고 생각한다. 음식에 대한 반응은 같은 체질이라도 개인 차이가 존재한다. 자료가 적으면 검증에서 오류가 발생할 가능성이 더 높다. 토음체질에 대한 개념도 섭생법의 내용도 더 개선하고 보완해야 할 필요가 있다.

토음체질 섭생표에서 권고사항 변화

시기	구분	내용
~ 1974.	-	당신은 아침마다 꼭 대변을 보는 습관을 기르십시오.
	+	당신은 약의 부작용이 나기 쉬운 체질이므로 항상 주의를 요하며~ 술과 냉수욕을 피하십시오.
~ 1995.	-	
	+	페니실린 쇼크는 토음체질에서 자주 볼 수 있는 부작용입니다.
~ 1996.	-	페니실린 쇼크는 토음체질에서 자주 볼 수 있는 부작용입니다.
	+	
~ 2001.	-	
	+	(약이나 음식의 부작용으로 인해) 소화장애가 나기 쉬운 체질
~ 2005.	-	술과 냉수욕(冷水浴)은 해(害)가 됩니다.
	+	

1974년 자료에서 삭제되었는데, 사실 1967년 자료에 있었던 '당신은 아침마다 꼭 대변을 보는 습관을 기르십시오.'라는 권고가 토음체질에게는 상당히 유의하다고 판단한다. 그래서 임상에서 보통 토음체질에게 '아침에 기상하면 냉수 한잔을 마시라.'고 권하기도 한다. 물론 위열(胃熱)이 많은 토음체질의 원활한 배변을 위한 것이다.

1995년 자료에서 추가된 문장에서 '자주'라는 언급이 중요하다. 페니실린 부작용에 대한 케이스가 많아졌다는 의미라고 생각한다. 그런데 이 문장을 1년 만에 삭제한 것은 페니실린이 사용 금지되면서 페니실린의 부작용 경험을 가진 세대가 감소하는 경향을 반영했다고 생각한다.

2001년 자료에서 '소화장애'가 언급된 것은, 약이나 음식으로 인해서 소화장애를 호소하는 토음체질 환자의 케이스가 누적되었다는 뜻이다. 토음체질은 위가 강한 체질이므로 본디 소화력이 왕성하다. 그런데 임상에서 '나는 소화력이 약해요.'라던가 '제 위는 움직이지 않고 멈춘 것 같아요.'라고 호소하는 토음체질을 종종 만나게 된다.

2005년 자료에서 '냉수욕이 해롭다.'는 권고가 삭제된 것은 어떤 시사점이 있을 것이다. 이것은 토음체질을 토양체질과 구분하게 하는 특성일 수도 있다.[18]

---

18) 토음체질 섭생표가 변화된 내용을 처음 정리한 것은 2010년 12월 6일이다. 그것을 2016년 6월 17일에 펴낸 『임상 8체질의학 Ⅱ』에 실었다.(p.259~267) 여기에 올린 자료는 그것을 수정 보완한 것이다. 나머지 일곱 체질의 섭생표 변화도 정리된 것이 있다. 하지만 그 자료를 여기에 싣지는 않는다. 이 책을 보고 공부하는 분들의 몫도 있다고 생각하기 때문이다.

체질침 2단방의 개념 변화

구분	「2차 논문」 1973.	체질침 2단방 구성표 1986~	동의학당 발표 1994.	신기회 강의 2001.
기본방	외상. 소아병	유아병 4회, 지혈방 6회	1) 5회 - 염좌, 외상 2) 4회 - 영유아 질환	1) 4회 - 3세 이하 소아 2) 5회 - 염좌/타박 3) 6회 - 지혈방
장계염증방	1) 전 장계의 모든 종류의 염증 (I, III, V, VII, IX) 2) 관절염, 근육염 (류마티스성 질환은 제외)	간염, 췌장염, 신장염, 두통	1) 전 장계의 모든 종류의 염증 (I, III, V, VII, IX) 2) 뿌리가 간단한 관절의 통증 (단, 류마티스성 관절염, 퇴행성 관절염, 통풍은 제외)	1) 간, 폐, 췌, 신 페기흥, 간염, 지방간, 페렴 2) 골수, 흐르몬 계통, 효소 3) 贜系臟
활력방	1) 무병한 노인성 변화 2) 계통방 3) 위하수, 장하수, 무력증 4) 신경통	계통방, 다리신경통, 노인무력증	1) 위하수, 위무력, 장하수 등 무력증 2) 담관결석, 요로결석 (담관석과 요관에 활력을 주어 결석 배출)	1) 위, 소장, 대장, 담, 담관, 방광, 눈병, 콧병, 피부병, 구강염 2) 膵系膵
부계염증방	1) 전 부계의 모든 종류의 염증 (II, IV, VI, VIII, X) 2) 피부병, 순환기병, 부인병, 대부분의 이비인후병, 간질	이비인후병, 안면 염증, 위염, 정염, 방광염, 자궁염, 피부염, 다래끼	1) 전 부계의 모든 종류의 염증 (II, IV, VI, VIII, X) 2) 피부병, 순환기병, 부인병, 대부분의 이비인후병, 간질	발한, 탈모, 위무력, 요석, 빈뇨, 단관석, 아노증, 협심증
살균방	1) 간결을 제외한 정신질환 (결핵, 장티푸스 등)	감기, 장티푸스	모든 세균성 질환	결핵, 장티푸스, 나병, 헬리코박터, 비염, 중이염, 방광염, 치질, 자궁병, 난소수종, 여드름, 요도염
정신방	1) 간결을 제외한 정신질환 2) 지율신경 이상	신경쇠약, 불면증	1) 간결을 제외한 정신질환 2) 지율신경 이상 3) 불면증, 두통, 신경쇠약	

「체질침 2단방 구성표」는 권도원 선생이 아들 권우준 씨에게 전달한 것이다. 아마도 기존의 정보에서 변경되었거나 보충된 내용을 알려주기 위한 목적이었던 것 같다. 「동의학당 발표」는 배철환이 1994년 8월 6일부터 한의사통신망의 동의학당에 올린 것이다. 이 중에 정신방에 대한 설명은 1996년에 나온 『8체질건강법』에 수록한 내용이다.

목음체질에 적용되는 체질침 2단방의 시대적 변화

다음 표는 내가 2014년 5월 이전에 만든 것이다. 아마도 「의료인을 위한 체질학교」 1기 심화반을 진행하던 때인 것 같다. 원본 한글 파일을 찾지 못해서 그림파일로 만들어서 올린다.

1) 1973년 9월에 『중앙의학』 25호를 통해서 발표한 권도원 선생의 체질침 「2차 논문」[19] 자료이다.

2) 이명복 선생이 1993년 7월에 대광출판사를 통해서 출판한 『체질을 알면 건강이 보인다』에 있는 내용이다. 이명복 선생은 부방(副方)의 배치(구조)와 처방의 내용은 「2차 논문」을 따랐지만 각 체질의 내장구조는 자신의 생각을 반영하였다.

3) 심영은 경희 한의대 79학번으로 배철환과 동기생이다. 미국에 체류하면서 공부하다가 귀국하여 이명복 선생에게 체질침을 배웠다. 그는 1995년 3월에 동의과학원에서 『팔상체질침』을 발간했다. 그 책에 실린 내용이다. 심영은 부방의 배치는 이명복 선생의 책을 따랐지만, 처방의 실지 내용은 배철환이 동의학당에서 발표한 것을 참고한 것으로 보인다.

4) 권도원 선생이, 미국에서 한의대를 졸업한 차남 권우준 씨에게 전한 도표[20]의 내용이다. 권우준 씨는 1986년 6월 2일자로 캘리포니아주의 면허를 받았다.

그러므로 이 도표는 1986년 6월 이후에 작성되었을 거라고 추정할 수 있다. 그리고 이 도표에는 비록 약어(略語)이긴 하지만 새로운 8체질 국제명이 등장한다. 그

---

19) Dowon Kuan, 「Studies on Constitution-Acupuncture Therapy」
『中央醫學』 중앙의학사 1973. 9. p.327~343
20) 체질침 2단방 구성표

Cho.	1973년 9월 1)	1993년 7월 2)	1995년 3월 3)	1986년 6월 2일 ~4)	1992년 5월 9일 5)	1994년 2월 19일 6)
내경	VIII<VI<X<IV<II	VIII<VI<X<IV<II	VIII<VI<IV<X<II	VIII<X<VI<IV<II	VIII<X<VI<IV<II VII<IX<V<III<I	VIII<X<VI<IV<II VII<IX<V<III<I
구조	金<土<水<火<木	金<土<水<火<木	金<土<火<水<木	金<水<土<火<木	金<水<土<火<木 金<水<土<火<木	金<水<土<火<木 金<水<土<火<木
기본방	VIIIt 大腸補 $VI_6 VIII_6$ p $IV_4 VIII_4$ c 土(+) 水(-)	VIIIt 大腸補 $VI_6 VIII_6$ p $IV_4 VIII_4$ c 土(+) 水(-)	VIIIt 大腸補 $X_{10} VIII_{10}$ p $II_2 VIII_2$ c 水(+) 水(-)	VIIIt 大腸補 $X_{10} VIII_{10}$ p $II_2 VIII_2$ c 水(+) 水(-)	Is 肝瀉 $VII_7 I_7$ p $III_3 I_3$ c 金(+) 木(-)	VIIt 肺補 $IX_9 VII_9$ p $I_1 VII_1$ c 水(+) 木(-)
부염부방	IIs 膽瀉	IIs 膽瀉	IIs 膽瀉	Is 肝瀉	Xt 腎補 肝瀉腎補 瀉木補水	Is 肝瀉 肺補肝瀉 補金瀉木
삼초방	Is 肝瀉	Is 肝瀉	Is 肝瀉	IIs 膽瀉	IXt 膀胱補 肝瀉膀胱補 瀉木補水	IIs 膽瀉 肺補膽瀉
살균방	IVs 小腸瀉	IVs 小腸瀉	IVs 小腸瀉	IIIs 心瀉	Xt 腎補 肝瀉腎補 瀉木補水	IVs 小腸瀉 肺補小腸瀉
부활방	IIIs 心瀉	IIIs 心瀉	IIIs 心瀉	VIIt 大腸補 膽瀉	VIIt 肺補 肝瀉肺補	IIIs 心瀉 肺補心瀉
정염방	IVs 大腸補 小腸瀉 補金瀉火	IVs 大腸補 小腸瀉 補金瀉火	Is 大腸補 肝瀉 補金瀉木	Is 肝瀉 補金瀉火	VIIt 肺補 肝瀉肺補 瀉木補金	
활력방	IIIs 大腸補 心瀉 補金瀉火	IIIs 大腸補 心瀉 補金瀉火	IVs 大腸補 心瀉 補金瀉火	IVs 大腸補 小腸瀉 補金瀉火	VIIt 大腸補 肝瀉大腸補 瀉木補金	IIs 肺補 膽瀉
경선부방	IVs 大腸補 小腸瀉	IVs 大腸補 小腸瀉	IVs 大腸補 小腸瀉	IVs 大腸補 小腸瀉	?	Is 肺補 肝瀉
정신방	大腸補 小腸瀉	大腸補 小腸瀉	大腸補 小腸瀉	大腸補 小腸瀉	大腸補 小腸瀉	IIIs 肺補 心瀉

러므로 새로운 국제명이 성립한 시기에 작성되었을 거라는 짐작도 가능하다.

5) 대한기독한의사회에서 정기적으로 여는 학술집담회에 권도원 선생이 초청을 받아서 1992년 5월 2일(토)부터 매주 토요일 아침에 네 번 강의하였다. 두 번째였던 5월 9일에 강의한 내용이다.

6) 도올서원에서 김용옥 선생이 진행하던 〈동의수세보원〉 강론 일정[21] 중에, 권도원 선생이 초청을 받아서 1994년 2월 19일에 오후 2시 30분부터 두 시간 동안 강의하였다. 체질침의 장부방(臟腑方) 체계는 1992년 말에 확정되었으므로 이 내용 이후에는 변화된 것이 없다.

---

21) 도올 선생의 동의수세보원 강론은 1993년 9월 18일부터 1994년 8월 20일까지 열두 번 진행되었다.

체질침 처방 자료

척추관절 질환

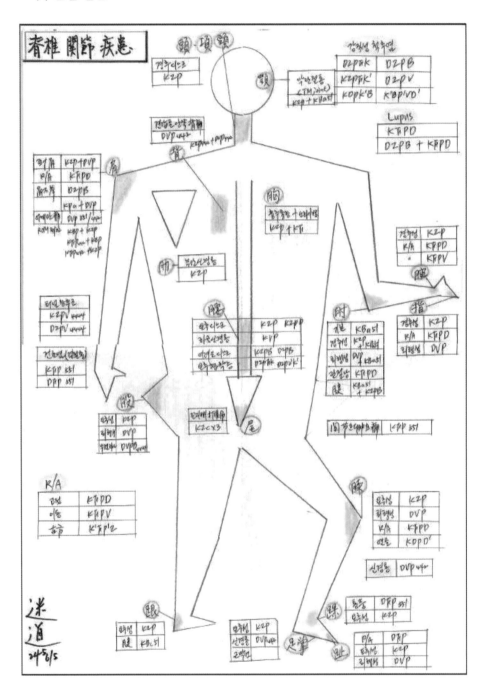

8체질의학

통상적인 체질침 처방

◼ 通常的인 體質鍼 處方　　　　　　　　작성자 : 迷道_20140606

	비염	중이염	안구건조증	베체트씨병
ENT	부방염a + 살균방a	부염방a + 살균방a	K'FP'Z / DZPVB	K'BP'D'
	부비동염	맥립종	구내염	이명
	부염방a51 + 살균방a51	살균방a + 부염방a	KFP 442	부염방a + 활력방a
	DZPF / DFPB			KZPFK'
	돌발성난청	녹내장	백내장	
	KZP	K'FP'Z	DZPV	
안면	안면홍조[혈관염]	여드름	지루성피부염	사마귀
	K'FP' 442	부염방a + 살균방a	KFP 442 / K'FP' 442	살균방a51
	혈관운동장애	KFP 442		
소화기계	위염	위하수	위축성위염	위궤양
	부염방 + 살균방	KVP 442	DVP 442	KFP 442
	식도염	췌장염	간염	담낭염
	부염방a51	장염방 + 정신방a	장염방 + 정신방a	부염방 + 살균방
	장염	궤양성대장염	크론병	痔核
	KFc + KBc	KFP 442 + KBc	KFP 442 + KBc	부염방c + 살균방c
	痔漏	脫肛	간경화	지방간
	KFP 442 + KBc	부염방c + 활력방c	DZPFK	DZPFK
호흡기계	기관지염	폐렴	폐결핵	천식
	장염방a42 + 정신방a42	장염방a + 정신방a	살균방a42 + 정신방a42	부염방a + 정신방a
	기관지확장증		위산역류 기침	
	DZPBK' 44444		부염방a + 살균방a	부염방 + 활력방
순환기계	협심증		부정맥	하지정맥류
	先장염방 + 정신방a 後활력방a×2 / DVP 442		장염방 + 정신방a	KZP + KVc
비뇨기계	신장염	신우신염	사구체신염	요로결석
	장염방c + 정신방c	장염방c + 정신방c	장염방c42 + 살균방c42	부염방c + 활력방c
	전립선염	전립선비대증	빈뇨	요실금
	DZPF 5555	DZPF 4444	부염방c + 활력방c	부염방c + 활력방c
	야뇨	방광염		
	부염방c + 활력방c	부염방c + 살균방c		
부인과	월경불순	월경통	질염[帶下]	골반염
	장염방 + 정신방a	부염방c + 살균방c	부염방c + 살균방c	DZPF / DZPB
	KZP + KFc	KFKFP KFKBP 5數		
	난소낭종	자궁근종	潮熱	脫陰
	부염방c + 살균방c	DFPBK	K'FP'551 / K'FP'B5555	부염방c + 활력방c
알레르기	알레르기성 비염	알레르기성 피부염	알레르기성 천식	
	KBP / K'BP' / K'BP'DZ	K'BP'FZ	K'BP'DZ / K'BP'FZ	
피부	두드러기	모낭염	습진	건선
	부염방(+ 정신방a)	부염방 + 살균방	부염방 + 살균방	KFP 442 + KV/ K'FP'Z
	아토피성피부염	백납	피부묘기증	
	K'FP'Z	장염방 + 정신방a	KFP 551	
	K'BP'FZ	궤양방 + 살균방	KFPD 5555	
자율신경	수족다한증	불면증	약물중독	불안장애
	金체질장염방+정신방a	장염방(×3) + 정신방a	장염방 + 정신방a	장염방 + 정신방a
	土체질 부염방 + 정신방a			D'VP' 442 / BVP' 442
감기		감기		
	KBP(+ KFa)	陽體質 K'BP'DZ	陰體質 K'BP'DF	

'척추관절 질환'에 대한 체질침 처방 그림표는 2005년 6월 5일에 만들었다. 그리고 '통상적인 체질침 처방' 표는 2014년 6월 6일에 정리한 것[22]이다. 2014년 4월 5일부터 6월 14일까지 「의료인을 위한 체질학교」의 부산클래스를 열었다. 강의는 부산에 있는 구OO 원장이 기획했다. 강의 중에 구 원장이 체질침 처방을 정리해 달라고 요청했다. 개구리가 올챙이 적 생각을 못하듯이, 강의를 들은 후에 임상에서 적용해야 할 수강자의 처지와 필요를 미처 고려하지 못했다. 사실 8체질의학을 공부하다가 보면, 처방이 정리된 자료를 구해 보거나 아니면 혼자서 만들어 보는 과정이 필수적이다. 이전에 내 강의를 들었던 분들에게 죄송한 마음이 들었다. 그래서 8체질의학에 입문해서 기초적인 이론을 공부한 분들의 수준을 고려해서 만들었다.

그런데 지금 누가 나에게 이런 도표를 만들어 달라고 다시 요청한다면 나는 거절할 것이다. '체질침 처방'이란 주제를 바라보는 생각과 개념이 변했기 때문이다. 임상에서 체질침 처방을 환자에게 운용하는 것은, 매뉴얼로 정리할 수 있는 대상이 아니라고 판단한다. 단적으로 표현한다면, 100명의 환자가 있다면 100개의 체질침 처방이 필요하다. 하지만 체질침을 공부하고 임상에 운용하고픈 누군가에게는 여전히 정리된 처방자료가 필요할 것이다. 그리고 나 역시 그런 과정을 통해서 지금 이 자리에 도달했다. 또, 다른 사람이 만든 것도 아니니 이 책에 부록으로 올리는 것도 괜찮겠다고 판단했다.

---

22) 한의사를 대상으로 8체질의학 강의를 처음 한 것이 「ECM CLASS Ⅰ/Ⅱ」이다. 2010년 12월에서 2011년 2월까지 Ⅰ과 Ⅱ를 각각 10講씩 진행했다. 기초반 격인 「ECM CLASS Ⅰ」을 들었던 분들이 종강하던 날 외장하드를 선물했다. '통상적인 체질침 처방' 파일은 그 외장하드 속에 숨어 있었다.

참고문헌 및 자료

■ 논문

Dowon Gwon, 「The Constitutional Acupuncture」 1962. 9. 7.

權度沅, 「體質鍼 Constitution-Acupuncture」 『大韓漢醫學會報』 〈16호〉 1965. 7.

Dowon Kuan, 「A Study of Constitution-Acupuncture」 『國際鍼灸學會誌』 醫道の日本社 1966. 6.

염태환, 「토상인 제2병태의 임상학적 관찰」 경희대학교 대학원 1968.

Dowon Kuan, 「Studies on Constitution-Acupuncture Therapy」 『中央醫學』 중앙의학사 1973. 9.

權度沅, 「體質鍼 治療에 關한 硏究」 『明大論文集』 〈제7집〉 1974. 1.

洪雲喜, 「傷寒論과 腸窒扶斯의 證에 對하여」 『대한한의학회지』 〈통권 43호〉 1975. 3.

권도원, 「"하나님"攷」 『基督敎思想』 〈265호〉 1980. 7.

이필자, 「체질의학의 체질분류법에 따른 식품기호도와 영양상태의 상관성에 관한 연구」 『한국영양학회지』 〈제18권 제2호〉 1985.

김달호, 「사암침법의 형성시기 및 저작배경에 관한 연구」 동의대학교 대학원 1993.

朴性植, 「東武 李濟馬의 家系와 生涯에 對한 硏究」 『사상의학회지』 1996.

김달호, 「舍巖鍼法의 校訂에 關한 硏究」 『대한원전의사학회지』 1997.

조황성, 「사상체질과 유전학」 『사상의학회지』 1998.

이종무, 「難經 75難을 이용한 五行鍼에 關한 연구」 『대한침구학회지』 〈제18권 제2호〉 2001. 4.

신동훈, 「五行鍼法의 定立과정에 대한 史的 연구」 『대한침구학회지』 〈제19권 제4호〉 2002. 8.

김민수, 「舍巖鍼法과 8體質鍼法 處方의 組成 原理에 대한 比較 硏究」 『대한침구학회지』 〈제24권 제6호〉 2007. 12.

이경성, 「璿源派乘을 中心으로 살펴본 東武 李濟馬의 生涯 硏究」 원광대 대학원 2008.

M.J.Paik · J.Cho · Dowon Kuon · K.R.Kim, 「Altered urinary polyamine patterns of cancer patients under acupuncture therapy」 『Amino Acids』 2008. 7.

정용재, 「권도원 사상의학의 이해」 2008. 8.

정용재, 「사상인식이법이 8체질식이법의 형성에 미친 영향에 대한 고찰」 『사상체질의학회지』 2011.

정용재, 「사상의학과 8체질론의 비교 연구」 동국대학교 대학원 2012.

이기복, 「동무 이제마의 의학사상과 실천」 서울대학교 대학원 2014. 8.

■ 서적

元持常, 『東醫四象新編』 文友社 1929. 1. 18.

李濟馬, 『詳校懸吐 東醫壽世保元』 保元契 1941. 4.

柳谷素靈, 『鍼灸醫術の門』 醫道の日本社 1956. 4.

本間祥白, 『鍼灸補瀉要穴之圖 說明書』醫道の日本社 1959.

李濟馬, 『詳校懸吐 東醫壽世保元』信一文化社 1963. 7. 1.

염태환. 박성수, 『현대한방강좌』대한한방의학회 1971.

本間祥白, 『鍼灸經絡治療講話』醫道の日本社 1972.

李乙浩洪淳用, 『四象醫學原論』壽文社 1973.

廉泰煥, 『東醫四象處方集』杏林書院 1974. 10. 20.

廉泰煥, 『東醫處方大典』杏林書院 1975.

송광수, 『체질침의학』한국체질침의학회 1981. 3.

이명복, 『체질을 알면 건강이 보인다』대광출판사 1993. 7. 8.

심 영, 『팔상체질침』동의과학원 1995. 2.

8체질의학회, 『8체질건강법』고려원미디어 1996. 10.

송일병 외, 『四象醫學』집문당 1997. 4. 10.

김주, 『성리임상론』대성문화사 1997.

李濟馬, 『東醫壽世保元』〈初版 影印本〉四象醫學會 1998. 4. 25.

량병무, 『東武四象新編』〈국역 한의학대계 13권〉해동의학사 1999. 3.

량병무.차광석, 『東武遺稿』〈국역 한의학대계 15권〉해동의학사 1999. 3.

이창일, 『東武遺稿』청계 1999. 11. 1.

유영익, 『젊은날의 이승만』연세대학교 출판부 2002.

Dowon Kuon, 『PYROLOGOS』Institute for Modern Korean Studies 2002. 6.

권도원, 『화리(火理)』동틴암연구소 2003.

신광순, 『신광순 원장의 오십견 완치법』느낌이 있는 책 2005. 2.

本間祥白, 『難経の研究』醫道の日本社 2008.

이강재, 『학습 8체질의학』행림서원 2009. 11. 20.

박성일, 『내 눈 속의 한의학 혁명』천년의 상상 2012. 6. 11.

정용재, 『이제마, 인간을 말하다』정신세계사 2013. 9. 13.

이강재, 『학습 8체질의학 Ⅱ』행림서원 2013. 10. 5.

박다솜 번역, 『놀란 라이언의 피처스 바이블』문학세계사 2015. 4. 25.

이강재, 『임상 8체질의학 Ⅰ』臨八研 2016. 5. 20.

이강재, 『임상 8체질의학 Ⅱ』臨八研 2016. 6. 17.

이강재, 『체질맥진』행림서원 2017. 4. 10.

이강재, 『개념8체질』행림서원 2017. 12. 7.

이강재, 『체질침의 새로운 처방 ZBPset』행림서원 2017. 12. 30.

정용재, 『동의수세보원』글항아리 2018. 1. 8.

이강재, 『임상 8체질의학 Ⅲ』행림서원 2018. 3. 30.

이강재, 『시대를 따라 떠나는 체질침 여행』행림서원 2019. 10. 20.

조상헌 외 8명, 『알레르기입니다』지식너머 2019. 12. 10.

홍기웅, 『암의 일생』행림서원 2019. 12. 16.

이강재, 『8체질론으로 읽은 동의수세보원』행림서원 2020. 5. 29.

이강재, 『수세보원 들춰보기』행림서원 2021. 7. 27.

이강재, 『동무공의 생각』행림서원 2023. 1. 9.

■ 정기간행물

李乙浩, 「四象論」 『校友會誌』 〈제3호〉 京城藥專 1933. 1.

의성 이제마 선생의 120회 탄일을 맞아, 『동아일보』 1956. 4. 13.

사상의학회 발족, 『동아일보』 1957. 4. 28.

부서 임원 등 선정, 『동아일보』 1957. 5. 3.

인간과 사상, 『동아일보』 1958. 5. 7.

사상의학의 창시자, 『동아일보』 1959. 4. 26.

국제침구학술대회를 보고, 『동아일보』 1962. 11. 22.

體質鍼 治驗例, 『大韓漢醫學會報』 〈7호〉 1963. 11.

국제학회에 초청받을 때 우리의 태도, 『醫林』 〈44호〉 1964.

體質과 鍼, 『醫林』 〈45호〉 1964. 9. 30.

「體質鍼 Constitution-Acupuncture」 『大韓漢醫學會報』 〈16호〉 1965. 5. 18.

洪淳用, 「體質鍼에 對한 小論」 『大韓漢醫學會報』 〈22호〉 1966. 1.

權度沅, 「默殺 當한 眞理」 『大韓漢醫學會報』 〈23호〉 1966. 2.

木下晴都, 「韓國의 鍼灸」 『日本鍼灸治療學會誌』 〈21卷 1號〉 1972. 1. 15.

세계적인 연구열, 『경향신문』 1972. 5. 11.

침의 원리, 『경향신문』 1972. 5. 18.

중공의 침마취침술, 『경향신문』 1972. 6. 1.

고칠 수 있는 병들, 『경향신문』 1972. 6. 8.

체질의학과 체질침, 『동양의학』 〈제1호〉 1975. 11.

체질의학 식사법과 치료법, 『한국자연건강학회지』 〈제1집〉 1993. 4. 20.

金과 체질, 『빛과 소금』 〈109호〉 두란노서원 1994. 4.

중환자는 무조건 채식해야 하나, 『빛과 소금』 〈110호〉 두란노서원 1994. 5.

8체질을 압시다, 『빛과 소금』 〈113호〉 두란노서원 1994. 8.

비타민과 체질, 『빛과 소금』 〈120호〉 두란노서원 1995. 3.

체질은 왜 여덟인가, 『빛과 소금』 〈122호〉 두란노서원 1995. 5.

체질을 알려주는 병들, 『빛과 소금』 〈124호〉 두란노서원 1995. 7.

알레르기는 체질적 방호(防護) 신호, 『빛과 소금』 〈126호〉 두란노서원 1995. 9.

체질과 직업, 『빛과 소금』 〈132호〉 두란노서원 1996. 3.

8체질의학과 음식③, 『자연의학』 1996. 6.

8체질의학은 8상의학이 아니다, 『빛과 소금』 〈141호〉 두란노서원 1996. 12.

체질에 맞는 음식법이 건강비결이다, 『빛과 소금』 〈143호〉 두란노서원 1997. 2.

8체질의 논거(論據)를 성경에서 찾는다, 『소금과 빛』 〈169호〉 두란노서원 1999. 4.

8체질에서 보는 생명의 신비(2), 『소금과 빛』 〈171호〉 두란노서원 1999. 6.

채식만 하는 나라 육식만 하는 국민, 『소금과 빛』 〈173호〉 두란노서원 1999. 8.

북향집은 흉가 남향집은 복가, 『소금과 빛』 〈175호〉 두란노서원 1999. 10.

권도원, 「화리」 『과학사상』 〈30호〉 범양사 1999.

육체적 개성론의 선구자, 『소금과 빛』 〈177호〉 1999. 12.

8체질의학론 개요, 『東方學志』 〈106집〉 연세대학교 국학연구원 1999. 12.

안상우. 고의서산책 137 經絡學總論, 『민족의학신문』 2003. 4. 19.

안상우. 고의서산책 423 靑囊訣, 『민족의학신문』 2009. 6. 26.
모든 사람은 8가지 체질을 타고 난다, 『미래한국』 〈357호〉 2009. 11. 18.
지구가 태양에 가까워지고 있다, 『미래한국』 〈363호〉 2010. 2. 17.
'기준5단방 처방' 구성원리, 『민족의학신문』 〈889호〉 2013. 2. 7.
8체질치료에 관하여, 『민족의학신문』 〈제892호〉 2013. 3. 7.
아인슈타인은 신을 믿었을까? 전보로 답했다, 『NOW news』 2016. 12. 15.
눈병은 상징이다, 『민족의학신문』 〈1141호〉 2018. 5. 10.
1963년 체질침 치험례의 분석, 『민족의학신문』 〈1156호〉 2018. 9. 6.
견비통의 체질침 자료, 『민족의학신문』 〈1162호〉 2018. 10. 25.
견비통의 체질침 처방, 『민족의학신문』 〈1164호〉 2018. 11. 8.
오십견의 체질침 치료, 『민족의학신문』 〈1166호〉 2018. 11. 22.
하나님이라는 단어는 나약함의 산물, 『BBC NEWS 코리아』 2018. 12. 5.
오십견의 단계별 감별, 『민족의학신문』 〈1168호〉 2018. 12. 13.
리메이크, 『민족의학신문』 〈1174호〉 2019. 1. 24.
질병의 치유는 어떻게 이루어지는가, 『민족의학신문』 〈1198호〉 2019. 7. 26.
김남일. 論으로 풀어보는 한국 한의학 (167), 『한의신문』 2019. 10. 10.
이어령 마지막 인터뷰, 『조선일보』 2019. 11. 1.
보원계의 5인(1), 『민족의학신문』 〈1235호〉 2020. 5. 14.
보원계의 5인(2), 『민족의학신문』 〈1237호〉 2020. 5. 28.
최린은 소음인이 아니다, 『민족의학신문』 〈1261호〉 2020. 11. 26.
그림은 치유의 예술이야, 『한국일보』 2021. 9. 26.
"인간 혈액에서 '최초로' 미세 플라스틱 검출", 『조선일보』 2022. 3. 25.
과학과 신앙 간의 관계 어떻게 설정해야 할 것인가, 『가톨릭신문』 〈3288호〉 2022. 4. 3.
'맨홀 뚜껑에 남은 도시의 역사', 『중앙선데이』 2022. 5. 21.
종로 송해길 추모 물결, 『조선일보』 2022. 6. 9.
체질의학과 동호 권도원, 『민족의학신문』 〈1339호〉 2022. 7. 14.
10년 젊게 사는 법 '시계 거꾸로 돌리기', 『시사저널』 2022. 9. 6.
한의사의 초음파 진단기기 사용은 합법하다, 『한의신문』 〈2419호〉 2023. 9. 18.
2년 뒤 초고령 사회 진입한다, 『조선일보』 2023. 9. 26.
'단색화의 거장' 박서보 별세, 『세계일보』 2023. 10. 14.

■ 인터넷 자료
동틴암연구재단 http://www.dawning.net/
8체질의학 http://ecmed.org/
한국한의학연구원 한의고전명저총서 http://jisik.kiom.re.kr.
국립국어원 표준국어대사전 https://stdict.korean.go.kr
대한한의사협회 웹사이트 http://www.akom.org/Home/Health/2
나무위키 : 송해 https://namu.wiki/w/송해

■ 기타 자료

[권도원 선생 임상특강 최병일 노트] 1971.

권도원, [체질침 2단방 구성표]

[대한기독한의사회 초청 강의 제2강 녹취록] 1992. 5. 9.

[Missionary John Baik 자료] 1998.

[상지대학교 강연 녹취록] 1999. 6. 10.

[권도원 선생 화리 강의 녹취록] 1999. 10. 21.

[KOMA 동의학당 정리집]

李璟城, [檢索本 東武李濟馬先生 全體 原文資料] 2000. 4. 24.

권우준, [2000년 신기회 강의 자료] 2000.

[부산 체질침 자료] 2000.

[권도원 선생 신기회 강의 녹취록] 2001. 3. 4.

[부산 고단방 자료] 2009.

「울지마 톤즈(Don't Cry for Me Sudan)」 KBS미디어 2010. 9. 9.

EBS 명의, 오십견과 손목터널증후군 (296회) 2013. 2. 22.

권우준, [2013년 강의 녹취록] 2013. 3. 10.

권우준, [2013년 ECM day 강의 녹취록] 2013. 10. 19.

권우준, [2014년 스승의 날 강의 녹취록] 2014. 5. 10.

권우준, [2015년 스승의 날 강의 녹취록] 2015. 5. 17.

권우준, [2016년 스승의 날 강의 녹취록] 2016. 5. 15.

권우준, [2016년 ECM day 강의 녹취록] 2016. 10. 23.

KBS 생로병사의 비밀, 어깨 통증 (655회) 2018. 7. 18.

권우준, [2019년 스승의 날 강의 녹취록] 2019. 4. 21.

찾아보기

0.25*mm* 182
10월 23일 6, 21, 23, 52, 206
100세 시대 351
1295호 22, 51
1837년(丁酉) 3월 19일(陰) 13, 50
1901년 15, 20, 75, 135
1921년 10월 23일 21
1957년 4월 30일 21, 50, 151
1958년 말 35, 76, 133, 144, 160
1959년 35, 50, 76, 138, 150, 219, 221, 230
1959년 4월 26일 35, 76, 138
1962년 9월 7일 28, 35, 91, 117, 126, 160, 195, 201, 269
1964년말 78, 80
1972년 6월 8일 90, 208
1973년 9월 40, 41, 93, 97, 128, 196, 207, 210, 229, 236, 375
1983년 10월 24일 21, 46, 316
1985년 43, 44, 46, 61, 94, 117, 130, 132, 166, 218, 263, 370, 371
1992년 말 122, 166, 170, 196, 199, 219, 220, 230, 377
1단방 9, 171, 172, 175, 180, 235, 291
1병증 123, 126, 158
1병형 92, 115, 158
1증 52, 53, 54, 91, 92, 93, 115, 126, 157, 184, 195, 202, 203, 204
1회 반복 172
1회성 309
2022년 6월 30일 19, 235
2강장기 102, 118, 164, 256
2단방 9, 10, 12, 53, 94, 145, 171, 172, 173, 175, 176, 177, 178, 179, 180, 196, 198, 200, 210, 216, 217, 218, 219, 224, 225, 227, 228, 235, 236, 253, 291, 343, 364, 374, 375, 385
2단방 체계 53, 210, 236, 364
2배 180, 248

2병증 123, 126, 158
2병형 92, 115, 158
2약장기 102, 118, 164, 256, 293
2증 52, 53, 54, 91, 92, 93, 115, 126, 157, 184, 185, 195, 201, 202, 203, 204
2회 반복 145, 174, 175, 176, 179
28가지 83
3단방 9, 10, 145, 171, 172, 178, 179, 180, 197, 200, 222, 227, 228, 231, 232, 235, 236, 239, 253, 291, 362
3단set 10, 12, 235, 238, 255, 257, 258, 259, 260, 261, 344, 362
3배 180, 233, 249
3차 경락 161, 162
3차원 80
30mm
3000배 11, 281
4:2 145, 146, 147, 175, 178, 180, 218
4:4:2 145, 147
45% 182
4단방 145, 171, 172, 180, 235, 236, 237, 238, 248, 257, 262, 362
4단방 사례 237, 238
4단방 운용법 236
4단방의 재발견과 재해석 238
4대 기질설 74, 136
4체액설 60, 74, 136
4혈 체계 10, 219
4회 반복 145, 174, 175
5:1 145, 146, 147, 175, 178, 180, 218
5:5:1 145, 147
5단방 10, 11, 12, 147, 148, 171, 172, 180, 200, 220, 221, 235, 236, 238, 239, 247, 248, 251, 253, 254, 255, 256, 257, 258, 259, 260, 261, 344, 362, 363, 364, 384
5회 반복 172, 175
60갑자(甲子) 354
64난 33, 139, 240

64처방 147
7단방 171, 172, 180, 200, 236, 363
75난 140
8개 병증 115
8괘 98
8방위 100
8병근 20, 123, 158, 203, 291
8병증 123, 126, 156, 157, 158
8병형(病型, morbidity) 157
8병형 치료처방 203
8종의 불안정상태 198
8체질과 8괘 98
8체질 국제명 95, 216, 377
8체질론(the theory of 8 constitutions) 40, 90, 97
8체질론의 창시자 64, 105
8체질배열도 100, 101
8체질의 국제명 94, 95, 216, 217
8체질의 내장구조 43, 102, 130, 166, 195, 199, 230
8체질의 독립선언 90, 355
8체질의 맥상표 80
8체질의사 6, 10, 87, 211, 310, 318, 333, 341, 350
8체질의 새로운 이름 90
8체질의 선천적인 증표 78
8체질의 유전법칙 96
8체질의학의 역사 43, 57, 133, 165, 225, 366
8체질이론에 기초한 음식분류법 41
8체질 치료에 관하여 24, 64, 65, 66
8체질 커뮤니티 307
8체질 테이핑요법 23
8체질 특징표 12, 104, 365
80억 명 275, 309, 344, 348, 349
9단방 171, 172, 180, 200, 236, 363

A

ADHD 336
anadromous 173
ana-puncture 145, 173, 230
a방 218

B

B-29 폭격기 239

C

CA 1971 214, 215
CA 1974 214, 215
canaled organ 116
catadromous 173
cata-puncture 145, 173, 230
Cholecystonia 94, 118, 265, 284
Cholecystotonia 94
Colonotonia 118, 265
con-puncture 164, 173, 181, 213, 230, 358
COVID-19 336
c방 218

D

DBPset 257, 261
DFPset 257, 260
DVP 232, 247, 249, 260, 362, 379
DVPset 247, 249, 260
DZP 239, 247, 248, 257, 258, 260, 261, 362, 379
DZPset 239, 247, 248, 257, 260, 261

F

filled organ 116

H

Hepatonia 27, 94, 95, 118, 216, 265
Hepatotonia 94, 119
Hespera 91

J

J I 127
June, 1972 90

K

KB 171, 178, 179, 180, 227, 228, 232, 233, 234, 239, 242, 249, 262, 315, 362, 379, 385
KBP 171, 179, 180, 227, 228, 232, 233, 234,

239, 249, 362, 379
KDP 232, 362
KF 147, 171, 177, 179, 180, 227, 228, 232, 233, 234, 246, 247, 248, 249, 255, 257, 258, 259, 260, 262, 362, 379
KFP 147, 171, 179, 180, 227, 228, 232, 233, 234, 246, 247, 248, 249, 255, 257, 258, 259, 260, 262, 362, 379
KFPset 246, 247, 248, 255, 257, 260, 262
KP 171, 178, 232, 233, 362
KV 171, 178, 179, 227, 228, 232, 245, 362, 379
KVP 171, 179, 227, 228, 232, 362, 379
KZ 171, 177, 179, 227, 228, 231, 234, 238, 239, 249, 362, 379
KZP 171, 179, 227, 228, 231, 234, 238, 239, 249, 362, 379
KZPset 238, 239

M

Mercuria 91, 132

N

non-repeat 145, 173
n방 218

O

Only One Path 311

P

pro-puncture 164, 173, 181, 213, 230, 358
Pulmotonia 27, 118, 163, 216, 265

R

Renotonia 118, 265
ROM 246, 249, 250
ROM 장애 245, 246, 247, 249, 250

S

Saturna Ⅱ 270
sedate 165, 172
set처방 237
SIA 54
South Baylo 한의대 23, 216

T

tonify 165, 172

V

Vesicotonia 118, 265

Z

ZBP 232, 233, 382
ZFP 232, 258, 260, 291, 362
ZKP 232, 233, 362

ㄱ

가동범위(ROM) 242
가려 먹기 345, 346, 347
가르침 26, 114, 115, 283, 292
가명 50
가설 228, 235, 238, 240, 345
가이드 11, 301, 302, 303, 329
간경변 204, 254, 255, 257, 258, 259
간경변증 254, 255, 257, 258, 259
간경허증 30
간보방(肝補方, I t) 165, 224
간부전(肝硬變) 261
간사방(肝瀉方, I s) 224
간염 170, 173, 254, 379
갈근해기탕(葛根解肌湯) 292
갈렌 74, 136
감관(感官) 72
감별도구 57, 78, 79, 80, 82, 88
감별방법 65
감염성비염 261
감염성 질병 295
감자깡 229

갑골문 190, 355
갑오구본 14, 15, 150, 292
갓 5, 197, 228
강골 107
강명자 92, 100, 207, 214
강약배열 67, 68, 118, 146, 167, 296
강약서열 43, 117, 119
강연 23, 37, 43, 48, 70, 96, 145, 182, 283, 297,
　　305, 315, 359, 385
강장기(强臟器) 138
강직 113, 232
강하성(降河性) 173
강한 장기 67, 91, 119, 120, 156, 157, 216, 253,
　　279, 294
개구리밥 282, 319
개성(個性) 68
건(腱) 178, 232
건선 108, 233, 259, 260, 379
건율(乾栗) 155
검찰공무원 255
겉냉 123, 155, 158
겉열 63, 123, 155, 158, 264
견우(肩髃) 247
견정(肩井) 245, 247
견정(肩貞) 245, 247
결론 26, 41, 146, 266, 283, 336
결석 178, 379
결핵 178, 209, 210, 225, 233, 379
겸방(兼方) 177, 179, 245, 248, 249, 343
겸손 16, 321, 350
경고문 65
경락(經絡) 72, 120, 139, 167, 355
경락치료 30, 80, 143
경락치료파 80
경솔 112
경외심 190
경자신본 14, 15
경직기 244, 246, 247, 248
경혈(經穴) 72, 212
경희대학교 26, 60, 100, 204, 206, 207, 214,
　　292, 381
경희대 한의대 23, 207
곁길 331
계몽 323
계통성 9, 10, 40, 179, 180, 220, 221, 222, 225,
　　227, 230
고개 277, 312
고구마깡 229
고단방(高段方) 9, 180

고대인(the ancient) 29
고무(高武) 140
고백 16, 230, 321
고압멸균기 215
고원군수 13
고유한 번호 147
고전연구회 166
고전침구연구회 143
고전파 31, 143, 166
고정맥 80
고향별 360
고혈압 56, 108, 233, 255, 257, 260, 265, 345
곤충기 352
골관절 231
골관절염 231
골드슈타인 188
골막염 177
골반 88, 110, 112, 113, 232, 237, 379
공간(空間) 84
공기의 흐름 167
공동경비구역 JSA 267
공부(功扶) 310
공통점 101, 151
과도기적인 명칭 93, 115
과묵 27, 108
과민반응 295, 348
과민성 대장 109
과불균형(過不均衡) 119, 295
곽현자 21
관(管, pipe) 121, 233
관절염 108, 170, 177, 179, 225, 228, 231, 232,
　　233, 243, 244, 245, 248, 256, 258, 260,
　　297, 362, 390
관절염증방 179, 228, 231, 245, 248, 362
교감신경 28, 68, 88, 103, 117, 118, 126, 146,
　　154, 155, 167, 192, 198, 296, 359, 360,
　　361
교감신경긴장체질 88, 103, 154, 155, 359, 360,
　　361
교감신경긴장형 28, 126, 198, 360
교집합 73
구본(舊本) 150
구본의 편명 152, 154
구원의 의학 289
국문초록 40, 41
국사편찬위원회 46, 48
국역문(國譯文) 41, 129
국제명(國際名) 94
국제명의 약어 216

국제침구학회(國際鍼灸學會) 36, 77, 119, 151
국제침술학회(SIA) 54
군화(君火) 28, 191, 360
군화방 194
권능 200, 220
권연수 37, 55
권우준(權佑浚) 296
권일봉(權一峰) 50
권지일(卷之一) 26
권항전(權巷全) 50, 76
궤양방 179, 228, 233, 249, 362, 379
궤양성 대장염 233, 262
균형 9, 77, 83, 84, 119, 120, 125, 161, 163, 191,
　　194, 231, 253, 278, 279, 281, 294, 295,
　　296, 298, 299, 332, 342, 349
균형감각 83
균형자 125
균형추 163
근골격계질환 237, 239, 240, 260
근본치료 334
근치방 9, 184, 185, 186, 187, 202
금니(金齒) 106
금상인 91, 92, 93, 129, 203
금상인 부질 93, 203
금상인 장질 93, 203
금상체질(金象體質) 92, 115
금성(金星) 360
금양체질(金陽體質, Pulmotonia) 27
금양체질 10, 27, 63, 69, 70, 88, 93, 95, 96, 98,
　　100, 101, 102, 103, 106, 121, 123, 126,
　　127, 128, 129, 130, 149, 158, 163, 164,
　　165, 175, 176, 198, 199, 200, 202, 203,
　　216, 219, 223, 224, 226, 238, 239, 255,
　　257, 258, 261, 262, 263, 264, 265, 266,
　　275, 287, 288, 291, 293, 315, 324, 358,
　　360, 361, 366
금음체질(金陰體質) 93
금음체질 10, 44, 69, 73, 93, 96, 98, 100, 101,
　　102, 103, 107, 122, 123, 126, 127, 129,
　　130, 158, 165, 198, 199, 202, 226, 238,
　　239, 261, 262, 265, 266, 275, 288, 291,
　　293, 324, 358, 360, 361, 366
금지 275, 282, 286, 288, 372
급성사구체신염 256
급성열성전염병 135, 136
기(氣) 72, 167, 253
기(氣)의 흐름 253
기계화 6, 65, 71, 337
기관지천식 256

기능적인 강약배열 68, 118, 146, 167
기독교적 세계관 189
기독교적 창조론 306
기독한의사회 23, 181, 219, 230, 377, 385
기본기 343
기본방(基本方) 61, 170
기본적인 원리 35, 162, 163
기본치료방 171
기의 흐름 167
기생충 335
기아(飢餓) 325, 353
기압의 차이 167
기준5단방 12, 147, 148, 180, 200, 220, 221,
　　236, 255, 256, 362, 363, 364, 384
'기준5단방' 처방 구성원리 147, 180
기준수 147
기준점 149, 216
길(道) 311, 339, 364
길항관계(拮抗關係, Antagonism) 119
길항구조 8, 96, 97, 99
길항적 위치 28, 360
김기엽 47
김기창 92, 100, 207, 214
김남일 75, 133, 384
김달호 19, 141, 142, 159, 194, 381
김병철 237
김상열 253
김상훈 224, 358
김상훈式 기호 224
김숙희 44
김영관(金永寬) 14
김용옥 44, 377
김정제 60
김태우 267

ㄴ

나인(儒人) 321
낙상(落傷)의 위험 87
낙정(樂情) 124
낙천적 112
난(蘭) 121
난경(難經) 139
난치병 11, 63, 82, 196, 200, 231, 236, 239, 254,
　　256, 264, 278, 353, 362
난치병 치료 200, 231, 236, 239, 362
납천간법(納天干法) 191, 355
내공장기 116, 121

내부적인 화 197
내실장기 116, 121
내용증명 65, 66
내일 86, 303, 304, 311, 320, 351
내장구조(內臟構造) 8, 67, 98, 253
내장구조 변화 197, 220
내장기능부전 224, 255, 258, 260, 261
내장상관설 119
내장의 구조 167
내장의 상관관계 211
내촉병(內觸病) 117, 154
냉수마찰 110
네 방위 91, 98
노년기 350
노년의 과제 352
노년인구 351
노드(node) 259
노심초사 307, 352
노여움 줄이기 352
노인의 정의 351, 352
노정(怒情) 124
노정촉급(怒情促急) 124, 193
노정우 22, 35
놀란 라이언 83, 382
놀이동산 341
뇌전증 177, 178, 233
뇌출혈 171, 176, 209
눈물 111
눈병 21, 30, 35, 45, 51, 143, 144, 151, 384
눈사람 108
능동거상 250

ㄷ

다름 8, 10, 16, 17, 25, 44, 67, 68, 73, 75, 104,
    105, 136, 144, 159, 167, 201, 225, 284,
    289, 341
다케야마 신이치로(竹山晉一郎) 143
단계(丹溪) 192
단계별 감별 요점 247
단위방 145, 147, 172, 174, 213, 253, 254, 255,
    259, 260, 261, 343, 344, 363
단자(單刺) 213
단자법(單刺法) 181
담경(Ⅱ') 247
담관석 178
담방(Ⅱ) 10, 238, 248
담열 292

대기만성(大器晩成) 25
대상포진 233, 234, 249
대장(大腸) 116, 155, 156, 170, 286, 361
대장경(Ⅷ') 247
대장방(大腸方, Ⅷ) 262
대장병 117, 153, 155, 262
대중서 80
대증요법 257, 333, 334
대증치료 334
대한기독한의사회 230, 377, 385
대한독립촉성국민회 21
대한사상의학회(大韓四象醫學會) 151
대한한의사협회 39, 60, 152, 384
덕(德) 5, 316
덕일한의원 151
도(道) 311, 314, 316, 339
도올 김용옥 44
도올서원 23, 377
도은규 75
독립성 90
독선적 106
독설 107
독자적인 병근 9, 149
독점병 11, 63, 263, 264, 265, 266
독창성 47, 137
독창적인 의학체계 46, 350
독학 86, 339
독활지황탕(獨活地黃湯) 291
동결견 242, 243, 244, 246
동덕여고 206, 207, 214
동무유고(東武遺稿) 273
동무자주 97, 98
동서의학연구회 75
동아시아 46, 135
동양의학 19, 23, 55, 58, 60, 72, 171, 337, 383
동양의학연구원 23, 60
동원 6, 29, 46, 47, 74, 122, 147, 191, 254, 277,
    361
동의학당 375, 385
동인(銅人) 168
동지 100
동틴암연구소 22, 48, 69, 382
동틴암연구재단 384
두 번째 변화 102, 126, 127, 128, 166
둘암말 70
둘암소 70
드롭테이블 342
등반가 300, 302, 303, 330
등반루트 300

디스크 237
떡잎 312
뜨거움(熱) 312

ㄹ

라틴어 94
로그기록 301, 330
로마자 숫자 172, 222, 354, 355
루푸스(lupus) 257
류마티스 108, 177, 225, 232, 258, 260, 298
류마티스성 관절염 108, 232, 258, 260
류마티스성 질환 177, 225, 260
류현진 83
리더 206, 301, 323, 329, 366
리들리 스콧 352

ㅁ

마량진 45
마비방 41, 171, 175, 176, 210, 224, 225, 227,
　　228
마비성 질환 171, 175, 225
마음가짐 321
마음 바꾸기 290, 347, 348
마음의 변화 289
마음의 창 318
마음의 평온 352
만성신장염 256
말실수 112
말의 고삐 359
망음증 138
매뉴얼 341, 380
매운 것 113, 371
맥상 39, 78, 80, 83
맥진기계 65, 82
맥진실습 86, 235
맨홀(manhole) 168, 212
먹기천국 286
먹다 275, 276, 277, 292
먹방 275, 345
먹보 275, 348
메이지유신 74
면역반응 295
면역방 179, 224, 228, 233, 362
면역세포 331
면역시스템 169, 213, 233, 234, 297, 298, 331,

332, 342
면역의학 296, 297
면역체계 278, 296, 297, 298, 299
면역치료 294, 295, 296, 297, 342
면역치료법 294, 295, 342
명상 106
명선록(明善錄) 13
모순적인 내용 128
모태 91, 95
목덜미 106
목상인(木象人, Jupita) 91
목상인 부질 93
목상인 장질 93
목상체질(木象體質) 92, 115
목성(木星) 360
목숨 107, 302, 312, 313, 333, 353
목양체질(木陽體質, Hepatonia) 27
목음체질 10, 12, 69, 70, 73, 80, 93, 94, 98, 100,
　　101, 102, 103, 109, 122, 123, 126, 127,
　　131, 132, 140, 158, 165, 199, 218, 221,
　　226, 229, 230, 238, 239, 248, 254, 261,
　　265, 266, 275, 284, 287, 291, 292, 308,
　　358, 360, 361, 375
목적 경락 161, 162
목화체질(木火體質) 75
몰입경향 109
몸의 호소 298
무당(堅) 332
무릎관절염 232
무사형 107
무선 168
무형의 기관 68
묵살 당한 진리 23, 57, 58, 59, 152
미세플라스틱 349
미켈란젤로 352
미후등식장탕(獼猴藤植腸湯) 293
민족대표 33인 271
밀가루빵 284
밑줄 32, 203
밑줄이 있는 32, 203

ㅂ

바이러스(Virus) 233
바이러스방 178, 179, 228, 233, 234, 249, 362
박민학 237
박병희 241
박서보 332, 384

박성수 206, 382
박인(薄人) 320
박학래 253
반관맥(反關脈) 82
반복 자침 53, 181, 213
반복자침법 145, 181
반성문 321
반자동식 자침 기구 40
반자동식 장치 182, 214, 215
발목관절염 232
발상(發祥) 7, 323
방광방(X) 10, 238
방광염 113, 170, 178, 379
방사통(放射痛) 245
방향(方向) 84
방향성 80, 168, 169, 178, 213
방호신호 297
배굴(背屈) 84
배방 180, 233, 248, 249
배신 341
배원식 36, 37, 39, 55
배은성 22
배은희 21
배철환 94, 375
백납 265, 266, 379
백신 333, 336
백암(白岩) 유석형 30
번식 177, 268, 317, 320, 322
번역국 74
번역어 74, 95, 96
범어사 143
변비 110, 266, 267
변증(辨證) 82
변혁 304
별선무과시험 13
병근(病根) 9, 77, 91, 102, 117, 149, 163, 170,
    220, 223, 227, 230, 361, 364
병근장기 184, 205, 217, 218, 260
병력(病歷) 258
병리적 특성 75, 105
병원(病原) 149
병증론(病證論) 91, 114
병형(病型) 39, 115, 120
보릿고개 277
보법(補法) 120, 278, 290
보약(補藥) 290
보원약국(保元藥局) 14
보조적인 치료 197
보편성 71, 72, 285, 337

복수(腹水) 255, 257, 258
복수면허자 305
복수심 109
복숭아 108, 270, 280, 335, 336, 367, 370, 371
복원 54, 61, 203, 296
복지 353
복합체질 71
본능 268, 275, 279, 289, 313, 314, 317, 320,
    322, 330, 347, 352
본방(本方) 60, 61, 123, 170, 171, 253, 358
볼펜 122
부(腑) 53, 67, 116, 120, 121, 123, 161, 165,
    170, 219, 222, 355
부경(腑經) 33, 53, 147, 212, 223
부계(腑系) 170, 226, 233, 246, 248, 260, 261
부계염증방(腑系炎症方) 171, 176
부교감신경 28, 68, 88, 103, 126, 146, 154, 167,
    192, 198, 296, 359, 360, 361
부교감신경긴장체질 88, 103, 154, 359, 360,
    361
부교감신경긴장형 28, 126, 198, 360
부방(副方) 40, 60, 171, 172, 218, 226, 253, 343,
    375
부비동염 234, 256, 261, 379
부산클래스 380
부염부방(腑炎副方) 171
부염응용방 228, 233
부인병 177, 225
부작용 9, 106, 113, 185, 186, 203, 234, 333,
    337, 367, 368, 369, 370, 372
부증(副證) 53, 91, 184, 198
부질(腑質) 91, 115, 226
부호(符號) 120, 222, 354
분포비율 27
불(火) 28, 47, 69, 102, 189, 192, 295, 316
불균형 구조 119, 253
불능생산 70, 71
불안장애 336, 379
불이농촌 21
불임 112, 265
불혹 310
비(脾, spleen) 222
비건(vegan) 285
비교맥진(比較脈診) 80
비대(脾大) 124, 193
비박탐나인 17, 26, 320, 321, 346
비염 106, 170, 178, 234, 258, 261, 298, 379
비인(鄙人) 320
비주류 346, 349

빈센트 반 고흐 314, 349
빛(光) 189, 312
빵 108, 284
뻐꾸기 322

ㅅ

사교적 106, 107, 110, 112
사단론 17, 26, 96, 124, 125, 192, 194, 312, 320, 321
사담열제(瀉膽熱劑) 292
사람의 말 318, 319
사마귀 178, 233, 313, 379
사법(瀉法) 120, 278
사상(四象) 91, 92, 98, 290
사상의약보급회(四象醫藥普及會) 50, 150
사상의학(四象醫學) 67, 75
사상의학계 221
사상의학의 창시자 20, 35, 50, 51, 76, 138, 383
사상의학의 해설 75
사상의학회 21, 50, 76, 114, 144, 151, 155, 381, 383
사상인(四象人) 27, 103, 116
사상인 감별론 88
사상인론(四象人論) 91
사상인변증론 14, 26, 27, 70, 71, 88
사상인 병증론 77, 97, 137, 138, 152, 153, 154, 157
사상인식물류(四象人食物類) 273, 347
사상인의 장기대소 126
사상체질의학회 23, 100, 214, 292, 381
사상침법 221
사상회관(四象會館) 150
사십완 오십견(四十腕 五十肩) 241
사암도인 19, 20, 141, 142, 144, 192
사암선사 10, 142, 159, 181, 201
사암정오행 194
사암침법(舍岩鍼法) 141, 159
사장(四臟) 대소(大小) 125, 193
사진법(四診法) 82
사초 26
4초론(四焦論) 136
사촌(沙村) 13
산(山) 122, 329, 344
산수유 280, 287, 292, 293
산악인 302
살균방 40, 41, 132, 171, 176, 177, 178, 210, 218, 224, 225, 227, 228, 262, 379

살균부방 171, 178, 224, 226, 358
살균응용방 228, 233
삶의 끝 353
삶의 미션 315, 316
삶의 질 299, 304, 335, 351, 353
삶의 질 향상 299
삼세외과의원 37
삼차신경통 232, 258, 260, 291
삼초(三焦) 68, 116, 191
삼초경(三焦經) 192, 359
삼초방 196, 198, 199, 361
상관성 34, 43, 90, 126, 129, 198, 367, 381
상대적(相對的) 73
상부 116, 122, 145, 172, 173, 244, 259
상신한의원 290
상심자(桑椹子) 287
상악동상피세포암 307
상·중·하 치료법 145
상한론 135, 136, 137, 150
상한졸병론(傷寒卒病論) 136
상호균형 161
상화(相火) 28, 102, 119, 146, 295, 360
상화방(相火方) 196, 359
새로운 길 289
새로운 의학(New Medicine) 77
새우깡 229, 230
생리적인 특징 105
생명(生命) 145
생명과 우주의 새이론 48, 69
생명과학 77
생명론 21, 69, 189
생명의 근원 47, 69, 125, 146, 192, 200, 312, 316
생명의 속성(火三現) 47, 69
생명의학 77
생명체의 기제 47, 69
생일 52, 206, 284, 317
생존 268, 275, 279, 317, 320, 322, 325, 330, 342, 348, 349
생지황 138, 292
서대문시립병원 209
서로 아는 사람 251
서열 43, 67, 102, 117, 119, 253
서용원 102
서울대 문리대 21, 50, 151
서울특별시한의사회 37
서천군 44
석사논문 45
선능생산 70

선두방 147, 148, 259
선발대 171
선입견 239
선천성 90, 97, 331, 332
선천적인 구조 119
선천적인 불균형 119
선천적인 장애 332
섭계 74
섭생법 129, 268, 271, 345, 372
섭운(燮雲) 13
성(性) 26
성격 83, 88, 101, 104, 113, 154, 156, 260, 338, 358, 362
성경 45, 63, 67, 264, 383
성공회대학교 교양학부 104
성명론 15, 26, 91, 98, 320, 347
성욕 317, 320, 346
성운(成雲) 114, 272
성자(聖者) 315
성찰의 의학 289
성철 11, 281
성취욕 317, 320, 346
성형외과 341
세계 인구 275, 344, 348
세균 41, 177, 178, 210, 225, 228, 260, 302, 330, 332, 333
세균성 질환 178, 210, 225
세운상가 215
세종대왕 287, 288
셰르파(Sharpa) 300
소양의 사람 16
소양인 1증 52, 93, 126, 202
소양인 2증 93, 126, 184, 185, 201, 202, 203
소양지인(少陽之人) 73, 136
소음의 사람 16
소음인(少陰人) 103
소음인 계문 272, 273
소음지인(少陰之人) 73, 136
소장경(小腸經) 132, 359
소장방(IV) 248
소하성(溯河性) 173
소화관계 121
소화불량 209, 229
속냉 123, 155, 158
속열 63, 123, 155, 158, 264
속효방 9, 184, 185, 186, 202
솔직 27, 112, 113
송광수 207, 208, 382
송암관(松巖館) 48

송태석 37, 54, 55
송해 352, 384
송혈(送穴) 131, 161, 168, 212, 253
송혈의 생략 203
송혈이 생략 203, 208, 219
수동거상 250
수련(修鍊) 307
수리(數理) 213, 227
수법(隨法) 164, 181, 358
수상인(水象人, Mercuria) 91
수상인 부질 93, 203
수상인 장질 93, 115
수상체질(水象體質) 92, 115
수성(水星) 360
수세보원 5, 6, 7, 8, 14, 15, 16, 17, 20, 26, 27, 56, 57, 58, 59, 70, 75, 88, 89, 91, 96, 97, 98, 114, 117, 119, 124, 126, 135, 138, 144, 150, 152, 154, 157, 160, 192, 193, 194, 271, 273, 292, 312, 320, 321, 323, 347, 377, 382
수양체질(水陽體質) 93
수음체질(水陰體質) 93
수혈(受穴) 161, 169, 212, 253
숙지황 292, 293
순발력 16, 110, 112
순환기병 177, 225
순회강좌 37, 152
스위치 87, 197
스테로이드 299
스트레스 255, 283, 307, 332
스피노자의 신 188, 189
슬라이드 39
시간여행 16, 343
시대의 창(窓) 275
식도암 303
식욕 112, 258, 313, 317, 320, 346, 347
식이법 272, 273, 274, 275, 381
식이점검표 288
식품법 268
식품영양학과 43
신(神) 325, 326
신(腎) 96, 116, 118, 124, 156, 163, 170, 184, 193, 261, 286, 361
신경방(神經方) 253, 359
신경염증방 179, 228, 232, 362
신경전도장애 231
신경통증 234, 249
신관(神觀) 45
신기회 23, 47, 290, 291, 296, 366, 369, 385

신당동 22, 51, 229
신동원 46, 47
신본 14, 15, 117, 153, 154
신부전(腎不全) 261
신열 156
신장염 110, 173, 256, 379
신촌세브란스병원 307
신축년 15, 135
신축본 15, 135
신허(腎虛) 56, 292
신호 63, 232, 264, 297, 298, 331, 383
실용의학 20, 78
실측사기자 보기수(實則瀉其子 補其讐) 53, 159,
    163, 164
실증(實證) 157
심(心) 58, 116, 126, 144, 160, 163, 191, 192,
    193
심경(心經) 142, 169, 359
심과 소장의 기 29
심기(心氣) 345
심방 196, 198, 199, 361
심소장 192
심영 375
심의 위치 193
심장의 대소 126
심장의 위상 125
심포(心包) 68, 116, 191
심포경(心包經) 192, 359
심포방 147, 196, 198, 199, 361
심포와 삼초의 기 29
심화반 235, 237, 375
십간(十干) 191
십이미관중탕(十二味寬中湯) 291
십전대보탕(十全大補湯) 291

ㅇ

아동개척단 21
아라비아 숫자 354
아이러니 24, 290, 313, 314, 315, 321, 327, 338,
    348
아인슈타인 188, 189, 384
아토피 106, 234, 259, 260, 265, 266, 284, 288,
    298, 379
아토피성피부염 234, 379
안심 319, 333
알레르기(Allergie) 298
알레르기성 비염 258, 298, 379

알레르기성 질환 106, 224, 258, 260, 332, 333
알레르기성 천식 259, 379
알레르기 질환 60, 283, 298, 335
알콜성 간염 254
알피니스트 302
암(癌) 262, 302, 330, 331
암종 224, 262, 307, 331
애노희락(哀怒喜樂) 26, 317
애성(哀性) 124
애성원산(哀性遠散) 124, 193
앱(app) 169, 213
앵두 274, 280, 287
야나기야 소레이 143
야식 111
약(藥) 56, 369
약골 340
약어 12, 94, 216, 354, 377
약장기(弱臟器) 138
약침주사 342
약침주사기 342
약한 장기 67, 91, 117, 119, 120, 156, 157, 253,
    279, 294
양곡 132, 203, 204, 229, 354, 356, 357
양극화 275, 336, 348
양론(陽論) 122
양체질(陽體質) 90, 93, 115, 179, 258, 260
양파즙 286
양허체질(陽虛體質) 75
어강 23
어포스트로피 161, 222
억강부약(抑强扶弱) 120, 163, 295
엄지의 본절 84
에너지의 흐름 192
에너지홀(energyhole) 168, 212
에릭 구트킨드 188
에베레스트 300, 303
여구(蠡溝) 30, 31
여권 수속 35, 55
역사 속의 체질침 133
연골의 약화 232
열(熱) 154, 177, 189, 312
열격(噎膈) 16
열증(熱證) 91, 114, 155, 291
염좌 175, 232
염증(炎症) 177
염증기 244, 245, 247, 248, 249
염태환 26, 41, 150, 156, 206, 214, 270, 274,
    292, 366, 367, 381, 382
영문(英文) 41

영문 알파벳 358
영법(迎法) 164, 181, 358
영수법 182
영수침자법(迎隨鍼刺法) 181, 213
영업비밀 66
영역본 47
영추 73
영추서 27
영향 경락 161, 162
영향력 104, 143, 160, 161, 162, 169, 181, 211,
　　　　212, 213, 343, 360, 361
영향혈(迎香穴) 261
예술가의 책무 332
예정론 45
오가피(五加皮) 156
오가피장척탕(五加皮壯脊湯) 293
오디 280, 287
오링테스트 80
오매(烏梅) 287
오사카역 운행계통도 169
오수혈(五兪穴) 32, 139, 161, 181, 212
오스트리아침술학회 55, 57
오십견(五十肩) 241
오십견의 단계별 감별 요점 247
오십견의 특징 243
오십견 처방 248, 261
오염 341, 348, 349
오징어깡 229
오카베 소도(岡部素道) 143
오태인(五態人) 17, 73
오태인론(五態人論) 91, 136
오행(五行) 139, 212, 253
오행론 103, 135
오행서(五行序) 142
오행침 139, 143
오행침법(五行鍼法) 139
오행혈 32, 143
온고지신(溫故知新) 225
온누리교회 23, 61, 263
완벽주의 95
외감병(外感病) 117, 154
외부적인 화 197
외환사정 36
외회전 각도 246, 248, 250
외회전의 각도 246, 250
요골동맥 64, 78, 82
요로결석 178, 379
요하네스 비시코 55, 57
욕심 11, 17, 275, 281, 290, 309, 317, 320, 321,

322, 323, 330, 346, 349, 350, 352
용모사기(容貌詞氣) 155
용약의 구분 115
용화 28, 29, 191, 192, 360
우공이산(愚公移山) 86
우남관 48
우인평 35
우주는 신이다 189
우주론 21, 189
우주원인화(宇宙原因火) 45
우주의 주재자 316
운(運) 309, 311, 312, 316, 349
운암(芸菴) 한석지(韓錫地) 13
원인 장기 155, 156
원인치료 294, 299, 334
원인치료법 299
원형(原型) 53
웨인 조나스 321
위(胃) 116, 118, 131, 132, 156, 170, 361
위대성 59, 344
위방(胃方) 122, 258
위소장대(胃小腸大) 18, 28
위실(胃實) 292
위완(胃脘) 117, 126, 155
위완수한표한병론 117
위하수(胃下垂) 178
유동맥 80
유비빔 씨 282
유사성 129, 130, 198
유석형 30
유영익 46, 48, 382
유일 45, 294, 302, 313, 315, 326, 337
유전적(遺傳的) 인자 69
유전적인 요인 298
유착기 244, 245, 246, 247, 248
유착성피막염(癒着性皮膜炎) 243
유춘동 252, 253
유침 181
유튜브(YouTube) 275
유호성 206, 207, 214
육식 63, 264, 265, 266, 268, 274, 275, 282, 283,
　　　284, 287, 325, 383
육식동물 268, 274
윤활유 234, 249
율동계 15, 135, 323
은둔 22, 106
음감 106, 107
음식분류 41, 279
음양론(陰陽論) 121

음양의 변화 355
음양화평지인 17, 73, 91, 136
음체질(陰體質) 90, 93, 115, 122, 170, 179, 258, 260, 358
음허체질(陰虛體質) 75
의료시스템 334, 336, 345
의료인을 위한 체질학교 52, 84, 86, 105, 235, 237, 283, 375, 380
의료폐기물 215
의림사(醫林社) 37, 55
의사학 133, 142, 381
의심 110, 112, 220, 341, 350
의업 7, 45, 339, 340
의원론 14, 15
의이인(薏苡仁) 155
의지 167, 289, 290, 313, 317, 318, 322, 333, 348
의학의 시초 60
이간 110, 203, 204, 229, 324, 328, 354, 356, 357
이간질 110
이기적인 지향 322
이노우에 케이리(井上惠理) 143
이명복 79, 206, 209, 210, 224, 225, 358, 375, 382
이명복식 기호 224
이무진 148
이반오 13
이병헌 267
이붕고 287
이비인후병 177, 225
이상구 282, 283
이순(耳順) 310
이어령 311, 384
이열 138, 154, 155, 156
이열증 138
이요한 21, 50
이주송맥도 93, 115
이진윤 150, 151
이천 141
이태석 315
이필자 7, 34, 43, 126, 130, 218, 366, 367, 371, 381
이한 137, 154, 155, 156, 284, 308
이한증 137
이현재 150
인경(引經) 259
인본 15
인사(人事) 26

인수한의원 100, 214
인연(因緣) 312
인의예지(仁義禮智) 18, 318, 320
인화 28, 29, 45, 125, 146, 189, 190, 191, 192, 317, 360
일본책 31
일본침구사회 39
일본침구치료학회(日本鍼灸治療學會/JAMS) 204
일사병 110
일체유심조 317
일침이구삼약(一鍼二灸三藥) 277
일침이약삼식(一鍼二藥三食) 278
일회성 316
임무 51, 69, 192, 301, 310, 313, 314, 317, 322, 329, 331, 332, 333, 338, 343
임상8체질연구회 6, 235, 307
임상가 7, 22, 59, 114, 115, 143, 219, 236, 324
임상강좌반 292
임상례 35, 74, 186, 238
임상방 65, 200, 363
임상의 천재 225
임상의학 301, 329
임상특강 92, 93, 100, 115, 207, 214, 385
임팔연 253
입동 100
입추 100
입춘 100
입하 92, 100, 107, 168, 212, 351
잉크 122

ㅈ

자가면역질환 224, 232, 297
자경보사법 139, 140, 141
자과벽 106
자극량 200
자극의 순서 230
자기 경락 169, 212
자기절제 107, 286, 290
자동차 122, 353
자업(資業) 316
자유의지 313, 317, 318, 322
자율신경 53, 68, 117, 119, 126, 146, 167, 169, 178, 184, 191, 192, 194, 195, 196, 197, 198, 201, 202, 205, 208, 213, 225, 228, 235, 260, 295, 296, 342, 359, 361, 379
자율신경불안정 198

자율신경이론 126
자율신경이상 225
자율신경조절방 184, 194, 195, 196, 198, 201,
    202, 205, 213, 235
자율신경조절법 53, 194, 195, 196, 197, 202
자주(自註) 91
자침 깊이 182
자폭 드론 239
자혈(自穴) 161, 212
자화(自火) 102, 103, 119, 146, 295
자화방(自火方) 196, 359
작은 원(o) 172, 174
작은 콤마(,) 174
잘못된 믿음 322
잡식동물 268
장(臟) 53, 67, 116, 120, 121, 122, 123, 161,
    165, 170, 171, 219, 222, 261, 355
장개빈 355
장경(臟經) 33, 53, 161, 212, 222
장경악(張景岳) 191
장계(臟系) 170, 226, 260
장계염증방 40, 171, 172, 173, 176, 177, 178,
    218, 225, 226, 227, 228
장기(臟器) 211
장기대소(臟器大小) 28
장리(臟理) 18, 28, 96
장방(場方) 40, 163, 210, 227
장방(臟方) 123, 147, 165, 171, 198, 218, 227,
    230, 259, 358, 362
장벽 86, 336
장부(臟腑) 103, 120, 139, 141, 147, 161, 191,
    222, 354
장부(臟腑)의 음양(陰陽) 161, 222
장부관계론 8, 10, 138, 144, 159, 201
장부론 21, 26, 57, 119, 135, 138, 152
장부방(臟腑方) 12, 122, 144, 163, 165, 169,
    196, 213, 227, 253, 356, 358, 377
장부방(臟腑方) 체계 122, 165, 377
장부방 일람표 165, 176, 223
장부본질론 59
장부허실보사법(臟腑虛實補瀉法) 181
장부혈(臟腑穴) 32, 33, 120, 161, 168, 211, 253,
    354
장세현(張世賢) 140
장수 20, 143, 241, 289, 290
장양부음론 116, 121
장염방 217, 224, 225, 379
장염부방(臟炎副方) 171
장질(臟質) 91, 115, 226

장티푸스 136, 137, 178, 218
장하수 41, 178, 232
재능 63, 67, 68, 72, 73, 82, 83, 88, 101, 106,
    107, 108, 109, 110, 112, 113, 264, 287,
    314, 324, 328, 338, 339, 346
재택근무 72
저혈압 41, 78, 106, 112, 178, 225, 232, 260
적불균형(適不均衡) 119, 295
적화(賊火) 191
전구 197, 228
전국노래자랑 352
전기 168, 197, 228, 246
전기에너지 168
전동베드 87, 214, 309
전등 197, 228
전문용어(terminology) 32
전북도지사 50
전상운 46
전수 85
전염병학 74
전이 35, 54, 70, 75, 76, 142, 219, 229, 241, 256,
    258, 262, 271, 282, 313, 349, 366
전이규율 256
전통한의학 40, 67, 74, 75, 116, 135, 191, 334,
    350, 355
절기 100
절제 11, 107, 275, 281, 286, 288, 289, 290, 320,
    321, 323, 333, 338, 346, 347, 348, 352
절제력 286, 346
점(.) 172, 174
정(情) 26
정밀함 343, 344
정반대 27, 73, 100, 101, 127, 128, 131, 165,
    199, 217, 220, 223, 284, 308, 350
정신방 40, 41, 53, 171, 176, 177, 178, 196, 198,
    200, 210, 217, 218, 224, 225, 227, 228,
    375, 379
정신방의 원형 53
정신부방(精神副方) 171
정신방의 원형 53
정오행침도(正五行鍼道) 143
정용재 144, 272, 274, 381, 382
정재식 48, 69
정형수경합(井滎兪經合) 33, 139
정형외과학 242, 243, 244
제1강장기 102
제1약장기 102
제1임무 313, 314
제2강장기 102

제2약장기 102
제2임무 313, 314
제12차 국제침술학회 35, 36, 55
제13차 국제침술학회 36, 55, 56, 57
제선한의원 22, 48, 61, 87, 219, 229, 366, 370
제헌국회의원 21
조위승청탕(調胃升淸湯) 291
조재의(趙載宜) 296
조현병 266
조화의 의학 289
족삼리 131
존기심(存其心) 320, 347
존중 63, 264, 341
종교적인 수행 346
종말론 189, 306, 316
종족보전 313
종합학술강좌 37, 152
주방(主方) 180, 245, 247, 248, 257, 262, 343
주재자 188, 190, 316, 317
주증(主證) 91
죽음 194, 302, 308, 311, 313, 325, 327, 328,
    330, 331, 353
죽음의 전령 330, 331
죽음의 프로그램 302, 330
중간장기 102, 118, 131, 132, 163, 236, 361
중국전통의학(TCM) 134
중이염 170, 178, 234, 379
중충(中衝, III"1) 358
중풍 108, 209, 225
중화민국침구학회 35
중환자 치료처방 65, 363
즉흥적 109
증명 6, 65, 66, 71, 72, 78, 210, 310, 315, 327,
    337
지구촌 275, 309, 348, 349
지기(知己) 308
지기지인(知己知人) 310
지산(芝山) 142
지인(知人) 308
지인치인(知人治人) 310
지질함 320
지천명(知天命) 310
지혈방 175, 217
직관(直觀) 25
직관적 47, 107, 110
직업 6, 63, 107, 108, 109, 110, 112, 264, 281,
    306, 307, 316, 338, 339, 346, 383
진태준 39
진해현감 13

질병의 임무 301, 329
집맥(執脈) 53

ㅊ

창시자 20, 35, 50, 51, 62, 64, 76, 95, 105, 138,
    149, 200, 220, 291, 294, 306, 383, 387
창조론 189, 306, 316
창조신 45, 47, 189, 190, 317
채식 전도사 283
채식주의 283, 285
채식주의자 285
책기심(責其心) 320, 347
처방배합 201
처방의 조합 225, 228
척골(尺骨)의 경상돌기 84
척수(脊髓, Spinal cord) 231
척추 10, 106, 179, 228, 231, 232, 235, 237, 238,
    244, 259, 260, 261, 262, 344, 362, 378,
    380
척추방 179, 228, 231, 362
천(天) 190
천기(天機) 26, 97
천품(天稟) 96
천하제일침(天下第一鍼) 306
천화(天火) 191
첫 번째 변화 126, 128, 166
청각 106
청심산약탕(淸心山藥湯) 292
청심연자탕(淸心蓮子湯) 291
체제전복(體制顚覆)적 230
체질(體質) 25, 157
체질감별 6, 8, 43, 64, 65, 72, 77, 78, 79, 82, 87,
    175, 265, 337, 343
체질감별법 64, 77
체질과 침 8, 23, 54, 55, 56, 133, 134
체질과 침의 만남 8, 133, 134
체질관리표 53, 183, 184, 195, 201
체질론(體質論) 73
체질맥(體質脈) 57, 64, 78
체질맥도(體質脈圖) 57, 87
체질맥상(體質脈相) 78
체질맥진(體質脈診) 77
체질맥진법 20, 203
체질맥진의 기계화 6, 65, 71, 337
체질맥진의 요점 84, 85
체질별 치료체계 183, 201
체질섭생 11, 268, 280, 281, 366

체질섭생표 281
체질식 11, 43, 44, 220, 239, 254, 268, 274, 275,
　　278, 279, 280, 281, 284, 286, 288, 289,
　　290, 307, 345, 346, 347, 348, 349, 381
체질식사법 278
체질식 수련 307
체질식의 점검표 254
체질영양 21, 77, 120, 133, 278, 279, 280, 285,
　　290, 306, 346
체질영양법 21, 77, 133, 278, 279, 280, 285,
　　290, 346
체질유전 54, 63, 264
체질의 문제 60
체질의 유전 53, 96, 101
체질의 특징 8, 63, 68, 88, 100, 104, 105, 106,
　　107, 108, 109, 110, 111, 112, 113, 264
체질의학(體質醫學) 51, 56, 76
체질의학과 체질침 23, 60, 171, 383
체질의학의 원전 20
체질이라는 규격 144, 159
체질이란 다름 8, 73, 104, 105
체질장(體質場) 163
체질적인 고려 161, 163
체질적인 소인 298
체질측 179, 180
체질치료 120, 163, 236, 288, 296, 297, 347,
　　363, 364, 366, 384
체질침 2단방 구성표 10, 94, 216, 217, 218, 219,
　　375, 385
체질침(體質鍼) 56, 76, 77, 91, 133, 152, 253
체질침(體質鍼) 논문 152
체질침 고단방의 구조와 구성 원리 65
체질침관 10, 84, 182, 211, 214, 339
체질침 논문 20, 22, 32, 34, 35, 36, 39, 78, 91,
　　93, 149, 157, 166, 231, 269, 354, 364
체질침법 20, 209, 224
체질침에 대한 소론 57, 152
체질침을 위한 내장구조 126
체질침의 계통성 9, 180, 230
체질침의 날(C-A Day) 206
체질침의 병리관 158
체질침의 역사 10, 197, 219, 230, 236
체질침의 원리 9, 55, 59, 159, 185
체질침의 창안 35, 51
체질침의 체계 9, 149, 158, 160, 190, 200, 203,
　　220, 222, 235
체질침 처방의 구조 40, 60, 171
체질침 치료처방 91, 115
체질침 치료처방의 체계 115

체질침 치험례 23, 51, 52, 53, 54, 128, 149, 202,
　　203, 204, 384
체질학교 52, 84, 86, 105, 235, 237, 283, 307,
　　375, 380
체질한약 120, 133, 278, 290, 293
체형 68, 88, 101, 106, 107, 108, 109, 110, 111,
　　292
체형사상학회 292
초고령 사회 351, 384
초기3단방 227, 228, 231
초식동물 268, 274
최강장기 53, 95, 102, 118, 149, 158, 164, 184,
　　223, 292, 361
최강장기의 과강화 53, 158, 223
최린(崔麟) 271
최문환의 난 13
최병일(崔炳一) 92
최약장기(最弱臟器) 158
최약장기의 과약화 53, 158, 224
최적의 조화 230
최종본 219, 220
최종의 의학 20
최초의 기록 10, 51, 219
최한기 75
추분 100
추상체계 345
춘분 100
출사표(出師表) 12, 353
충원공(忠源公) 13
췌(膵, pancreas) 67, 222
췌방(膵方) 123, 258
췌부전(糖尿病) 261
췌장(膵臟, Pancreas) 116
췌장염 170, 173, 258, 379
취혈표 30, 31
치료도구 120, 133, 290, 306, 308, 309
치료 목표 145, 172, 173, 236, 344
치료목표방 179, 197, 228, 253
치료처방 9, 32, 39, 40, 41, 53, 65, 91, 115, 183,
　　184, 185, 186, 195, 198, 201, 202, 203,
　　205, 210, 224, 225, 227, 228, 244, 345,
　　363, 387
치료처방의 카테고리 224, 228
치인(治人) 308
침구보사법 139, 141, 142, 159
침구보사요혈지도 30, 166
침술 그 신비의 베일 89
침 시술용 침관 215

ㅋ

카운슬링 21
카테고리 115, 176, 224, 225, 227, 228, 229,
  230, 286, 295, 343
커피 106, 113, 284
컨트럴타워 125
케빈 베이컨 251, 252
케이스 바이 케이스 293
코딩(coding) 169, 213, 342
코로나19 5, 72, 336
크레바스 303
크론병 107, 233, 262, 379
큰 콤마(q) 174
클리셰 82
키노시타 하루토(木下晴都) 37, 196, 224, 236

ㅌ

타경 140, 141, 142, 159
타경보사법 140, 141, 159
타박상 175
타이밍 83, 84
탈음(脫陰) 178
탈항(脫肛) 178
탐인(貪人) 17, 320, 321
태극(太極) 192
태소음양인(太少陰陽人) 26, 91, 96, 115, 155,
  320, 344
태양계 행성 104, 360
태양의 사람 16
태양빈우마 70
태양인 1증 52, 53, 93, 126, 202
태양인 2증 52, 54, 93, 126, 202
태양인(太陽人) 25
태양인 병증론 117, 154
태양지인(太陽之人) 73, 136
태음의 사람 16
태음인(太陰人) 17, 25
태음조위탕(太陰調胃湯) 155
태음지인(太陰之人) 17, 73, 136, 321
테스트베드(testbed) 220, 307
텐징 노르가이 303
토상인(土象人, Saturna) 91
토상인 부질 93, 203
토상인 장질 93
토상체질(土象體質) 92, 115
토성(土星) 360

토양체질 10, 93, 96, 98, 100, 101, 102, 103,
  112, 123, 126, 127, 158, 165, 199, 202,
  204, 205, 207, 226, 238, 239, 261, 265,
  266, 287, 291, 292, 308, 345, 358, 360,
  361, 370, 371, 373
토음체질 10, 12, 87, 93, 96, 98, 100, 101, 102,
  103, 105, 113, 122, 123, 126, 127, 129,
  130, 158, 165, 198, 199, 200, 202, 203,
  219, 226, 237, 238, 239, 256, 257, 261,
  262, 265, 266, 280, 284, 287, 291, 292,
  293, 315, 324, 358, 360, 361, 366, 367,
  368, 369, 370, 371, 372, 373
토음체질 섭생표 12, 280, 366, 370, 371, 372,
  373
통발 84
통상5단방 258, 259, 260
통증방 228, 231
통찰 17, 25, 47, 59, 104, 106
통천(通天) 73, 91
통풍방 179, 228, 233, 362
퇴행방 224, 228, 232, 358
퇴행성 관절염 232
투구의 밸런스 83
투기적 성향 108
특별한 임무 192
틱(Tic) 장애 335

ㅍ

파놉티콘(Panopticon)의 감시탑 125
파동 168
파수꾼 346
판타지(fantasy) 315, 324
팔물군자탕(八物君子湯) 292
팔태(八態) 92, 115
패러다임 20, 323, 335, 353
팩트 230
페니실린 113, 265, 315, 367, 368, 369, 370,
  371, 372
페스카테리언(pescatarian) 285
페스트 295
펜 106, 122
편명(篇名) 152
편측 179, 180, 232
평등 302, 312, 313
폐결핵 209, 210, 225, 233, 379
폐대(肺大) 124, 193
폐렴 170, 172, 217, 379

폐방(肺方) 123, 258
폐부전(COPD) 261
폐비간신(肺脾肝腎) 136, 193, 344
폐비간신의 길항구조 8, 96, 97, 99
폐활량 107
표기 94, 172, 173, 174, 222, 224, 236, 258, 291, 354, 355, 358
표열(表熱) 154
표열증(表熱證) 137
표한(表寒) 154
푼수기 108
품격 345, 346
프리스타일(freestyle) 343
피부발진 234, 249
피부병 177, 225, 265
필사본 141, 142, 143, 144, 150
필체 68, 88

ㅎ

하간 29, 74, 191
하늘 122, 190, 277, 325, 338
하부 145, 173, 244, 259
하용조 61, 263
하지부종 255
한계 72, 73, 80, 85, 189, 320, 324, 333
한국과학사 46
한국신학대학 신과(神科) 50
한국연구원 253
한국의사 한의사복수면허자협회 305
한국자연건강학회 209, 224, 225, 383
한국전쟁 20, 21, 114, 144, 150, 155, 271, 323
한국체질침학회 92, 100, 102, 206, 207, 208, 214
한두정(韓斗正) 70, 273
한민족 19, 134, 276, 279, 286, 323
한반도 7, 19, 20, 45, 74, 75, 134, 135, 141, 150, 277, 286, 323, 344
한열 구분법 114
한의과대학 60, 134, 150, 151, 182, 216
한의사면허 22, 51, 150, 151, 160
한의사 커뮤니티 306
한의사통신망 94, 375
한의약융합연구정보센터(KMCRIC) 252
한의학(Korean Medicine) 134
한의학연구발표회 35, 56
한증(寒證) 91, 114, 155, 291
함산사촌동의수세보원갑오구본 150

함흥 13, 14, 114, 150, 155, 271
항히스타민제 299
해부학교실 209
해산물 113, 266, 275, 284, 285, 286
해산물 채식주의자 285
행림서원 35, 52, 78, 86, 93, 102, 104, 134, 150, 217, 220, 224, 236, 252, 254, 255, 261, 270, 273, 292, 296, 331, 355, 358, 362, 363, 382, 383, 404
향부자팔물탕 271, 293
향사양위탕(香砂養胃湯) 292
허만회 292
허즉보기모 실즉사기자 142
허즉보기모 억기관(虛則補其母 抑其官) 53, 159, 163, 164
허증(虛證) 157
헬리코박터 178
헬스 케어 비즈니스 334
혁신가 323
현대한국학연구소 43, 47, 48
현미밥 284
현미 채식 전도사 283
혜각(慧覺) 316
호기심 112, 113, 306, 328, 351
혹사 345
혼마 쇼하쿠(本間祥白) 143, 166
홀로(獨) 364
홍순용 37, 57, 59, 151, 152
홍운희 136, 137
홍종열통(紅腫熱痛) 233
홍종철 375 – 404
화경락(火經絡) 192
화론(火論) 122
화룡점정 344
화리(火理) 48, 69, 125, 382
화문 29 111· 191· 192· 194
화삼위일체 312
화삼현 312
화석(化石) 207
화장기(火臟器) 119
화처방(火處方) 144
화학물질 349
화학제제 334, 349
확충론 8 26 117· 124 126 144 160 193
환경적인 조건 91, 98
활력방 40, 41, 171, 176, 177, 178, 210, 218, 224, 225, 227, 228, 245, 379
활력부방(活力副方) 171
활력응용방 179, 228, 232, 362

활수(滑壽) 32, 33
활자화 143
황도 100·134·302·313
황성수 283
회의적 110
회전근개건염 243, 250
회전근개질환 250
회전근개파열 243, 250
후각 108
후손 150, 313, 327
흉격열증(胸膈熱證) 138
흉곽 88, 106, 107, 109, 113, 243
흐름 83, 114, 117, 134, 155, 164, 167, 168, 173,
    181, 192, 213, 230, 253, 358, 390
흔적 301, 302, 313, 330, 342
희락지심(喜樂之心) 271
희성(喜性) 124
희소성 315
히포크라테스 60, 74, 136
힐러리 경 303
힘(力) 189, 312

논문

「1차 논문」 32, 34, 36, 38, 39, 40, 52, 77, 90, 91,
    92, 93, 97, 115, 117, 120, 121, 123, 126,
    127, 128, 129, 130, 131, 132, 145, 157,
    158, 166, 181, 197, 198, 203, 204, 212,
    213, 226, 355
「2차 논문」 34, 40, 41, 53, 60, 61, 77, 90, 93, 97,
    102, 115, 120, 121, 123, 128, 129, 130,
    131, 132, 145, 157, 158, 161, 171, 173,
    175, 176, 181, 182, 196, 197, 198, 199,
    203, 204, 207, 208, 210, 213, 217, 218,
    219, 222, 224, 225, 226, 227, 228, 355,
    375
「62 논문」 9, 32, 33, 34, 35, 36, 52, 53, 91, 93,
    97, 115, 117, 121, 123, 127, 157, 158,
    160, 161, 166, 182, 183, 184, 185, 186,
    193, 194, 195, 196, 197, 198, 201, 202,
    205, 212, 268
「8체질의학론 개요」 48, 96
「A Study of Constitution-Acupuncture」 20, 32,
    38, 39, 57, 69, 77, 91, 116, 126, 134,
    157, 198, 226, 381
「Altered urinary polyamine patterns of cancer
    patients under acupuncture therapy」
    22, 381
「Studies on Constitution-Acupuncture Therapy」
    20, 39, 40, 41, 42, 60, 68, 77, 90, 128,
    157, 198, 222, 355, 375, 381
「The Constitutional Acupuncture」 20, 28, 29,
    35, 36, 52, 55, 91, 126, 144, 157, 160,
    161, 195, 211, 269, 342, 360, 381
「명대 논문」 41, 42, 43, 77, 90, 93, 94, 121, 129,
    131, 170, 210
「사상의학과 8체질론의 비교 연구」 381
「사암침법 교정에 관한 연구」 194
「사암침법의 형성시기 및 저작배경에 관한 연구」
    141, 159, 381
「상한론과 장질부사의 증에 대하여」 137
「영양학회 논문」 34, 43, 44, 94, 117, 118, 126,
    127, 130, 131, 366, 367, 371
「척추성 질환에 대한 체질침 처방 운용법」 235,
    237
「체질의학의 체질분류법에 따른 식품기호도와
    영양상태의 상관성에 관한 연구」 34, 43,
    126, 367, 381
「체질침」 33, 119
「토상인 제2병태의 임상학적 관찰」 206, 381
「"하나님"攷」 44, 45, 381
「화리(火理)」 125

서적 & 정기간행물

『Amino Acids』 22, 381
『PYROLOGOS』 382
『8체질이 뭐지, 내 체질은 뭘까?』 104
『8체질건강법』 62, 263, 366, 368, 370, 375, 382
『가톨릭신문』 189, 384
『개념8체질』 104, 105
『경락학총론』 143
『경향신문』 89, 208, 383
『과학사상』 21, 46, 47, 146, 189, 192, 312, 316,
    317, 383
『교정도주난경(校正圖注難經)』 140
『국제침구학회지』 39
『基督教思想』 45, 381
『難経古義』 32
『難経本義』 32
『難経の研究』 32, 382
『대한한의학회보』 23, 33, 52, 53, 57, 58, 93,
    119, 128, 149, 152
『대한한의학회지』 137, 381
『동무유고』 114, 272
『東方學志』 49, 96, 383

『동서의학연구회월보』 75
『동아일보』 20, 35, 50, 51, 76, 138, 206, 383
『동양의학』 23, 60, 171, 383
『동의보감』 19, 29, 30, 135, 150, 191, 192, 194
『동의사상신편』 292
『동의사상처방집』 41, 270, 366, 367
『동의처방대전』 292
『동의수세보원』 15, 20, 26, 75, 135, 138, 144,
    150, 157, 160, 192, 193, 194, 323, 382
『명대논문집』 93, 129, 198, 214, 366, 367
『미래한국』 22, 48, 384
『민족의학신문』 5, 24, 51, 52, 64, 65, 143, 147,
    151, 167, 180, 217, 236, 244, 255, 293,
    321, 363, 383, 384
『빛과 소금』 23, 61, 63, 67, 68, 70, 78, 94, 96,
    118, 119, 146, 167, 216, 263, 264, 266,
    269, 294, 297, 316, 338, 383
『四象醫學』 382
『사상의학회지』 381
『사상체질의학회지』 381
『상교현토 동의수세보원』 15, 70, 273
《상한론》 135, 136, 137
『상한직격』 74
『서지학연구』 252
『성리임상론』 114, 273, 382
『세계일보』 332, 384
『세의득효방』 74
『소금과 빛』 23, 61, 64, 67, 70, 171, 263, 268,
    383
『시대를 따라 떠나는 체질침 여행』 30, 133, 134,
    167, 217, 220, 224, 296, 355, 358, 362,
    363, 382
『시사저널』 351, 352, 384
『신광순 원장의 오십견 완치법』 250, 382
『알레르기입니다』 298, 335, 382
『암의 일생』 331, 382
『월간조선』 23
『의림』 23, 36, 37, 54, 55
『의학입문』 141
『이제마, 인간을 말하다』 272, 382
『日本鍼灸治療學會誌』 196, 383
『임상 8체질의학 Ⅰ』 235, 237, 382
『임증지남의안』 74, 75
『자연의학』 279, 366, 368, 370, 383
『젊은날의 이승만』 48, 382
『조선일보』 311, 349, 351, 352, 384
『중앙선데이』 168, 212, 384
『중앙의학』 40, 93, 131, 375
《청낭결(靑囊訣)》 143

『체질맥진』 78, 86, 93, 382
『체질을 알면 건강이 보인다』 375, 382
『체질침의학』 206, 207, 382
『鍼灸經絡治療講話』 31, 382
《침구경험방》 141
『鍼灸補瀉要穴之圖說明書』 31, 166
『침구취영(鍼灸聚英)』 140
『팔상체질침』 375, 382
『학습 8체질의학』 5, 35, 52, 77, 382
『한국연구』 253
『한국영양학회지』 34, 43, 44, 126, 367, 381
『한국일보』 332, 384
『한국자연건강학회지』 209, 224, 383
『한의신문』 65, 75, 342, 384
『행림서원 100년』 252
『현대한방강좌』 206, 382
『화리(火理)』 48, 69, 382

8체질의학

Eight-Constitution Medicine

초 판 1쇄 인쇄일 2024년 1월 21일
초 판 1쇄 발행일 2024년 1월 24일

지 은 이   이강재
만 든 이   이정옥
디 자 인   황현옥
만 든 곳   행림서원
　　　　　서울시 은평구 수색로 340 〈202호〉
　　　　　전화 : 02) 375-8571
　　　　　팩스 : 02) 375-8573
　　　　　http://blog.naver.com/pyung1976
　　　　　이메일 pyung1976@naver.com
등록번호   제25100-2015-000103호
　ISBN　 979-11-89061-16-6　93510
정 　 가   40,000원